“走进西部”

医师培训系列教材

——影像及功能检查分册

主　编　何晓东　李玉民　王志平

副主编　童明辉　周俊林　李光迪

编　委　（以姓氏笔画为序）

王志平　尤崇革　刘尚武
李玉民　李光迪　李晓鸣
何　宁　何晓东　陈雪红
周俊林　聂　芳　童明辉

人民卫生出版社

图书在版编目(CIP)数据

"走进西部"医师培训系列教材. 影像及功能检查分册/何晓东等主编. —北京：人民卫生出版社，2012.4

ISBN 978-7-117-15374-4

Ⅰ. ①走…　Ⅱ. ①何…　Ⅲ. ①影像诊断－医师－职业培训－教材②功能试验－医师－职业培训－教材　Ⅳ. ①R

中国版本图书馆 CIP 数据核字（2012）第 009376 号

门户网：www.pmph.com	出版物查询、网上书店
卫人网：www.ipmph.com	护士、医师、药师、中医师、卫生资格考试培训

"走进西部"医师培训系列教材
——影像及功能检查分册

主　　编：何晓东　李玉民　王志平
出版发行：人民卫生出版社（中继线 010-59780011）
地　　址：北京市朝阳区潘家园南里 19 号
邮　　编：100021
E - mail：pmph @ pmph.com
购书热线：010-67605754　010-65264830
　　　　　010-59787586　010-59787592
印　　刷：北京蓝迪彩色印务有限公司
经　　销：新华书店
开　　本：787×1092　1/16　　印张：27
字　　数：663 千字
版　　次：2012 年 4 月第 1 版　2012 年 4 月第 1 版第 1 次印刷
标准书号：ISBN 978-7-117-15374-4/R·15375
定　　价：65.00 元
打击盗版举报电话：010-59787491　E-mail：WQ @ pmph.com
（凡属印装质量问题请与本社销售中心联系退换）

"走进西部"医师培训系列教材

编写委员会

总 顾 问 王陇德

顾　　问 王 羽 张宗久

名誉主编 王寒松 周绪红 侯生华 刘维忠

主　　编 何晓东 李玉民 王志平

主编助理 张选奋 宋飞雪

编　　委（以姓氏笔画为序）

万毅新 王 轶 王 琛 王志平 王俭勤 王栓科
尤崇革 石正洪 石翊飒 田林红 白 锋 朱保权
刘尚武 李玉民 李光迪 李晓鸣 李培武 李培杰
杨 兰 何 宁 何晓东 何继瑞 余 静 宋飞雪
张文芳 张玉堂 张有成 张连生 张岭漪 张选奋
陈 晓 陈雪红 岳中瑾 周俊林 段建敏 骆志成
袁逸铭 聂 芳 夏亚一 高 峻 高秉仁 郭玉芬
黄晓俊 董晨明 程志斌 童明辉 谢富强 潘亚文
魏万胜

策　　划 常继乐 何晓东 高学成 李玉民 王志平 王春玉
张选奋 曹晓源 滑 瑾 钱 坤

学术秘书 王兴莲

序　言

我国中西部地区自然条件恶劣，经济落后，群众分散居住于山区，医疗卫生资源配置失衡，基层缺乏高水平医疗卫生人才队伍，城乡差距不断加大，群众看病难、看病贵的问题非常突出。基层医师继续教育的机会少，知识更新和技能提高缓慢，医师队伍很难满足城乡居民日益增长的医疗卫生服务需求。加强基层医师尤其是县级医院医师的教育和培训工作，对于实现胡锦涛总书记在十七大报告中提出的“人人享有基本医疗服务，不断提高人民群众健康水平”总体目标，推动社会和谐和经济持续发展，具有重要的战略意义。

为此，卫生部与拜耳医药保健有限公司合作开展“走进西部——万名县级医院医师培训项目”，计划5年内培训中西部14省区的万名县级医院医师，其目的是提高基层医师的基础理论和临床技能，明晰诊疗思路，规范诊疗行为。甘肃省是唯一的试点省份，兰州大学第二医院历史悠久，学科门类齐全，技术力量雄厚，具有博士、硕士研究生和多专业本科生的培养教育能力和条件。2007年以来，兰州大学第二医院组织专家编写了专门的培训教材，举办了14期培训班，采取理论教学和临床实践相结合的培训模式，培训了来自青海省、宁夏回族自治区和甘肃省的县级医院内科、外科和医技专业医师，培训经验已向云南、贵州、陕西和重庆等14省区推广。

在培训过程中，发现教材需要修订或重新编写。医院结合基层临床医生诊疗工作的实际需要和兄弟院校的建议，组织各专业的学科带头人，修订或重新编写了教材。内容上，教材结合专科医师考试大纲，简要介绍病因、发病机制、临床表现和常用的检查技术，重点阐述诊断、鉴别诊断、治疗原则和具体治疗方法，不纳入尚存学术争议的诊疗方法，实现针对医学院校本专科毕业且具有一定工作经验的中西部县级卫生专业技术人员，突显了实用性；着力反映相关疾病的最新诊断和（或）治疗指南，体现新颖性。可以说，“走进西部”医师培训教材是一部语言精练、简明扼要、不同于参考书、工具书或本专科医学生教科书的实用培训教材。希望这套教材能够成为基层医师、低年资医师、研究生和全科医师的良师益友，成为他们工作中的“口袋书”。

衷心感谢兰州大学第二医院及其专家学者的辛勤劳动！相信这套教材必将为中西部省区基层医师培训和继续医学教育工作书写浓墨重彩的一笔！相信随着培训工作的不断推进，这套教材也必将得到不断的完善，更好地为广大基层医师服务！

前　　言

长期以来，由于我国医疗卫生资源配置失衡和城乡差距不断加大，中西部基层医疗卫生资源总量和质量均严重不足。目前，中西部县级医院医师学历低，继续教育机会少，知识更新和技能提高缓慢，很难满足城乡居民日益增长的医疗卫生服务需求，已经成为基层卫生工作面临的瓶颈，造成了看病难、看病贵。为基层培养一支合格的、留得住的医疗卫生人才队伍是实现“人人享有基本医疗服务，不断提高人民群众健康水平”总体目标的关键。

为此，卫生部与拜耳医药保健有限公司合作开展“走进西部”万名县级医院医师培训项目，计划五年内培训中西部 14 省区的 1 万名县级医师，其目的是提高基层医师的基础理论和临床技能，明晰诊疗思路，规范诊疗行为。在培训初期，作为试点的兰州大学第二医院在现有各类教材和专业书籍寻找，发现没有切合县级医师特点和实际需求的教材，因此，组织专家编写了针对性强的培训教材，举办了 14 期培训班，采取理论教学和临床实践相结合的培训模式，培训了内科、外科和医技专业医师，培训经验和培训教材已向云南、贵州、陕西和重庆等 14 省区推广。由于该项目的成功实施，新的五年培训计划已经签署，项目也已经走出中西部进入东部较为发达地区。

在教材使用过程中，发现存在许多缺点，结合基层临床医生诊疗工作的实际需要和兄弟院校的建议，我们组织医院各专业的学科带头人，重新修订和编写了教材。此次修订，本着下列原则：①面向医学院校本专科毕业且具有一定工作经验的中西部县级卫生专业技术人员，突出实用性。②结合专科医师考试大纲和内容确定疾病种类和编写内容。简要介绍病因、发病机制、临床表现和常用的检查技术；详细阐述诊断、鉴别诊断、治疗原则和具体治疗方法。③集中反映相关疾病的最新诊断和（或）治疗指南，体现新颖性。④避免尚存学术争议或试验性的诊疗方法。力争成为语言精练、简明扼要、不同于参考书、工具书或本专科医学生教科书的实用教材。希望这套教材能够成为基层医师、低年资医师、研究生和全科医师的良师益友。

该套教材在策划、编写过程中得到了卫生部、甘肃省卫生厅、人民卫生出版社、兰州大学和拜耳医药保健有限公司的大力支持和帮助，在此表示诚挚的谢意！

对兰州大学第二医院各位教授在教材编写中所付出的辛勤劳动，学术秘书王兴莲对教材整理和组织方面所做的大量具体工作，一并表示衷心感谢！

由于本教材涵盖所有临床医学和部分口腔医学学科，作者较多，难免水平和文风各异，加之编写时间较为仓促，不足之处在所难免，诚请不吝赐教，以便再次修正，使这套教材更加贴近基层临床工作实际，更加完善。

“走进西部”医师培训系列教材编写委员会

目 录

第一篇 临床检验诊断学

第二篇 影像诊断学

第三篇 超声诊断学

第四篇 心电图检查

第五篇 核 医 学

第六篇 病 理 学

第一篇 临床检验诊断学

第一章 血液、体液、分泌物检验

第一节 常见白细胞检验的临床应用

白细胞检验的临床应用主要涉及学习内容是白血病。白血病（leukemia）是造血干细胞克隆性（clonal）疾病，是一组高度异质性（heterogeneity）的恶性血液病（malignant hematopathy），其特点为白血病细胞异常增生、分化成熟障碍，并伴有凋亡（apoptosis）减少。细胞成熟障碍可阻滞在不同阶段，阻滞发生在较早的阶段称为急性白血病（acute leukemia，AL），阻滞发生在较晚阶段称为慢性白血病（chronic leukemia，CL）。

白血病的分型

（一）细胞形态学分型

1. FAB 形态学分型　骨髓细胞形态学诊断迄今仍是急性白血病诊断、分型的最主要依据，特别是原始细胞的数量和形态，FAB 分型提出以原始细胞≥30% 为急性白血病的诊断标准。

以原始细胞形态学特征，将急性白血病分为急性淋巴细胞白血病（acute lymphocytic leukemia，ALL），急性髓细胞白血病（acute myeloblastic leukemia，AML）或称急性非淋巴细胞白血病（acute non-lymphocytic leukemia，ANLL）两大类及其亚型（表 1-1-1）。

表 1-1-1　急性白血病 FAB 分型

分型	分型标准
ALL	
L1	以小细胞为主（直径≤12μm），大小较一致，核染质较粗，核仁小不清
L2	以大细胞为主（直径＞12μm），大小不一，核染质较疏松，核仁较大，1 个或多个
L3	以大细胞为主，大小一致，核染质细点状均匀，核仁 1 个或多个且明显。胞质嗜碱，深蓝色，有较多空泡
AML	
M0	急性髓细胞白血病微分化型，原始细胞≥30%，无 T、B 淋巴系标记，至少表达一种髓系抗原，免疫细胞化学或电镜 MPO 阳性

续表

分型	分型标准
M1	急性粒细胞白血病未成熟型，骨髓中原始粒细胞≥90%（NEC）
M2	急性粒细胞白血病部分成熟型，骨髓中原始粒细胞占30%～89%（NEC），早幼粒细胞及以下阶段粒细胞＞10%，单核细胞＜20%
M3	急性早幼粒细胞白血病，骨髓中异常早幼粒细胞≥30%（NEC），胞质内有大量密集甚至融合的粗大颗粒，常有成束的棒状小体（Auer body）。M3v为变异型急性早幼粒细胞白血病，胞质内颗粒较小或无
M4	急性粒单核细胞白血病，骨髓及周围血有粒系及单核细胞增生，骨髓中的原始细胞≥30%，单核细胞为20%～80%，其余为粒细胞；外周血单核系细胞≥5×10^9/L，或溶菌酶为正常的三倍和骨髓前体细胞中单核细胞酯酶阳性细胞＞20%，$M4E_0$为伴嗜酸性粒细胞增多的急性粒细胞白血病，除M4特征外，骨髓中异常嗜酸性粒细胞增多，常≥5%（NEC），此类细胞除有典型的嗜酸颗粒外，还有大的嗜碱（不成熟）颗粒，还可有不分叶的核
M5	急性单核细胞白血病，依据分化成熟程度分为两型：
M5a	原始单核细胞型，骨髓原单核细胞≥80%（NEC）
M5b	单核细胞型，骨髓原单核细胞＜80%（NEC），其余为幼稚及成熟单核细胞等
M6	急性红白血病，骨髓有核红细胞≥50%，骨髓原始细胞≥30%（NEC）或周围血原始细胞≥30%
M7	急性巨核细胞白血病，骨髓原巨核细胞≥30%，电镜PPO阳性，血小板膜蛋白Ⅰb、Ⅱb/Ⅲa、Ⅲa或因子Ⅷ相关抗原（vWF）阳性

2. FAB分型标准明确，国内外分型基本统一，对急性白血病的诊断、治疗、预后及生物学特性的研究起到重要作用，是目前应用最多和最广的分型及诊断方法，也是今后诊断白血病不可缺少的基本方法之一，但形态学诊断存在主观性，加上白血病细胞的异质性和多态性，判断符合率低（64%～77%）。细胞化学染色补充了单凭形态学对细胞辨认的不足，对ALL和AML的鉴别、尤其AML亚型之间的鉴别诊断较形态学更为可靠。随着细胞化学染色方法增多，采用多项染色、双（多）重染色和超微细胞化学染色等技术，使大多数白血病的诊断及分型得以明确，使诊断符合率明显提高（可达86%），已成为MICM分型中的一项重要的检验手段。

（二）免疫学分型

近年来采用急性白血病的一线单抗（表1-1-2）来筛选急性髓系白血病及T、B淋巴系白血病（表1-1-3），用二线单抗进一步确定系内亚型。

1. ALL免疫分型　目前较常用将ALL分为T细胞系ALL（占20%）和B细胞系ALL（占80%）两大型，略。

表1-1-2　急性白血病免疫诊断标志

一线单抗		二线单抗
髓系	CD13、CD117、Anti-MPO*	CD33、CD14、CD15、CD11、CD61、CD41、CD42、血型糖蛋白A
B淋巴系	CD22*、CD19、CD10、CD79a*	CD20、CD24、Cyμ、SmIg
T淋巴系	CD3*、CD7、CD2	CD1、CD4、CD5、CD8
非系列特异性	TdT**、HLA-DR	CD34

注：*胞质表达　**胞核表达

表 1-1-3 筛选急性白血病的免疫标志

	CD10	CD19	CD22c/m*	TdT	HLA-DR	CD3c/m	CD7	CD13	CD117	MPO
B 系 -ALL	+①	+	+/−	+②	+	−	−	−	−	−
T 系 -ALL	−	−	−	+	−③	+/−	+	−	−	−
AML	−	−	−	−④	+⑤	−	−⑥	+	+	+⑦

注：*c/m 为胞质或细胞膜；①急性早期 B 前体细胞白血病为阴性；②急性 B 细胞白血病为阴性（Smlg 阳性）；③少于 10% 的 T-ALL 阳性；④某些 AML-M1 型阳性；⑤ AML-M3 型阴性；⑥少部分（< 10%）AML 阳性；⑦ AML-M7 型阴性

2. AML 的免疫学分型 FAB（M0～M7）与免疫学两者的联系（表 1-1-4），CD34 为造血干细胞标志与低分化形式的 AML 相关，如 M0、M1；CD13、CD15、CD33 与分化程度较高的 AML 相关，CD14 与单核细胞白血病相关（M4、M5）；抗髓过氧化物酶（MPO）单抗为 AML 所特有，新发现单抗 CD117 对髓系的特异性比 CD13 和 CD33 更好，且有较高的敏感性；抗血型糖蛋白 A 或 H 单抗和抗血小板 GFⅡb/Ⅲa（CD41a）、Ⅱb（CD41b）、Ⅲa（CD61）、Ⅰb（CD42b）的单抗被认为是分别鉴定 M6、M7 的敏感而特异的单抗。

表 1-1-4 急性髓细胞白血病 FAB 分型与免疫标志

亚型	典型的免疫标记	亚型	典型的免疫标记
M0	CD34，CD33，CD13	M4	MPO，CD33，D15，CD14，CD13
M1	MPO，CD34，CD33，CD13	M5	MPO，CD33，CD14，CD13
M2	MPO，CD33，CD15，CD13	M6	CD33，血型糖蛋白
M3	MPO，CD33，CD13（HLA-DR 阴性）	M7	CD33，CD41，CD42b，CD61

（三）细胞遗传学分型

细胞染色体分析已成为研究和诊断白血病的重要方法之一，AML 核型异常可分为两类，一类是平衡型畸变，是和 FAB 亚型相关的特异性染色体结构重排（表 1-1-5），主要是相互易位或倒位，其结果产生融合基因，约占 60%；另一类是和 FAB 亚型不相关的异常，多数为数目异常的不平衡畸变，表现为染色体整条或部分增加或丢失，最多见是 +8，其次为 −5/del（5q）和 +21。

表 1-1-5 急性髓细胞白血病的 MIC 分型

核型	发生率	FAB 分型	MIC 建议名称
t（8; 21）（q22; q22）	12	M2	M2/t（8; 21）
t（15; 17）（q22; q12）	10	M3、M3v	M3/t（15; 17）
t/del（11）（q23）	6	M5a（M5b; M4）	M5a/t（11q）
inv/del（16）（q22）	5	M4Eo	M4Eo/inv（16）
t（9; 22）（q34; q11）	3	M1（M2）	M1/t（9; 22）
t（6; ）（p23; q34）	1	M2 或 M1 伴嗜碱性粒细胞增多	M2/t（6; 9）
inv（3）（q23; q26）	1	M1（M2，M4，M7）伴血小板增多	M1/inv（3）
t（8; 16）（p11; p13）	<0.1	M5b 伴吞噬细胞增多	M5b/t（8; 16）
t/del（12）（p11～13）	<0.1	M2 伴嗜碱性粒细胞增多	M2Baso/t（12p）
+4	<0.1	M4（M2）	M4/+4

大约 90% 以上 ALL 可检出克隆性核型异常，其中 66% 为特异性染色体重排，并和其免疫学亚型相关。数目异常以超二倍体、亚二倍体及假二倍体常见。

（四）分子生物学分型

白血病的这些特异性染色体易位在分子水平的改变，表现为与白血病发病机制有关的基因重排（rearranged）及各种融合基因（fusion gene）的形成，在病程中比较稳定，是可靠的标志（molecular target），ALL 为单克隆淋巴细胞的恶性增殖，产生大量单一和特定 DNA 重排片段，故可显示与胚系带位置不同的独特的重排带型，成为该恶性克隆的分子基因标志。在 AML 中，如 AML-M3 型，90% 以上患者可见到 t（15；17）（q22；q12）的特异性染色体异常，17q 上的维 A 酸 α 受体（retinoic acid alpha receptor RARα）基因和 15q 上的早幼粒细胞白血病（progranulocyte leukemia，PML）基因发生互相易位，形成 MDL-RAR_2 及 RAR_2-DML 两种融合基因，是 M3 型的特异性分子基因标志，不但有助于 M3 确诊，且便于及早采用维 A 酸治疗。

（杨学敏）

【参考文献】

1. 谭齐贤. 临床血液学和血液检验. 第 3 版. 北京：人民卫生出版社，2003.

第二节 红细胞检验的临床应用

红细胞检验的临床应用主要涉及的学习内容是贫血。

一、红细胞检验的临床应用

（一）红细胞与血红蛋白的临床意义

1. 生理性变化

（1）年龄与性别：初生儿，生前以弥散方式从母体获得氧气，通常处于生理性缺氧状态，故红细胞明显增高；婴儿从出生 3 个月起到 15 岁以前的儿童，因身体的迅速生长而红细胞生成不足。

（2）精神因素：情绪激动，肾上腺素增多，导致红细胞增多。

（3）运动和劳动：需氧量增加，红细胞生成素增加骨髓加速释放红细胞。

（4）气压降低：缺氧刺激，红细胞代偿性增生，高山居民红细胞生成素高于正常，产生更多红细胞。

（5）妊娠中后期：为适应胎盘需要通过神经体液调节血浆容量明显增加，血液是稀释的。

（6）老年性贫血，现有专家将老年人 Hb 指标设定在较低的范围。

2. 病理性变化

（1）红细胞和血红蛋白量减少：通过红细胞计数，血红蛋白测定或血细胞比容测定就可确定有无贫血和贫血的程度。

1）急性、慢性红细胞丢失过多：各种原因出血，如消化道出血。

2）红细胞寿命缩短：各种原因溶血。

3）造血原料不足：铁供应或吸收不足。

4）骨髓造血功能减退再障。

(2) 红细胞增多：①原发性红细胞增多：见于真性红细胞增多症，红细胞计数在(7～10)× 10^{12}/L，由于同时有中性粒细胞和血小板数增多，问题在于骨髓造血；②继发性红细胞增多：肺疾病、心血管疾病；③相对性红细胞增多：水分丢失如呕吐、严重腹泻、大面积烧伤。

(二) 正常红细胞

正常红细胞为双凹圆盘形，大小较一致，直径 6～9μm，平均 7.5μm，边缘着色较深，中央淡染，甚至不着色，称之为生理性淡染区，染色后成浅橘红色。

(三) 异常红细胞

1. 大小异常

(1) 小红细胞：直径小于 6μm，见于低色素性贫血，主要为缺铁性贫血。

(2) 大红细胞：直径大于 10μm，见于溶血性贫血，失血性贫血，也可见于巨幼细胞贫血。

(3) 巨红细胞：直径大于 15μm，主要见于巨幼细胞贫血。

(4) 红细胞大小不均：红细胞大小悬殊，直径可相差一倍以上，在增生性贫血的双向性贫血时，巨幼细胞贫血尤为明显。

2. 形态异常

(1) 球形细胞：直径小于 6μm，厚度大于 2.9μm，中央淡染区消失，主要见于遗传性球形细胞增多症，这种细胞占 20% 以上时才有诊断价值。

(2) 椭圆形红细胞：红细胞的横径 / 长径 < 0.78，一般高达 25%～50% 才有诊断价值，见于遗传性椭圆形细胞增多症。

(3) 口形红细胞：中央宛如张开的鱼口，常见于遗传性口形红细胞增多症。

(4) 靶形红细胞：此种细胞中央淡染区扩大，中心又有部分色素沉着，状似射击之靶标，见于珠蛋白生成障碍性贫血，异常血红蛋白，靶形红细胞占 20% 以上有诊断价值。

(5) 镰形红细胞：见于镰形红细胞贫血。由于红细胞内存在异常血红蛋白(Hbs)，在缺氧情况下，溶解度减低，Hbs 分子易于聚合成长形或尖形的螺旋状结晶体，使红细胞膜发生变形，形成镰形。其实质是 HbS β 链第六位的谷氨酸被缬氨酸代替所致。

(6) 泪滴形细胞：细胞形似水滴，见于骨髓纤维化。

(7) 棘形细胞：细胞外周呈钝锯齿状突起，见于棘形细胞增多症。

(8) 红细胞形态不整：是指红细胞发生各种明显的形态学异常改变，红细胞可呈梨形，泪滴形，新月形，长圆形，哑铃形，逗点形，三角形，盔形以及球形，靶形等见于红细胞因机械或物理因素所致的破坏，弥散性血管内凝血，微血管病性溶血性贫血。

(9) 红细胞缗钱状形成：红细胞呈串状叠加，形似缗钱状，常见于多发性骨髓瘤，原发性巨球蛋白血症等。

3. 染色反应的异常

(1) 低色素性：中央淡染区扩大，红细胞染色过浅，提示 Hb 含量明显减少，常见于缺铁性贫血，珠蛋白合成障碍性贫血。

(2) 高色素性：中央淡染区消失，红细胞着色深，平均血红蛋红含量增高，常见疾病为巨幼细胞贫血。

(3) 嗜多色性：红细胞呈灰蓝色，体积偏大，是一种刚脱核还未完全成熟的红细胞，胞浆呈嗜碱性着色物质为少量残留的核糖体，其增多反映骨髓造血功能活跃，红细胞系增生旺盛，见于增生性贫血，尤以溶血性贫血时最为多见。

4. 结构异常

(1) 嗜碱性点彩：Wright 染色血涂片中，红细胞胞浆内见到散在的大小和数量不一深蓝色颗粒称嗜碱点彩，这种细胞称为点彩红细胞，颗粒为胞浆中的核糖体发生聚集变性所致。多见于重金属中毒。

(2) 染色质小体(Howell-Jolly's bodies)：为紫红色圆形小体，大小约为 1～2μm，位于成熟 RBC 或者是晚幼红细胞胞浆中，可 1 个或多个，此小体可能是幼红细胞在核分裂过程中出现的一种异常染色质或是核染色质的残留部分，常见于溶血性贫血，巨幼细胞性贫血。

(3) Cabot 环：在红细胞中出现的一种紫红色呈圆形或 8 字形细线状环。可能是纺锤体的残余物或是胞浆中脂蛋白变性所致。见于溶血性贫血，巨幼细胞性贫血，脾切除后，铅中毒等。

(4) 有核红细胞：有核的红细胞即幼稚红细胞，均存在于骨髓中，正常成人外周血中不能见到，在出生 1 周之内的新生儿外周血中可见到少量。成人外周血中出现有核红细胞均属病理现象。

二、常见血液病的血液学特征

贫血(anemia)是指在单位容积循环血液中红细胞数，血红蛋白量和(或)血细胞比容(Hct)低于参考值低限。贫血不是一个独立的疾病，而是各系统许多不同性质疾病的一种共同症状。故诊断贫血时，首要的是确定贫血发生的原因。

(一) 缺铁性贫血

缺铁性贫血(iron deficiency anemia)典型的血液学特征是呈小细胞低色素性贫血，为国内贫血中最常见的一种。

1. 血象　红细胞，血红蛋白均减少，以血红蛋白减少更为明显。轻度贫血时成熟红细胞的形态无明显异常。中度以上贫血才显示小细胞低色素性特征，红细胞体积减小，淡染，中央苍白区扩大。严重贫血时红细胞中央苍白区明显扩大而呈环状，并可见嗜多色性红细胞及点彩细胞增多。网织红细胞轻度增多或正常。

2. 骨髓象　骨髓增生明显活跃，红细胞系统增生活跃，幼红细胞百分率常 >30%，使粒红细胞比例降低。红细胞系统以中幼及晚幼红细胞为主，贫血严重时，中幼红细胞较晚幼红细胞更多。中度以上贫血时，细胞体积减小，胞质少边缘不整，呈花边核，核畸形，晚幼红细胞的核固缩呈小而致密的紫黑色“炭核”。

(二) 溶血性贫血

溶血性贫血(hemolytic anemia)是由于各种原因使红细胞寿命缩短，破坏增加，而骨髓造血功能不能相应代偿时所引起的一组贫血。

1. 血象　红细胞，血红蛋白减少，红细胞大小不均匀，易见大红细胞，嗜多色性红细胞及幼红细胞，以及可见 Howell-Jolly 小体、Cabot 环、点彩红细胞等。不同原因所致的溶血性贫血，有时出现特殊的异形红细胞增多，如球形细胞，靶细胞，裂细胞等，对病因诊断具有一定意义。网织红细胞增多，尤其是急性溶血时常明显增多。

2. 骨髓象　骨髓增生明显活跃，红细胞系显著增生，幼红细胞常 >30%，急性溶血时甚至 >50%，粒红比例降低或倒置。各阶段幼红细胞增多，以中幼及晚幼红细胞增多为主。核分裂型幼红细胞多见。可见幼红细胞胞质边缘不规则突起，核畸形，Howell-Jolly 小体，嗜碱点彩等。成熟红细胞形态与血象相同。

（三）巨幼细胞贫血

巨幼细胞贫血（megaloblastic anemia）是由于叶酸和（或）维生素 B_{12} 缺乏使 DNA 合成障碍所引起的一组贫血。其血液学的典型特征是除出现巨幼红细胞外，粒细胞系也出现巨幼特征及分叶过多。严重时巨核细胞和其他系统血细胞以及黏膜细胞也可发生改变。

1. 血象　红细胞、血红蛋白减少。因发病隐袭缓慢，红细胞大小不均，易见椭圆形巨红细胞，并可见嗜多色性红细胞，点彩红细胞，Howell-Jolly 小体及 Cabot 环。有时可出现中、晚巨幼红细胞。网织红细胞正常或轻度增多。中性分叶核粒细胞呈分叶过多现象，分叶在 4～5 叶以上，甚至有分叶达 10 叶以上者，偶见少数幼稚巨粒细胞。血小板计数减少，见巨大血小板。

2. 骨髓象　骨髓增生明显活跃，红细胞系统明显增生，幼红细胞常在 40%～50% 以上，并出现巨幼红细胞系列，与正常幼红细胞系列并存。贫血越严重，红系细胞的比例以及巨幼红细胞的比例越高，早期阶段的巨幼红细胞所占比例也越高。巨幼红细胞系列的形态特征为胞体及胞核均增大，核染质纤细疏松呈细网状，胞质量丰富，细胞核发育落后于胞质。分裂型细胞多见。易见 Howell-Jolly 小体及点彩红细胞等。本病早期巨粒细胞先于巨幼红细胞出现，以巨晚幼粒细胞及巨杆状核粒细胞为多见，分叶核粒细胞有分叶过多现象，具有早期诊断意义。

巨幼细胞贫血病例叶酸治疗后 48～72 小时，骨髓中巨幼红细胞系列可迅速转化为正常幼红细胞系列，但巨粒细胞常持续数周后才逐渐消失。

（四）再生障碍性贫血

再生障碍性贫血（aplastic anemia，AA）简称再障，是由于多种原因所致，骨髓造血干细胞减少和（或）功能异常，导致红细胞，粒细胞和血小板生成减少的一组综合征。主要临床表现为贫血，感染和出血，根据临床表现和血液学特点可分为急性和慢性两型。

1. 急性型　急性型再生障碍性贫血（AAA）又称重型、再障Ⅰ型（SAA-Ⅰ），起病急，发展迅速，常以严重出血和感染为主要表现。

（1）血象：呈全血细胞减少。①红细胞，血红蛋白显著减少，两者平行性下降，呈正常细胞正常色素性贫血；②网织红细胞明显减少，绝对值 $<0.5\times10^9/L$，甚至为 0；③白细胞明显减少，多数病例为 $(1.0\sim2.0)\times10^9/L$；淋巴细胞相对增高，多在 60% 以上，有时可高达 90% 以上，外周血中一般不出现幼稚细胞；④血小板明显减少，常 $<2.0\times10^9/L$，严重病例常 $<1.0\times10^9/L$。

（2）骨髓象：急性型再障的骨髓损害广泛，骨髓小粒细小，脂肪滴明显增多，多部位穿刺均显示下列变化：①骨髓增生明显减低，骨髓小粒呈粗网结构空架状，细胞稀少，造血细胞罕见，大多为非造血细胞；②粒，红两系细胞极度减少，淋巴细胞相对增高，可达 80% 以上；③巨核细胞显著减少，多数病例常无巨核细胞可见；④浆细胞比值增高，有时还可有肥大细胞（组织嗜碱细胞）、网状细胞增高。

2. 慢性型　慢性型再生障碍性贫血（CAA）起病和进展缓慢，以贫血和轻度皮肤，黏膜出血多见，病程多在 4 年以上。慢性型再障在病程中如病情恶化，临床表现及血液学变化与急性型再障相似，则称为重型再障Ⅱ型（SAA-Ⅱ）。

（1）血象：表现为二系或三系细胞不同程度减少，通常血小板减少常早期出现：①红细胞、血红蛋白平等性下降，血红蛋白多为中度或重度减低，呈正常细胞正常色素性贫血；②网织红细胞减少，绝对值低于正常，常小于 $15\times10^9/L$，部分病例骨髓呈局灶性增生者，可有轻度增高；③白细胞减少，多在 $(2.0\sim3.0)\times10^9/L$，中性粒细胞减少，但绝对值 $>0.5\times10^9/L$；淋巴细胞相对增高，一般不超过50%；④血小板减少，多在$(30\sim50)\times10^9$/L。

（2）骨髓象：慢性型再障的骨髓中可出现一些局灶性代偿性造血灶，故不同部位骨髓穿刺的结果可有一定差异，有时需多部位穿刺检查及配合骨髓活检，才能获得较可靠的诊断依据。①骨髓多为增生减低；②巨核细胞，粒细胞，红细胞三系细胞均不同程度减少，巨核细胞减少常早期就出现，治疗有效时恢复也最慢，故在诊断上的意义较大；③淋巴细胞相对增多，浆细胞，肥大细胞和网状细胞也可增高，但均比急性型为少；④有时可有中性粒细胞核左移及粒细胞退行性变等现象。严重病例幼红细胞也可出现类似表现。

如穿刺部位为代偿性造血灶，则骨髓象呈增生活跃，粒系百分率可正常或减低，红细胞百分率常增高，但巨核细胞仍显示减少或明显减少。

（杨学敏）

【参考文献】

1. 谭齐贤. 临床血液学和血液检验. 第3版. 北京：人民卫生出版社，2003.

2. 熊立凡. 临床检验基础. 第3版. 北京：人民卫生出版社，2003.

第三节 止血与血栓生理概论

止血、凝血和纤溶机制

（一）血管壁的作用

当血管壁的结构发生缺陷或受到损伤时便会引起出血或血栓形成。最迅速的止血反应来自于血管收缩，受损血管的伤口缩小，血流缓慢，有利于血小板在受损的局部黏附，聚集。内皮细胞合成和释放的血管性血友病因子（von willebrand factor，vWF），使血小板黏附于暴露的血管内皮细胞下胶原，血小板释放血栓烷A2（thromboxane A2，TX A2），5-羟色胺（5-hydroxytryptamine，5-HT），内皮细胞产生的内皮素以及血管紧张素等活性物质使血管收缩。同时，因子Ⅻ的激活和组织因子（tissue factor，TF）的释出，分别启动了内源性和外源性凝血系统以加强止血作用。

（二）血小板作用

当血管受损时，血小板膜糖蛋白Ⅰb-ⅠX（GPⅠb-ⅠX）经vWF介导迅速黏附于暴露的胶原组织，激活血小板膜糖蛋白Ⅱb/Ⅲa（GPⅡb/Ⅲa）经纤维蛋白原（Fg）介导发生相互黏附（即聚集），此为血小板第一聚集，呈可逆反应。被激活的血小板可释放其内含的5-羟色胺和ADP等物质，进一步加速血小板的聚集，变性，成为不可逆的第二聚集，形成白色血栓，构成初期止血屏障。血小板在初期止血过程中发生黏附，变形，释放和聚集等反应，统称为血小板的活性反应。与此同时，血小板本身及其释放的许多促凝物质与血液凝固反应，使血栓更为坚固，止血更加完善。

（三）凝血因子的作用

在生理条件下，整个凝血过程分为三期：第一期为血液凝血活酶（thromboplastin）形成期；第二期凝血酶（thrombin）形成期；第三期为纤维蛋白（fibrin）形成期。

1. 内源性凝血途径　当血管壁损伤，内皮下组织暴露，血液中FⅫ被内皮下胶原激活FⅫa，少量FⅫa与高分子量激肽原（high molecular weight kininogen，HMWK）结合，迅速反馈激活大量FⅫ，FⅫa则激活FⅪ。FⅪa与钙离子（ionized calcium，Ca^{2+}）结合激活FⅪ，FⅪa与Ca^{2+}、FⅧa、血小板第3因子（PF3）共同形成复合物，使FX激活为FⅩa，激活凝血酶原。

2. 外源性凝血途径 受损后释放出组织因子（因子Ⅲ）。这一途径是因组织因子暴露于血液而启动的，称为组织因子途径。临床上常以凝血酶原时间（prothrombin time，PT）测定反映体内外源性凝血途径的状况。生理情况下，组织因子不出现在血液中，所以，在正常人体内组织因子并不与血液接触。现已证明组织因子有FⅦ和FⅦa的受体，当与血液接触时即会在Ca^{2+}的参与下与血液中的因子Ⅲ结合形成1∶1复合物（因子Ⅲ，组织因子）。FⅦa组织因子复合物，生成后能迅速激活FⅩ，由此将启动外源性凝血途径。

3. 凝血共同途径 内、外两种途径形成凝血酶原酶之后，进入凝血的共同途径，即凝血酶原被激活为凝血酶，后者再激活纤维蛋白原为纤维蛋白，至此完成整个血液凝固过程。

（四）抗凝系统的作用

1. 细胞抗凝作用 体内单核 - 吞噬细胞系统和肝细胞对进入血流的促凝物质和被激活的凝血（抗凝血）蛋白进行吞噬、清除、摄取、或灭活。

2. 体液抗凝作用 由肝和内皮细胞合成的抗凝血酶Ⅲ（antithrombin Ⅲ，AT Ⅲ），在肝素的介导下，灭活凝血酶、FⅨa、FⅩa、FⅪa、FⅫa等丝氨酸蛋白酶，这种抗凝作用占体内总抗凝作用的50%～67%。由肝合成的肝素辅因子Ⅱ（heparin cofactor Ⅱ，HC Ⅱ）主要灭活凝血酶，其次灭活FⅩa。蛋白C（protein，PC）和蛋白S（protein S，PS）是依赖维生素K的抗凝蛋白，在凝血酶和由内皮细胞合成的血栓调节蛋白（thrombomodulin，TM）的作用下，PC转变为活化蛋白C（activated PC，APC），APC在PS协同下，灭活FⅤa、FⅧa和激活纤维蛋白溶解系统。

（五）纤维蛋白溶解系统的作用

体内或体外的凝血块可以被溶解，这由纤维蛋白溶解系统来完成。血管内皮细胞能合成和释放组织型纤溶酶原激活物（tissue type plasminogen activator，t-PA），肾小球和内皮细胞能合成和释放尿激酶型纤溶酶原激活物（urokinase type plasminogen activator，u-PA），以及内源性凝血系统的FⅫa、激肽释放酶（kallikrein，K）和凝血酶等都能使纤溶酶原（plasminogen，PLG）转变为纤溶酶（plasmin，PL）。但是t-PA和u-PA都可被纤溶酶原激活抑制物 -1（plasminogen activator inhibitor-1，PAI-1）所灭活；由肝合成的α_2- 抗纤溶酶（α_2-antiplasmin，α_2-AP）与纤溶酶（PL）形成复合物（PAP），从而灭活PL。PL是一种肽链内断酶，可使纤维蛋白原裂解为大碎片（碎片X）和三个小碎片（碎片A、B、C），称为早期纤维蛋白原降解产物（FDP）。碎片在纤溶酶继续作用下，碎片X又裂解成碎片Y和碎片D，然后碎片Y又进一步裂解为碎片D和E为晚期的FDP。所以这些碎片统称为FDP。

（杨学敏）

【参考文献】

1. 陈文彬，潘祥林. 诊断学. 第6版. 北京：人民卫生出版社，2004.

第四节 尿液沉渣形态学检验

尿沉渣即尿液中的有形成分，它包括细胞、管型、结晶、细菌、寄生虫等各种病理成分。

尿沉渣检查对泌尿系统疾病的诊断、鉴别诊断、病因探讨、疗效观察等有重要意义。由于尿液标本容易获取，其检查是一种非侵入性、无创伤的检查项目，被NCCLS（美国国家临床检验标准化委员会）首席委员、尿沉渣分析标准文件起草人海伦·费尔（Dr Helen Free）称之为“体外肾活检”。

一、尿液分析标准化

尿沉渣分析存在的问题：

1. 检验方法不统一，致结果存在差异。

2. 各检验单位、人员间结果报告差异很大。

3. 检验步骤繁琐、干扰环节较多、受主观影响较大。

尿液检测项目多，所用器材、方法多样，影响因素复杂，致结果差异很大。为减少误差，增加室间可比性，便于质控，有必要对其方法、器材、标本采集及运送标准化。1991年NCCLS对尿沉渣作出全面指导：

1. 要求实验室按国际要求准确分析，强调分析结果应有高度重复性、标准化，以期获得有临床价值的结果。

2. 用单位体积报告尿沉渣数量，比用低倍、高倍镜视野报告最低、最高值更为准确、更具临床意义。

3. 国际大多数国家发证机构把焦点放在尿沉渣分析这种临床应用最普遍的检测上。

2000年我国中国临床检验标准化委员会（CCCLS）提出了“尿液物理学、化学及沉渣分析标准文件”。2002年血液体液学专家委员会提出了尿液沉渣检查标准化建议，对材料和容器、标本收集、运送、操作步骤、报告内容和方式等作了明确规定。

二、尿液沉渣检查的方法

（一）传统玻片法

将尿液标本直接涂于玻片上在显微镜下检查，由于标本未经充分混匀，实验结果难以比对，阳性检出率低。

（二）浓集法

采用离心或自然沉淀的方法，将尿液沉渣成分浓集后涂于玻片上镜检。由于留尿方式不一致、离心条件不固定或标本放置过长时间、留取沉渣量不统一，加之检验人员主观性导致报告不标准。

（三）Fast-Read 10尿沉渣定量分析板法

每块分析板有10个统一厚度（0.1mm）的计算池，每池有固定的溶积为1.0μl的计数池。由于生产厂家不同，计数池内划分的格数也不同，但计数池总的固定溶积还是1.0μl。Fast-Read 10板用于细胞、管型定量报告，因成本低廉、误差小、易于规范化，目前国内应用普遍。

（四）尿沉渣工作站

由显微摄像系统、电脑、沉渣计数板组成，优点是可定量报告；不足之处是人工计数沉渣成分检查速度慢，且计数受主观因素影响。

（五）尿沉渣流式分析仪

利用流式原理，将尿液中细胞、管型、细菌据大小、形状、内部结构及结合荧光染料的多少加以区分。优点：对红细胞、白细胞计数准确；可进行红细胞形态分型。缺点：①不能区分管型类型、结晶、滴虫、特殊细胞；②大量细菌、酵母菌可干扰计数结果；③仪器价格及试剂成本较高。

（六）沉渣智能分析仪

通过计算机采集尿液中颗粒（细胞、管型、结晶），对它们的特征参数、大小、形态、对比度等进行运算统计、训练更新、建立模型，自动识别出颗粒性质。

（七）尿沉渣染色检查方法

1. Sternheimer 染色法（S 染色法）　细胞核、管型基质被阿利新兰染成蓝色，胞浆被派洛宁染成红色。红与蓝的明显反差易于观察，本法透明、颗粒管型检出率显著提高，红细胞、白细胞更易于识别。

2. 瑞 - 姬染色　对细胞核、胞浆、颗粒染色较佳，易于血细胞、血小板观察。可作白细胞分类，便于发现可能存在的血小板管型。缺点：制干片需时长，并且细胞易变性及形态发生改变，有形成分少时，不加血清固定，易被冲洗掉，不易看清肾小管上皮细胞结构。

3. 巴氏染色　用于异形细胞（肿瘤细胞）识别染色。缺点：染料种类繁多、操作麻烦、不易作常规检查。

4. 尿沉渣鉴别染色

（1）苏丹Ⅲ染色：用于脂肪球，含脂肪颗粒细胞（肾小管上皮细胞）、脂肪管型的染色。

（2）普鲁士蓝反应：用于血管内溶血时被肾小管上皮细胞分解吸收形成的，位于细胞内外及管型中分散、成堆的含铁血黄素颗粒的检查。

（3）粒细胞脂酶染色：根据粒细胞含过氧化物酶的特点，来鉴别粒细胞肾小管上皮细胞管型。

（4）酸性磷酸酶染色：区分颗粒管型、透明管型。有的透明管型经染色后发现，属于颗粒管型范畴。

（八）特殊显微镜检查法

1. 干涉显微镜　对尿沉渣中细胞、管型三维空间结构的观察，清晰度高。

2. 相差显微镜　由于视野明暗反差大，可增强透明与半透明有形成分，如透明管型、不典型红细胞、血小板的识别。

3. 透射电镜　将尿沉渣切成超薄切片，在电子显微镜下面进行观察，准确诊断细菌、真菌、血小板、管型等。

4. 偏振光显微镜　利用光的偏振特性对具有双折射性的物体进行鉴别，易于识别脂肪管型中的脂肪成分。

三、尿液分析质量保证

（一）分析前

1. 患者准备。

2. 标本收集　①标本类型；②容器；③方式；④注意事项。

3. 运送保存（放置时间、保存方式）。

4. 标本验收、查对（标本、患者信息及检验目的等）。

（二）分析中

1. 规范操作。

2. 仪器、试带质量测试（试带、仪器维护保养和记录、室内质控、室间质评）。

3. 人员技术培训。

4. 影响因素分析。

5. 异常结果复检。

（三）分析后

1. 结果审核。

2. 信息反馈处理（临床沟通）。

3. 资料存档。

四、关于尿液标本过筛问题

1. 对于干化学检测后是否需要镜检，NCCLS GP16-A 文件提出三条：

（1）临床医师要求。

（2）检验科与临床协议规定要做。如用免疫抑制剂患者、糖尿病、妊娠、肾 - 泌尿系患者。

（3）任何一项理化结果出现异常时。

2. 国内有学者提出：试带法结果若符合以下条件就可不做显微镜检查：① LEU（−）；② RBC（−）；③ PRO（−）；④ NIT（−）。

3. 南京军区福州总医院朱忠勇教授提到，即使要求苛刻的 NCCLS，在用了试纸过筛后，也不要求每份尿标本都做沉渣镜检，以节省经费、腾出时间把精力用在真正需要镜检的标本上。

五、尿沉渣室内质控

1. 目前国内尚无市售尿沉渣质控品，而国外已有厂商生产，但价格昂贵。

2. 有专家建议应加紧适合国情质控品的研制。

3. 欧洲方法　除每天用质控物观察有形成分外，还定期开展尿沉渣的形态学培训班。

六、尿液细胞形态学特征

尿沉渣中细胞包括：红细胞、白细胞、鳞状上皮细胞、移行上皮细胞、巨噬细胞、多核巨细胞及异形（肿瘤）细胞等。

（一）红细胞

尿中红细胞因渗透压、pH、留尿后放置的时间、红细胞物理损伤、红细胞寿命等影响，可呈多样性改变。高渗尿中红细胞脱水、皱缩呈锯齿状；低渗尿中红细胞吸水胀大，血红蛋白脱出，呈大小不等的圆圈，称淡影红细胞；碱性尿中红细胞膜内侧有颗粒形成；酸性尿中红细胞形态较稳定。尿沉渣中的红细胞需与真菌、脂肪球、淀粉颗粒、精子头部、草酸钙结晶及尿酸盐等区别。

1979 年，Brich 和 Fairley 依新鲜尿液中红细胞形态确定出血是肾内还是肾外疾病，肾内疾病其血尿称为肾性血尿；尿中红细胞通过病变的肾小球基底膜狭窄裂隙处，进入肾小管和集合管，并反复受渗透压、pH 值变化影响，致形态明显改变，为变形红细胞；肾外疾病其血尿称为非肾性血尿，指肾小球以下部位泌尿道出血，为毛细血管破裂所致，由于不通过肾小球基底膜裂孔，红细胞未受挤压损伤，虽也受酸碱度、渗透压变化作用，所以 80% 形态仍维持正常。

1. 变形红细胞的形态

(1) 面包圈样红细胞(环状红细胞): 因血红蛋白大量脱失，胞浆向四周聚集，呈面包圈的空心环状。

(2) 古钱样红细胞: 血红蛋白脱失，呈三角形、四方形中空状。

(3) 棘状或瘤状红细胞: 胞浆向外界一侧或多侧伸展，红细胞膜呈棘状或瘤状突起如生芽样。

(4) 颗粒红细胞: 血红蛋白基本脱失，胞浆呈颗粒状间断沉积。

(5) 破碎红细胞: 即红细胞碎片呈新月形、星形、三角形等。

(6) 红细胞大小不等: 大小相差3～4倍。

2. 依据Brich和Fairley和李惊子制订的标准，红细胞形态可分为三型:

(1) 均一型:(非肾小球性血尿)沉渣中大部分(>70%)为正常红细胞或单一型变形红细胞。

(2) 多形型:(肾小球性血尿)沉渣中大部分(>70%)为两种以上类型的变形红细胞。

(3) 混合型: 为上述两种血尿的混合，各占50%左右。

(二) 白细胞

尿中白细胞多为中性粒细胞，一般不见核形，胞浆呈灰色颗粒状，确定是否为中性粒细胞杆状核或分叶核，可用瑞氏染色或加酸使细胞核透析确证。低渗尿中，白细胞吸水胀大，易溶解; 高渗尿中白细胞常皱缩变小; 久置尿中的白细胞胞浆因均质化，颗粒消失而呈现明胶状; 脓尿标本可见白细胞伸出伪足成变形白细胞; 炎症时白细胞吞噬大量细菌变异或死亡，外形不规则。由于白细胞外形不规整，结构模糊，浆内充满粗大颗粒，核不清楚，细胞常粘连成团，易与肾小管上皮细胞及底层移行上皮细胞混淆。白细胞有时易与阴道毛滴虫相混淆，阴道毛滴虫较白细胞略大，结构模糊，活体运动时较易辨认。失去活力则易与变形的白细胞混淆，应在镜下仔细观察有无鞭毛，也可采用其他染色方法来鉴别。

(三) 上皮细胞

泌尿生殖道的上皮细胞，在生理、病理的代谢过程中脱落并混入尿中排出。尿液中的上皮细胞可来自许多部位，形态各异，其分类可有组织学、形态学之分，尿沉渣检验，通常以形态学来分类，而依其形态确定来源则较为困难。

1. 鳞状上皮细胞　分为表、中、底三层，表层鳞状上皮细胞又称扁平细胞，来自输尿管下部、膀胱尿道口、阴道的表层，外形不规则，扁平较薄，呈多角形，似鱼鳞样。胞体大，为尿路上皮细胞最大细胞，核很小，为尿路上皮细胞最小者。大量出现伴有白细胞提示炎性反应，妇女尿液常见。

2. 肾小管上皮细胞　由远曲和近曲肾小管受损脱落而出现于尿中，与底层移行上皮细胞统称为小圆上皮细胞，形态多不规则呈多边形、核大，又称多边形细胞，与白细胞相似，含一大而明显的核，浆中常可见脂肪滴、小空泡、不规则颗粒，肾小管病变时浆内有较多的脂肪颗粒充满胞浆，覆盖核上，称复粒细胞。

3. 移行上皮细胞　由肾盂、输尿管、膀胱等到处移行上皮细胞脱落随尿液排出，因细胞所处部位和脱落时器官的涨缩状态不同，形态及大小有很大的差别。

(1) 表层移行上皮细胞: 根据形态分两种: ①伞形细胞: 圆角多边形，似张开的雨伞又称伞形细胞，膀胱充盈时脱落，体积较大，约为白细胞的4～5倍，呈不规则圆形，核小居中; ②大圆细胞: 圆形，膀胱收缩时脱落，约为白细胞的2～3倍。膀胱炎时可见表层移行上皮细胞成片脱落。

（2）中层移行上皮细胞：体积大小不一。呈尾形、梨形、纺锤形，亦称尾形上皮细胞。此细胞多来自肾盂，故又称肾盂上皮细胞。输尿管和膀胱颈部也有该细胞脱落，成片脱落见于肾盂、输尿管、膀胱颈部等处炎症。

（3）底层移行上皮细胞：体积较小，形态较圆，较肾小管上皮细胞为大，核较肾小管上皮细胞为小，与肾小管上皮细胞同称为小圆上皮细胞。需注意两者鉴别。底层移行上皮细胞尿中少见，重症炎症时可增多。

（4）柱状上皮细胞：来自尿道中段、前列腺、精囊、子宫颈的一部分和子宫体等处。细胞形态呈圆柱体、上宽下窄，核稍偏于一侧，位于中下或近底部，正常尿中不见。自然排尿情况下，如见较多此类细胞提示慢性尿道炎或慢性膀胱炎。在医疗性插管、机械性刺激时可见大量或成片脱落。

（5）多核巨细胞：来自于移行上皮细胞，呈多角形或椭圆形，大小可为 20～200μm，有时数个至数十个核，核及浆内可见到嗜酸性或嗜碱性包涵体。多见于麻疹，水痘，胰腺炎，流行性出血热等病毒感染患者尿中。亦可伴随泌尿系统炎症、肿瘤性变化、放射治疗等出现尿中。

（四）吞噬细胞

分为小吞噬细胞和大吞噬细胞，一般指后者。小吞噬细胞来自中性粒细胞，多吞噬细胞等微小物体，大吞噬细胞来自于组织上皮细胞，为白细胞 2～3 倍，核呈肾形或类圆形，较小，偏位或居中，胞浆丰富，吞噬有大量物体，如红细胞、白细胞碎片、脂肪滴、细菌、颗粒状物及其他不易识别的成分，胞浆中常有空泡及伪足。在急性泌尿道炎症时，如急性肾盂肾炎、膀胱炎、尿道炎等，常伴有白细胞和细菌。

（五）异型细胞

指肿瘤细胞与正常细胞有明显差异的细胞。非染色尿沉渣中的肿瘤细胞，只能大概观察其大小、核 / 浆比例，模糊的核浆结构，发现可疑细胞时，进行瑞 - 姬、巴氏染色鉴别。尿液中肿瘤细胞的确认需慎重仔细，必要时进一步做病理活检确诊。

尿沉渣中所见恶性细胞有：①移行上皮癌细胞；②鳞状上皮癌细胞；③子宫颈扁平上皮癌细胞；④（肾）腺癌细胞；⑤前列腺癌细胞等。

异型细胞的形态学改变有以下各点：

1. 包体增大、核增大为主。
2. 核 / 浆（N/C）比增加。
3. 染色质增加及分布异常、核质不均。
4. 核膜不整及增厚。
5. 核数目增多及核形异常。
6. 核仁增大，数目增多。
7. 在细胞群体中，胞体及胞核大小、形态有明显差异。
8. 细胞排列不规则、杂乱拥挤、有立体感。
9. 异常核分裂象。

七、尿液管型形态学特征

管型是尿沉渣中主要有形成分，其种类、形状、组成、大小及数量结合临床症状，对急慢性肾炎、肾病综合征有较特异的诊断意义。对糖尿病肾病、急性肾小管坏死、肾脂肪性变、肾盂肾炎、肝炎梗阻性黄疸及播散性血管内凝血都有重要的鉴别诊断价值。在病理情况下，由于肾小球基底膜的通透性增加，大量蛋白质由肾小球进入肾小管，在肾远曲小管和集合管内由于水分重吸收，酸性的增加及软骨素硫酸酯的存在，蛋白在肾小管内由溶胶状态变为凝胶凝聚、沉淀形成管型。管型常呈直或微弯的圆柱状，长短不一，宽窄不同，两边平行，两端或一端钝圆，偶可成断裂状。常见管型类型如下：

（一）透明管型

无色透明、大小长短不一、质地薄、不含任何内容物或仅包含 1～2 个细胞、极少量颗粒。为各类管型的基本结构单位、正常人偶见。透明管型折光性弱，在暗视野、S 染色下容易观察到。也有人将其分为单纯型（不含细胞、颗粒）、复合型（含少量细胞、颗粒、脂肪滴等）。肾炎晚期，出现直径 > 50μm 的异常粗大透明管型称肾衰竭管型，为宽幅管型之一。

（二）细胞管型

可分为白细胞管型、红细胞管型、肾小管上皮细胞管型、复合管型。至于管型基质中所含细胞个数或所占整个管型体积多少才可为细胞管型，有以细胞数目大于 3 个；也有以细胞数目占管型体积 1/3 以上划分为细胞管型，目前教科书多以细胞数量占管型体积的 1/3 以上称为细胞管型。

1．白细胞管型　管型基质中嵌入白细胞形成。多为中性粒细胞。形态不易与上皮细胞管型区分，尤其管型内白细胞核碎片出现融合时。识别：①粒细胞脂酶反应；②瑞 - 姬染色；③加酸显示核型。另外还需注意，由于白细胞黏附力强，数量多时常聚集，易形成假管型。白细胞管型见于肾脏的细菌性炎症，如肾盂肾炎、间质性肾炎等。

2．红细胞管型　管型基质中嵌入较多红细胞形成，管型微带黄褐色，能看到清楚的红细胞外形，红细胞管型则易于鉴别。由于管型基质中红细胞常相互粘连，遇界限不清、残破不全难以确认时，以加酸溶解试验、活体染色、瑞 - 姬染色等方法区分。常见于急性肾小球肾炎，急慢性肾炎，溶血性输血反应等。

3．肾小管上皮细胞管型　管型基质中嵌入细胞以肾小管上皮细胞为主体。所含细胞较白细胞略大，呈瓦片状排列。依核形可与白细胞鉴别。由于大部分细胞因退化、变性、坏死，细胞大小不定核形模糊易与红、白细胞管型混淆。可用加酸显示核形或染色方法识别。此管型多见于急性肾小管坏死毒素反应，重金属中毒及肾淀粉样变性等。

4．复合管型　为红细胞、白细胞，肾小管上皮细胞或颗粒两种或两种以上的混合管型，不能区分时，统称细胞管型。

（三）颗粒管型

管型基质中含有颗粒占管型体积 1/3 以上称之，该颗粒由破碎变性的红细胞、白细胞、上皮细胞分解而来。颗粒管型形态比透明管型短而宽，呈淡黄褐色或暗褐色，易折断。根据所含颗粒大小分为细颗粒管型、粗颗粒管型两种。颗粒管型初始多为粗大颗粒，在肾内滞留时间较长，粗颗粒逐渐碎解为细颗粒，后者进一步均质蜡样化，最终形成蜡样管型。

1．细颗粒管型　颗粒细小、不透明、呈灰色或微黄色。细颗粒管型出现增多，提示肾脏实质性损害。

2．粗颗粒管型　颗粒粗大，呈暗褐色，外形较宽，易折裂，见于慢性肾小球肾炎、肾病综合征。

若颗粒管型与细胞管型同时存在，多见于急慢性肾小球肾炎、肾病及肾动脉硬化等。

（四）蜡样管型

由颗粒管型逐渐演变而来，是细胞崩解最终产物，形似透明管型，均一的不含颗粒及细胞成分，呈灰色或蜡黄色，有折光性，质地较厚，边缘常见切迹，呈扭曲状，一端常断裂。在低渗、碱性尿亦不易分解。该管型出现，提示局部曾有长期阻塞、少尿、无尿现象，见于慢性肾小管肾炎晚期、肾衰竭、肾淀粉样变性。

（五）脂肪管型

脂肪滴含量占管型体积的1/3以上称之。为肾小管上皮细胞脂肪变性的产物、可用苏丹Ⅲ染液鉴别，尿中出现提示肾小管损伤后上皮细胞发生脂肪变性。

（六）宽幅管型

管型直径大于50μm，质地较薄，多在破损、扩张的肾小管、集合管、乳头管中形成。任何管型均可形成宽幅管型。此管型出现，提示肾脏局部有严重的尿液滞留。在肾脏功能接近衰竭时最易出现，故又名“肾衰竭管型”，为预后不良的征兆。多见于急性肾功能不全的患者。

（七）其他管型

1．结晶管型　管型基质中含有草酸钙、尿酸盐等结晶，其临床意义类似相应结晶尿。

2．胆红素管型　管型基质中含有大量的胆红素颗粒，呈黄色、重症黄疸患者尿中可见。

3．血红蛋白管型　血管内溶血时，血红蛋白从血液中直接进入肾小管形成。

4．血液管型　血流进入肾小管直接形成。基质为纤维蛋白，其中含有破裂的红细胞、血红蛋白，多为褐色颗粒。见于肾脏出血患者。

5．血小板管型　管型基质中含有血小板，见于DIC患者尿中。

6．肌红蛋白管型　肌肉挤压伤时，肌红蛋白进入肾小管形成管型。

7．蛋白管型　多发性骨髓瘤时，出现外形与蜡样管型相似的Bence-Jones蛋白管型。

8．窄幅管型　又称狭幅管型，直径小于15μm，见于新生儿、小儿期尿中。

9．细菌管型　基质充满细菌，见于肾脓毒性疾病。

10．真菌管型　基质中含有念珠菌，提示肾脏受到念珠菌感染。

（八）易误认为管型的物质

1．黏液丝　长丝状，不规则，边缘不清，末端卷曲，有时略似透明管型。妇女尿液中多见，大量出现并伴有白细胞提示炎性反应。

2．假管型　非晶型盐类结晶附着于黏液性纤维物上形成圆柱体，外形似颗粒管型。加温、加酸假管型消失，而真管型形态基本不变。

3．类圆柱体　形状透明管型相似，有一条尖削的螺旋形尾巴，可能是集合管产生的黏液丝，也有认为是尚未完全成形的透明管型，常和透明管型同在。

八、尿液结晶形态学特征

尿液沉渣中结晶的识别主要通过观察形态特征，并应用加温、加酸、加碱及加有机溶剂等化学反应作为辅助鉴别手段。

（一）盐类结晶

1．尿酸结晶　尿酸结晶为淡黄色有折光性。形态为：①菱形；②磨刀石形；③哑铃形；④蝴蝶形；⑤蔷薇花瓣状等，为机体核蛋白中嘌呤代谢的终产物，其形成原因为高尿酸尿症、酸性尿。

尿中结晶出现与泌尿系结石形成关系密切。据日本旭川医科大学泌尿外科统计，尿酸结石占尿路结石的5.6%。高尿酸血症并发尿酸结石几率高，为3.9%～10.3%。尿酸溶解度与pH有关，在酸性条件下溶解度低，pH 7.0左右最高。高尿酸尿症尿液越偏酸，越易形成结石。临床通过使用碳酸氢钠来碱化尿液，并适时观察尿液pH值的变化，以防止结晶和结石的形成。

2. 尿酸盐结晶　外观呈砖红色、颗粒状，加热溶解。在盐酸或醋酸内溶解形成尿酸结晶，为尿酸钠、钾的混合物，在尿液排出后低温时析出沉淀。

3. 草酸钙结晶　结晶形态呈：①八面体形；②哑铃形；③椭圆形（小球形）；④立方体形。草酸钙结晶溶于盐酸，为尿液结晶中最常见一种。

4. 磷酸钙结晶　无色针状，三棱形，呈放射状或束状。形态上与酪氨酸、硫酸钙、马尿酸等结晶很相似，磷酸钙结晶溶于醋酸，酪氨酸结晶可通过酪氨酸试验来鉴别，马尿酸结晶只出现于酸性尿中。长期在尿液中见到大量磷酸钙结晶，考虑是否患有：①甲状旁腺功能亢进；②肾小管性酸中毒；③长期卧床；④骨质脱钙等。

5. 马尿酸结晶　人、草食动物尿中正常成分，形态有三棱形、无色针状、斜方柱状，一般无临床意义。

6. 尿酸铵结晶　是碱性尿中唯一的尿酸盐结晶，黄色、不透明，形态为：①球形；②哑铃形；③树根形等。见于陈旧尿中，小儿、乳儿尿中亦多见。

7. 硫酸钙结晶　无色针状，呈放射状排列，无临床意义。

8. 磷酸铵镁结晶　又称三联磷酸盐结晶，无色，有折光性，加酸溶解。形态为：①信封状；②羽毛状；③方柱状；④长板状等。当变形杆菌等有尿素分解酶活性的细菌感染时，尿中尿素分解生成氨，尿液呈强碱性，磷酸铵镁饱和度上升，其他磷酸盐溶解度降低，形成结晶。

9. 尿酸钙结晶　形态呈球形，周围附有突起。新生儿尿、碱性尿多见。加热、加酸可溶解，无临床意义。

10. 尿酸钠结晶　形态呈束状、柱状、菊花状。加NaOH可溶解，不溶解于稀酸中。

11. 非晶形磷酸盐、碳酸盐结晶　外观均呈灰白色颗粒状，加热、加酸可溶解。非晶形磷酸盐结晶加酸后变清，非晶形碳酸盐结晶可有气泡产生。正常尿中常见，无临床意义。

（二）病理性结晶

1. 胱氨酸结晶　无色六角形，薄片状、边缘清晰、折光性强，胱氨酸结晶溶解度与pH有关，酸性环境中变得极其难溶，适度碱化尿液（pH 6.0～7.0），可增加其溶解度。正常人尿液中少见，在遗传性胱氨酸尿症、严重肝脏疾患、风湿病可见。

2. 亮氨酸、酪氨酸结晶　亮氨酸结晶呈淡黄色、小球形、油滴状，有同心圆或密集辐射，折光性强。不溶于盐酸而溶于醋酸，亮氨酸试验呈蓝色反应。酪氨酸结晶略带黑色、淡黄，束针状或扎捆状集束结晶，可溶于氢氧化铵而不溶于醋酸，酪氨酸试验呈绿色阳性反应。临床意义：两种结晶常同时出现（正常见不到），见于急性肝萎缩、急性磷中毒、白血病等患者尿液中。

3. 胆固醇结晶　无色缺角方形、长方形薄片状结晶，呈单层、重叠或阶梯样。常浮于尿液表面，可溶于氯仿、乙醚。见于乳糜尿、膀胱炎、肾盂肾炎及脓尿患者。

4. 胆红素结晶　呈黄褐色束状的小针状、小片状或块状，可溶于NaOH或氯仿。见于黄疸、重症肝病、磷中毒及先天性代谢异常疾病。

（三）药物结晶

包括磺胺类、解热镇痛剂类、放射造影剂类结晶。

1. 磺胺类结晶　淡黄色，呈扇形、蝴蝶形及片状等。除显微镜下识别磺胺类结晶外，可用溶于丙酮、醛试验和木浆试验等证实。临床意义：磺胺类药物结晶在尿中出现与用药过量、饮水较少、尿液偏酸、体内乙酰化程度有关，尿中出现常伴有红细胞、管型，提示肾脏受到损伤。近年因磺胺药剂的改进，尿中已少见此结晶。

2. 解热镇痛剂类结晶　如阿司匹林等含水杨酸盐类药物。形态为角柱状、放射性结晶，加10%氯化高铁溶液可见结晶溶解，而沉淀染紫色。

3. 放射造影剂类结晶　使用放射造影剂后，可在尿中出现束状、球状及多形性结晶，同时尿比重也明显升高（>1.050），结晶可溶于NaOH溶液，不溶于乙醚、氯仿等有机溶剂。

九、尿液中其他有形成分

1. 脂肪滴　大小不一，光亮小球状，经苏丹Ⅲ染色液染色后，脂肪滴着橘红色而易于辨认。临床意义：多见于肾病综合征，常由脂肪变性的上皮细胞中游离而来。

2. 细菌　常规尿液检查中见到细菌，只能观察到细菌的大致数量，通常以“少量、中量、大量”报告方式来提示临床。观察细菌的细微结构或确定是哪一类细菌，则需要经过微生物学方法进一步鉴定。临床意义：尿中见到细菌，多表示尿路炎症，但尿液标本采集后，若不及时送检或放置时间过久，也可繁殖产生大量细菌。

3. 真菌　无色，大小为2.5～5.0μm，椭圆或短圆柱形，有时因芽生孢子而集群。注意与红细胞鉴别。临床意义：见于真菌性泌尿系感染、重症糖尿病、碱性尿中。

4. 精子　为细长细胞，形似蝌蚪，分头尾两部分，离心等机械性损伤，可使精子头部与尾部离脱，易与小红细胞混淆。

5. 阴道毛滴虫　一般无色，呈纺锤形，有鞭毛，虫体的核与浆的结构较白细胞平坦，比白细胞略大，结构模糊，活体运动时较易认定，失去活力，易与白细胞混淆，除观察鞭毛，可用加酸法依白细胞核形鉴别，多见于女性尿中。

十、尿沉渣中易混入的物体

1. 粪尿　尿中混入粪便成分称为粪尿。以尿沉渣中找到食物残渣判断。标志物：蔬菜类植物导管、肉类肌纤维、淀粉颗粒、虫卵等。

2. 滑石粉　无色，呈类圆形或椭圆形，多来自医用手套、外用药剂。

3. 纱布、纸、内衣及脱脂棉的纤维等　尿液沉渣中偶尔可见，注意辨别。

（石　磊）

【参考文献】

1. 熊立凡. 临床检验基础. 第3版. 北京：人民卫生出版社，2003.

2. NCCLS. Urine Specimens: Approved Guideline Document GP 16-A, 1995.

3. 丛玉隆. 尿液沉渣检查标准化建议. 中华检验医学杂志，2002，25(4)：249-250.

4. 中国临床检验标准化专业委员会，译. 尿液分析和尿液样品的收集、运输和储存批准指南. 北京：CCCLS，2001.

5. 顾可梁. 尿有形成分的识别与检验方法的选择. 中华检验医学杂志，2005，28(6)：572-575.

6. 小柳知彦，吕家驹，译. 尿石症及泌尿男生殖系感染. 济南：山东科学技术出版社，2006.

第二章

临床生物化学检验

第一节　肾脏功能损伤的实验室检查

肾脏是机体内最重要的排泄器官，其主要功能是生成尿液，维持水、电解质、酸碱等代谢平衡，同时还具有内分泌功能。各种肾脏疾病均可造成机体代谢紊乱，并导致血液和尿液生物化学的改变。涉及肾脏疾病的临床化学诊断项目很多，用于肾脏疾病的诊断、鉴别诊断、病程病情监测、疗效及预后判断等的项目主要包括血浆低分子含氮物质测定、尿液蛋白质检查、尿液酶活性测定及定量肾功能试验等。肾脏具有强大的储备功能，早期肾病变往往没有或极少有症状和体征，故早期诊断很大程度上要依赖于实验室检查，血、尿液生物化学检测是指导肾脏疾病诊断和治疗的重要指标。

一、肾小球滤过功能的检查

评估肾小球滤过功能最重要的参数是肾小球滤过率（glomerular filtration rate，GRF；用单位时间经肾小球滤出的血浆液体量，即原尿的生成量来表示）。为了测定 GFR，临床上选择了各种物质的肾血浆清除率（clearance）试验。肾血浆清除率指双肾于单位时间（min）内，能将多少毫升血浆所含的某物质全部清除，结果以 ml/min 或 L/24h 表示。其中菊粉清除率是较准确的指标，但因操作繁琐，不宜作为常规检查。临床常测定以下血液和尿液指标：

（一）内生肌酐清除率（endogenous creatinine clearance rate，Ccr）

指肾单位时间内，清除多少毫升血浆中的内生肌酐。血浆中的肌酐包括内源性和外源性两种，血浆肌酐的大部分从肾小球滤过，不被肾小管重吸收，且肾小管的排泌量很少。在严格控制饮食和肌肉活动相对稳定的情况下，血浆肌酐的生成量和在尿中的排出量较恒定，其含量的变化主要受内源性肌酐的影响。

肾小球病变时，一部分肾小球破坏，滤过面积减小，肾小球滤过率可明显下降，但是由于肾脏有强大的贮备能力，余下的肾单位仍能排出日常机体所产生的尿素和肌酐等代谢产物，血浆中这些物质浓度变化不大。只有当肾小球滤过率下降到正常的 50% 以下时，血浆中尿素及肌酐浓度才会出现增高。因此，测定肾小球滤过率比测定血浆尿素和肌酐含量更为灵敏可靠。

1．内生肌酐清除率患者检查前的准备　患者连续进食低蛋白食物 3 天，每天蛋白质摄入量<40g，禁食肉类、禁饮浓茶、咖啡，避免剧烈运动。

2．标本采集　第4天早晨8时开始收集24小时尿液（加入甲苯防腐），当日内任何时间抽血2ml与尿液（测量尿液的总体积）同时送检。

3．计算公式　每分钟肌酐清除率＝尿肌酐浓度×每分钟尿量/血浆肌酐浓度（单位：ml/min）。

4．参考值范围　80～120ml/min。

5．临床意义　①判断肾小球损害的敏感指标，可较早判断肾小球损害；②对肾功能的初步估价，可作为观察肾移植成功与否的客观指标，移植成功，该指标逐步回升，发生排斥，则下降；③药物使用的参考；④慢性肾炎临床分型的参考；⑤肌酐代谢异常、服用药物、老人或小儿肌肉容量较少等情况时，影响Ccr的测定值。

（二）血清（血浆）半胱氨酸蛋白酶抑制剂C（cystatin C，简称Cyc C）测定

1．代谢特点　半胱氨酸蛋白酶抑制剂（cystatin）可分为A、B、C，其中cystatin C又称胱抑素，属非糖基化的碱性蛋白，分子量小，约13kD，携带正电荷，体内几乎所有有核细胞均能产生，产生速率多恒定，可自由通过肾小球滤过膜并几乎被肾小管完全重吸收和分解，排泄只受肾小球滤过率的影响，不受性别、年龄、饮食、炎症、感染、血脂等其他因素的影响。尿中浓度很低，仅0.03～0.3mg/L。

2．检测方法

（1）酶联免疫吸附试验：双抗夹心法。

（2）乳胶增强免疫比浊法：乳胶颗粒增强浊度法。

Cys C检测是以多克隆兔抗体为基础的改良免疫比浊法，适用于自动生化仪测定。Cys C在血清或血浆中较为稳定，待测血标本低温储存数月不降解，血浓度检测重复性好，且血清中胆红素、血红蛋白和甘油三酯等对测定无干扰。

3．参考范围　0.6～1.0mg/L。

4．临床意义　Cys C被肾小球过滤，然后被肾小管重吸收后降解，不再重新进入循环。这样血液中的Cys C浓度就由肾小球滤过率决定，因此也就成为反映肾小球滤过率的一个非常好的标志物。研究表明，特别是在儿童中用血清Cys C测定肾小球滤过率比用肌酐清除率、血清肌酐和β_2-微球蛋白的方法测定的结果能更精确地反映GFR。

（三）血清肌酐测定

1．代谢特点　血清肌酐（serum creatinine，Scr）是一种低分子量含氮化合物，分子量为116kD。肌酐主要由肌肉产生，同一个体其产生量较为恒定。血中肌酐主要由肾脏从尿中排泄。血中肌酐浓度主要与肾小球滤过功能相关，因而血浆肌酐测定是临床常规肾功能试验之一。

2．标本采集和处理　采集血液标本前3天禁食肉类食物，避免剧烈活动及运动，空腹过夜后清晨采集血液离心后分析。血液标本应在2小时内分离血浆或血清。分离的血浆或血清标本如不能及时分析，在15～30℃可保持8小时，2～8℃可贮存48小时，如需更长时间贮存，则应放−20～−15℃冻存。

3．测定方法　①化学测定法（Jaffe法）：此法成本低廉，操作简便，是目前国内测定肌酐最常用的方法之一。胆红素和半胱氨酸等可抑制Jaffe反应，使测定结果偏低。②速率法：速率法亦称动力学方法，是根据肌酐与碱性苦味酸形成复合物的速度与假肌酐不同而测定之。③酶学测定法：肌酐经肌酐氨基水解酶催化生成肌酸，可用如下一系列反应测定。

$$肌酸 + ATP \xrightarrow{肌酸激酶} 肌酸磷酸 + ADP$$

$$ADP + 磷酸烯醇式丙酮酸 \xrightarrow{丙酮酸激酶} 丙酮酸 + ATP$$

$$丙酮酸 + NADH + H^+ \xrightarrow{乳酸脱氢酶} 乳酸 + NAD^+ (340nm 吸光度下降)$$

酶学分析法也可利用多层涂膜技术，将酶反应试剂分层涂布在塑胶基片上进行反应，即固相化学（solid phase chemistry）或干化学（dry chemistry）分析法。用反射式光度计原理制成的自动分析仪，操作简便、快速，特别适合急诊化验，且不受溶血、黄疸的影响。

4. 注意事项　①干扰速率法测定的非肌酐色原性物质有两类：一类为快速反应假肌酐物质，在样品与碱性苦味酸混合后20秒内迅速出现反应，产生非肌酐的有色化合物。测定时设置20秒延迟期，可以排除此类干扰。另一类为慢速反应假肌酐物质，一般在样品和碱性苦味酸混合后80～100秒才开始反应。这样，在20～80秒之间，出现“窗口期”，此时肌酐与苦味酸的呈色反应占主导地位。有研究者发现，“窗口期”的上限为60秒。为了提高速率法测定的特异性，速率测定时间选择在25～60秒期间。但速率法仍受到γ酮酸的正干扰和胆红素的负干扰。②速率法线性范围可达2000μmol/L，血清样本值过高可用盐水稀释。③测定尿液肌酐的方法基本上与血清肌酐相同。但尿液肌酐浓度很高，应将尿液预先稀释20～50倍，再按血清肌酐测定法操作，结果乘以稀释倍数。

5. 参考范围　男：62～115μmol/L；女：53～97μmol/L。

6. 临床意义　①凡GFR下降的疾病，如急性肾小球肾炎、慢性肾小球肾炎（失代偿期）、急性或慢性肾功能不全等时均有血清肌酐浓度升高；②血清肌酐来自肌肉组织，其浓度与肌肉量呈比例，故肢端肥大症、巨人症时，血清肌酐浓度增高，相反，肌肉萎缩性疾病时血清肌酐浓度可降低；③用于慢性肾功能不全的分期。

第1期（肾功能不全代偿期）：GFR 50～80ml/min；Scr 133～177μmol/L。

第2期（肾功能不全失代偿期）：GFR 20～50ml/min；Scr 178～442μmol/L。

第3期（肾衰竭期）：GFR 10～20ml/min；Scr 443～707μmol/L。

第4期（尿毒症期）：GFR＜10ml/min；Scr≥707μmol/L。

（四）血清尿素测定（Urea）

1. 代谢特点　尿素是人体蛋白质代谢的终末产物。体内氨基酸经脱氨基作用分解成α-酮酸和NH_3，NH_3在肝细胞内进入尿素循环与CO_2生成尿素。尿素的生成量取决于饮食蛋白质摄入量、组织蛋白质的分解代谢和肝功能状况。生成的尿素经血液循环主要由肾脏排出，小部分经皮肤由汗液排出。经唾液、胃液、胆汁及肠液排至消化道内的尿素，绝大部分分解成NH_3吸收后又经肝脏合成尿素仍从肾脏排泄。尿素的分子量小（60kD）。血浆中的尿素可全部从肾小球滤过，正常情况下约30%～40%被肾小管重吸收，肾小管亦可少量排泌尿素。血浆尿素浓度在一定程度上可反映肾小球的滤过功能，但只有当肾小球滤过功能下降到正常的1/2以上时，血浆尿素浓度才会升高，故血浆尿素测定不是反映肾小球功能损伤的灵敏指标。此外，肾外因素如组织分解代谢加快、消化道出血、摄食过多蛋白质等都可引起血浆尿素浓度升高，因而血浆尿素测定亦不是肾功能损伤的特异指标。尽管如此，因为尿素是由肾脏排泄的低分子含氮废物的主要成分，血浆尿素浓度对慢性肾脏疾病的病程、病情观察及预后判断均有意义，且血浆尿素测定方法比较成熟、简便，所以血浆尿素测定仍是目前肾脏疾病的主要检查项目之一。

2. 标本采集和处理 血清和肝素抗凝血浆在二乙酰肟法、脲酶/GLDH、离子导电法中均可应用。氟化物能抑制脲酶反应，不能用氟化物作为血清的防腐剂。尿标本按照1∶20～1∶50稀释后，可用以上三种方法测定。尿素易于被细菌降解，血清和尿样品在分析前应放置在4～8℃；尿样品也可放置在pH小于4的条件下防腐。

3. 测定原理 尿素的测定方法主要是利用尿素酶水解尿素生成氨和CO_2而测定的。

$$\text{尿素} \xrightarrow{\text{尿素酶}} 2NH_3 + CO_2 + 2H_2O \longrightarrow 2NH_4^+ + HCO_3^- + OH^-$$

$$NH_3 + \alpha\text{-酮戊二酸} + NADH + H^+ \xrightarrow[\text{在340nm测定吸光度下降}]{\text{谷氨酸脱氢酶(GLD)}} \text{谷氨酸} + NAD^+ + H_2O$$

4. 参考范围 2.8～8.2mmol/L。

5. 临床意义 ①尿素产生过多：即肾前性氮质血症。糖尿病性酸中毒、高热、饥饿、某些癌症及脓毒血症等使蛋白质分解代谢加快，或胃肠出血后消化蛋白质的重吸收使血浆尿素浓度增加；②尿素排泄障碍：急性肠炎、烧伤、脱水、休克、心功能不全等引起肾供血不足时；肾小球肾炎、肾盂肾炎、肾间质性肾炎、肾病，使血浆尿素浓度增加。

6. 尿素/肌酐比值计算的意义 血浆尿素浓度受各种肾前性因素的影响，将血浆尿素作为肾功能评价时，肾前性因素会有一定干扰。血浆肌酐浓度较少受肾前性因素的影响，计算尿素与肌酐比值对鉴别肾前性氮质血症和肾性氮质血症有用。在肾实质损伤时，尿素在肾小管的重吸收障碍，尿素的排泄较肌酐的排泄多，因此，血液尿素的上升速率较肌酐的上升速率低，尿素与肌酐比值下降；如果是肾前性氮质血症，仅血浆尿素浓度升高，血浆肌酐浓度不高，此时尿素与肌酐比值升高。

（五）血清尿酸（Uric acid，UA）测定

尿酸是嘌呤代谢的终末产物，嘌呤代谢紊乱、能量代谢异常及肾脏对尿酸的排泄障碍均可引起血浆尿酸浓度升高（高尿酸血症）或降低（低尿酸血症）。尿酸测定是诊断嘌呤代谢紊乱所致痛风（goat）的生化指标。痛风的主要特点是高尿酸血症，由此而引起痛风性急性关节炎、痛风石沉积、痛风石性慢性关节炎和关节畸形、尿酸肾结石等肾脏病变，对健康危害很大。尿酸测定还有助于肾脏病变的早期诊断。

1. 尿酸代谢特点 尿酸盐的溶解度较低，在生理情况下，尿酸盐在血中的饱和度为420μmol/L。当高尿酸血症时，血中尿酸盐达到或超过其饱和度，尿酸盐将析出结晶沉积于肾小管间质部位，引起高尿酸性肾病；尿酸盐如沉积于肾盂、肾盏及输尿管内形成结石，阻塞尿路；尿酸盐亦可沉积于关节、软骨中形成痛风性关节炎。机体内尿酸一是内源性的，约占体内总尿酸来源的80%，是由体内细胞核蛋白嘌呤碱分解代谢所产生的；二是外源性的，约占体内总尿酸来源的20%。摄入的动物性或其他含嘌呤丰富的食物，经消化吸收的嘌呤碱，大部分进入体内分解代谢生成尿酸，只有少部分被利用再合成核苷酸或组织核酸。肾脏对尿酸的转运排泄有四个步骤，即肾小球滤过，近端肾小管的重吸收、分泌和分泌后再吸收，最终由肾脏排泄的尿酸占滤过总量的6%～12%。肾脏病变早期，血中尿酸浓度首先增加，有助于早期诊断。但由于肾外因素对血中尿酸值影响较大，故血中尿酸升高程度与肾功能损害程度可不平行。

2. 标本收集 可使用血清或肝素抗凝血浆，防止溶血。EDTA、氟化钠和草酸对测定方法有干扰，应避免作为抗凝剂和防腐剂。尿酸在2～6℃可稳定3～5天，-20℃至少可稳定

6个月。收集24小时尿标本时，为了防止尿酸盐沉淀，可在收集容器内加入10ml 500g/L氢氧化钠。

3. 测定原理　尿酸酶法。

$$尿酸 + O_2 + 2H_2O \longrightarrow 尿囊素 + CO_2 + H_2O_2$$

$$H_2O_2 + 苯酚 + 4\text{-}氨基安替比林 \longrightarrow 醌亚胺化合物$$

4. 参考范围　男性：<420μmol/L；女性：<360μmol/L。

5. 临床意义　①尿酸浓度升高常见的原因有：包括各种类型的急慢性肾脏疾病；药物及毒物所致，如利尿剂，铅中毒和乙醇中毒等，酸血症，如糖尿病，长期禁食，肥胖等所致的酮症酸中毒或乳酸性酸中毒；以及肿瘤细胞大量增殖及抗癌药物化疗时引起的核酸转换的增加，最终导致嘌呤代谢的增加；②嘌呤代谢障碍，如次黄嘌呤-鸟嘌呤磷酸核糖转换酶（HGPRT）完全或部分缺乏；③痛风内生肌酐清除率、血清肌酐、血清尿素测定在不同肾脏疾病时的变化特点见表1-2-1。

表1-2-1　Ccr、Cr、BNN在不同肾脏疾病时的变化

分期	Ccr（ml/min）	血 Cr（μmol/L）	血 Urea（μmol/L）
肾衰竭代偿期	↓	正常	正常或↑（<9）
氮质血症期（尿毒症前期）	↓↓（<50）	↑（>176.8）	↑（>9）
尿毒症期	↓↓↓（<20）	↑（>445）	↑（>20）
肾外因素	正常	正常	↑

（六）尿液微量清蛋白

尿微量清蛋白（microalbuminuria，MCA或mAlb）：尿中某些蛋白质的排泄呈亚临床升高（20～200mg/24h），用常规定性或定量方法难以检测出的一种病理现象。

1. 代谢特点　血浆中的清蛋白带负电荷（PI=4.9），在正常情况下与肾小球基底膜所带电荷相同，绝大部分不能通过肾小球滤过膜，仅有少量清蛋白被滤过，但95%的清蛋白又在近曲小管被重吸收。滤过膜电荷选择屏障受损时，清蛋白自肾小球滤过，出现在尿液中，称微量清蛋白尿。mAlb是糖尿病肾病和高血压肾病最早出现的生化指标。糖尿病诱发mAlb是肾小球损伤的结果，一是肾小球滤过膜上电荷的丢失，尤其是孔径大小选择功能破坏所致；二是糖尿病患者常有肾小球血管调节功能障碍，从而引起肾内高压；三是基膜屏障功能的改变。原发性高血压诱发mAlb的主要原因是高血压引起肾小球血流动力学改变，促进清蛋白穿过基膜，形成清蛋白尿。因此，mAlb测定目前已成为早期肾损伤监测和追踪的重要生化指标。

2. 标本留取和保存　新鲜晨尿，先作蛋白定性试验，若阴性可直接测定，若阳性需适当稀释后测定。若不能立即测定，4℃最好不超过2周。

3. 测定方法　mAlb测定早期多采用免疫电泳法和免疫扩散法，这些方法操作繁琐，灵敏度低，精密度差，现已淘汰。目前，常用免疫方法测定（包括放免法、免疫扩散法、免疫固定电泳、免疫比浊法及酶联免疫吸附试验法等），其中免疫比浊法适用于自动生化仪测定。

尿mAlb排出量受人的体位、运动、血压、蛋白摄入量等因素的影响，发热、精神紧张也可使尿mAlb分泌增加，阿司匹林、青霉素、去甲肾上腺素等通过生物学影响可使尿排出清蛋白增加。

4. 参考范围 20～200mg/24h。

5. 临床意义 是早期肾小球损伤的指标之一，与尿液转铁蛋白一起，用于糖尿病肾病的早期诊断与治疗监测，高血压肾、药物性肾毒作用检测以及子痫前期肾损伤的筛查和疗效评估。

二、肾小管重吸收功能检测

尿液低分子量蛋白（LMWP）和尿酶是检测肾小管重吸收功能的重要指标。尿液低分子量蛋白（LMWP）指分子量小于 50 000 的蛋白，可通过肾小球滤过膜，在近曲小管 95%～99% 被重吸收，尿中排出量很少，当肾小管重吸收功能受损时，LMWP 排出量增加，是早期肾损伤标志。主要有尿 α_1- 微球蛋白（MW：26 000～33 000）、尿 β_2- 微球蛋白（MW：11 000）、尿视黄醇结合蛋白（MW：11 000）。肾小管上皮细胞的各种酶，统称尿酶，主要是 N- 乙酰•β-D- 葡萄糖苷酶尿酶（β-N-Acetyl glucosidase，NAG）。NAG 属高分子量（FW 140 000D）溶酶体酶，不能通过滤过膜，在近端小管上皮细胞中含量丰富。缺血或毒素引起的肾小管坏死，间质性肾炎肾移植排斥反应等肾小管病变时，大量出现在尿液中。

（一）尿液 β_2 微球蛋白（β_2-MG）和 α_1 微球蛋白（α_1-MG）测定

1. 代谢特点 β_2- 微球蛋白（β_2-microglobulin，β_2-MG）是一种小分子 11 肽的蛋白质，分子量为 11 800。是人类白细胞抗原Ⅰ类抗原的轻链，经肾小球完全滤过，由近端肾小管重吸收。常用放免法或酶联免疫吸附试验法检测。正常尿中浓度 <0.2mg/L 或 370mg/d。血 β_2- 微球蛋白增高，提示肾小球功能受累（如肝硬化、淋巴瘤），尿 β_2-MG 升高提示肾小管间质性病变。

α_1- 微球蛋白（α_1-microglobulin，α_1-MG）是相对分子量较小的糖蛋白。由于该蛋白的产生恒定，容易通过肾小管重吸收降解，酸性环境不易被破坏，测定结果较少受尿液 pH 变动的影响，因此在肾脏诊断方面被认为具有重要价值。

2. 标本 由于尿液中 β_2-MG 在 pH 5.5 时不稳定，尿液在膀胱内潴留可被破坏，采集标本时不宜采集第一次晨尿，通常是在清晨排尿后弃之，饮水 300～500ml，收集 1 小时的全部尿液或采集随时尿标本。取得尿液标本后，应立即测试 pH，如 pH<6.0，应加 NaOH 溶液纠正 pH 至中性。如收集 24 小时尿液标本，宜在采集尿液标本的前一天，给患者服用碳酸氢钠等碱性药物，使尿液 pH>6.0。

3. 参考范围 尿 β_2-MG<0.2mg/L；尿 α_1-MG：0～15mg/L。

4. 尿液微量球蛋白增高的临床意义（尿 α_1 微球蛋白临床意义同 β_2- 微球蛋白） 尿中 β_2-MG 浓度主要与肾小管的发育和功能有关。出生后数日尿中 β_2-MG 达高峰，3 个月后尿中 β_2-MG 保持在一定的低水平，未成熟幼儿尿中 β_2-MG 呈高值，成人尿中 β_2-MG 的排泄率较恒定，少受尿量的影响。

（1）肾小管性蛋白尿的诊断和鉴别诊断：近端肾小管是 β_2-MG 在体内处理的唯一场所，当肾小管重吸收功能障碍时，尿中 β_2-MG 浓度明显增加，称肾小管性蛋白尿，以区别于以清蛋白为主的肾小球性蛋白尿。引起肾小管性蛋白尿的疾病有：肾盂肾炎、抗生素中毒性肾病、重金属中毒引起的肾小管损伤、肾小管酸中毒、胶原病等。肾小管性蛋白尿时，尿中总蛋白常在 1g/L 以下，以尿中 β_2-MG、α_1 微球蛋白（α_1-MG）、溶菌酶及视黄醇结合蛋白等低分子量蛋白增加为主。

（2）用于鉴别上、下尿路感染：上尿路感染时，尿液 β_2-MG 浓度明显增加，而下尿路感染时则基本正常。

（3）判断肾移植的排斥反应：肾移植无排斥反应者，尿液 β_2-MG 浓度常无明显增高，当出现急性排斥反应，在排斥期前数天即见尿 β_2-MG 明显增高，在排斥高危期，连续测定有一定预示价值。

（4）在恶性肿瘤，自身免疫性疾病及高血压、糖尿病肾损害时尿中 β_2-MG 明显增高。

（二）尿酶测定

目前已知的尿酶有 40 余种，对肾脏疾病有诊断价值的主要是 N- 乙酰 -β- 氨基葡萄糖苷酶（N-acetyl-β-glucosidase，NAG）。

1. 代谢特点　N- 乙酰 -β- 氨基葡萄糖苷酶（N-acetyl-β-glucosidase，NAG）是一种细胞内溶酶体酶，分子量 140 000，血中的 NAG 不能通过滤过膜，肾近曲小管上皮细胞富含 NAG，尿液 NAG 上升程度与肾小管损伤程度成正比。缺血或毒素引起的肾小管坏死，间质性肾炎肾移植排斥反应等肾小管病变时，大量出现在尿液中。

2. 参考范围　<18.5U/L。

3. 临床意义　升高见于缺血或毒素引起的肾小管坏死，间质性肾炎肾移植排斥反应（70% 在排异症状出现前 1～3 天 NAG 已升高），某些肾小球肾炎也可升高（肾小管过度重吸收尿蛋白致细胞变性）。

肾脏有强大的储备能力，早期肾病变往往没有或极少有症状和体征，故早期诊断很大程度上要依赖于实验室检测。从以上项目检测介绍可看出肾功能检测项目大多数缺乏特异性，需要综合分析项目特点，综合临床资料，综合分析，为临床定位诊断、病情监测和疗效观察等提供依据。肾功能定位诊断试验选择总结见表 1-2-2。

表 1-2-2　肾功能定位诊断试验选择

功能定位	常用检查法	早期诊断指标
肾小球滤过功能	内生肌酐清除率（Ccr） BUN、Cr、UA	血 cystatin C 尿 mALB、Tf
近端肾小管功能	酚磺酞排泌试验（PSP）	尿 NAG、尿 RBP 尿 α_1、β_2-MG
远端肾小管功能	尿液浓缩稀释试验 尿渗量试验	
酸碱失衡	二氧化碳结合力（CO_2CP）	

第二节　肝脏疾病的实验室检查

肝脏是人体最大的多功能实质性器官，参与了机体几乎所有物质的代谢，不仅在糖类、脂类、蛋白质、维生素和激素等物质代谢中有重要作用，而且还具有分泌、排泄和生物转化等重要功能。当肝脏正常功能受到体内外各种致病因子侵犯时，其结构和功能将受到不同程度的损害引起相应的代谢紊乱。通过临床实验室相关生化指标检测，可对肝脏功能进行评价。反映肝功能的检查已达 700 余种，新的检查还在不断地发展和建立，主要包括四大类：

1. 反映肝细胞损伤的检查　包括血清酶类及血清铁等，以血清酶检测常用，如谷丙转氨酶（ALT）、谷草转氨酶（AST）、碱性磷酸酶（ACP）、γ- 谷氨酰转肽酶（γ-GT）等。临床表明，各种酶检查中，以ALT、AST能敏感地提示肝细胞损伤及其损伤程度，反映急性肝细胞损伤以ALT最敏感，反映其损伤程度则AST较敏感。在急性肝炎恢复期，虽然ALT正常而γ-GT持续升高，提示肝炎慢性化。慢性肝炎γ-GT持续不降常提示病变活动。

2．反映肝脏排泄功能的检查　检测肝脏对某些内源性（胆红素、胆汁酸等）或外源性（染料、药物等）高摄取物排泄清除能力，临床常用胆红素定量检测，总胆红素大于17.1μmol/L为黄疸病例，如果胆红素进行性上升并伴ALT下降，叫做酶胆分离，提示病情加重，有转为重症肝炎的可能。

3．反映肝脏贮备功能的检查　血浆的蛋白（ALb）和凝血酶原时间（PT）是通过检测肝脏合成功能以反映其贮备能力的常规检查。ALb下降提示蛋白合成能力减弱，PT延长提示各种凝血因子的合成能力降低。

4．反映肝脏间质变化的检查　血清蛋白电泳已基本取代了絮状反应，γ-球蛋白增高的程度可评价慢性肝病的演变和预后，提示库普弗细胞功能减退，不能清除血液循环中内源性或肠源性抗原物质。此外，透明质酸、板层素、Ⅲ型前胶原肽和Ⅳ型胶原的血清含量，可反映肝脏内皮细胞、贮脂细胞和成纤维细胞的变化，与肝纤维化和肝硬化密切相关。

一、蛋白质代谢功能检查

除γ-球蛋白以外的大部分血浆蛋白，如清蛋白、糖蛋白、脂蛋白、多种凝血因子、抗凝因子、纤溶因子及各种转运蛋白等均系肝脏合成，当肝细胞受损时这些血浆蛋白合成减少，尤其是清蛋白明显减少，导致低清蛋白血症，临床上可出现腹水与胸腔积液。γ-球蛋白系免疫球蛋白，由B淋巴细胞及浆细胞所产生，当肝脏受损，尤其是慢性炎症时，刺激单核-吞噬细胞系统，γ-球蛋白生成增多。当患严重肝病时血浆纤维蛋白原、凝血酶原等凝血酶因子合成减少，临床上出现皮肤黏膜出血倾向。此外体内氨基酸及核酸代谢产生的氨在肝内通过鸟氨酸循环合成尿素，经肾脏排出体外，从而维持血氨正常水平，当肝细胞严重伤害时，尿素合成减少，血氨升高，临床上表现为肝性脑病。

血清总蛋白和清蛋白比值测定：

1．原理　90%以上的血清总蛋白和全部的血清清蛋白是由肝脏合成，因此血清总蛋白和清蛋白测定是反映肝脏功能的重要指标。

2．临床意义

（1）血清总蛋白及清蛋白增高，主要由于血清水分减少，使单位容积总蛋白浓度增加，而全身总蛋白量并未增加，如急性失水，肾上腺皮质功能减退。

（2）血清总蛋白及清蛋白的减低见于：①常见肝脏疾病有亚急性重症肝炎、慢性肝炎、肝硬化、肝癌等。总量＜60g/L或清蛋白＜25g/L称为低蛋白血症；②营养不良；③蛋白丢失过多；④消耗增加；⑤血清水分增加。

（3）血清总蛋白及球蛋白增高，当血清总蛋白＞80g/L或球蛋白＞35g/L，称高蛋白血症或高球蛋白血症。见于：①各种慢性肝病；②M蛋白血症，如多发性骨髓瘤淋巴瘤等；③自身免疫性疾病：如SLE、风湿热等；④慢性炎症与慢性感染：如Tb病、疟疾等。

（4）A/G倒置：见于严重肝功能损伤及M蛋白血症等。

二、胆红素代谢的检查

当红细胞破坏过多（溶血性贫血）、肝细胞膜对胆红素转运缺陷（Gilbert综合征）、结合缺陷(Crigler-Najjar 综合征)，排泄障碍(Dubin-Johnson 综合征)及胆道阻塞(各型肝炎、胆管炎症等)均可引起胆红素代谢障碍。

正常血清中存在的胆红素可分为两大类型。未经肝细胞结合转化的胆红素，为未结合胆红素(UCB)；凡经过肝细胞转化，与葡萄糖醛酸或其他物质结合者，均称为结合胆红素(CB)。除上述两种胆红素外，还存在着“第三种胆红素”，称 δ- 胆红素。其实质是与血清清蛋白紧密结合的结合胆红素。正常血清中的含量占总胆红素(STB)的 20%～30%，它的出现可能与肝脏功能成熟有关。当肝病初期，它与血清中其他两种胆红素一起升高，但肝功能好转时它的下降较其他两种为缓慢，从而使其所占比例升高，有时可高达 60%。因 δ 胆红素与血清清蛋白牢固结合，常用的检测血清总胆红素及结合胆红素方法难以发现。

1. 血清胆红素测定方法

(1) 重氮试剂法：结合胆红素可溶于水，可与重氮氨基苯磺酸试剂直接反应生成红色重氮胆红素化合物；而非结合胆红素在二甲亚砜等表面活性剂促进下才能形成重氮胆红素。在待检血清中加入重氮试剂后 1 分钟内生成的重氮胆红素就称为结合胆红素(即直接胆红素，CB)。再加入促进剂使血清中非结合胆红素继续显色即为总胆红素，然后减去结合胆红素即为非结合胆红素(即间接胆红素，UCB = STB - CB)。反应产物在 550nm 吸光度同总胆红素或结合胆红素浓度成正比。

(2) 氧化酶法：血清中总胆红素在 pH 7.2 条件下，通过胆红素氧化酶的作用，被氧化成氮绿素。在 450nm 波长处的吸光度减少。通过测定吸光度的减少，求得总胆红素的含量。血清中结合胆红素在 pH 3.5 条件下，通过胆红素氧化酶的作用，被氧化成胆绿素。在 450nm 波长处的吸光度减少。通过测定吸光度的减少，求得总胆红素的含量。

$$\text{总胆红素} \xrightarrow{\text{胆红素氧化酶(Ph 7.2)}} \text{胆绿素}$$

$$\text{直接胆红素} \xrightarrow{\text{胆红素氧化酶(Ph 3.5)}} \text{胆绿素}$$

(3) 钒酸法(化学氧化法)：血清中总胆红素(或结合胆红素)在 pH 3.0 条件下，有机复合氧化剂和表面活性剂作用下，被氧化成胆绿素，胆红素特有的黄色也随之消失。测定反应前后的吸光度值的差值，即可分别计算出样品中总红素(或结合胆红素)的浓度。

$$\text{总胆红素(或直接胆红素)} \xrightarrow{\text{有机复合氧化剂(Ph 3.0)}} \text{胆绿素}$$

注意事项：①血清和血浆均可用于胆红素测定；②应使用新鲜未溶血标本；③血红蛋白可引起胆红素测定结果下降；④血标本应避光保存，阳光直射下胆红素易氧化成胆绿素而影响测定结果；⑤收集样品后 2 小时内完成测定。

(4) 强生 Vitros 干化学测定胆红素的方法学：Vitros 化学分析系统中，总红素、结合胆红素、未结合胆红素都是直接测定出的。其主要原理是：结合胆红素干片为涂覆在聚酯基材料上的多层分析成分。患者样本定量加在干片上后，均匀地分布到下面的扩散层。在扩散层中咖啡和苯甲酸钠的作用下，未结合胆红素从清蛋白中分离出来，与结合胆红素一起通过屏蔽层迁移到试剂层。蛋白质(包括清蛋白结合的 δ 胆红素和血红蛋白)、脂类和脂色素保留在扩散层中。屏蔽层可以有效地阻断可能的干扰成分，防止其进入扩散层，防止它们影响到测量。

在试剂层中，结合胆红素、未结合胆红素附着于一种阳离子媒染剂上，使胆红素的吸收峰值发生偏移，使摩尔消光系数显著增高。当与媒染剂结合后，胆红素单葡萄糖醛酸和双葡萄糖醛酸具有相同的光谱，数量上共同计量为结合胆红素。在400～420nm波长处，结合胆红素和未结合胆红素具有类似的摩尔吸收率。而在460nm波长处，未结合胆红素具有比结合胆红素更高的摩尔吸收率。根据这些特殊的光谱特性，用两个波长（400nm和460nm）处的反射强度来确定结合胆红素、未结合胆红素的浓度。结合胆红素测定时由于去除了与清蛋白结合的δ胆红素的成分测定，其测定值要低于传统方法的测定值。由于同时测定了结合胆红素和未结合胆红素，此时，结合胆红素（直接胆红素和Delta胆红素）= 总胆红素 − 未结合胆红素。Delta胆红素 = 总胆红素 −（结合胆红素 + 未结合胆红素）。新生儿黄疸时Vitros建议对新生儿总胆红素利用公式进行计算：新生儿总胆红素 = 结合胆红素 + 未结合胆红素。

参考范围：STB：1.71～17.1μmol/L；CB：0～6.8μmol/L；UCB：7～10.2μmol/L。

临床意义：①判断有无黄疸，黄疸程度及演变过程：STB > 17.1μmol/L，但 < 34.2μmol/L为隐性黄疸或亚临床黄疸，34.2～171μmol/L为轻度黄疸，171～342μmol/L为中度黄疸，> 342μmol/L为高度黄疸；②根据黄疸程度推断黄疸病因：溶血性黄疸 < 85.5μmol/L，肝细胞性黄疸17.1～171μmol/L，不完全梗阻性黄疸为171～265μmol/L，完全梗阻性黄疸通常 > 342μmol/L；③根据结合胆红素与总胆红素比值，可协助鉴别黄疸类型：若总胆红素增高伴非结合胆红素明显升高提示为溶血性黄疸（CB/STB < 20%）；总胆红素增高伴结合胆红素明显升高为胆汁淤积性黄疸（CB/STB > 50%），三者均增高（CB/STB多在20%～50%之间）为肝细胞性黄疸。

2．尿胆原检查　在胆红素肠 - 肝循环过程中，仅有极少量尿胆原溢入血液循环，从肾脏排除。

尿液尿胆原增多可见于：①肝细胞受损；②循环中红细胞破坏增加及红细胞前体细胞在骨髓内破坏增加，如溶血性贫血；③出血时，胆红素生成增加；④其他：如肠梗阻顽固性便秘时吸收增多。

尿液尿胆原减少和阙如可见于：①胆道梗阻。②新生儿及长期服用抗生素时，由于肠道细菌缺乏或受到药物抑制，使尿胆原生存减少。

3．尿胆红素检查　非结合胆红素不能透过肾小球屏障，因此不能在尿中出现，而结合胆红素为水溶性，血清中结合胆红素大于肾阈值（> 34μmol/L）时，能够透过肾小球基底膜在尿中出现。尿胆红素试验阳性提示血中结合胆红素增加，可见于胆汁排泄受阻和肝细胞损害，故尿胆红素为阳性，溶血性黄疸尿胆红素为阴性。先天性黄疸中Dubin-Johnson和Rotor综合征为阳性，而Gilbert和Crigler-Najjar综合征则为阴性。

通常都可以根据胆红素代谢特点，通过测定血清中总胆红素、结合胆红素以及计算出的未结合胆红素含量、尿液中血红蛋白、尿胆原、尿胆红素的有无，结合粪便颜色的深浅变化对三种类型的黄疸进行鉴别，总结简表见表1-2-3。

表1-2-3　黄疸的鉴别

黄疸类型	血清			尿液			粪便颜色
	STB	CB	UCB	Hb	CB	尿胆原	
梗阻性黄疸	↑↑↑	↑↑	↑	(−)	↑↑	(−)	变浅
肝细胞性黄疸	↑↑	↑	正常或略↑	(−)	↑	↑	加深
溶血性黄疸	↑↑	正常或略↑	↑↑	↑↑	(−)	↑↑	加深

注：↑↑↑：明显升高，↑↑：中等度升高，↑：轻度升高，(−)：阴性

三、胆汁酸(total bile acid，TBA)代谢检查

胆汁酸在肝脏中由胆固醇合成，随胆汁分泌入肠道，经肠菌分解后小肠重吸收，经门静脉入肝，被肝细胞摄取，少量进入血液循环，因此胆汁酸测定能反映肝细胞合成，摄取及分泌功能，并与胆道排泄功能有关。胆汁酸增高见于：①肝细胞损害；②胆道阻塞；③门脉分流，肠道中次级胆汁酸经分流的门脉系统直接进入体循环；④进食后可一过性增高，为一生理现象。

四、肝血清酶学检查

肝脏是人体含酶最丰富的器官，有数百种之多，而常用于临床诊断的不过10余种。如有些酶存在于肝细胞内，当肝脏损伤时，酶释放入血，使血清中这些酶活力增加，如丙氨酸氨基转移酶(alanine aminotransferase，ALT)、天门冬氨酸氨基转移酶(aspartate aminotransferase，AST)、醛缩酶、乳酸脱氢酶(LDH)。有些酶是肝细胞合成，当肝病时，这些酶活性降低，如凝血酶。当胆道阻塞时，使血清中这些酶活性增加，如碱性磷酸酶(γ-glutamyltransferase，ALP)、γ-谷氨酰转酞酶(alkaline phosphatase，γ-GT)。有些酶与肝纤维组织增生有关，当肝纤维化时，血清中这些酶活性升高，如单胺氧化(monoamine oxidase，MAO)、Ⅲ型前胶原肽(PⅢP)、透明质酸酶(HA)、脯氨酰羟化酶(PH)等。同工酶是指具有相同催化活性，但分子结构、理化性质及免疫学反应等都不相同的一组酶，因此又称同工异构酶。这些酶存在于人体的不同组织，或同一组织，同一细胞的不同细胞器中，因此，同工酶的测定增加对肝胆系统疾病的鉴别诊断能力，如AST的两种同工酶：线粒体型-AST和胞浆型-AST。

1. ALT与AST　ALT与AST主要分布在肝脏的肝细胞内。参考范围均为0～40国际单位。如果肝细胞坏死，ALT和AST就会升高。其升高的程度与肝细胞受损的程度相一致，因此是目前最常用的肝功能指标。这两种酶在肝细胞内的分布是不同的。ALT主要分布在肝细胞浆，AST主要分布在肝细胞浆(胞浆型-AST)和肝细胞的线粒体(线粒体型-AST)中。因此，不同类型的肝炎患者ALT和AST升高的程度及其AST/ALT的比值是不一样的。

急性肝炎和慢性肝炎轻型，虽有肝细胞的损伤，肝细胞的线粒体仍保持完整，故释放入血的只有存在于肝细胞浆内的ALT，所以，肝功能主要表现为ALT的升高，则AST/ALT的比值<1。重型肝炎和慢性肝炎的中型和重型，肝细胞的线粒体也遭到了严重的破坏，AST从线粒体和胞浆内释出，因而表现出AST/ALT≥1。肝硬化和肝癌患者，肝细胞的破坏程度更加严重，线粒体也受到了严重的破坏，因此，AST升高明显，AST/ALT>1，甚至>2。乙醇性肝病的患者，AST的活性也常常大于ALT。肝硬化、肝内外胆汁淤积，转氨酶活性可正常或轻度升高，肝硬化终末期可降低。

2. ALP和GGT　碱性磷酸酶(ALP)和γ-谷氨酰转肽酶(GGT或γ-GT)是诊断胆道系统疾病时常用的指标。碱性磷酸酶几乎存在于机体的各个组织，但以骨骼、牙齿、肝脏、肾脏含量较多。正常人血清中的碱性磷酸酶主要来自于骨骼，由成骨细胞产生，经血液到肝脏，从胆道系统排泄。因此，淤胆型肝炎和肝外梗阻时此酶明显升高。

γ-谷氨酰转肽酶在体内分布很广，如肾、肝、胰等脏器均有此酶。但血清中的γ-谷氨酰转肽酶主要来自肝脏，因此具有较强的特异性。肝胆系统疾病时，此酶升高。当肝炎恢复期时，ALT和AST已经恢复正常后，γ-谷氨酰转肽酶仍未降到正常。因此，目前常以

此酶作为患者是否可恢复正常工作的标志。乙醇性肝炎患者 GGT 明显升高，同时 GGT 从胆道系统排泄，因此，淤胆型肝炎和肝外梗阻时 GGT 明显升高，升高水平多与 ALP 平行。

3. MAO　单胺氧化酶是一类单胺类物质的氧化酶，分布于肝、脑等器官的线粒体和血浆中，胶原细胞合成时，MAO 催化赖氨酸或羟赖胺酰残基的 Σ-NH_2 氧化脱氧成醛基，促进胶原分子间的交联，形成稳定的胶原纤维。该过程发生在细胞外，由于肝血窦内皮细胞上有窗孔，胞间有间隙，外周无基膜，肝组织中 MAO 水平的变化易于反映到血液中。临床上测定血清 MAO 主要用在胶原代谢方面来诊断肝纤维化，文献报道诊断阳性率可达 80% 以上，其活性与腹腔镜观察肝脏表面结节形成的过程平行，增高程度与组织学检查肝脏的结缔组织增生和小叶结构的扭曲密切相关。80% 的重症肝硬化及伴有肝硬化的肝癌 MAO 增高。但对早期肝硬化不敏感，急性肝炎多正常。中、重度慢性肝炎有 50% 血清 MAO 增高，表明有肝细胞坏死和纤维化形成。还可用于诊断神经系统疾病的辅助诊断：如精神分裂症时 MAO 明显降低；老年性痴呆、帕金森综合征及抑郁症时，MAO 明显增高；MAO 活性增高还与衰老和老年精神疾病有密切关系。MAO 增高还见于：糖尿病，甲状腺功能亢进，肢端肥大症，心力衰竭引起的肝淤血等。

4. α-L- 岩藻糖苷酶（α-L-fucosidase，AFU）　为溶酶体性水解酶，存在于人体组织（肝、脑、肺、肾、胰、白细胞、纤维组织等）细胞溶酶体中，血清和尿液中含有一定量。其主要生理功能是参与含岩藻糖苷的糖蛋白、糖脂等生物活性大分子物质的分解代谢。该酶缺乏时，如遗传性岩藻糖苷酶缺乏症时，AFU 水平减低，上述生物大分子中岩藻糖苷水解反应受阻，引起岩藻糖苷蓄积，患儿多于 5～6 岁死亡。肝癌时 AFU 显著增高，其他肝占位性病变时 AFU 增高，但阳性率远低于肝癌。肝细胞癌手术切除后 AFU 降低，复发时又升高。血清 AFU 的测定对原发性肝癌的诊断有较高的特异性和敏感性，AFU 的活性变化与病情严重程度相平行，亦可作为原发性肝癌术后的监测和追踪观察指标。与 AFP 联合检测，可提高肝癌的检出率，特别是发现较小的肿瘤，在慢性肝炎，肝硬化中，严密监测 AFU 及 AFP 的活性变化，有助于原发性肝癌的早期发现，亦可作为卵巢上皮癌的诊断指标。目前可以用于诊断原发性肝癌的生化检验指标有甲胎蛋白（AFP）及 AFU。不过正常妊娠的妇女、少数肝炎和肝硬化、生殖腺恶性肿瘤等情况下甲胎蛋白也会升高，但升高的幅度不如原发性肝癌那样明显。另外，有些肝癌患者甲胎蛋白值可以正常，故应同时进行影像学检查如 B 超、CT、磁共振（MRI）和肝血管造影等，以此增加诊断的可靠性。

第三节　心肌损伤标志物的检测

血清心肌标记物对急性冠状动脉综合征、病毒性心肌炎、创伤合并心肌损伤、围术期心肌梗死、PTCA、旁路移植术伴心肌损伤、化疗、放疗损害心肌等具有独到的诊断作用。CK、LDH、AST、CKMB、HBDH 是公认的诊断急性心肌梗死的酶学指标，CKMB 更被誉为诊断心肌损伤的“金标准”。但临床实践中发现经常出现假阳性和非心源性升高，如横纹肌损伤、溶血、药物干扰等。80 年代开始用测定血清肌红蛋白、CK-MB 质量、C- 反应蛋白等蛋白质为主的标志物（心肌蛋白）来判断心肌损伤，特别是近年来出现的肌钙蛋白 T 和肌钙蛋白 I，因其心肌抗原特异性高，心肌细胞损伤后持续释放时间长，诊断急性心肌梗死的敏感性和特异性均达 98% 以上，而得到了广泛应用。

一、心肌酶谱

心肌组织含有多种酶系，当心肌组织受损伤时，其所含的酶类便可释放入血，使血清内相应的酶活性增高，引起该酶活性增高的疾病主要是急性心肌梗死和心肌炎。用于这些疾病诊断的酶称为“心肌酶”。和心肌关系密切的几种酶的组合称为“心肌酶谱”。由天门冬氨酸氨基转移酶（AST）、乳酸脱氢酶（LDH）、α-羟丁酸脱氢酶（α-HBDH）、肌酸激酶（CK）及其同工酶MB（CK-MB）共同组成，组成心肌酶谱的几种酶都不是心肌特有的，但组合在一起却可对心肌损伤的诊断具有特征性。在整个心肌梗死病程中，心肌酶谱呈现规律性变化。心肌酶谱对急性心肌梗死的诊断，判定梗死发生的时间、面积、部位、梗死的扩展及有无心肌灌注均具有一定的价值。其中CK-MB曾是急性心肌梗死诊断的“金标准”。

1. AST　心肌梗死时患者血清AST活性在发病后6～12小时内显著增高，48小时达到高峰，在3～5天恢复正常，升高程度与病情的严重性成正比。肝炎患者临床前期血清AST活力也可升高，所以血清AST活性测定虽特异性差，但具有早期诊断价值。另外，肝硬化、肝癌、胆道疾病、胰腺炎、白血病、肺栓塞、创伤、肌炎、肾炎、心力衰竭、心肌炎等患者也可见血清AST活力升高。

2. LDH　人血清中含有五种LDH同工酶，它们是由H（心肌型）和M（骨骼肌型）两类亚基组成的不均一的五种四聚体。按其在琼脂电泳中泳动的快慢，由正极向负极依次为LDH_1、LDH_2、LDH_3、LDH_4、LDH_5。心脏、脑、红细胞等富含LDH_1和LDH_2，而肝脏及骨骼肌则含LDH_4和LDH_5最多。因此测定LDH同工酶有助于病变器官的定位。心肌梗死发作时患者血清LDH（以LDH_1、LDH_2为主）活力于12～24小时开始升高，3～6天达到峰值，持续时间可达10天左右，对心肌梗死的后期诊断有一定价值。若LDH增高后恢复迟缓，或在病程中再次升高者，提示梗死范围扩大，预后不良。另外，急性肝炎或慢性肝炎活动期LDH常显著或中度增高，其灵敏度低于ALT，肝癌时LDH活性明显增高，尤其转移性肝癌时LDH活性增高更明显；白血病、贫血、恶性淋巴瘤等血液病LDH活性增高；肌营养不良、横纹肌损伤、胰腺炎、肺梗死等疾病时LDH活性也增高。

3. α-HBDH　其测定主要用于心肌梗死的诊断，对心肌梗死的后期诊断比LDH更有意义。血清α-HBDH与LDH联合检测并计算其比值，可判定LDH来源于肝脏或心脏，正常人LDH与α-HBDH的比值为1.2～1.6，实质性肝病的比值为1.6～2.5，而心肌梗死时比值下降为0.8～1.2。血清α-HBDH活力升高除心肌梗死外还见于：肌营养不良、溶血性贫血、肾梗死、叶酸和维生素B_{12}缺乏患者和溶血标本等。

4. CK　CK测定诊断急性心肌梗死阳性率可高达95%，有些心电图不易诊断的心肌梗死血清CK活力多升高，而且发病后在血清中上升时间早，是心肌梗死的早期诊断指标之一。当发生急性心肌梗死时，患者血清中CK活力于2～4小时升高，其升高幅度可达正常上限的10～12倍，比较灵敏，18～36小时达到高峰，约维持2～4天后恢复正常。CK活力升高程度与AST、LDH一样与梗死面积大小成正比。CK在短时间内升高者表示梗死范围无扩展；持续升高表示梗死仍在继续进行；反复升高表示梗死范围再度扩展或有新的梗死病灶。不同的梗死部位血清CK升高幅度也不一样，如心内膜下梗死要比心前壁、前侧壁梗死低。CK总活力极高者，其死亡率达50%。所以CK测定可用于判定心肌梗死面积、部位及预后，还可作为溶栓再灌注的指标。血清CK活力升高还见于急性病毒性或风湿性心肌炎患者。

5. CK-MB　CK 是由 B 和 M 两个亚单位组成的二聚体，两个亚单位可组合成三种 CK 同工酶，即 CK-BB（CK_1）、CK-MB（CK_2）、CKMM（CK_3）。CK-BB 主要存在于脑、前列腺、肺、膀胱、子宫、胎、子宫、胎盘及甲状腺中，骨骼肌以 CK-MM 占优势；而 CK-MB 则主要分布于心肌中。正常人血清中大部分为 CK MM，也含有少量 CK-MB，CK-BB 含量极微，用一般方法不易检出，只有在脑组织受损的情况下，血 - 脑屏障发生变化时才会增高。CK-MB 是 CK 的同工酶之一。是心肌损伤的特异性标志，其测定比 CK 特异性高，在发生急性心肌梗死后可先于总活力升高，比 CK 更有早期诊断价值，24 小时达到峰值，其最高值可为正常人的 4.9～22 倍以上，比 CK 更灵敏且阳性率比 CK 更高，于 72 小时恢复正常。若梗死后 3～4 天持续升高，表示心肌梗死仍在继续进行；如下降后再升高表示梗死部位病变扩展或有新的梗死病灶；如胸痛 48 小时内 CK-MB 未升高或小于总活性的 2%～3% 一般可排除心肌梗死。测定心肌梗死者的血清 CK-MB 活性是判定再灌注是否出现的一个准确而无创伤的实验室指标。CK-MB 升高还可见于进行性肌营养不良等疾病或肌肉外伤等。

二、心 肌 蛋 白

心肌损伤的早期标志物是发病 6 小时内明显增高的生化标志物（如肌红蛋白、CRP 和 CK-MB）。心肌损伤的确定标志物是发病后 6～9 小时血中出现增高并持续数天、对心肌损伤的敏感性和特异性都较高的生化标志物。目前，专家们一致认为心肌肌钙蛋白灵敏度高、特异性强、发病后出现较早，并可持续 4～10 天，是诊断心肌损伤较好的确定标志物，正逐步取代 CK-MB 活性成为 AMI 诊断的“金标准”。

（一）代谢特点

肌钙蛋白 T（TnT）是收缩蛋白中调节蛋白的部分，与肌钙蛋白 C（cTnC）、肌钙蛋白 I（cTnI）组成复合体。TnT 基因有三种类型，分别为心肌 TnT（cTnT）、横纹肌 TnT（sTnT）和平滑肌 TnT。

1. 心肌肌钙蛋白 T（Cardiac troponin T，cTnT）　分子量仅 33kD（30～35），6%～8% 的 cTnT 存在于胞浆，因此心肌损伤后 4～6 小时内血中即出现 cTnT，呈一个比较偏低的峰，由于心肌缺血坏死，存在不可逆病理改变，与肌纤和肌凝蛋白呈结合状态的 cTnT 复合成分持续释放入血，出现第二个峰，急性心肌梗死患者 cTnT 峰值通常在胸痛发作后 18～24 小时达高峰，持续到 14 天甚至 21 天消失，具有诊断时间“窗口”长的优点。

2. 心肌肌钙蛋白 I（Cardiac troponin I，cTnI）　TnI 分子量比 TnT 小，只 22kD，也有报告 19～24kD 之间。心肌细胞胞浆游离 cTnI 只占 4.1%，大部分 cTnI 与肌钙蛋白 T 及 C 亚单位结合在一起以复合体的形式存在。当心肌因缺血、缺氧而发生变性和坏死时，游离于胞浆内的 cTnI 可迅速透过受损细胞膜进入细胞间质，随之进入血管和淋巴管内，血清水平于 3～5 小时内升高；而结合的 cTnI 由于分子质量较大，延迟透出胞膜进入血流，其肌原纤维不断崩解破坏并逐渐分解出 cTnI，血清水平于 15～24 小时达高峰，可升高至正常人的 5～50 倍，5～20 天后降至正常。

（二）参考范围

免疫散射比浊法：心肌肌钙蛋白 T（cTnT）<0.5μg/L；心肌肌钙蛋白 I（cTnI）<0.03μg/L。

（三）临床意义

心肌肌钙蛋白的检测在心肌缺血损伤的临床诊断和预后判断中应用非常广泛。如急性冠状动脉综合征（包括隐性心绞痛和不稳定心绞痛，急性心肌梗死等）、心肌炎、心肌创伤、围术期心脏并发症、脓毒血症导致的左心衰竭等。此外还可用于溶栓治疗效果观察，心肌损伤面积的估计，心脏移植后排斥反应观察，某些药物疗效观察等。

肌钙蛋白增高见于：①在急性心肌梗死时，血清心肌肌钙蛋白 T（TnT）及心肌肌钙蛋白 I（TnI）在 2.7～4.9 小时开始升高，5.8～29 小时达到高峰值，83～168 小时恢复正常。所以，血清心肌肌钙蛋白测定，有助于早期及中后期急性心肌梗死的诊断，尤其对于微小的、小灶性心肌梗死的诊断更有价值。②不稳定型心绞痛、围术期心肌损害及其他心肌损害等，心肌肌钙蛋白也可增高。③在急性心肌梗死后 1～4 天，血清中心肌肌钙蛋白 I（TnI）浓度之比，可作为溶栓是否成功的指标之一。

（刘玉梅）

【参考文献】

1. 汪谦. 临床医学实验方法学. 北京：科学出版社，2002.

2. 叶应妩，王毓三，申子瑜. 中华人民共和国卫生部医政司编，全国临床检验操作规程. 第 3 版. 南京：东南大学出版社，2006.

3. 张秀明，李健斋，魏明竟，等. 现代临床生化检验学. 北京：人民军医出版社，2001.

4. 周新，涂植光. 临床生物化学和生物化学检验. 第 3 版. 北京：人民卫生出版社，2006.

5. 周新. 临床生物化学与检验. 第 4 版. 北京：人民卫生出版社，2008.

6. 陈文彬，潘祥林. 诊断学. 第 7 版. 北京：人民卫生出版社，2007.

第三章

临床免疫学检验

第一节　标记免疫分析技术及应用

一、放射免疫分析技术

放射免疫分析技术是20世纪60年代发展起来的一项超微量分析技术，它是将抗原抗体反应的高度特异性与放射性核素检测技术的高度灵敏性相结合而建立的一种检测技术。该技术灵敏度高，特异性好，标本用量少，操作简便、价格便宜。但该方法受核素半衰期的影响较大，放射性核素又不可避免地污染环境，给其发展带来一定麻烦。根据标记抗原与标记抗体的不同，又分为放射免疫分析法和免疫放射分析法两种。

1. 放射免疫分析（RIA）　放射免疫分析是以放射性核素为标记物的标记免疫分析法，用于定量测定受检标本中的抗原，它将抗原抗体反应的高度特异性与放射性核素检测技术的高度灵敏性相结合。RIA灵敏度高，可测定“纳克”或“皮克”的水平。特异性好，多数待测物质不需经提纯即可直接测定。特别适用于微量蛋白质、激素和多肽的定量测定。

2. 免疫放射分析（IRMA）　免疫放射分析是从放射免疫分析（RIA）的基础上发展起来的核素标记免疫测定，是用放射性核素标记纯化抗体的一种双抗体夹心法分析技术。免疫放射分析法从理论上讲，IRMA的灵敏度较RIA要高。目前已有较多的抗原，包括药物、激素等体内活性物质都可用IRMA进行测定。

二、化学发光免疫技术

发光免疫技术是将发光系统与免疫反应相结合，以检测抗原或抗体的方法。1977年Halman等将化学发光系统与抗原抗体反应系统相结合，创建了化学发光免疫分析法，保留了化学发光的高度灵敏性，又克服了它特异性不足的缺陷。近年来对技术与仪器的不断改进使此技术已成为一种特异、灵敏、准确的自动化免疫学检测方法。1996年推出的电化学发光免疫技术，在反应原理上又具有一些新的特点。这两种技术目前已在国内一些大型医院实验室用于常规免疫学检验。

（一）化学发光免疫分析法（CLIA）

化学发光免疫分析法是把免疫反应与发光反应结合起来的一种定量分析技术，既具有发光检测的高度灵敏性，又具有免疫分析法的高度特异性。在CLIA中，主要有两个部分，即免疫反应系统和化学发光系统。免疫反应系统即抗原抗体反应；化学发光系统则是利用某些化合物如鲁米诺、异鲁米诺、金刚烷及吖啶酯等经氧化剂氧化或催化剂催化后成为激发态产物，当其回到基态时就会将剩余能量转变为光子，随后利用发光信号测量仪器测量光量子的产额。将发光物质直接标记于抗原（称为化学发光免疫分析），经氧化剂或催化剂的激发后，即可快速稳定地发光，其产生的光量子的强度与所测抗原的浓度可呈比例。亦可将氧化剂（如碱性磷酸酶等）或催化剂标记于抗原或抗体上，当抗原抗体反应结束后分离多余的标记物，再与发光底物反应，其产生的光量子的强度也与待测抗原的浓度呈比例。发光免疫分析的灵敏度高于包括 RIA 在内的传统检测方法，检测范围宽，测试时间短。

1. 化学发光酶免疫测定　从标记免疫测定来看，化学发光酶免疫测定（CLEIA）应属酶免疫测定。测定中 2 次抗原抗体反应步骤均与酶免疫测定相同，仅最后一步酶反应所用底物为发光剂，通过化学发光反应发出的光在特定的仪器上进行测定。两种常用的标记酶，辣根过氧化物酶（HRP）和碱性磷酸酶（ALP）均有其发光底物，由此建立的 CLEIA 均在临床检验中应用。

2. 化学发光标记免疫测定　化学发光标记免疫测定亦称化学发光免疫测定（CLIA），是用化学发光剂直接标记抗原或抗体的一类免疫测定方法。

（二）电化学发光免疫测定（ECLIA）

电化学发光免疫分析克服了 CLIA 技术中每一发光分子只能利用一次的缺点，其基本原理是利用三联吡啶钌［$Ru(bpy)3$］$^{2+}$ 和三丙胺（TPA）在电极表面由电化学引发的特异性化学发光反应，分析过程可通过电场精确控制，因此具有特异性好、灵敏度高、线性测定范围宽、操作的自动化程度高等优点。但目前这项技术所需的仪器以及配套试剂均需进口，测定成本较高。ECLIA 的体系中主要有两个部分，即免疫反应系统和电化学发光系统。

电化学发光系统包括电化学和化学发光两个过程。在电极表面的电场作用下，二价的三联吡啶钌［$Ru(bpy)3$］$^{2+}$ 失去一个电子，成为三价的三联吡啶钌［$Ru(bpy)3$］$^{3+}$，三丙胺（TPA）也失去一个电子被氧化随即脱氢成三丙胺自由基。三丙胺自由基传递一个电子给三价的三联吡啶钌使还原成激发态的二价三联吡啶钌［$Ru(bpy)3$］$^{2+}$，后者很不稳定，以发射一个波长为 620nm 的光子的形式释放能量而回到基态。这个过程可反复进行，直到电场中的三丙胺耗尽。因此测定过程中的一个抗原抗体复合物可产生许多光子信号，从而产生生物放大效应，极大地提高了方法的灵敏度。此外，测定方法还应用了链霉亲和素 - 生物素 - 生物素技术、磁性分离技术等，使其准确性、灵敏度以及自动化程度都很高。

三、免疫印迹技术

免疫印迹又称蛋白质印迹，是一种借助特异性抗体鉴定抗原的有效方法。该法是在凝胶电泳和固相免疫测定技术基础上发展起来的一种新的免疫生化技术。其基本原理：含多种蛋白质成分的生物液体经 SDS- 聚丙烯酰胺凝胶电泳（SDS- PAGE）或非变性电泳（Native-PAGE）等分离后，在凝胶板上根据分子质量的大小形成位置不同的区带。然后用电转印或其他转印方法将凝胶板上分离的蛋白质转印至硝酸纤维素膜或其他材料的膜上，再依次用特异性抗体（一抗）和酶（辣根过氧化物酶、碱性磷酸酶）或放射性核素、胶体金标记的抗抗体（二抗）与膜上蛋白质反应，进行抗原或抗体的特异性分析。由于免疫印迹具有 SDS-PAGE 的高分辨力和固相免疫测定的高特异性和敏感性，其优点是方法简便、标本可长期保存、结果便于比较，故广泛应用于分子生物学等领域，成为免疫学、微生物学及其他生命科学常用的一种研究方法。

四、荧光免疫技术

荧光免疫技术是标记免疫技术中发展最早的一种，按反应体系及定量方法不同，还可进一步分多种方法。与放射免疫法相比，荧光免疫法无放射性污染，并且操作简便，便于推广。由于一般荧光测定中的本底较高等问题，荧光免疫技术用于定量测定有一定的困难。

1．免疫荧光法　免疫荧光技术是指用荧光素标记的抗体或抗原检测未知的抗原或抗体。其基本原理是：若待测样本（涂片或切片）中含有特异性抗原（或抗体），荧光素标记的抗体（或抗原）便与之特异性结合。在荧光显微镜下，荧光素受紫外光或蓝紫光的照射而激发，发出荧光。由此可鉴定抗原或抗体，以及抗原在细胞内或细胞表面的定位。

结果判定：荧光亮度分级：一般分为四级。-：无荧光或可见微弱荧光；+：仅能见明确可见的荧光；2+：可见明亮的荧光；3+：可见耀眼的荧光。

2．时间分辨荧光免疫分析　时间分辨荧光免疫分析（TRFIA）是一种非放射性核素免疫分析技术，根据镧系元素螯合物的发光特点，它用镧系元素标记抗原或抗体，当与待测物（抗原）反应后，形成的抗原抗体复合物就带有了镧系元素。常用的$Eu3^{+}$连接在抗体上所激发出来的荧光很弱，还需设法将其游离再形成一个能发射强荧光的络合物。因此在免疫反应结束后需向体系中加入一个"荧光增强剂"，这种技术有时也叫解离增强镧系荧光免疫分析。

3．解离增强镧系元素荧光免疫分析　解离增强镧系元素荧光免疫分析（DELFIA）是时间分辨荧光免疫分析中的一种。它用具有双功能基团结构的螯合剂，使其一端与铕（Eu）连接，另一端与抗体／抗原分子上的自由氨基连接，形成标记的抗体／抗原，经过免疫反应之后生成免疫复合物。由于这种复合物在水中的荧光强度非常弱，因此加入一种增强剂，使Eu^{3+}从复合物上解离下来，自由Eu^{3+}同增强剂中的另一种螯合剂螯合形成一种胶态分子团，这种分子团在紫外光的激发下能发出很强的荧光，信号增强了百万倍。因为这种分析方法使用了解离增强步骤，因此称为解离Eu增强镧系元素荧光免疫分析。

五、流式细胞术

1．流式细胞术概述　流式细胞术（flow cytometry，）是20世纪70年代发展起来的一门高科学技术，它集流体力学、电子物理技术、光电测量技术、计算机技术、激光技术、细胞化学、细胞免疫学于一体，具有分析和分选细胞的功能。它不仅可检测生物颗粒的细胞大小、细胞形态、胞浆颗粒化程度、还可检测细胞表面和细胞浆抗原、细胞内DNA、RNA含量等；可对群体细胞在单细胞水平上进行分析，在短时间内检测分析大量细胞，并收集、储存和处理数据，进行多参数定量分析；还能够分类分选某一亚群细胞，分选纯度>95%。流式细胞术在细胞生物学、血液学、肿瘤学、免疫学、药物学、病理学、遗传学等学科中广泛应用。

2．流式细胞仪　流式细胞仪是利用流式细胞术对细胞进行自动分析和分选的装置。

流式细胞仪的细胞分析原理：待测细胞被制成单细胞悬液，经特异性荧光染料染色后加入样品管中，在气体压力推动下进入流动室，流动室内充满鞘液，在鞘液的作用下，细胞排成单列射出流动室喷嘴口，并被鞘液包绕形成细胞液柱，使得样品流和鞘液流形成的流束始终保持着一种分层鞘流的状态。进入流动室，与水平方向的激光光束垂直相交（测量区）。每个细胞以均等的时间依次通过测量区，被荧光染料染色的细胞受到强烈的激光照射后发出荧光，同时产生散射光。细胞发出的荧光信号和散射光信号，同时被荧光光电倍增管接收，被积分放大反转换为电子信号输入电子信息接收器、通过计算机快速而精确地将所测数据计算出来，结合多参数分析，从而实现了细胞的定量。

在流动室的喷嘴上装备有一个超声振荡压晶体片，这个振荡装置使自喷嘴射出的液束破碎成千万个小滴，流动的细胞就被分散在这些小水滴中。这时给流束一个电脉冲信号，就会使小水滴全部带上电荷。当带有不同电荷的细胞液流经一对带正、负几千伏恒定静电电场的偏转板时，带电的小水滴会根据自身所带的电荷性质产生偏转，落入各自的收集容器中，不带电荷的水滴就会进入中间的废液容器中，从而实现了细胞的分选。

（李光迪）

【参考文献】

1. 叶应妩，王毓三，申子瑜. 中华人民共和国卫生部医政司编，全国临床检验操作规程. 第3版. 南京：东南大学出版社，2006.

2. 陈文彬，潘祥林. 诊断学. 第7版. 北京：人民卫生出版社，2007.

3. 王兰兰. 临床免疫学和免疫学检验. 第3版. 北京：人民卫生出版社，2003.

第二节 免疫电泳技术和应用

免疫电泳技术是电泳分析与沉淀反应的结合产物，是一种常用的免疫学实验方法。这种技术有两大优点，一是加快了沉淀反应的速度，二是将某些蛋白组分利用其带电荷的不同而将其分开，再分别与抗体反应，以此作更细微的分析。随着实验要求和目的的不断增加，免疫电泳技术逐渐发展为对流免疫技术、火箭电泳、交叉免疫电泳、免疫电泳、免疫固定电泳等多项实验技术，广泛用于科学研究和临床实验分析。

一、对流免疫电泳

1. 原理 在pH 8.6的琼脂凝胶中，抗体球蛋白只带有微弱的负电荷，而一般抗原蛋白质带负电荷，将抗原置于负极，将血清抗体置于正极，电泳后则在两孔之间相遇，并在比例适当的部位形成肉眼可见的沉淀线。本法由于抗原抗体分子在电场作用下定向运动，限制了自由扩散，增加了相应作用的抗原抗体的浓度，从而提高了敏感性，它较琼脂扩散敏感性高10～16倍。本法快速、操作简单。

2. 观察结果 断电后，将玻璃板置于灯光下，衬以黑色背景观察。阳性者则在抗原抗体孔之间形成一条清楚致密的白色沉淀线。如沉淀线不清晰，可把琼脂板放在湿盒中37℃数小时或置电泳槽过夜再观察。

3. 注意事项 ①抗原抗体浓度的比例：当抗原抗体比例不适合时，均不能出现明显可见的沉淀线。②特异性对照鉴定：为了排除假阳性反应，则在待检抗原孔的邻近并列一阳性抗原孔，若待检样品中的抗原与抗体所形成的沉淀线和阳性抗原抗体沉淀线完全融合时，则待检样品中所含的抗原为特异性抗原。③适当的电渗作用在对流免疫电泳中是必要的。当琼脂质量差时，电渗作用太大，使血清中其他蛋白成分也泳向负极，造成非特异性反应。④若抗原抗体在同一介质中带同样电荷或迁徙相近，则电泳时两者向着一个方向泳动。故不能用对流免疫电泳来检查。

二、火箭免疫电泳

1. 原理 抗原在含有抗体的凝胶中进行电泳，在电场作用下，抗原向一个方向移动，在移动的过程中，逐步与凝胶中的抗体结合而沉淀呈火箭状。沉淀峰面积越大，说明抗原量越多，两者呈正相关，因此可用于抗原的定量测定。此法具有敏感性高、快速等优点。

2. 结果判定 在已知标准抗原所形成的沉淀峰的高度，在许可的误差范围内，测其待测抗原所形成的沉淀峰的高度（或面积），然后从标准曲线中查出它们相应的抗原含量。

3. 注意事项 ①抗原抗体的用量应当预试，抗原太浓，在一定时间内不能达到最高峰，抗体太浓，则沉淀峰太低而无法测量。预试峰的合适高度为2～5cm。②用优质琼脂糖。③一定条件下，电泳时间要根据峰的形成情况而定。如形成尖角峰形，表示已无游离抗原。如呈钝圆形，前面有云雾状，表示还未到终点。④把琼脂板置于电泳槽上搭好桥，再加抗原，或启动电源后，电压极低时加样，以免造成基部过宽的峰型。

三、免疫电泳

1. 原理 免疫电泳是琼脂平板电泳和双相免疫扩散两种方法的结合。将抗原样品在琼脂平板上先进行电泳，使其中的各种成分因电泳迁移率的不同而彼此分开，然后加入抗体做双相免疫扩散，把已分离的各抗原成分与抗体在琼脂中扩散而相遇，在两者比例适当的地方，形成肉眼可见的沉淀弧。抗原含量越多，则反应沉淀线越接近抗体槽，形成的沉淀弧线较粗，反之，则形成的沉淀线较细。以此可作细微的蛋白质组分分析。根据各蛋白所处的电泳位置，将沉淀弧的位置、形态与已知标准抗原、抗体生成的沉淀弧进行比较，可分析待测样品中所含成分的种类及性质。该方法可以用来研究：①抗原和抗体的相对应性；②测定样品的各成分以及它们的电泳迁移率；③根据蛋白质的电泳迁移率，免疫特性及其他特性，可以确定该复合物中含有某种蛋白质；④鉴定抗原或抗体的纯度。

2. 注意事项 ①免疫电泳分析法的成功与否，主要取决于抗血清的质量。抗血清中必须含有足够的抗体，才能同被检样品中所有抗原物质发生沉淀反应。②抗血清虽然含有对所有抗原物质的相应抗体，但抗体效价有高有低，因此要适当考虑抗原孔径的大小和抗体槽的距离。③免疫电泳要求分析的物质一方为抗原，另一方为沉淀反应性抗体，因此没有抗原性的物质或抗原性差的物质、非沉淀反应性抗体，均不能用免疫电泳进行分析。

四、血清蛋白电泳

1. 原理 血清中各种蛋白质都有它特有的等电点，各种蛋白质在各自的等电点时呈电中性状态，它的分子所带正电荷量与所带负电荷量相等，将蛋白质置于比其等电点较高的pH缓冲液中，它们将形成带负电荷质点，在电场中向正极泳动。由于血清中各种蛋白质的等电点不同，带电荷量多少有差异，蛋白质的分子量、大小也不同，所以在同一电场中的泳动速度不同，分子小的蛋白质带电荷多，泳动速度较快，分子大而带电荷少，泳动较慢，血清蛋白在pH 8.6的巴比妥缓冲溶液中电泳，按其泳动速度可以分出以下的主要区带，从区极端起依次为清蛋白，α1球蛋白，α2球蛋白，β球蛋白，γ球蛋白等区带。

血清蛋白电泳在大量临床疾病的最初评估中起到筛选的作用，临床上出现以下情况时应进行血清蛋白电泳检测：①可疑性多发性骨髓瘤、巨球蛋白血症、原发性淀粉样变性及其他的紊乱；②原因不明的外周神经病（糖尿病、毒素照射、化疗除外）；③与肾衰或肾功能不全相关的贫血及由于骨痛和背痛而怀疑的多发性骨髓瘤；④外周血涂片中有缗钱状红细胞；⑤由于恶变而引起的血钙过多（如临床相关的症状为失重，疲劳，骨痛，异常出血）；⑥肾功能不全；⑦不明原因的病理性骨折或细胞溶解性损伤；⑧本周蛋白尿等。

2. 血清蛋白电泳的临床意义　血清蛋白醋酸纤维薄膜电泳，通常可分离出清蛋白（A），α1，α2，β，γ 球蛋白 5 个组分，正常人血清中各种蛋白质浓度的差别较大，所以在许多疾病时仅表现出轻微变化，往往没有特异的临床诊断价值，下列几种疾病时电泳分析结果可有较显著的变化。

（1）弥漫性肝损害：清蛋白明显降低，α1 和 β 升高，α2 明显升高，γ 球蛋白降低。

（2）肝硬化：清蛋白明显降低，α1 升高，α2 升高，β 降低，γ 球蛋白升高。

（3）原发性肝癌：清蛋白明显降低，可以出现 AFP 阳性，α2 球蛋白降低。

（4）多发性骨髓瘤：球蛋白异常，可出现 M 区带明显。

（5）慢性肾炎：清蛋白降低，α1，α2，γ 球蛋白均升高。

（6）妊娠：清蛋白降低，β 球蛋白升高，γ 球蛋白降低。

在血清蛋白电泳的结果解释中，应多注意 γ 区域，此区域主要由 IgG 免疫球蛋白组成。γ 球蛋白水平升高的疾病包括霍奇金病，恶性淋巴瘤，慢性淋巴细胞白血病，肉芽肿病，结缔组织病，肝病，多发性骨髓瘤，巨球蛋白血症，及淀粉样变性。低丙种球蛋白血症和丙种球蛋白缺乏症中，γ 球蛋白区带降低。尽管很多情况能引起 γ 区域的增高，但有些疾病在 γ 区域会出现均一的长而尖的波峰（M 峰），这种疾病称为“单克隆丙种球蛋白血症”，特征是某一浆细胞恶性增生而生成 M 蛋白。包括多发性骨髓瘤、巨球蛋白血症、孤立性浆细胞瘤、淤积性多发性骨髓瘤、不明意义的单克隆丙种球蛋白血症、浆细胞淋巴瘤、重链病和淀粉样变性病。

五、免疫固定电泳

1. 原理　免疫固定电泳（IFE）是区带电泳与免疫沉淀反应相结合的技术，用化学固定的方法将血清蛋白电泳后各区带的蛋白条带上加相应的特异性抗体，特异性抗血清包括抗 IgG，IgA，IgM 重链，抗 κ 链和抗 λ 链轻链，所形成的抗原抗体复合物是不可溶的沉淀物。通过洗涤来除去多余的可溶性蛋白，出现被结合固定的某种蛋白。将沉淀固定的蛋白进行染色后，与对照进行比较可鉴定特定的蛋白。

血清蛋白电泳可用来筛查多发性骨髓瘤，出现 M 带时，可用免疫固定电泳进行确诊。但电泳正常者，可能有阳性免疫固定电泳结果。部分患者血清蛋白电泳出现疑似 M 带，但免疫固定电泳可呈现阴性结果，特别是肾病患者（M 带多位于 β 区）。因此，免疫固定电泳可用于分泌型多发性骨髓瘤的诊断、分型和病情监测。

2. 免疫固定电泳临床意义　多发性骨髓瘤（MM）属造血系统肿瘤，是浆细胞异常过度增生所致的恶性肿瘤。异常浆细胞即骨髓瘤细胞浸润骨髓及软组织，产生单克隆免疫球蛋白（M 蛋白），引起骨骼破坏、贫血、肾功能损害和免疫功能异常等。它可以分为 IgG、IgA、IgM、IgD、IgE、游离轻链（Kappa 或 Lamda）及游离重链等 7 型。MM 实验室诊断依据：①证实有高浓度单克隆免疫球蛋白或单克隆轻链的存在；②发现骨髓中浆细胞异常增多 15%，或有骨髓瘤细胞（幼稚浆细胞）存在；③骨骼 X 线检查证实有溶骨性病变存在。凡有多发性骨髓瘤临床表现及上述两项阳性即可排除其他疾病而确诊为多发性骨髓瘤。

骨穿虽是诊断多发性骨髓瘤的“金标准”，但因多发性骨髓瘤是局灶性病变，一次骨穿很难查出瘤细胞，况且多发性骨髓瘤患者的瘤细胞形态多种多样，少部分患者的瘤细胞形态极不典型，很难用常规检查方法证实为骨髓瘤细胞，因此免疫固定电泳相对具有简单直观的特点，容易判断结果。早期骨骼X线检查常无阳性改变，只有当单位瘤细胞增殖至一定数量时才能出现X线可见的破坏灶，对于早期或慢性进展性骨损害来讲，X线并不是一种灵敏的方法，另外部分患者早期无骨痛发生，因此X线对多发性骨髓瘤早期诊断不具特别意义。

典型MM实验室检查指标变化特点：①总蛋白明显增高，特别是球蛋白增高；②血清蛋白电泳出现M带；③免疫球蛋白定量有IgG、或A、或M明显增高；④血清高凝状态。

六、血清或尿液本周蛋白电泳

原理和测定方法同血清免疫固定电泳，不同之处在于血清或尿液蛋白电泳后各区带的蛋白条带上加的特异性抗体分别是抗IgG、A、M重链混合物、抗κ轻链、抗λ轻链、抗游离κ轻链和抗游离λ轻链。血清或尿液本周蛋白电泳阳性者，表现为λ轻链和游离λ轻链同时阳性或者κ轻链和游离κ轻链同时阳性。

（潘云燕）

【参考文献】

1. 陈慰峰. 医学免疫学. 第4版. 北京：人民卫生出版社.

2. 仲人前. 免疫电泳和双向电泳技术的发展和应用. 生命科学仪器，2003.

3. 朱国庆，姚宏静. 免疫固定电泳技术的应用体会. 实用医技杂志，2007.

4. 孙旭，牛广华，胡有瑶. 免疫固定电泳在多发性骨髓瘤中的应用价值. 中华医学实践杂志，2003.

第三节 病毒性疾病的实验诊断

1. 病毒特点与组成　病毒体积微小，仅20～300nm，普通光镜无法观察。形态各异，有球形、类球形、杆状、丝状、砖形、弹状、蝌蚪形等。结构简单，仅含核酸及蛋白质。一个完整的病毒通常包括核心（由遗传物质DNA或RNA组成）、衣壳（作为抗原诱导免疫应答）和包膜（可介导细胞接触）三部分。无衣壳有传染性的RNA分子称为类病毒，无基因组的称为朊病毒（prions）。病毒为细胞内寄生（无代谢、细胞器，依赖宿主细胞复制），传播迅速，缺乏有效治疗药物。

2. 病毒的复制　病毒与细胞接触后脱衣壳，将遗传物质注入胞内，利用宿主核酸复制和蛋白合成系统产生新病毒核心和衣壳，组装后以出芽形式脱离细胞，或遗传物质直接与宿主核基因整合处于静息状态。

3. 病毒的传播形式　有空气传播（如呼吸道病毒）、皮肤及黏膜传播（如疱疹病毒）、粪口传播（如甲型、戊型肝炎和轮状病毒）、经血及血制品传播（如HCV和HIV）和虫媒传播（如登革热、出血热）以及垂直传播（如HBV和HIV）。

4. 病毒的致病机制　有细胞病变效应、抑制宿主细胞大分子物质的生物合成、影响细胞基因表达的调节、新抗原决定簇形成、导致细胞融合和免疫病理损伤。

5. 病毒的检测方法　病毒检测对象有病毒颗粒和相应特异抗体，前者包括电镜观察病毒颗粒和包涵体、分离培养、检测抗原和抗体以及病毒酶类。病毒抗原的检测方法有蛋白电泳、免疫分析技术包括（免疫组化、免疫荧光、免疫凝集和酶联免疫吸附试验）和蛋白印迹分析质谱分析以及胶体金等。特异性抗体的检测方法有补体结合试验、中和试验、血凝抑制试验、免疫标记分析、酶联免疫分析（ELISA）、免疫荧光、免疫发光、放射免疫、胶体金等，临床上最常用的是 ELISA。核酸检测分为定性检测（包括斑点杂交、PCR 和 ELISA-PCR）和定量检测（包括实时荧光定量 PCR、TMA- 转录依赖的扩增、NASBA- 赖核酸序列的扩增技术和 bDNA- 分支 DNA），临床上最常用的实时荧光定量 PCR。

6．ELISA 的干扰因素　包括内源性因素（如 RF、补体、异嗜性抗体、自身抗体，病毒感染等）和外源性因素（如标本溶血，血红蛋白与固相结合后与 HRP 反应产色；标本被污染；标本储存时间过长，在 2～8℃下保存过长，IgG 可聚合成多聚体；标本凝固不全，纤维蛋白块造成假阳性；标本反复冻融，机械剪力对标本中蛋白破坏，产生假阴性；反应温度与时间，实验室温度，灰区与钩状效应等）。

7．PCR 检测的必要条件　在临床实验室进行 PCR 检测必须满足以下条件：即使用 SDA 批准的检测试剂盒，工作人员要有培训上岗证和实验室要通过卫生部临检中心的技术验收。

（尤崇革）

【参考文献】

1．刘锡光．病毒性肝炎实验诊断学．第 2 版．北京：人民卫生出版社，2000.

第四章

临床微生物学检验

第一节　抗菌药物敏感性试验

近年来，由于广谱抗生素的滥用，导致耐药突变株的大量出现，致使临床经验治疗失败率高。此外，长期滥用抗菌药物，往往引起菌群失调症，给临床治疗带来困难。所以，检测病原微生物对抗菌药物的敏感性是临床微生物实验室最重要的任务之一。

一、抗菌药物敏感性试验的方法

用于抗菌药物敏感性试验的方法主要有定性测定的纸片琼脂扩散法和定量测定的稀释法和 E 试验。纸片琼脂扩散法简便易行，缺点是不能定量测定，某些情况下必须用稀释法证实；稀释法结果准确，但实验过程繁琐尚难在临床实验室普及；E 试验结合了稀释法和纸片琼脂扩散法的原理和优点，操作简便，结果准确，可定量测定最低抑菌浓度（MIC），但实验费用昂贵，也难在临床实验室广泛使用。故纸片琼脂扩散法是目前临床实验室使用的主要方法。

（一）纸片琼脂扩散法

1. 试验原理　将含有某种抗菌药物的药敏纸片平贴在已涂布待测菌的琼脂平板上，药敏纸片中所含的抗菌药物即溶解于培养基内并不断向周围扩散，形成递减的抗菌药物浓度梯度。同时接种在琼脂培养基上的细菌也开始生长，在纸片周围抗菌药物浓度大于待测菌 MIC 的区域细菌生长被抑制，而远离药敏纸片的区域抗菌药物浓度逐渐减小，当浓度低于待测菌 MIC 时，细菌的生长不能被抑制，从而形成抑菌圈。抑菌圈的大小与该药对测试菌的最低抑菌浓度（MIC）呈负相关，即抑菌圈越大，MIC 越小。

2. 培养基和药敏纸片

（1）培养基：水解酪蛋白琼脂培养基（Mueller-Hinton，MH）是药敏试验的常规培养基，pH 为 7.2～7.4，厚度约 4mm。对苛养菌如流感嗜血杆菌应在嗜血杆菌试验培养基（HTM）中加入 SupplementⅤⅩ或其他添加剂；链球菌及其他在 MH 上生长不良的细菌应在 MH 琼脂中加入 5%（V/V）的脱纤维羊血。

（2）药敏纸片：选择直径为 6.35mm，吸水量为 20μl 的专用药敏纸片，用逐片加样或浸泡的方法使每片含药量达到规定所示。药敏纸片密封储存在 2～8℃或冷冻在 −20℃冰箱中，使用前移至室温平衡 1～2 小时，这样可避免开启容器时产生冷凝水导致的纸片失效。

3. 方法

（1）选择18～24小时的培养物，挑取相同的菌落3～5个，注意不要只取1个菌落，那样易造成异质性耐药的漏检。

（2）细菌接种采用直接菌落悬液法或细菌液体生长法。用0.5麦氏单位的标准比浊管校正菌液浓度为0.5麦氏单位，此时盐水中细菌数约为（1～2）$\times 10^8$CFU/ml，校正浓度后的菌液应在15分钟内接种完毕。

（3）用无菌棉拭子蘸取菌液，在管内壁将多余菌液旋转挤去，在MH琼脂表面均匀涂布接种3次，每次旋转平板60°，最后沿平板内缘涂抹一周。

（4）已涂布菌液的平板于室温中干燥3～5分钟，用纸片分配器或无菌镊子将药敏纸片紧贴于琼脂表面，每张纸片的间距不小于24mm，纸片的中心距平板的边缘不小于15mm，90mm直径的平板最多能贴6张药敏纸片。将贴好纸片的平板置35℃孵育18～24小时，对甲氧西林和万古霉素敏感试验应孵育24小时。

（5）用精确度为1mm的游标卡尺测量抑菌圈直径，单位为mm。平板应在黑色不反光的背景下，用反射光照明，从培养皿的背面测量；对加血的琼脂培养基，应在透射光照射下，打开培养皿盖，从正面测量抑菌圈。抑菌圈的边缘应是肉眼观察无明显细菌生长的区域；对于甲氧苄啶和磺胺，可能在正常生长的抑菌圈内有微弱的细菌生长或形成双环，测量时应忽略微弱的生长，量取外环；变形杆菌属的细菌可能在某些抗菌药的抑菌圈内形成薄纱样的蔓延生长，量取时也应该忽略。

4. 结果判读　根据抑菌圈大小，按照美国临床实验室标准化协会（CLSI）判定标准（不同抗菌药其抑菌圈大小的标准不一致），判断为敏感（S）、耐药（R）、中介（I）。

5. 结果解释　敏感（susceptible S）即表示分离菌株能被使用推荐剂量在感染部位通常可达到的抗菌药物浓度所抑制；耐药（resistant R）即表示分离菌株不被常规剂量用药通常可达到的浓度所抑制，临床疗效不可靠；中介（inter mediate I）提示该抗菌药物的MIC接近于血液或组织中通常可达到的水平，抗微生物治疗的反应可能低于敏感株，但在一些部位（如尿液中的喹诺酮类或β内酰胺类）或者使用高于正常给药量时（如β内酰胺类）临床上使用有效。

（二）稀释法

稀释法是定量测定抗菌药物抑制细菌生长作用的体外方法，分为肉汤稀释法和琼脂稀释法。稀释法所测得的某抗菌药物抑制细菌生长的最低浓度为最低抑菌浓度（MIC）。

1. 试验原理　在肉汤或琼脂中将抗菌药物进行一系列2倍稀释后，定量接种待检菌，35℃孵育24小时，观察抑制待检菌肉眼可见生长的最低药物浓度即为该药对待检菌的MIC。

2. 方法

（1）肉汤稀释法：有常量稀释法和微量稀释法，前者含药MH肉汤每管≥1.0ml（通常2ml），后者每孔含0.1ml。用离子校正的MH肉汤将抗菌药物进行2倍系列稀释，使其终浓度（μg/ml）为512、256、128、64、32、16、8、4、2、1、0.5、0.25、0.125。配制0.5麦氏单位菌液，用肉汤（常量稀释法）、蒸馏水、或生理盐水（微量稀释法）稀释菌液，使最终菌液浓度（每管或每孔）为5×10^5CFU/ml，稀释液于15分钟内接种完毕，35℃孵育16～20小时，当试验菌为嗜血杆菌属、链球菌属孵育时间为20～24小时，试验葡萄球菌和肠球菌对苯唑西林和万古霉素的药敏试验孵育时间必须满24小时。以在试管内或小孔内完全抑制细菌生长的最低药物浓度为MIC。按照CLSI药敏判定标准（不同抗菌药其MIC的标准不一致），判断为

S、R、I。结果解释同纸片扩散法。

(2) 琼脂稀释法：将抗菌药物稀释在 MH 琼脂培养基中，并制成一系列含不同抗菌药物浓度的琼脂平板，将待测菌接种在这些平板上，35℃孵育 18～24 小时后观察，在药物浓度大于待测菌 MIC 的平板上细菌生长被抑制，而小于待测菌 MIC 的平板上细菌继续生长，能够抑制细菌生长的最低抗菌药物浓度即为待测菌对该种抗菌药物的 MIC。按照 CLSI 药敏判定标准（不同抗菌药其 MIC 的标准不一致），判断为 S、R、I。结果解释同纸片扩散法。

（三）E 试验

1. 试验原理 该方法结合了稀释法和纸片琼脂扩散法的原理和优点，操作简便如扩散法，但可以同稀释法一样定量测定药物对待检菌的 MIC。E 试验试条是一条长 50mm、宽 5mm 的塑料试条，其内含有浓度由高至低呈指数梯度分布的某种抗菌药物，试条正面标有抗菌药物浓度（μg/ml）。将 E 试条放在已接种待测菌的 MH 琼脂平板上孵育 18～24 小时后观察，在试条周围可形成一个椭圆形的抑菌圈，在药物浓度低的一侧，抑菌圈与试条相交，交点的刻度即抗菌药物对待检菌的 MIC。E 试验可用于常见菌、苛养菌、厌氧菌和真菌等的药敏试验。

2. 方法 菌液、平板接种等同纸片琼脂扩散法。用无菌镊子将 E 试条紧贴在已涂布待检菌的药敏平板上，注意试条与培养基之间尽量不要有气泡。35℃孵育 18～24 小时后观察，在 E 试条周围形成一个椭圆形抑菌圈，抑菌圈与试条横向相交处的刻度即抗菌药物对待检菌的 MIC。

3. 结果判读 按照 CLSI 药敏判定标准（不同抗菌药其 MIC 的标准不一致），判断为 S、R、I。

4. 结果解释同纸片扩散法。

二、常规药物敏感试验的药物选择

为了实验室药敏结果正确的指导临床用药，临床实验室的药敏试验应遵循美国临床实验室标准化协会（CLSI，以前称 NCCLS）的标准并结合本地区、本医院的常用抗菌药物种类以及常见病原菌的耐药现状选择药物。

目前应用于临床的抗菌药物的数目不断增多，对于实验室来说，不可能将所有的药物都进行药敏试验。因此，实验室需要选择一些有代表性和预见性的抗生素来指导临床用药。如，可根据万古霉素的药敏结果推测替考拉宁的敏感性；根据氨苄西林的药敏结果推测阿莫西林、巴氨西林、环己西林、海他西林的敏感性；根据磺胺异噁唑推测所有磺胺类的敏感性；根据克林霉素推测林可霉素的敏感性；肠杆菌科细菌可根据萘啶酸（敏感）推测对所有喹诺酮类（敏感）；肠杆菌科细菌可根据头孢噻吩 / 头孢唑林（敏感）推测对所有头孢菌素敏感；肠球菌属可根据氨苄西林推测青霉素的敏感性；根据四环素推测多西环素、米诺环素的敏感性；革兰阳性球菌可根据红霉素推测罗红霉素、克拉霉素、阿奇霉素、地红霉素的敏感性等。

在 CLSI 提供的选药指南中，针对具体的菌种或菌群，根据不同的选择要求将各种抗菌药物分成 A、B、C、U、O、Inv 等不同的组。A 组首选试验和报告抗生素，此类药物中必须选择一种进行药敏试验并向临床报告；B 组首选试验和选择性报告抗生素，此类药物中必须选择一种进行药敏试验，但仅在 A 组药物过敏或耐药或其他报告指征时报告临床；C 组备用抗生素选择性报告；U 组备用抗生素，适用于尿中细菌，仅在尿液中分离的菌株需选择其中一种进行药敏试验并报告临床，非尿液分离株则不需试验；O 组（其他）是指对该组细菌有临床适应证，但一般不允许常规试验与报告的药物；Inv（研究性）组是指对该菌群做研究用且未经 FDA 批准的药物。表内一个小格中的抗生素是一群类似药物，由于他们解释结果和临床效力都很相似，因此不必各个试验。另外，用“或”相连的抗生素抗菌谱和解释结果几乎完全相同，其交叉耐药性和敏感性也几乎完全相同。

三、抗菌药物敏感性试验的质量控制

抗菌药物敏感性试验受培养基、药敏纸片、温度、湿度、菌液浓度等许多因素的影响，要使药敏试验结果准确可靠，必须进行质量控制。

1. 标准菌株的来源　标准菌株是指形态、染色、生化、血清学特性典型而稳定，试验结果重复性好，极少发生变异的菌株。一般由美国菌种保藏中心（American Type Culture Collection ATCC）提供。药敏试验的质量控制一般选用 ATCC 25923（金黄色葡萄球菌）、ATCC 25922（大肠埃希菌）、ATCC27853（铜绿假单胞菌）、ATCC29212（粪肠球菌）为标准菌株。

2. 质控方法　质控菌株的测试应按照本节所述的纸片琼脂扩散法或稀释法的试验步骤进行，并且使用与临床分离株相同的抗菌药物。

3. 质控的频率及失控处理　开始时，应进行每日质控，如连续 30 天质控菌株的每一个药物 / 细菌组合中，超出质控范围的不多于 3 个，可进行每周一次的质控。在周质控的过程中如抑菌圈直径或 MIC 超出预期范围则表示失控，应查找原因，并进行失控处理，直至问题得到解决。

（王应芳）

【参考文献】

1. 周庭银，赵虎. 临床微生物学诊断与图解. 上海：上海科学技术出版社，2001.

2. 倪语星，王金良，徐英春. 抗微生物药物敏感性试验规范. 上海：上海科学技术出版社，2002.

第二节　细菌耐药检测进展

随着科学技术的发展，抗生素的种类和数量大大增加，抗生素的滥用和不合理使用使细菌耐药问题日趋严重。细菌耐药问题已成为全球关注的热点。自 20 世纪末以来出现了多种多重耐药菌、耐药酶，耐甲氧西林的金黄色葡萄球菌（methicillin-resistant *staphylococcus aureus*，MRSA），耐万古霉素肠球菌（vancomycin-resistant *enterococci*，VRE）、超广谱 β- 内酰胺酶（extended-spectrum beta-lactamases，ESBLs）、高产 AmpC 酶、碳青霉烯酶等，甚至出现了耐万古霉素的金黄色葡萄球菌（vancomycin resistant *staphylococcus aureus*，VRSA），给临床微生物学家和临床感染控制学家带来了前所未有的挑战，也给患者带来了沉重的经济负担。作为临床微生物实验室，是这些耐药现象最早发现见证者，应该及时检测出特殊耐药菌、耐药酶。耐药测定包括耐药表型和耐药基因测定。后者采用分子生物学技术完成，PCR（聚合酶链反应）是应用最广泛的测定耐药基因型的一种方法，最为准确，但需要特殊的仪器、设备，操作复杂，基层单位难以开展。耐药表型测定简便易行，临床微生物实验室通常采用。

一、耐甲氧西林的葡萄球菌

1．概述 耐甲氧西林的葡萄球菌是统称，实质上分为，耐甲氧西林的金黄色葡萄球菌，耐甲氧西林的表皮葡萄球菌（methicillin-resistant *staphylococcus epidermidis*，MRSE），耐甲氧西林的凝固酶阴性的葡萄球菌（methicillin-resistant *staphylococci coagulase-negative*，MRSCN）。

1961 年 Jevons 在英国首次发现 MRSA。我国的 MRS 发生率高，据中国细菌耐药监测研究组李家泰综合 14 家医院结果，2002—2003 年住院患者感染 MRSA 占 40%，MRSE 占 29.1%；2005 年 MRSA、MRSCN 的发生率分别达到 51.3% 和 77.4%。

MRSA 容易在人的鼻腔定植，易引起抵抗力差或合并有基础疾病的住院患者的感染，是医院感染最重要的病原菌之一。MRSA 最重要的传播方式是皮肤接触，此外可借食物传播，在烧伤病房也可通过空气传播。近年来，研究者报道，社区感染 MRSA 亦称社区获得性 MRSA（community-acquired MRSA，CA-MRSA）有所增加，应该引起我们的警惕。CA-MRSA 最近流行的 MRSA 变种是于 1997 年在纽约首先发现的，它能够产生一种 PVL 毒素，感染的后果更为严重。CA-MRSA 能够感染健康人，拥挤的监狱中颇为流行，2006 年在美国各地的城镇社区也出现了多次小规模爆发，报道了多起社区家族聚集性的 MRSA 感染。

MRSA 主要耐药机制是由于细菌细胞膜上的与抗菌药物亲和力高的青霉素结合蛋白（PBPs）被抗菌药物亲和力极低的 PBP2a 代替。PBP2a 是 MRSA 对 β- 内酰胺类抗生素主要的耐药机制。从分子水平研究，PBP2a 由 *mecA* 基因编码形成，后者被视为 MRSA 耐药的分子标志。

2．临床意义 几乎所有 MRS 都是多重耐药，它对所有的青霉素类、头孢菌素类和其他 β- 内酰胺类抗生素，如阿莫西林 / 克拉维酸、哌拉西林 / 他唑巴坦及亚胺培南均不敏感，对氯霉素、克林霉素、氨基糖苷类、四环素和大环内酯类及喹诺酮类抗生素多重耐药。万古霉素等糖肽类抗生素成为治疗 MRS 感染的最后一道防线，此外，利奈唑胺对 MRS 也有很好的体外抗菌活性。

3．检测方法

（1）纸片扩散法：临床实验室标准化研究所（Clinical and Laboratory Standards Institute，CLSI）推荐使用此方法（表 1-4-1）。此试验注意事项有：①金黄色葡萄球菌孵育 18 小时，凝固酶阴性葡萄球菌孵育 24 小时；假如凝固酶阴性葡萄球菌在孵育 18 小时后出现耐药则可报告结果；②使用反射光阅读头孢西丁；③温度不超过 35℃。

表 1-4-1 纸片扩散法试验预报 *mecA* 在葡萄球菌中介导的耐药性

抗菌药物（纸片含药量）	微生物群	抑菌环直径（mm）		注释
头孢西丁（30μg）	金黄色葡萄球菌和路邓葡萄球菌	≤21	≥22	头孢西丁对金黄色葡萄球菌纸片扩散法抑菌环直径≤21mm 应报告对苯唑西林耐药，≥22mm 应报告对苯唑西林敏感
	除路邓葡萄球菌外的凝固酶阴性葡萄球菌	≤24	≥25	头孢西丁对凝固酶阴性葡萄球菌纸片扩散法抑菌环直径≤24mm 应报告对苯唑西林耐药，≥25mm 应报告对苯唑西林敏感

（2）琼脂筛选法：把0.1ml的菌液（0.5麦氏单位）均匀涂布在含4% NaCl、6mg/l苯唑西林（或10mg/l甲氧西林）的MH琼脂表面，在35℃下培养24～48小时后，观察结果，如有菌落生长，则为MRS。

（3）乳胶凝集试验：此法主要检测菌株中的青霉素结合蛋白PBP2a。操作简便、结果回报快速，15分钟完成检测，敏感性99%，特异性100%，但价格较昂贵。

4．质控　无论用何种方法检测MRS，都要进行质量控制。阴性菌株：金黄色葡萄球菌ATCC 29213；阳性菌株：金黄色葡萄球菌ATCC 43300。

二、耐万古霉素的金黄色葡萄球菌

1．概述　按CLSI 2007版规定，VRSA是指万古霉素对金黄色葡萄球菌最小抑菌浓度≥16μg/ml。低耐万古霉素的金黄色葡萄球菌（vancomycin intermediate *Staphylococcus aureus*，VISA）是指万古霉素对金黄色葡萄球菌最小抑菌浓度4～8μg/ml。1997年日本首次发现VISA，2002年7月美国报道第1例VRSA（命名为MI1-VRSA），此株菌从一位经肾透析治疗的糖尿病患者伤口中分离。至2006年3月全球共报道4例。中国目前尚未有VRSA的报道。

VRSA首先是MRSA，其耐药机制十分复杂，研究者认为一种机制是粪肠球菌将耐药质粒基因VanA传递给金黄色葡萄球菌。

2．检测方法　由于耐万古霉素金黄色葡萄球菌感染的严重性，各国政府对此非常重视，2003年美国CDC（疾病控制与预防中心）制订了“VRSA/VISA检测和控制指南”，2005年美国CLSI文件的药敏试验执行标准中增加了VRSA/VISA的检测方法和判断标准。对于VRSA/VISA的检测一定要确切。

（1）VRSA/VISA检测方法：此法为美国CDC推荐。

1）挑取可疑菌落常规配制0.5麦氏单位菌悬液。取10μl滴加于含6μg/ml的万古霉素脑心浸液培养基（BHIA），用棉拭子或接种环将其涂开成10～15mm直径大小的区域。

2）将平板置35℃空气培养培养24小时。

3）用反射光，仔细检查是否有小菌落或菌膜生长。

4）如果在筛选培养基上有1个以上的菌落生长，则要确定接种物是否是金黄色葡萄球菌纯培养菌株，并用非自动仪器法检测MIC，可接受的检测方法有：琼脂稀释法、肉汤稀释法、琼脂梯度扩散法。对MIC≥4mg/L的菌株要求通知当地CDC或卫生主管部门，同时保存菌种，并送CDC做最终确定。

5）报告：如果无菌落生长，报告万古霉素敏感；有>1个菌落生长，报告可能为VISA/VRSA菌株。

6）注意事项：①每块平板最多可筛选8株细菌，接种时应避免重叠；②筛选培养基不能检测金黄色葡萄球菌对万古霉素的耐药水平；③革兰阴性杆菌、VRE等也可在筛选培养基上生长，所以筛选阳性的菌株应重新鉴定。

（2）报告程序：检出可疑VRSA/VISA报告时要通过程序，更需谨慎。美国CDC推荐的程序是经万古霉素脑心浸液培养基平板筛选可能为VISA/VRSA的菌株，必须按下列程序进行：①检查纯度；②确证菌株鉴定准确；③重复测定菌株MIC（不用自动化仪）；④保存菌株；⑤通知感染控制科，医师，当地防疫站和CDC可能有VISA/VRSA；⑥将菌株送参考实验室加以确证。

三、葡萄球菌属诱导克林霉素耐药检测

1．概述　大环内酯耐药的金黄色葡萄球菌和凝固酶阴性葡萄球菌对克林霉素可能有结构性或诱导性耐药或只对大环内酯类耐药。

2．临床意义　D-test 阳性提示存在可诱导的克林霉素耐药，应报告分离株对其耐药。报告中应注明“通过诱导克林霉素耐药试验，推测此菌株对克林霉素耐药，克林霉素对某些患者可能仍有效”。此外，B 群链球菌是引起妇女妊娠期和围生期感染的重要病原菌，对于分娩期和围生期妇女预防性用药，推荐使用青霉素和氨苄西林。但对青霉素过敏的高危险者，建议使用克林霉素或者红霉素。因此，当从对青霉素过敏的妊娠妇女分离到 B 群链球菌时，应进行克林霉素和红霉素的“D”试验。

3．检测方法　CLSI 推荐采用“D”试验。①按纸片法常规涂抹菌株，距红霉素（15μg）纸片边缘 15～26mm 处放置含克林霉素（2μg）纸片；② 35℃ 16～18 小时孵育；③观察结果：克林霉素抑菌环出现“截平”现象，形似英文字母“D”（称为“D”抑菌环），为阳性；克林霉素抑菌环不出现“截平”现象，为阴性；④质控：阴性菌株：金黄色葡萄球菌 ATCC BAA-976（含 *msrA* 介导仅对大环内酯外排耐药）；阳性菌株：金黄色葡萄球菌 ATCC BAA-977（诱导 *ermA* 介导耐药）。

四、耐万古霉素肠球菌

1．概述　2007 版 CLSI 定义的 VRE 是指万古霉素对肠球菌 MIC≥32μg/ml 或抑菌环≤14mm。第一株 VRE 是美国发现的粪肠球菌，这标志着后抗生素时代的到来。美国 VRE 发生率约 28%，我国 VRE 发生率 0～3%。VRE 主要有 5 种表型，即 VanA、VanB、VanC、VanD 和 VanE，分别由不同的耐药基因簇编码，除 VanC 为天然耐药外，其余均为获得性耐药。VanA 对万古霉素和替考拉宁呈高水平耐药；VanB 对万古霉素呈不同程度耐药，对替考拉宁敏感；VanC 对两种抗生素呈低水平耐药。

2．临床意义　VRE 菌株治疗可选用氯霉素、红霉素、四环素（或多西环素或米诺环素）及利福平（不单独使用）。也可选择利奈唑胺，奎奴普丁 / 达福普汀。

3．检测方法　对于中介值的菌株应进行 MIC 测定或者进行万古霉素琼脂筛选试验。

（1）配制 0.5 麦氏单位受试菌菌悬液，涂布于含万古霉素 6μg/ml 的脑心浸液琼脂（BHIA），涂布区域直径不小于 10～15mm。

（2）（35±2）℃空气孵育 24 小时。

（3）观察结果：仔细观察生长现象，发现任何生长包括小菌落（>1）或菌膜，提示 VRE。

（4）质控：阴性菌株：粪肠球菌 ATCC 29212；阳性菌株：粪肠球菌 ATCC 51299（对氨基糖苷类和万古霉素耐药株）。

五、高水平耐氨基糖苷类肠球菌

1．概述　肠球菌高水平氨基糖苷类耐药（high level aminoglycoside resistance，HLAR）是由于肠球菌产生氨基糖苷钝化酶对多种氨基糖苷类抗生素修饰灭活，从而表现出多重耐药。我国部分地区 HLAR 发生率 37.7%，如湖北省。

2．临床意义　严重的肠球菌感染，如心内膜炎，需要作用于细胞壁的抗菌药物如氨苄西林、青霉素或万古霉素（敏感株）加一种氨基糖苷类药物进行联合治疗，若此菌对庆大霉

素和链霉素非高水平耐药，上述药物联合对肠球菌可起到协同杀菌效果；如果是 HLAR，则氨基糖苷类药物不能与氨苄西林、青霉素、万古霉素联合作用。

3. 检测方法　最简便的方法是 CLSI 推荐的纸片扩散法。见表 1-4-2。质控菌株与 VRE 质控相同。

表 1-4-2　高水平耐氨基糖苷类（HLAR）纸片扩散法筛选试验

抗微生物药	纸片含量	抑菌环直径（mm）			相对应 MIC 值（μg/ml）		注释
		R	I	S	R	S	
庆大霉素 HLAR	120μg	6	7～9	≥10	≥500	≤500	如果抑菌环为 7～9mm，此试验无法定论。应当使用琼脂稀释法或微量肉汤稀释筛选试验确定耐药性
链霉素 HLAR	300μg	6	7～9	≥10	—	≤500（肉汤）和≤1000（琼脂）	对于链霉素，微量肉汤稀释法的 MIC＞1000μg/ml，琼脂稀释法的 MIC＞2000μg/ml，即为耐药

六、耐青霉素的肺炎链球菌

1. 概述　根据 CLSI 标准，耐青霉素的肺炎链球菌（penicillin resistant *streptococcus pneumoniae*，PRSP）是指对青霉素 MIC≥1.0μg/ml 的肺炎链球菌；低耐青霉素的肺炎链球菌（penicillin intermediate *streptococcus pneumoniae*，PISP）指 MIC 值 0.12～1.0μg/ml 之间的菌株为相对耐药（低耐）菌株。自 1967 年 PRSP 在澳大利亚首次报道并确诊以来，各国均相继发现了 PRSP，且发生率逐年提高。PRSP 的发生率在不同国家甚至在同一国家的不同地区均有明显差异。美国 20 世纪 80 年代肺炎链球菌的总青霉素耐药率不足 5%，而且均为低水平耐药，然而至 90 年代初，青霉素总耐药率迅速攀升到 17%，目前已经超过 30%。我国报道肺炎链球菌对青霉素不敏感性目前主要表现为以 PISP 增加为主的上升，中国细菌耐药监测研究组 2002—2003 年数据显示，PRSP 发生率 2.9%，PISP 32.4%。上海地区 2005 年数据显示青霉素不敏感株肺炎链球菌（PNSP）的检出率儿童患者（72.0%）高于成人患者（18.2%）。

PRSP 的耐药机制主要是 PBP 蛋白拼图样改变使肺炎链球菌对青霉素耐药，但中介耐药常常由于在抗生素压力下水平传播，而高度耐药和多重耐药可能是克隆传播。

2. 检测方法　肺炎链球菌对青霉素敏感性测定采用纸片扩散法，使用 1μg 苯唑西林检测。

（1）配制 0.5 麦氏单位的菌悬液，涂抹于 5% 羊血 MH 琼脂，贴 1μg 苯唑西林纸片。

（2）35℃，5% CO_2 环境孵育 20～24 小时。

（3）观察结果：若苯唑西林抑菌环≥20mm 则为青霉素敏感的肺炎链球菌，认为除对青霉素敏感外，也对氨苄西林、阿莫西林、阿莫西林 / 克拉维酸、其他第二代、第三代头孢类药物及亚胺培南、美罗培南敏感。若苯唑西林抑菌环≤19mm 的菌株，不能判定是 PRSP，而应当测定青霉素和头孢噻肟或头孢曲松或美罗培南的 MICs，因为抑菌环≤19mm，可以发生在青霉素耐药、中介或某些敏感菌株中，不能仅仅根据苯唑西林的抑菌环≤19mm，就报告对青霉素耐药或中介。在实际工作中，经常会遇到苯唑西林抑菌环≤19mm 而青霉素 MICs 敏感的肺炎链球菌。

七、β- 内酰胺酶

（一）概述

β- 内酰胺酶（beta-lactamases，BLA）的产生是细菌对 β- 内酰胺类抗菌药物耐药最常见的机制。葡萄球菌、肠球菌、卡他布兰汉菌、淋病奈瑟菌、嗜血杆菌属、军团菌、脆弱拟杆菌等菌株常产生β-内酰胺酶。流感嗜血杆菌β-内酰胺酶产生率2003年9.1%，卡他布兰汉菌几乎100%产生β-内酰胺酶。

（二）检测方法

BLA检测方法有多种，如碘-淀粉法、酸定量法、头孢菌素显色法等。最简便的方法是头孢硝噻吩纸片法：接种环挑取菌落，涂抹于头孢硝噻吩纸片，10分钟内纸片由黄色变为红色即为阳性，表示产色头孢菌素的β-内酰胺环被打开，提示BLA阳性。头孢硝噻吩试纸棒由于表面积小，颜色变化没有纸片法清晰，不易观察结果。

（三）临床意义

1．β-内酰胺酶阳性的葡萄球菌和肠球菌意味着对青霉素和乙酰氨基青霉素（如氨苄西林，阿莫西林）、羧基青霉素（羧苄西林）和脲基青霉素（如美洛西林、哌拉西林）耐药。

2．β-内酰胺酶阳性的嗜血杆菌属、淋病奈瑟菌和卡他布兰汉菌意味着对青霉素、氨苄西林和阿莫西林耐药。

3．β-内酰胺酶试验结果阴性并不能排除由其他机制引起的耐药。

八、超广谱β-内酰胺酶

（一）概述

超广谱β-内酰胺酶（extended-spectrum beta-lactamases，ESBLs）是质粒介导的由β-内酰胺酶（BLA）基因TEM-1、TEM-2、SHV-1突变造成1～4个氨基酸改变而形成的一类酶，可水解头孢噻肟（CTX），头孢他啶（CAZ）等三代头孢菌素和单环酰胺类抗生素，并可被β-内酰胺酶抑制剂（如克拉维酸）抑制。主要由大肠埃希菌、克雷伯菌属产生；其次阴沟肠杆菌，变形杆菌属、黏质沙雷菌、铜绿假单胞菌、鲍曼不动杆菌等菌也可产生。

自1983年德国首次从臭鼻克雷伯杆菌中分离出SHV–2基因型ESBL以来，其数量及种类已在世界各地迅速增长。我国大肠埃希菌、肺炎克雷伯菌ESBLs发生率在15%～35%，部分地区高达40%～50%；奇异变形杆菌报道2003—2004年发生率12.1%。

（二）临床意义

ESBLs阳性提示对所有广谱青霉素，一、二、三、四代头孢菌素，氨曲南耐药。临床治疗可选用碳青霉烯类抗生素（美罗培南，亚胺培南）；β-内酰胺/β-内酰胺酶抑制剂复合物（如头孢哌酮/舒巴坦，哌拉西林/他唑巴坦）；头孢西丁；阿米卡星。另据报道磷霉素-氨丁三醇对产ESBLs菌有很低的耐药率，可用于治疗产ESBLs菌感染，尤其是尿路感染。

（三）检测方法

CLSI明确规定了ESBLs的筛选试验及确认试验，两个试验均为纸片扩散法。

1．常规配制0.5麦氏单位菌悬液，涂抹MH琼脂，贴相应药物种类的纸片。

2．35℃普通环境培养16～18小时。

3．结果判读　见表1-4-3。

4．质控　阳性菌株：肺炎克雷伯菌ATCC 700603；阴性菌株：大肠埃希菌ATCC 25922。

需要注意的是此试验仅推荐用于肺炎克雷伯菌、产酸克雷伯菌和大肠埃希菌、奇异变形杆菌，对于其他革兰阴性杆菌ESBLs报道可采用改良三维试验测定表型或测定耐药基因更为准确。

表 1-4-3 肺炎/产酸克雷伯菌、大肠埃希菌和奇异变形杆菌中 ESBLs 检测的筛选与确证试验

方法	筛选试验	表型确证试验
抗微生物药物纸片浓度	头孢泊肟 10μg 或 头孢他啶 30μg 或 氨曲南 30μg 或 头孢噻肟 30μg 或 头孢曲松 30μg	头孢他啶 30μg 头孢他啶/克拉维酸 30/10μg 头孢噻肟 30μg 头孢噻肟/克拉维酸 30/10μg
判读结果	肺炎克雷白菌、产酸克雷白菌和大肠埃希菌： 头孢泊肟抑菌环直径≤17mm 头孢他啶抑菌环直径≤22mm 氨曲南抑菌环直径≤27mm 头孢噻肟抑菌环直径≤27mm 头孢曲松抑菌环直径≤25mm 奇异变形杆菌： 头孢泊肟抑菌环直径≤22mm 头孢他啶抑菌环直径≤22mm 头孢噻肟抑菌环直径≤27mm 上述抑菌环直径提示菌株可能产生 ESBLs	2 个药物中有任何一个，在加克拉维酸后，抑菌环直径与不加克拉维酸的抑菌环相比，增大值≥5mm 时，判定为产 ESBLs（如，头孢他啶的抑菌环 = 16mm；头孢他啶/克拉维酸的抑菌环 = 21mm）

（孟 灵）

【参考文献】

1. Clinical and Laboratory standards Institute. Performance standards for antimicrobial susceptibility testing: seventeenth information supplement（M100-S17）.CLSI, 2007.

2. 杨长顺. MRSA 耐药机制与分子生物学检测方法研究新进展. 中华医院感染学杂志，2007，17（3）：356-358.

3. 李家泰，齐慧敏，李耘. 2002—2003 年中国医院和社区获得性感染革兰阳性细菌耐药监测研究. 中华检验医学杂志，2005，28（3）：254-265.

4. 王辉，孙宏莉，陈民钧. 2005 年我国五家教学医院革兰阳性球菌耐药监测研究. 中华检验医学杂志，2006，29（10）：873-878.

第三节 血液标本的细菌学检验

血培养是用来发现、识别无菌血液中的细菌、真菌。当机体出现菌血症、败血症、脓毒血症，血培养可确定病原菌，挽救患者的生命。

临床送检的血培养标本，多数来自菌血症患者。导致菌血症的病因有局部感染如腹膜炎、脑膜炎、手术感染、泌尿系感染等；某些感染性疾病如伤寒、布鲁士热，菌血症通常是它们的一个特征；静脉插管或其他侵入性检查、治疗可以引起医源性菌血症；持续的菌血症是血管内膜感染的一个特征，如心内膜炎、感染的动脉瘤。

血培养有重要的临床应用价值，2004 年中华医学会检验医学分会编写了《临床微生物学血培养操作规范》对临床微生物检验工作有指导作用。

一、血液常见致病菌（表 1-4-4）

表 1-4-4 菌血症和真菌血症的常见致病菌

革兰阴性菌	革兰阳性菌
大肠埃希菌	金黄色葡萄球菌
克雷伯菌属	凝固酶阴性葡萄球菌（CNS）
肠杆菌属	链球菌（A 群、B 群、草绿色）
变形杆菌属	肺炎链球菌
沙门菌属	肠球菌属（最常见为粪肠球菌）
铜绿假单胞菌	产单核李斯特菌
脑膜炎奈瑟菌	梭状芽孢杆菌（厌氧菌）
流感嗜血杆菌	分枝杆菌
布鲁菌属	蜡样芽孢杆菌（恶性血液病）
脆弱拟杆菌（厌氧菌）	假丝酵母菌属

二、检 验 方 法

血培养可进行传统的手工培养和自动血培养仪培养。

1. 手工培养 临床微生物室收到标本后，应立即置于 35℃孵育箱，每天观察血培养瓶的生长情况，是否有培养基混浊、沉淀、溶血、菌膜、色素、产气、凝固等现象；有的手工培养瓶为双相瓶，即同时含有液体和固体培养基，因此，观察时也要注意固体培养基上是否有小菌落。无论何种培养瓶，一天至少观察 3 次，每次观察后都应轻轻摇匀，双相瓶要注意倾斜放置 15～30 分钟后再直立。根据变化可初步推测可能的感染菌，详见表 1-4-5。

表 1-4-5 血培养肉汤性状与感染菌的关系

肉汤性状	推测可能感染细菌
均匀混浊生长，生长速度快，发酵葡萄糖，产酸产气	肠杆菌科
均匀混浊生长并带有绿色荧光	铜绿假单胞菌
沉淀生长或沉积的红细胞表面有较小的“棉球样”生长现象	链球菌属
胶冻状凝固现象或在沉积的红细胞表面有不均匀的颗粒状	葡萄球菌属
表面出现菌膜，培养液清晰	枯草杆菌或类白喉棒状杆菌
肉汤溶血及在肉汤表面有清楚的小薄膜	革兰阳性芽孢杆菌属或真菌

2. 仪器培养 血培养仪操作简单、阳性率高。目前，通过美国 FDA 认证的血培养仪有 BD 公司 9000 系列、梅里埃公司 3D 血培养仪等。它们的检测原理多采用 pH 产色法或荧光增强法，因此能及时发现阳性标本，大大提高了培养效率。血培养仪配备有多种血培养瓶，有厌氧瓶、需氧瓶、真菌瓶；也有普通瓶、加有树脂或活性炭的抗生素吸附瓶，如 BD 公司的树脂瓶，具有吸附部分抗生素的能力，可吸附在抗菌药物域值浓度范围内的 β- 内酰胺类抗菌药物（氨苄西林，头孢噻肟），以及万古霉素。

临床微生物室收到标本后，立即将培养瓶按血培养仪说明编号、扫描、放入仪器指定孔内，仪器会自动定时监测，一旦出现阳性标本，就会以多种方式报警。当然，仪器会有一定比例的假阳性率和假阴性率，假阳性指仪器报警后，培养瓶肉汤直接涂片找不到细菌，转种平板，亦无细菌生长，仪器也无生长曲线表现。如果仪器不报警，涂片有细菌，转种平板也有细菌生长，即为假阴性。嗜麦芽寡氧单胞菌、铜绿假单胞菌等菌感染延迟放入培养瓶，可造成假阴性。

三、检验及报告程序

血培养阳性后首先应无菌操作从培养瓶中取肉汤 2～3 滴涂片，自然干燥后，进行革兰染色，根据染色结果转种相应培养基，并及时报告临床，建议采用三级报告制度。转种时，先用 75% 乙醇消毒培养瓶盖，再用注射器抽取肉汤，阳性瓶中气体产生多者先将气体抽出以减小瓶内压力，注意防止污染，加强生物安全防护，减少因利器刺破手指引起的职业暴露。实验室接种培养基见表 1-4-6，检验、报告程序见图 1-4-1。

表 1-4-6 根据革兰染色特征选择培养基

染色特点	5%～10% CO_2 孵育[a]				空气孵育[b]	厌氧气体孵育
	血琼脂	巧克力琼脂	中国蓝	麦康凯	沙保弱	厌氧血琼脂
革兰阳性球菌	√					√
革兰阳性杆菌	√			√		√
革兰阴性球菌	√	√				√
革兰阴性杆菌	√	√	√			√
真菌	√				√	

注释：“√”代表选择；a：所有培养至少孵育 48 小时；b：25～30℃孵育

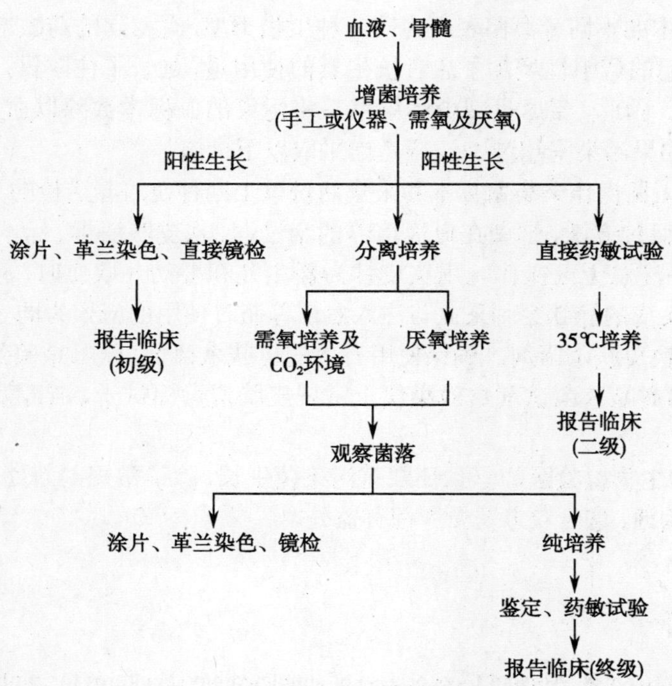

图 1-4-1 血培养检验、报告程序

但在实际工作中，有时阳性瓶直接涂片后看不到细菌，原因主要是：出现假阳性瓶；或者是细菌与破碎细胞残渣和（或）染液沉渣混在一起，不易被发现，此时，应该在较薄的视野里仔细寻找细菌（结构完整的球形或杆形），也可采用瑞氏染色从而清楚地区分细胞和细菌。有时阳性瓶直接涂片后见到细菌，培养后无菌生长，可能是苛氧菌、厌氧菌感染，此时，应注意改变培养条件再次转种；也可能是肺炎球菌等具有自溶特点的细菌，仪器报警后没有及时转种，长时间培养细菌发生自溶死亡。还需注意的是有的细菌在液体、固体培养基中生长有所差异，因此会造成直接涂片和培养后细菌形态的不一致。此外，两瓶血培养（厌氧、需氧）均为阳性，多数情况下是同一种细菌生长，但也可鉴定出两种不同细菌，若两瓶均为同种结果，应考虑是复数菌感染；若两瓶一瓶一种细菌，要考虑是否为污染菌，应及时和临床沟通，并建议重新采集标本。

四、污染菌的问题

污染菌是临床微生物检验中不可避免的问题。通过严格消毒皮肤规范采血及无菌接种，可以最大限度避免血培养的污染菌。但是，即使在理想的条件下，约 3%～5% 血培养中仍有污染菌的生长，污染菌多来源于皮肤（如凝固酶阴性葡萄球菌，微球菌，丙酸杆菌）或环境（如蜡样芽孢杆菌、类白喉棒状杆菌、不动杆菌属）。据报道单次血培养凝固酶阴性葡萄球菌、草绿色链球菌、肠球菌阳性，污染可能性分别为 85%、52%、22%，而这些细菌也可引起心内膜炎或败血症，尤其是免疫力受损的患者。根据报道认为，下列情况应该怀疑真正的致病菌：

1. 两瓶同种血标本检出同一种细菌。
2. 多个标本培养检出同一种细菌。如血液、骨髓中均检出蜡样芽胞杆菌。
3. 微生物生长快速。
4. 同一种标本的不同分离菌表现为同一种生物类型，有相同的药敏谱。

由污染菌引起的假阳性增加了患者抗生素的使用量，延长了住院日，加重了经济负担，误导了临床治疗。因此，要尽量减少污染率。将污染的血标本数除以血标本总数，即得到血培养污染率。如果污染率超过 3%，应考虑采取以下措施：

1. 加强宣传无菌操作采集血标本和采集两份以上同种血培养送检的重要性。
2. 无论采取何种方法，强调在血液培养的全过程，从皮肤消毒、标本采取、运行、分离移种等，都应十分注意无菌操作。用头皮针为新生儿和婴幼儿取血时，应换针头再将血注入培养瓶中。非头皮的静脉穿刺采血与注入血培养瓶时使用的应该为同一针头。
3. 检查或更换皮肤杀菌剂。确保使用有效的皮肤杀菌剂，碘酊杀菌效果优于聚维酮碘（碘附），高质量的商品杀菌试剂盒效果优于常规皮肤消毒棉拭子，消毒效果最好的是 75% 乙醇。

总之，临床微生物检验医师一旦怀疑有污染菌生长，除了常规判断处理外，还要与临床医师进行良好的沟通，这对双方及患者都有益处。

（孟　灵）

【参考文献】

1. Viganò EF, Vasconi E, Agrappi C, et al. Use of simulated blood cultures for antibiotic effect on time to detection of the two blood culture systems BacT/ALERT and BACTEC 9240. New Microbiol, 2004, 27(3): 235-248.

2. 张秀珍. 当代细菌检验与临床. 北京：人民卫生出版社，1999.

3. J.Vandepitte，k.engbaek，p.piot，et al. 临床细菌学基础实验室程序. 王登先，白念峰，史旭波，等译. 北京：人民卫生出版社，1997.

第四节　下呼吸道标本细菌学检验

下呼吸道包括气管、支气管、细支气管、终末细支气管及肺泡，通常无菌。但由于上呼吸道正常寄生菌群的影响，下呼吸道标本的微生物学检验结果往往难于正确判断，存在各种各样的问题，带来了工作的困惑。

一、常见致病菌

下呼吸道感染最常见的疾病有急性或慢性支气管炎、肺脓肿、肺炎、支气管肺炎、肺结核等。引起这些感染的病原菌见表 1-4-7。

表 1-4-7　下呼吸道标本病原菌

革兰阳性菌	革兰阴性菌
肺炎链球菌	流感嗜血杆菌
化脓性链球菌	卡它布兰汉菌
金黄色葡萄球菌	克雷白菌属
肠球菌属	阴沟肠杆菌
放线菌	大肠埃希菌
奴卡菌	鲍曼不动杆菌
百日咳鲍特菌	铜绿假单胞菌
白喉棒状杆菌	黄杆菌属
结核分枝杆菌	军团菌
假丝酵母菌属	韦荣球菌（厌氧菌）
曲霉菌	

二、检 验 程 序

（一）标本的验收

痰标本的质量好坏直接与是否客观反映患者病情相关。因此，实验室接收痰标本时，除常规核对检验信息和容器外，还要特别注意观察标本的性状，如唾液过多或水样的痰标本或标本中有过多的食物残渣，则拒收；标本涂片镜下观察白细胞与上皮细胞的比例，白细胞 < 10 个 / 低倍镜和鳞状上皮细胞 > 25 个 / 低倍镜，表示该标本已污染正常菌群，建议重送标本。目前，临床微生物检验人员对此已达成共识。

（二）目测检查

痰标本的外观与疾病的种类有关，如铁锈色痰多见于肺炎链球菌引起的大叶性肺炎；黄绿色脓痰常为铜绿假单胞菌感染或干酪样肺炎；痰液有黄色颗粒提示可能与放线菌属或奴卡菌感染有关。因此，要认真观察标本性状并记录。需要描述标本的颜色和性状：

1. 脓性痰　绿色或黄色。

2. 脓性的黏液痰。

3. 带血痰液。

4. 黏液痰 灰色或白色。

5. 泡沫样痰。

6. 口水样痰 应拒收。

7. 唾液 应拒收。

（三）显微镜检查

标本进行涂片革兰染色，低倍镜观察结果，判断标本的质量，结果见表1-4-8。不同地区的实验室对痰标本分级的方法会略有差异，有的分级多、有的分级少，但对不合格标本的判断是一致的。痰涂片还有助于判断致病菌，若白细胞内吞噬有细菌或有趋向性靠近白细胞周围的细菌，可考虑为致病菌。

表1-4-8 痰液标本的直接涂片分级

分类	细胞数/低倍镜		细菌种类	结果判断
	白细胞	鳞状上皮细胞		
A	>25	<10	1～3	合格可用于细菌培养
B	>25	10～25	1～3	尚合格可用于细菌培养
C	<10	>25	>3	不合格，重送标本

（四）分离培养

1. 痰液接种前处理——乳化（均质化） 脓性痰或黏液痰需要用胰酶均质化，效果较为理想的有英国Oxoid产品Sputasol乳化剂。有两种使用方法：

（1）1瓶Sputasol液体+100ml灭菌水，分装2ml/支，贮存于2～8℃，可使用48小时。取一支加入等量的痰液以后，置室温15分钟，振摇混匀，接种平板。

（2）直接加液体，每毫升痰液加入75μl Sputasol，置室温15分钟，振摇混匀，接种平板。

2. 接种 根据分离目的选择平板，为了提高培养阳性率，建议同时接种血琼脂，万古霉素巧克力琼脂，中国兰或麦康凯琼脂，沙保弱琼脂。特殊细菌接种专用培养基。接种时用无菌棉签取多量标本涂抹一区、再用接种环分区划线接种整个平皿，一个平板只接种一份标本，孵育条件和平板选择见表1-4-9。

表1-4-9 痰标本孵育条件和培养基选择

分离目的	5%～10% CO_2孵育		空气孵育		
	血琼脂	万古巧克力琼脂	中国兰	麦康凯	沙保弱
一般细菌	√			√	
肺炎球菌	√			√	
嗜血杆菌属	√	√			
革兰阴性杆菌	√		√		
真菌	√				√

注释："√"代表选择。

3. 菌落观察 观察菌落主要查找肺炎链球菌、流感嗜血杆菌、卡他布兰汉菌、金黄色葡萄球菌、化脓性链球菌等优势菌生长和菌落纯的革兰阴性杆菌。肺炎链球菌和流感嗜血杆菌的检出率是衡量一个微生物室水平的重要依据，因此对于包括以上两种菌在内的苛养菌的鉴定应引起重视。其他注意要点如下：

（1）为防止慢生长细菌，如卡他布兰汉菌、奴卡菌、嗜血杆菌属的遗漏，24 小时培养后细菌生长稀少或未生长的平板应继续培养 24～72 小时再报告结果。

（2）对于嗜肺军团菌培养，BCYE 平板至少观察 5 天，每天观察平板上生长情况。

（3）对于百日咳鲍特菌培养，鲍金（Bordet-Gengou）培养基：35℃（不含 CO_2）放 5 天。

（4）如果生长 α- 溶血性链球菌、扁平而界限清楚的菌落、中央凹陷，提示肺炎链球菌；若 α- 溶血性链球菌混合其他菌，则先分纯，在分纯的第一区贴上奥普托星纸片（optochin 纸片，OP），35℃ 5%～10% CO_2 环境孵育 18～24 小时，若敏感，考虑肺炎链球菌。

（5）如果在常规培养中发现了微小的水滴菌落、巧克力平板菌落更大、更清晰、提示可能是流感嗜血杆菌，必须先报告给临床。

（6）发现光滑、灰白色似“珍珠样”菌落并且菌落在平板上易破碎，易推开，应怀疑卡他布兰汉菌。鉴定此菌可采用 Catarrhalis 纸片（remel 公司），纸片蘸取菌落，在 2 分钟之内，纸片由红色变为蓝绿色，则为阳性，可确定卡他布兰汉菌，非常方便。

（7）在血琼脂和巧克力琼脂上灰白、圆形、无光泽有酵母味，提示假丝酵母菌。

（8）观察鉴定完毕，平板应保存 3～4 天。

4. 鉴定、药敏试验、报告　见图 1-4-2。细菌分离培养为正常菌群时，最终检验结果应报告“正常菌群生长”。若无菌生长应报告“经 48 小时培养无细菌生长”。

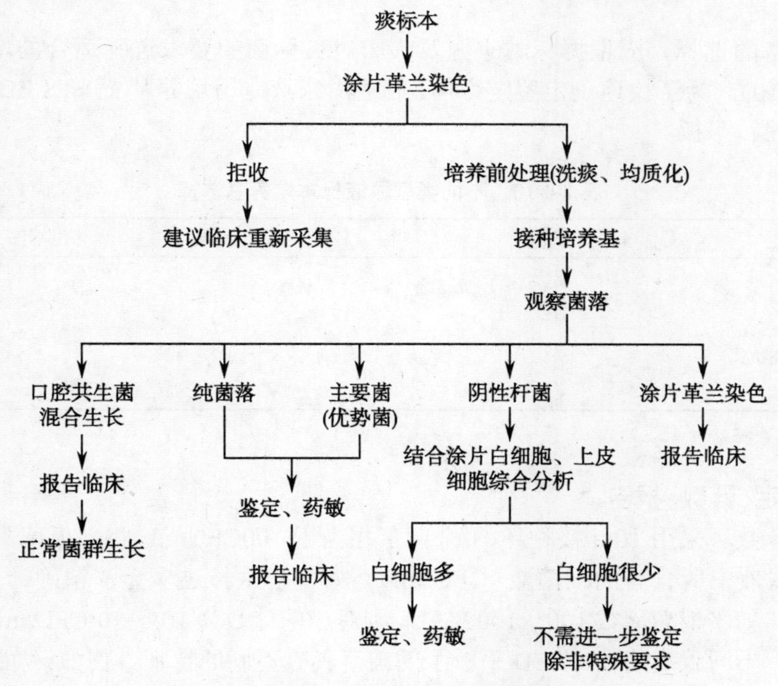

图 1-4-2　痰标本细菌学检验流程

（孟　灵）

【参考文献】

1. 张秀珍. 当代细菌检验与临床. 北京：人民卫生出版社，1999.

第五节 尿液标本的细菌学检验

尿路感染是人类最常见的感染之一，感染最常见的部位是膀胱和尿道（下尿路感染），感染上行可累及输尿管和肾脏（上尿路感染）。诊断尿路感染最常用的方法是进行尿液标本的细菌学检查。

一、常见致病菌

引起尿路感染的病原菌最常见是大肠埃希菌，其次有肠球菌属、变形杆菌属、阴沟肠杆菌、克雷伯菌属、假单胞菌属、腐生葡萄球菌、淋病奈瑟菌等。

二、检验程序

（一）标本接种

1. 标本接收　观察尿液标本的性状，是否混浊、沉淀。应该拒收污染的尿液标本，如从导尿袋底端留取的标本、小便器中倾倒的标本、未用无菌杯盛放的标本等。

2. 定量接种　尿标本接种量的准确性直接影响菌落计数，因此必须定量接种。一般使用 10μl 接种环连续划线，建议用一次性定量接种环，如果是白金环要定期校准和更换，防止变形。接种时以垂直方向持拿，使环圈刚好浸入尿液表面（不可使尿液碰到环上方的环柄），取尿液进行接种。

3. 培养基的选择　应根据标本来源及临床对目标菌的要求选择适合的培养基和培养条件（表 1-4-10）。为了快速确定鉴定方向，可选用尿液专用培养基——CLED（胱氨酸 - 乳糖 - 电解质琼脂）平板。

表 1-4-10　不同类型尿液标本培养基选择

标本种类	血平板	中国兰或麦康凯	CLED 平板
中段尿	√		√
导尿管尿	√		√
耻骨联合上穿刺尿	√	√	
肾造瘘术尿	√	√	

注："√"代表选择。

（二）鉴定、计数、报告

1. 菌落计数　采用 10μl 接种环，1 个菌落相当于 100CFU/ml，将平板菌落数乘以 100，即为每毫升尿液中所含有的细菌数（CFU/ml）。如菌落生长过多无法精确计数时，则报告 $>10^5$CFU/ml。如平板菌落数 100～1000CFU，则对应的计数为 10^4～10^5CFU/ml。

2. 鉴定　不同致病菌在 CLED 平板上的菌落具有不同的特征。例如：大肠埃希菌——黄色、中央深黄、直径约 1.25mm；克雷伯菌属——黄色或浅蓝，黏液状菌落；变形杆菌——通常比大肠埃希菌小的蓝色菌落，无蔓延状生长；沙门菌属——扁平、蓝色；铜绿假单胞菌——绿色；粪肠球菌——黄色，直径 0.5mm；金黄色葡萄球菌——深黄，直径 0.75mm；凝固酶阴性葡萄球菌——淡黄或白色，比粪肠球菌更不透亮；乳酸杆菌——粗糙外表，非常小的灰色菌落；假丝酵母菌——小蓝色菌落。

3. 结果评价　多年来，临床认为清洁中段尿中细菌数目 > 10^5CFU/ml 才是诊断泌尿系感染的可靠证据。但是，研究发现细菌数为 10^4CFU/ml 或更少不能排除感染。对不同方法获取的尿液标本培养结果需正确评价，才能有效指导临床合理治疗。中段尿、导管尿结果评价见表 1-4-11，其中有意义的鉴定结果和药敏试验回报临床；耻骨上膀胱穿刺尿和肾造瘘尿只要有菌落，无论多少数量、种类，都有意义，所有细菌均要做鉴定和药敏试验并回报临床；培养 24～48 小时的阴性结果应报告“培养 ×× 小时无细菌生长”。

表 1-4-11　中段尿、导管尿培养结果评价

菌种数目	1 种				2 种					≥3 种
菌株种类	G^+ 或 G^-			真菌	A: 细菌 B: 细菌			A: 细菌 B: 真菌 < 5 个	A: 细菌 B: 真菌 > 5 个	
菌落计数	> 10^5	10^4～10^5	< 10^4	少、中、大量	A > 10^5 B < 10^4	A > 10^5 B > 10^5	A 10^4～10^5 B 10^4～10^5	A > 10^5 或 10^4～10^5	A < 10^4 B 少、中大量	无意义
鉴定	√	√	×	√	A√ B×	A√ B√	A√ B√	A√ B×	A× B√	无意义
药敏	√	√	×	×	A√ B×	A√ B√	A√ B√	A√ B×	A× B×	

注：“√”代表选择作此项试验；“×”代表选择不作此项试验

（三）几个重要的问题

1. 尿标本直接染色与药敏　由于急性尿路感染的病原菌大多由一种细菌引起，这就为尿标本直接药敏试验提供了条件。尿标本不离心直接革兰染色并进行直接药敏试验是一种快速、简便、经济的方法，可在 24 小时内报告初步的药敏结果，以供临床早期用药参考。有研究者对 166 例革兰阴性菌和 51 例革兰阳性菌菌尿标本同时进行直接纸片扩散法和培养后纯菌落纸片扩散法药敏试验，两种方法结果比较无显著性差异，并提出尿标本涂片油镜下每个视野细菌数≥2 则可采用直接药敏试验。

2. 影响菌落计数的因素　以下因素可使尿液中细菌数量减少，判断结果时应予以注意：①使用抗生素治疗，细菌生长受到抑制；②尿液稀释，尿比重 < 1.003，营养成分减少，细菌生长迟缓；③尿 pH < 5.0 或 > 8.5，细菌生长受阻；④尿频时，膀胱内细菌停留时间短，菌落数减少；⑤尿道口消毒液混入标本中，影响细菌繁殖，菌落数减少；⑥不同种类的细菌生长速度不同、营养要求不同，菌落计数有所不同，有文献推荐：革兰阴性菌以菌落计数 > 10^5CFU/ml，而革兰阳性菌以菌落计数 > 10^4CFU/ml 为诊断尿路感染的标准。

3. 尿培养中常见的错误

（1）将尿液标本接种于增菌液中。

（2）将中段尿标本离心后取沉渣进行一般细菌培养，因为离心会使污染菌也集中于沉淀部分，导致错误结果。

（3）标本保存时间过长，细菌大量繁殖。

（4）直接用导尿管头划线培养。

（5）使用中段尿标本做厌氧菌培养。

（孟　灵）

【参考文献】

1. 马筱玲，李桂琴. 临床微生物学尿培养操作规范. 中华检验医学杂志，2005，28（10）：1085-1088.

2. 季海生，朱德全. 尿标本直接药敏在老年住院患者尿路感染中的应用及病原菌分布研究. 中华医院感染学杂志，2006，16（6）：711-715.

3. 杨锦红，李向阳，陶洪群. 菌尿症标本的直接药敏试验. 上海医学检验杂志，2003，18（3）：157-159.

第六节　粪便标本的细菌学检验

急性腹泻可由病毒、细菌、真菌、原虫、蠕虫等感染引起，也可由使用抗生素引起。粪便的细菌培养对细菌性腹泻确定病原菌有重要意义。病原菌感染时，从肠道正常菌群中分离出致病菌并非易事，需要细致、规范的操作和熟练掌握各种细菌的特点。

一、病　原　菌

引起腹泻的病原菌有大肠埃希菌（ETEC、EPEC、EIEC、EHEC 等）、志贺菌属、沙门菌属、弧菌属、气单胞菌和邻单胞菌属、小肠结肠炎耶尔森菌、弯曲菌；食物中毒者粪便中可检出金黄色葡萄球菌、蜡样芽孢杆菌、产气荚膜梭菌；肠道菌群失调者粪便中可检出单一的肠球菌、假丝酵母菌、难辨梭菌（假膜性肠炎）等。当从国外归来的肠胃炎患者的粪便中分离到迟钝爱德华菌，也可考虑为致病菌，主要与食用淡水鱼有关。

二、检 验 程 序

1. 接种　挑取标本中带有黏液、脓血或絮状部分接种，分区划线。腹泻的病原菌种类多，细菌培养不可能针对所有病原菌接种平板。为保证较高的阳性率，兼顾实验室的成本效益比和效果比，可以接种血平板、SS 或 XLD、中国蓝、TCBS 平板。技术和经济条件好的实验室可以针对少见菌增加培养基（表 1-4-12）。

2. 菌落观察、鉴定　粪便中存在大量正常菌群，因此，在观察菌落时，要在光源明亮处仔细地检查平板。不同菌属在平板上的菌落特征要熟练掌握。菌株鉴定符合生化反应，大多仍需做血清凝集分型，如沙门菌属、志贺菌属、大肠埃希菌 O_{157}∶H_7 及弧菌等。下面列举常见病原菌的菌落特征：

沙门菌属：SS 平板上为无色菌落，有时菌落中间有黑色；XLD 平板上为红色菌落，菌落中间有黑色。志贺菌属：SS 平板上为无色菌落，XLD 平板上为红色菌落。弧菌：在 TCBS 平板上为黄绿色菌落。大肠埃希菌 O_{157}∶H_7：SMA 平板上无色菌落。气单胞菌和邻单胞菌：SS 上为大肠埃希菌样菌落；TCBS 平板上是黄绿色菌落；血平板上气单胞菌多为 β- 溶血、灰白色或灰绿色菌落，邻单胞菌为不溶血灰白色菌落。耶尔森菌：（主要是小肠结肠炎耶尔森菌）：麦康凯、SS 上为小的、半透明、粉红色或无色菌落；CIN 平板菌落周边出现深红色。蜡样芽孢杆菌：血平板上毛玻璃样、似蜡状、β- 溶血、浅灰色菌落。弯曲菌：Skirrow 平板上为扁平的菌落，带有扩散的边缘（有点不规则）。难辨梭菌：CCFA 平板上菌落黄色、扁平、边缘不整齐、有毛边、表面不光滑，菌落有一种特殊的甲酚气味、很臭。

表 1-4-12 粪便标本培养基的选择

	接种目的	培养基选择
常规接种	沙门菌、志贺菌	强选择性培养基：SS HE XLD 选一 弱选择性培养基：EMB 中国蓝 麦康凯 必要时增菌培养：GN 或四硫磺酸盐肉汤
目标细菌增加培养基	疑为霍乱弧菌	碱性胨水增菌后接种 TCBS 分离
	疑为其他弧菌	TCBS
	疑为弯曲菌属	Skirrow 培养基 5% O_2、85% N_2、10% CO_2 43℃环境培养
	疑为耶尔森菌	PBS 冷增菌接种 CIN 分离 25℃培养
	疑为 O_{157}:H_7	山梨醇麦康凯琼脂（SMA）
	疑为类志贺邻单胞菌	血平板
	疑为迟钝爱德华菌	血平板
	疑为金黄色葡萄球菌	血平板
	疑为蜡样芽孢杆菌	血平板
	疑为难辨梭菌	CCFA 厌氧培养
	疑为产气荚膜梭菌	EYA 厌氧培养
	疑为假丝酵母菌	沙保弱

注释：GN：gram negative enrichment broth 革兰阴性菌增菌肉汤；CCFA：cycloserine cefoxitin fructose agar，环丝氨酸-头孢西丁-果糖琼脂；CIN：cefsulodin-irgasan®-novobiocin agar 头孢磺苄-新生霉素琼脂；EYA：egg yolk agar 卵黄琼脂

3．药敏试验 粪便药敏试验所选抗菌药物有限，参照 CLSI 的规定进行（表 1-4-13）。

表 1-4-13 粪便药敏试验所选的抗生素（常规参考）

细菌	一线药物	二线药物
沙门菌	氨苄西林、复方磺胺甲噁唑、氯霉素	环丙沙星
志贺菌	氨苄西林、奈啶酸、复方磺胺甲噁唑、四环素	头孢曲松（<14 岁）环丙沙星（≥14 岁）
气单胞菌、	四环素、复方磺胺甲噁唑	头孢呋辛（<14 岁）环丙沙星（≥14 岁）
邻单胞菌	四环素、复方磺胺甲噁唑	头孢呋辛（<14 岁）环丙沙星（≥14 岁）
弧菌	四环素、氨苄西林（霍乱）、环丙沙星（霍乱）、氯霉素、红霉素、呋喃妥因、复方磺胺甲噁唑	
弯曲菌	红霉素	氨苄西林（<14 岁）环丙沙星（≥14 岁）
EPEC	新霉素	环丙沙星
EHEC	复方磺胺甲噁唑	头孢曲松

（孟 灵）

【参考文献】

1. 王金良，倪语星，徐英春. 细菌性腹泻试验诊断规范. 上海：上海科学技术出版社，2002.

第七节 阴道分泌物微生物检测技术和应用

阴道分泌物（vaginal discharge）为女性生殖系统分泌的液体，俗称“白带”，主要来自宫颈腺体、阴道黏膜，子宫内膜以及前庭大腺的分泌。正常阴道分泌物多为稀糊状，质均，透

明或白色，pH≤4.5，一般无气味，量多少不等。常见的阴道炎有非特异性阴道炎、真菌、细菌、滴虫性阴道炎等，阴道分泌物检查的内容主要包括阴道清洁度判断，细菌，滴虫，真菌，支原体，衣原体以及某些性接触传播疾病的病原检查等。

一、阴道清洁度检查

阴道清洁度是以阴道杆菌（乳酸杆菌）、上皮细胞、白细胞（或脓细胞）和杂菌的多少判定的。它是阴道炎和生育期妇女卵巢功能、雌激素水平的判断指标。

检测方法：取阴道分泌物与生理盐水混匀涂片，高倍镜下观察，判定标准见表 1-4-14。

表 1-4-14 阴道清洁度判定标准

清洁度	镜下特点	临床意义
Ⅰ	大量阴道杆菌和上皮细胞，白细胞 0～5/HPF，杂菌无或极少	正常
Ⅱ	中等量阴道杆菌和上皮细胞，白细胞 5～15/HPF，杂菌少量	基本正常
Ⅲ	少量阴道杆菌和上皮细胞，白细胞 15～30/HPF，杂菌较多	提示有炎症
Ⅳ	无阴道杆菌，有少量上皮细胞，白细胞＞30/HPF，大量杂菌	多见于严重的阴道炎

清洁度Ⅰ～Ⅱ度为正常，Ⅲ～Ⅳ度为异常。当清洁度为Ⅲ～Ⅳ度时常可同时发现细菌、真菌、活动的滴虫等病原体，提示存在感染引起的阴道炎。单纯清洁度不好而未见病原体多为非特异性阴道炎。卵巢功能不足、雌激素减低，阴道上皮增生较差时可见到阴道杆菌减少，此时易感染杂菌。

二、细菌性阴道病检查的方法

细菌性阴道病为非特异性炎症，是由阴道加德纳菌或其他厌氧菌感染所致，是女性生殖道常见病和多发病之一。细菌性阴道病目前实验室检查的“金标准”是革兰染色查见线索细胞，其次还有阴道分泌物 pH 和胺试验。

1. 线索细胞检查　线索细胞是在阴道鳞状上皮细胞的胞质内寄生了大量的加德纳菌及其他短小杆菌。线索细胞的形态为：在脱落的鳞状上皮细胞上附有大量的加德纳菌，上皮细胞互相粘连呈团，边缘不整齐似锯齿状，细胞表面粗糙，有许多大小不等的斑点和颗粒似撒了一层粗细不均的胡椒粉，核模糊不清或碎解。

2. pH 值的测定　使用 pH 值范围在 3.8～6.0 精密 pH 试纸，用长棉拭子取出阴道分泌物，与 pH 试纸直接接触，也可在窥阴器从阴道取出后，将 pH 试纸接触其顶端。正常成人阴道分泌物 pH 值 4.0 左右，在细菌性阴道病时 pH 值＞4.5。

3. 胺试验　分泌物与 10% 氢氧化钾溶液混合后出现氨味或鱼腥味，即胺试验阳性。

三、阴道毛滴虫检查的方法

阴道毛滴虫是一种常见的寄生于阴道的致病性原虫，可引起滴虫性阴道炎，通过性交污染而传播，且常累及泌尿道导致炎症的发生。

1. 悬滴法　取阴道分泌物涂于玻片上，滴两滴生理盐水，低倍显微镜下观察，可见波状或螺旋状运动的虫体将周围白细胞或上皮细胞推动，不运动的滴虫应注意与白细胞鉴别。阴道毛滴虫生长繁殖的适宜温度为 25～42℃，在检查时应注意保温，以便观察到滴虫的活动。

2．经瑞氏染色，油镜下观察虫体呈梨形或椭圆形，体长 8～30μm，虫体前 1/3 处有一长圆形细胞核，染紫红色，像橄榄球状，胞质疏松，可有空泡，偶尔见 4 根纤维状的前鞭毛和 1 根后鞭毛。

四、真菌检查的方法

真菌性阴道炎习惯性上称霉菌性阴道炎，主要由白念珠菌感染所致，此菌平时可寄生在阴道内、当阴道上皮细胞内的糖原增多时，可迅速繁殖。白念珠菌感染常见于糖尿病的患者、妊娠妇女、不良卫生习惯或交叉感染而发病，长期大量的使用广谱抗生素和肾上腺皮质激素，造成阴道菌群失调时，也易感染真菌。

1．直接镜检法　取阴道分泌物涂于玻片上，滴上数滴 10% 的氢氧化钾溶液，显微镜下检查可见真菌孢子及发丝状或发丝团状的菌丝。如用革兰染色可见革兰阳性卵圆形真菌孢子，有时可见假菌丝或菌丝。

2．培养法　当患者有真菌感染症状，上述两种方法检查阴性时可取培养法，将标本接种在沙保弱培养基上，1～4 天后出现乳白色奶酪样菌落，镜检可见卵圆形真菌孢子和假菌丝。

五、支原体检查的方法

支原体是泌尿生殖系统的正常寄居菌，属条件致病菌，是性传播疾病的病原体之一，主要引起非淋病奈瑟菌性的尿道炎和宫颈炎。引起泌尿生殖道感染的支原体主要是解脲支原体和人型支原体。

（一）液体培养法

是目前诊断支原体感染的常用方法，除定性检测外还可进行解脲支原体、人型支原体的计数和药敏试验。

1．原理　解脲支原体能产生尿素酶，人型支原体能产生精氨酸水解酶，解脲支原体分解脲素或人型支原体水解精氨酸均能产生碱性物质氨，从而使培养基中的酚磺酞指示剂由淡黄色变为红色呈阳性反应。药敏试验时，药敏板上包被高低两种浓度的药物，如支原体对该药物敏感，则两个浓度均无支原体生长，培养基呈黄色；如支原体对该药物耐药，则两个浓度均有支原体生长，培养基呈红色；如高浓度能抑制支原体生长而低浓度不能则为中度敏感。

2．方法

（1）定性检测时直接将分泌物拭子在培养基中洗脱，35℃培养 24～48 小时，培养基红色清亮为阳性，不变色或红色但混浊均应判为阴性。

（2）药敏试验时，先在空白对照孔加入 100μl 的液体培养基，其余各孔加入洗脱标本后的培养基 100μl，35℃培养 24～48 小时，高低浓度均呈黄色为敏感，均呈红色为耐药，高浓度黄色低浓度红色为中度敏感。

（二）固体培养法

支原体固体培养法是支原体检测的“金标准”，但所需条件较高，目前只有极少数实验室能够开展。

（三）PCR 法

取宫颈分泌物检测解脲支原体 DNA，其敏感性高，特异性较强，但可因极微量的污染得出假阳性的结果。

六、衣原体检查的方法

引起泌尿生殖道感染的衣原体主要是沙眼生物变种 D-K 血清型，在性接触传播引起的非淋病奈瑟菌性泌尿生殖道感染中沙眼衣原体是主要病原。由于 70% 的女性宫颈感染可无症状，故易发展为持续感染或无症状携带者而导致感染传播，造成该病流行。衣原体属严格活细胞内寄生的微生物，因其仅感染柱状及鳞 - 柱状上皮细胞，所以采样时应先拭去宫颈外口的分泌物，选择在宫颈的移行部位，深入宫颈管 2～3cm 处采样，以保证能采得足够的上皮细胞。

（一）Giemsa 染色

取脓性分泌物涂片，在空气中干燥后用无水甲醇固定至少 5 分钟，加稀释的 Giemsa 染色液染 1 小时，用 95% 乙醇迅速冲洗以除去多余染料，干后镜检。在上皮细胞内见到典型包涵体对诊断有参考价值，此法简单易行，但阳性率较低。

（二）免疫学方法

1．金标准快速检测法　可检测女性宫颈拭子、男性尿道拭子中的衣原体抗原，快速简便，值得推广。

2．McAb 荧光染色法　可用女性宫颈拭子及其他标本直接涂片，加入荧光素标记特异性抗体，用荧光显微镜观察。

（三）培养检查法

可用 HeLa-229 或 McCoy 细胞分离培养或鸡胚卵黄囊接种法，但实验方法复杂，技术要求高，费时且费用较高以致在临床广泛使用尚有一定困难。

（四）DNA 探针技术

80 年代发展的 DNA 探针技术，可将阴道分泌物经 PBS 稀释，离心后沉淀物经蛋白酶 K 水解，酚 / 氯仿抽提等处理后与沙眼衣原体探针，如外膜蛋白基因的高度保守序列，或 TE-55DNA 探针等进行斑点杂交，可检出沙眼衣原体的 15 个血清型，而与其他细菌、病毒、立克次体等无交叉反应，敏感性和特异性均为 95% 左右。DNA 探针方法对泌尿生殖道衣原体疾病的诊断、流行病学调查和无症状衣原体携带者的诊断很有意义。

七、淋病奈瑟菌

1．涂片法　取宫颈分泌物涂在玻片上，革兰染色后油镜检查，在多形核白细胞内找到形似肾或咖啡豆状，凹面相对的革兰阴性双球菌为阳性。涂片法快速简便，但不能区分其他与淋病奈瑟菌形态、染色相似的细菌，确诊时仍需做培养和鉴定。

2．培养法　是确诊淋病的重要手段。取阴道分泌物在 5%～10% 的二氧化碳环境中培养 48～72 小时，在巧克力琼脂平板上形成光滑，凸起，无色透明或灰白色的小菌落；革兰染色为革兰阴性双球菌；氧化酶、触酶试验阳性；分解葡萄糖，不分解麦芽糖、乳糖和果糖；吲哚、DNA 酶和硝酸盐还原试验均阴性可鉴定为淋病奈瑟菌。

3．聚合酶链反应（PCR）法　PCR 基本原理是进行体外 DNA 扩增，可检测到微量的淋病奈瑟菌 DNA，敏感性较高。但也正由于敏感性很高，所取标本即使仅有极微量的污染，也可显示为阳性。

（王应芳）

【参考文献】

1. 倪语星，尚红. 临床微生物学与检验. 第4版. 北京：人民卫生出版社，2007.

第二篇　影像诊断学

第一章

总　论

1895 年德国物理学家伦琴发现了 X 线，不久就被用于人体检查进行疾病诊断，形成了放射诊断学这一新学科的基础。20 世纪 50 年代开始出现了超声成像和 γ 闪烁成像，70 年代和 80 年代又相继出现了 X 线 CT（computed tomography，X 线计算机体层成像）、MRI（magnetic resonance imaging，磁共振成像）、ECT（发射体层成像）及 PET（正电子发射体层成像）等新的成像技术。这样，在大约 100 年的时间里就形成了包括放射诊断在内的影像诊断学。尽管这些成像技术的成像原理与方法不尽相同，诊断价值与限度也各有差异，但都是通过使人体内部结构和器官成像，来了解人体解剖、生理功能及病理变化，以达到诊断疾病的目的。最近 30 年，由于微电子学与电子计算机的大力发展以及分子医学的不断进步，使得影像诊断设备不断完善，检查技术不断创新，一些新的成像技术和新的学科分支（如分子影像学）等不断涌现，影像诊断已从单一的形态诊断发展为形态成像、功能成像和代谢成像多形式并用的综合诊断。同时，影像诊断学还在不断提醒我们它极大的发展空间和无限潜力。另外，数字成像已得到极大扩展，从 CT 到 MRI，再到现在的 X 线成像，使传统的模拟成像转变成为数字 X 线成像，从而不仅使图像的显示形式、解读方式及观察方式发生改变，而且引入了计算机辅助检测和辅助诊断。图像的保存、传输和利用，由于出现了图像存档与传输系统（PACS）而发生巨大变化。图像数字化、网络和 PACS 的应用，使影像学科将变成为数字化学科，渴望的远程会诊工作可通过远程放射学随意实现。

从影像诊断学的发展与应用，我们可以看出医学影像学的范畴不断扩大，检查技术不断进步，诊断水平明显提高，已成为临床医学中的重要学科之一，是医院中任务重大、作用特殊、不可或缺的重要临床科室。特别是伴随自身迅速发展的同时，也极大地促进了其他临床学科的发展，使医疗事业整体水平不断提高。

对于我们基层影像医师，要学好医学影像学，应当注意把握以下四点：

一、掌握基本概念及理论

在基层工作，由于条件和环境所限，原有知识的更新和新知识的学习往往不够，对基本概念和基本理论常不够扎实或不够新，经常是工作会干，而具体的道理说不上，所以，熟知这一块很重要。例如：X线、人工对比、CT值、窗宽、窗位、弛豫、T_1加权像及质子密度等基本概念，X线成像特点、最大密度投影、CTA及MRCP成像等基本理论。影像诊断的主要依据是图像，绝大多数成像技术所获得的图像，都是从黑到白以不同灰度显示的灰阶图像，不论是X线、CT或MRI。但不同的成像方法，成像原理不同，如CT成像的基础是依据组织之间的密度差别，而MRI则是依据MR信号的不同。所以，组织结构、器官及其病变在不同成像技术的图像上表现不同，如骨皮质在CT上呈白影，而在MRI上则表现为黑影。因此，需要掌握影像学的基本概念及理论，了解不同成像技术的成像原理及其图像特点，并能由影像表现推测其组织性质及来源。

二、熟悉不同影像检查的价值和限度

和很多基层医学工作者接触后发现，他们很迷信大设备，信赖贵的检查，而经常忽视透视及超声等简便、廉价而又适合基层的影像检查手段，所以，正确地看待和使用好它们，少走弯路，就显得尤为重要。不同成像技术都有各自的优势与不足，也就是价值与限度。对某一疾病的诊断，可能用一种检查就可以明确，例如外伤性骨折，X线检查就多可明确诊断；也可能是一种检查尚不能发现病变，而另一种检查则可确诊，例如肺的磨玻璃样病变，胸部X线片未发现，而CT则能检出并诊断可能为肺癌；也可能是综合几种成像手段才能明确诊断，例如垂体微腺瘤，CT只是显示垂体饱满，MRI信号稍有差异，增强MRI显示病灶轻度强化。因此，影像医师需要了解不同的成像手段在不同疾病诊断中的价值与限度，以便能够恰当的选择并合理的应用。可以说，影像检查方法“没有最好，只有更好，适合的就是最好的”。

三、密切结合临床

影像学上最大的困惑是同影异病和异影同病，除经典影像学表现外，大部分影像表现往往缺乏特异性，所以，在进行诊断时，密切结合患者的一般资料、紧密联系患者的临床资料、高度重视其他影像检查和充分考虑实验室检查结果等，是非常重要的。这也是一种科学的工作方法，切不可仅凭影像做结论。只有彼此结合、紧密联系、互相印证，才可能做出正确诊断。

四、注重分析，培养影像思维

影像诊断是通过对图像的观察、分析、归纳与综合而做出来的，因此，需要掌握对图像的观察与分析方法，并能辨别正常表现与异常所见，并能很好地了解异常表现的病理基础及其对诊断的意义。疾病是一个过程，有其固有的起源、发生、发展及转归规律，影像检查表现只是其某一阶段的反映，当出现典型表现时我们往往容易认识，而对不典型表现往往认识不足，甚至可能经常误导我们。所以，需要我们认真地分析与判断。只有在影像学的背景里，在广泛联系的思想下，从疾病整体观的高度出发，环环相扣、层层扒皮、不断循证、鉴别诊断，最终才会靠近目标。同时，学会思考与分析并很好地运用，可以使我们发现可疑之处，进而探究，很可能会有新发现，可以使我们找出新征象或发现新疾病，为科学研究提供素材。

第一节 X 线成像

一、普通X线成像

(一) X线的产生和特性

1. X线的产生 X线是真空管内高速行进的电子流轰击钨靶面时产生的，X线发生装置主要包括X线球管、变压器和操作台。

X线的发生过程是向X线管灯丝供电、加热，在阴极附近产生自由电子，当向X线管两极提供高压电时，电子群以高速由阴极向阳极行进，轰击阳极靶面而发生能量转换，其中不足1%的能量转换为X线，99%以上转换为热能。

2. X线的特性 X线是电磁波，用于X线成像的波长为0.008～0.031nm，在电磁辐射谱中，比可见光的波长短，肉眼看不见。

X线具有以下几个方面的特性：

(1) 穿透性：X线波长短，具有强穿透能力。X线的穿透力与X线球管电压密切相关，电压愈高，所产生的X线波长就愈短，穿透力也愈强；反之，其穿透力也弱。X线成像的基础是X线的穿透性。

(2) 荧光效应：X线能激发如硫化锌镉及钨酸钙等荧光物质，使波长较短的X线转换成波长较长的可见荧光，这种转换作用叫做荧光效应。荧光效应是透视检查的基础。

(3) 感光效应：X线可以使感光物质如溴化银感光，而在胶片上形成潜影，经显影、定影处理，便产生了从黑至白不同灰度层次的影像。所以，感光效应是进行X线摄影的基础。

(4) 电离效应：X线通过任何物质时都可产生电离效应，可使人体发生生物学方面的改变，从而引起生物效应。生物效应是放射治疗的基础，也是X线防护的原因。

(二) X线成像基本原理与设备

1. X线成像基本原理 一方面基于X线的穿透性、荧光效应及感光效应，另一方面基于人体组织结构之间有密度和厚度的差别，所以，X线能够使人体组织结构及病变在荧屏上或胶片上形成影像。当X线透过不同结构的人体组织时，被吸收的情况不同，所以到达荧屏或胶片的X线量就有差异。这样，在荧屏或X线片上就形成明暗不同或黑白对比不同的影像。

由于人体组织是由不同元素组成的，依各种组织单位体积内各元素总量的大小而致密度的不同。当均匀的强度X线穿透相等厚度、不同密度的组织结构时，由于吸收程度有差异，而出现不同情况，这样在荧屏上(或X线片上)显示出具有层次差异的、黑白对比的X线图像。人体器官形态和组织结构不同，其厚度也不同，厚的部分吸收X线多，透过的X线就少，薄的部分则相反，于是在荧屏上或X线片上就显示出明暗差别的黑白对比影像。病变可改变人体组织的结构和厚度，从而使人体组织的密度发生改变，组织密度不同的病变会出现相应的病理X线影像。所以，人体组织结构和器官的厚度和密度的差别，是引起组织影像对比的基础，这也是X线成像的基本条件。

2. X线成像设备 X线机主要包括X线球管、变压器、操作台以及检查床等基本部件，而影像增强电视系统已成为X线机的主要部件之一。目前使用的X线机在摄影参数的选择、摄影位置的校正等方面，多已实现自动化、数字化及计算机化，可以更好地保证X线摄影质量。X线机种类较多，除通用型外，还有适用于胃肠道、乳腺、介入技术、泌尿系统及手术室等专用的X线机。

（三）X线图像特点

X线图像是由从黑到白不同灰度的影像组成的灰阶图像，它是以不同的光学密度反映人体组织结构的解剖及病理状态的差异的。

人体组织结构的密度是指人体组织中单位体积内物质的质量，X线图像上影像的密度是指X线图像上所显示影像的黑白，两者概念不同。物质的密度高，比重就大，吸收的X线量就多，在影像图像上呈白影。反之，物质的密度低，比重就小，吸收的X线量就少，在影像图像上呈黑影。所以物质的密度与其本身的比重成正比。图像上的白影与黑影，虽然也与物质的厚度有关，但主要还是反映物质密度的高低不同。在实际工作中，通常用高密度、中等密度和低密度分别表述白影、灰影和黑影等，并以此表示物质密度的高低（图2-1-1）。当人体组织的密度由于生理或病理的原因发生改变时，则用密度增高或密度减低来表述影像的白影与黑影的变化。

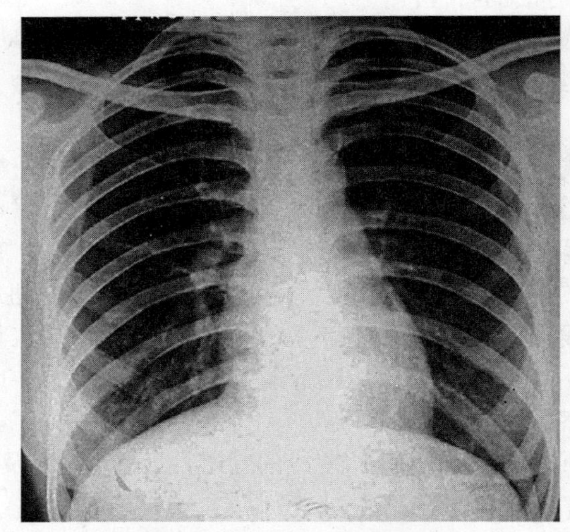

图2-1-1 胸部正位片，纵隔与肋骨显示高密度，肺野为低密度

应该知道，X线图像是X线束穿透不同密度和厚度组织结构的某一部位后投影的总和，是该穿透路径上相互叠加在一起的各个结构的影像。另外，X线束是从X线球管向人体作锥形投射的，因此，X线影像会产生伴影，有一定程度的放大和使被照物体的形态失真，这会使X线影像的清晰度有所下降。

（四）X线检查技术

人体组织结构的密度天然不同，这种组织结构密度上的差别，称之为自然对比，是产生X线影像对比的基础。对于缺乏自然对比的组织或器官，可人为地引起对比，称之为人工对比，即人为地引入一定量的在密度上高或低于它的物质来增加对比。自然对比和人工对比是X线检查的前提。

1．普通检查　包括透视和摄影。透视：又称荧光透视，透视可转动患者体位多角度进行观察，还可了解器官的动态变化，操作简便，费用低廉，可快速得出结论；但透视的影像对比度及清晰度较差，难以观察密度差别小的病变以及密度与厚度较大的部位的病灶，缺乏客观记录。X线摄影：对比度及清晰度均较好，较易使密度大、厚度较厚的部位或密度差别较小的病变显示，但是重叠影像、不能动态观察、操作较复杂及价格较高是缺点。

2．特殊检查　特殊检查包括体层摄影、软线摄影和荧光摄影等。但由于CT等现代成像技术的广泛应用，只有软线摄影还在发挥作用。软线摄影采用能发射长波长的钼靶X线管球，常用管电压为22～35kV，主要用于检查乳腺等软组织。近年来，软线摄影装备及技术有很多改进，如数字乳腺摄影等，极大地提高图像的分辨力，可以查出微小乳腺癌。

3．造影检查　将密度高于或低于该结构或器官的物质引入器官内或其周围间隙，使缺乏自然对比的结构或器官产生对比以显影，就是造影检查（图2-1-2）。引入的物质称之为对比剂，又称造影剂。

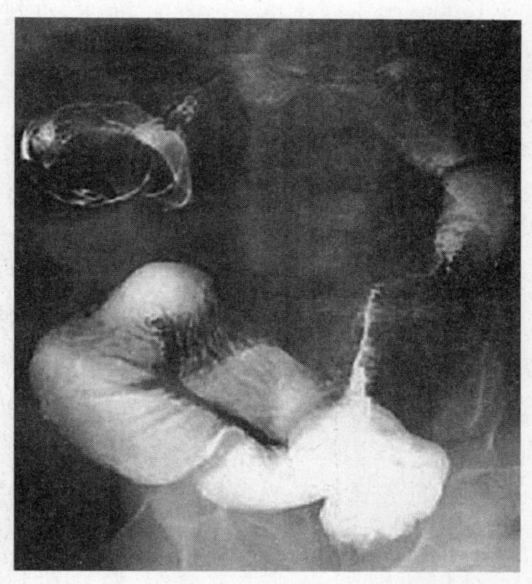

图2-1-2　结肠钡灌肠造影，肠道造影剂为高密度，结肠肝曲肠套叠表现为低密度充盈缺损

（1）对比剂：按影像密度高低一般分为高密度对比剂和低密度对比剂两大类。高密度对比剂为原子序数高、比重大的物质，有钡剂和碘剂。低密度对比剂多为气体，已少用。钡剂为医用硫酸钡粉末，加水和胶配制成不同浓度的钡混悬液，主要用于食管、胃及结肠等消化道检查。碘剂分有机碘和无机碘制剂两类，后者现已基本不用。水溶性碘对比剂分为离子型（如泛影葡胺）和非离子型（如碘海醇、碘帕醇等）两型。离子型对比剂由于具有高渗性，可引起毒副作用。非离子型对比剂，具有相对低渗性、低黏度、低毒性等优点，毒副作用少且轻，目前得到广泛应用。

（2）引入方法：有直接引入法与间接引入法。直接引入法包括：口服法，如食管及胃肠钡餐检查；灌注法，如钡灌肠、逆行尿路造影及子宫输卵管造影等；穿刺法，经穿刺注入或经导管直接注入器官或组织内，如心血管造影和脊髓造影等。间接引入法，如经静脉注入后对比剂经肾排入泌尿系，而进行的静脉尿路造影。

（3）造影前准备及出现反应的处理：各种造影检查都有其相应的注意事项和检查前准备要求，必须认真对待，以保证患者的安全和检查的满意。应积极备好抢救药品和器械，以备急需之用。

（五）X线检查方法的选用原则

X线检查方法的选用，应该在了解不同检查方法的优缺点、适应证和禁忌证的基础上，根据临床初步诊断的需要来决定。应当首先选择安全、简便又经济的方法。因此，应首先用普通检查，其次为特殊检查，再考虑造影检查。但也非绝对，更不可死板，例如消化道病变就要首先考虑选择钡剂造影，甚至有时选择两三种检查方法都是必要和必需的。对于有一定危险的检查方法，在选择时更应严格掌握适应证，以免给患者带来伤害。

（六）X线诊断的临床应用

尽管CT和MRI等现代影像技术对疾病诊断显示出很大的优越性，但并不能取代传统X线检查。一些例如胃肠道等部位的病变，仍主要使用X线检查。骨与关节系统和呼吸系统也多首先应用X线检查。大脑、脊髓、肝、胆、胰等器官的检查则主要靠CT和MRI等现代影像学，而X线检查作用小。但由于X线具有经济、简便及成像清晰等优点，所以，X线诊断仍然是影像诊断中使用最多、最广和最基本的方法。

（七）X线的防护

我们知道，由于X线照射人体后将产生一定的生物学效应，若接触的X线量超过容许剂量，就可能产生放射性反应，严重的导致放射性损害。但是，如果X线剂量在允许范围内，则影响较小。因此，不应对X线检查产生疑虑或恐惧，而应注重防护。

X线的防护包括：技术方面、患者方面和放射工作人员三个方面。

技术方面，可以采取屏蔽防护和距离防护原则。屏蔽防护使用原子序数较高的物质（如铅或含铅的物质）作为屏障，以吸收掉不必要的X线，如通常采用X线遮光筒、滤过板、铅屏、铅玻璃、铅围裙以及铅橡皮手套等器材作为屏障。距离防护利用的是X线剂量与距离平方成反比这一原理，通过增加X线源与人体间的距离以减少辐射剂量。

患者方面，往往取决于医师的选择。应选择恰当的X线方法，每次检查的照射部位不宜过多，也不宜在短期内进行多次重复检查（除诊治需要外）。在投照时，选择满足需要的照射范围及照射条件即可，对与照射野相邻的重要组织（如性腺、骨髓等）应用铅皮加以遮盖。

放射工作人员方面，应严格遵照国家有关放射防护卫生标准的规定制订规范的防护措施，认真执行保健条例，定期监测放射线工作者的X线剂量。加强自我防护意识：进行规范的X线操作检查，直接暴露于X线下时要戴铅围裙和铅橡皮手套进行屏蔽防护，充分利用好距离防护原则。

二、数字X线成像

普通X线成像，其影像是模拟成像，是以胶片为介质对图像信息进行采集、显示、存储和传送的。普通X线摄影有诸多缺点，如摄影技术条件要求严格、曝光宽容度小、照片上影像的灰度不可调节、图像难于清晰显示各种密度不同的组织与结构、密度分辨力低及在照片的利用与管理上也有许多不便。因此，将普通X线成像转变为数字X线成像（digital radiography，DR）是非常有意义的。

（一）DR成像基本原理与设备

将普通X线摄影装置或透视装置同电子计算机相结合，使X线信息由模拟信息转换为数字信息，从而得到数字图像，这种成像技术就是数字X线成像。DR依其结构上的差别可分为CR（computer radiography，计算机X线成像）、DF（digital fluorography，数字X线荧光成像）和平板探测器 DR。

1. CR CR 是以 IP 板（image plate，影像板）代替 X 线胶片作为介质的。IP 板由含有微量元素铕化合物结晶制成，透过人体的 X 线，使 IP 板感光，在 IP 板上形成潜影。IP 板上的影像信息必须经过读取、转换、图像处理和显示等步骤，才能显示出数字图像。使用激光扫描系统读取，将 IP 板上光信号转换成电信号，再由模拟 - 数字转换器转换成数字影像信息，经过图像处理显示成所需要的图像。数字影像信息经图像处理系统处理时，可在一定范围内进行调节图像，包括灰阶处理、窗位处理、数字减影处理等。

CR 与普通 X 线成像比较，优点是：提高了图像密度分辨力与显示能力，降低了 X 线曝光量，曝光宽容度加大，行图像处理，增加了信息的显示功能，既可摄成照片，还可用磁盘或光盘存储，并可将数字信息转入 PACS 中。其实最重要的改进是实现了数字 X 线成像。CR 的缺点也是明显的，成像速度慢、无透视功能、IP 板的寿命较短、图像质量仍不够满意及发展前景有限等。

2. 平板探测器 DR 用平板探测器将 X 线信息转换成光信号，再经硅阵列及光电电路转换成电信号，然后转换成数字信号，整个转换过程都在平板探测器内完成。所以，平板探测器数字 X 线成像 X 线信息损失少、噪声小，图像质量更好。由于其成像时间短，可用于透视和实时减影的 DSA，扩大了 X 线检查的范围。目前，可用于临床实际的平板探测器主要为无定型硅碘化铯平板探测器。与 CR 及 DF 相比，平板探测器数字 X 线成像图像质量好、成像速度快，应用前景十分广阔。

（二）DR 的临床应用

由于数字图像质量及其所含的影像信息量超过了普通 X 线成像，并且能够对其进行图像的后处理、获得更佳的视觉效果、摄影条件的宽容度加大、减少了患者接受的 X 线剂量、图像信息可用磁盘或光盘储存、可输入 PACS、可行体层成像及减影处理等优势，数字成像极大地拓展了 X 线成像的临床应用范围。

体现数字成像的临床应用范围更宽更广的例子有：数字成像对骨结构及软组织的显示优于普通 X 线成像，还可以行矿物盐含量的定量分析；对肺结节性病变的检出率也高于普通 X 线成像；数字胃肠气钡双重对比造影在显示胃小区、胃小沟、微小病变及肠黏膜皱襞方面也优于普通的 X 线造影。数字图像与普通 X 线图像都是对所摄部位总体的叠加影像，能用普通 X 线投照的部位也都可行数字成像，对图像的解读与诊断也与传统的 X 线图像一致。只是数字图像是由一定数量的像素所组成的，而普通 X 线图像是由银颗粒所组成的。

三、数字减影血管造影

DSA（digital subtraction angiography，数字减影血管造影）是利用计算机处理数字化的影像信息，消除骨骼和软组织影像，使血管显影清晰的成像技术。传统的血管造影是将水溶性碘对比剂注入血管内，突出显示血管的 X 线检查方法，但是，由于存在其与骨骼和软组织重叠而影响了血管的显示。所以，DSA 对血管病变的价值是不言而喻的。

1. DSA 成像基本原理 DSA 是数字成像，数字成像是 DSA 的基础。数字减影的方法常用的是时间减影法。首先经导管向血管内团注水溶性碘剂，然后在对比剂到达靶血管之前、血管内出现对比剂、对比剂浓度处于高峰及对比剂被廓清这些时间段内，使检查部位连续成像。在这些系列图像中，取一帧血管内不含对比剂的图像和一帧含有对比剂的图像，将这两帧图像的数字矩阵经计算机行数字减影处理，使骨骼及软组织的数字信息相互抵消。接着，经计算机减影处理的数字矩阵再经数字-模拟转换器转换为图像，则此时骨骼及软组织影像已被消除掉，只留下清晰的血管影像，此称时间减影法，因系减影图像在不同时间所得。经过不同的减影处理，可得不同期相的DSA图像。

2. DSA检查技术　根据将对比剂注入动脉或静脉分为动脉DSA（IADSA）和静脉DSA（IVDSA）。由于IADSA对比剂用量少，且血管成像清楚，所以现在临床主要用IADSA。

3. DSA的临床应用　DSA已代替了一般的血管造影。因为，DSA没有骨骼与软组织影的重叠，使血管及其病变显示更为清楚。用选择性或超选择性DSA，可很好地显示直径200μm以下直径的血管及小病变；DSA可实现对血流观察的动态图像，使之成为功能检查的手段之一。

DSA设备与技术已相当成熟，可动态的、从不同方位对血管及其病变进行形态学和血流动力学的显示及观察。DSA非常适合于心脏大血管的检查，对心脏解剖结构的异常、主动脉瘤、主动脉夹层、主动脉发育异常以及主动脉缩窄和分支狭窄等显示清楚。DSA显示颈段动脉和颅内动脉清楚，常用于颈段动脉狭窄或闭塞、颅内动脉瘤、动脉闭塞、血管发育异常以及颅内肿瘤供血动脉的观察与诊断（图2-1-3）。DSA是冠状动脉的最好显示方法，常用于冠脉介入治疗前。对腹主动脉及其分支以及肢体大血管的显示，DSA同样有很好的效果。对介入性技术，DSA更是不可或缺的，特别是血管介入技术。

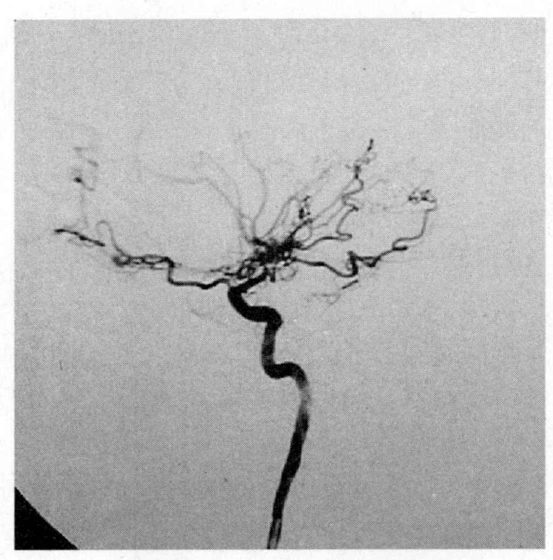

图2-1-3　脑血管DSA，颈内动脉造影

第二节　计算机体层成像

CT是用X线束对人体相应层面进行扫描，获得信息，经计算机处理后而得到的图像，是重建的数字图像而不是模拟图像。CT所显示的断面解剖图像，密度分辨力明显优于X线图像。CT作为首先开发的数字成像技术大大促进了医学影像学的快速发展。CT机是英国工程师Hounsfield G.N.于1969年设计成功，1972年应用于临床的，由此Hounsfield G.N.获得了1979年的诺贝尔医学生物学奖。

一、CT 成像基本原理、设备及图像特点

（一）CT 成像基本原理

CT 是用 X 线束从多个不同的方向对人体一定厚度层面的检查部位进行扫描的，由探测器接收透过该层面的 X 线量，将其转变为可见光，再由光电转换器转变为电信号，经过模拟 - 数字转换器转换为数字信息，再将其输入计算机进行处理。在图像处理时，将选定层面分成若干个体积相等的立方体，称之为体素，扫描所得的数据经计算而获得每个体素的 X 线吸收系数，再排列成所谓的数字矩阵，数字矩阵中的每个数字经数字 - 模拟转换器，转换为由黑到白不等灰度的称为像素的小方块，并按原有矩阵顺序排列起来，即构成 CT 图像。所以，CT 图像是由一定数量像素组成的灰阶图像，是数字图像，是重建图像及是断层图像。

（二）CT 设备

CT 设备发展很快，性能不断改进与提高。按结构与功能可大致分为普通 CT、螺旋 CT 和电子束 CT。

1. 普通 CT　普通 CT 主要由扫描部分、计算机系统及图像显示和存储系统三部分组成。扫描部分，由 X 线球管、探测器和扫描架组成，用于对选定部位进行扫描。计算机系统主要将扫描收集到的数据信息进行运算及存储。图像显示和存储系统主要功能是将计算机处理、重建的图像显示在显示器上，还可用照相机将图像摄于照片上，可以将数据存储于磁盘或光盘中。根据扫描方式不同，可有旋转式和固定式。

2. 螺旋 CT　螺旋 CT（spiral CT）是在旋转式扫描基础上实现的。应用滑环技术与扫描床连续移动，滑环技术使得 X 线球管的供电系统只通过电刷和短的电缆，而不再是普通 CT 装置的长电缆，这样就可使 X 线球管连续旋转并能进行连续扫描。在扫描期间，扫描床沿纵轴不间断平直移动，X 线球管旋转和连续进床同时行进，使得 X 线扫描的轨迹始终呈螺旋状，因故得名。由于螺旋 CT 的扫描是连续的，没有扫描间隔时间，所以，螺旋 CT 的突出优点是快速容积扫描。因为在短时间内对身体的较长范围进行了不间断的数据采集，从而为提高 CT 图像的后处理创造了良好条件。

螺旋 CT 在 CT 发展史上是一个重要的里程碑，近年开发的多层螺旋 CT，特别是 64 层、128 层及 320 排螺旋 CT，进一步提高了螺旋 CT 的性能，使扫描时间更短、扫描层厚更薄、连续扫描的范围更长及连续扫描时间更长。

可以肯定，螺旋 CT，特别是 MSCT 拓宽了 CT 的应用范围，改变了对图像的显示的方式，也提高了工作效率，更重要的是大大提高了诊断水平。

3. 电子束 CT　与普通 CT 和螺旋 CT 结构不同，电子束 CT（electron beam CT）不用 X 线球管。EBCT 是用由电子枪发射电子束轰击四个环靶所产生的 X 线进行扫描的。轰击一个环靶可得到一帧图像，为单层扫描；依次轰击 4 个环靶，并由两个探测器环接收信号可得 8 帧图像，为多层扫描。EBCT 扫描时间更短，一个层面的扫描时间可短到 50ms，所以可行 CT 电影。EBCT 可以不间断地采集扫描范围内的数据，可与 SCT 一样进行容积扫描。

EBCT 主要应用于循环系统，对心脏大血管检查有独到之处。造影 EBCT 可显示心脏大血管的内部结构，通过心脏血流灌注及血流动力学的情况可以评价心脏功能。但由于 EBCT 检查费用昂贵，功能上与 MSCT 及 MRI 有较大重叠，因而限制了它的广泛应用。

（三）CT 图像特点

CT 可以更好地显示有软组织结构的器官，并在良好的解剖图像背景基础上显示出病变

的影像。CT的突出优点是能显示人体软组织的密度差别，尽管人体软组织的密度差别小，吸收系数多接近于水，但也能形成对比而成像。CT图像以不同的灰度来表示，反映组织和器官对X线的吸收程度。因此，与X线图像所示的黑白影像一样，黑影表示低吸收区，即低密度区，如肺组织；白影表示高吸收区，即高密度区，如骨骼组织。CT与X线图像相比，有更高的密度分辨力。CT图像是由一定数目、从黑到白不同灰度的像素按矩阵排列所构成的灰阶图像，这些像素则是反映相应体素X线的吸收系数，不同的CT装置所得到的图像像素的大小和数目不同，像素越小，数目越多，构成的图像就越细致，也就是空间分辨力越高。CT图像说明其密度高低的程度具有一个量的标准，它表示组织对X线的吸收系数，而在实际工作中，不直接用吸收系数，而是换算成CT值来说明密度，单位为Hu（Hounsfield unit）。一般水的CT值为0Hu，人体中密度最高的骨皮质CT值为+1000Hu，吸收系数最高，而空气为-1000Hu，密度最低，人体中不同密度的各种组织的CT值则在-1000～+1000Hu的2000个分度之间。人体软组织的CT值多与水相近，虽然密度差别小，但由于CT有高的密度分辨力，也可形成对比而显影良好。

CT图像通常是横断面或称轴面的断层图像，是以显示整个器官的多帧连续的断层图像，且通过CT设备上图像重组技术的应用，可重组出冠状位和矢状位的断面图像来。

二、CT检查技术

（一）普通扫描

患者卧于检查床上摆好合适的位置，选好扫描范围与层面厚度，然后使扫描部位伸入扫描孔内，即可进行扫描。扫描时患者要制动，胸、腹部扫描要屏气，因为轻微的移动都可以造成伪影，从而影响图像质量。扫描大都用横断面，层厚为5mm或10mm，如需要薄层可选用1mm或2mm。

CT检查一般分平扫、对比增强和造影扫描。

1. 平扫　是指不使用对比增强剂或造影的普通扫描。几乎都是先行平扫筛选（图2-1-4）。

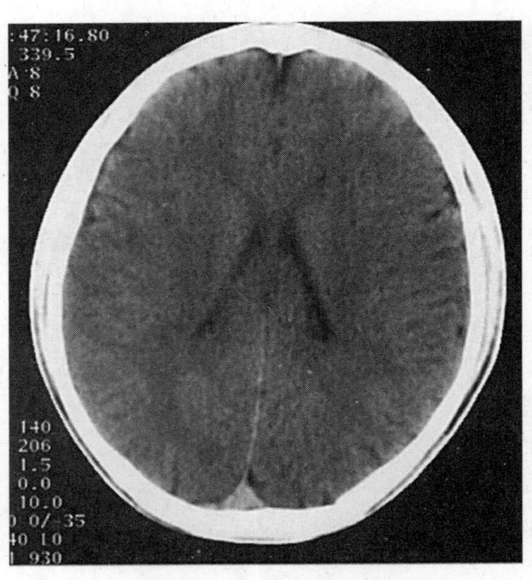

图2-1-4　头颅CT平扫，脑组织呈灰阶图像

2. 对比增强扫描 是经静脉注入水溶性有机碘对比剂后再行扫描的检查方法，较常应用。由于血管内注入碘对比剂后，器官与病变内碘的浓度可以产生差别，从而形成密度差，将可能使病变显影更为清楚（图 2-1-5）。常用方法为在十几秒内将全部对比剂迅速注入静脉的团注法。

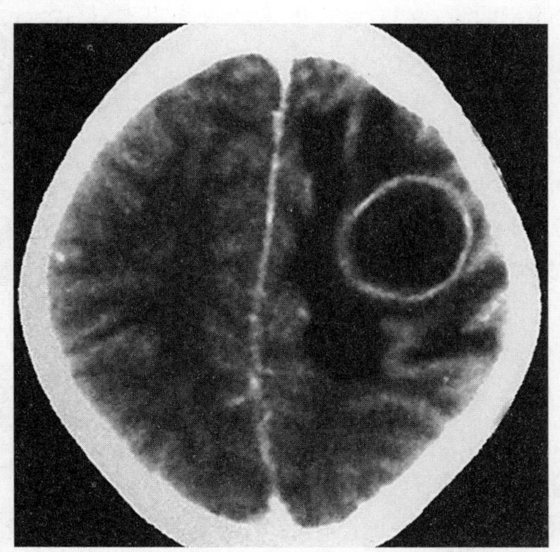

图 2-1-5 头颅 CT 增强，左额叶环形增强

3. 造影扫描 是先行结构或器官的造影，然后再行扫描的检查方法。例如向脑池内注入空气或碘剂进行脑池造影，然后进行扫描的方式，称之为脑池造影 CT 扫描。但由于 MRI 及 MR 水成像技术的出现，造影 CT 临床应用有限。

在普通 CT、螺旋 CT 和电子束 CT 上，上述三种扫描均可进行，特别是前两种，是 CT 检查的基本扫描方法。

（二）高分辨 CT 扫描

高分辨力 CT（high resolution CT，HRCT）是指获得良好空间分辨力 CT 图像的扫描技术。在螺旋 CT 装置上不难完成。如用普通 CT 装置，则要求短的扫描时间、薄的扫描层厚、图像重建用高分辨力算法及矩阵不低于 512×512。高分辨力 CT，可清楚显示微小的组织结构，如肺间质的次级肺小叶间隔，小的器官如内耳与听骨等。对显示小病灶及病变的轻微变化优于普通 CT 扫描。

（三）CT 新技术

随着高档 CT 其扫描时间的缩短、成像速度加快、扫描范围加长、获得连续数据及计算机功能的强大，使得 CT 新技术应运而生。

1. 再现技术 再现技术一般有三种，即表面再现、最大密度投影（MIP）和容积再现技术。再现技术可获得三维立体的 CT 图像，使被检查器官的影像有立体感，通过旋转还可在不同方位上观察。主要用于骨骼全貌的显示和 CTA（CT angiography，CT 血管造影）。

（1）容积再现技术：是利用全部体素的 CT 值，行表面遮盖法并与旋转技术相结合，再加上假彩色编码技术和不同程度的透明化技术，使表面与深部组织结构同时立体地显示。例如在胸部可用于气管、支气管、肺、肋骨及血管的成像。

（2）CTA：是通过 CT 技术立体地显示血管影像的检查方法，是经静脉注入对比剂后行血管造影 CT 扫描的图像重组技术。目前 CTA 主要用于脑血管、肾动脉、肺动脉和肢体动脉等血管的显示（图 2-1-6），对中小血管包括冠状动脉也显示出强大优势。由于 CTA 所得到的信息多、不需要插管、创伤小及只需静脉注入一定量的对比剂等优点，所以已成为很实用的血管检查方法。

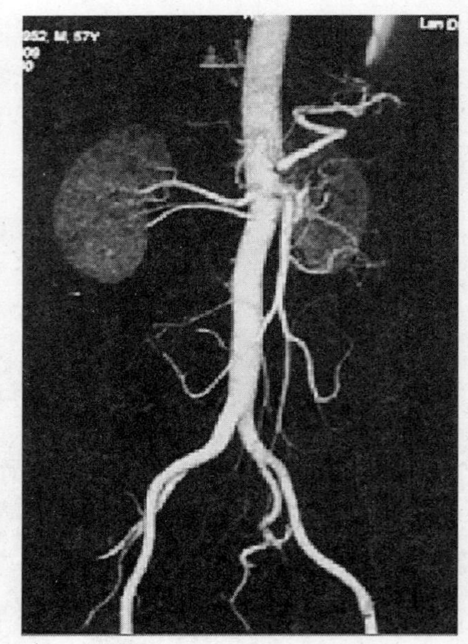

图 2-1-6 腹主动脉 CTA

（3）组织容积与切割显示技术：使用显示特定组织的软件（如肿瘤软件）可行肿瘤的定量判断与追踪观察。切割显示软件根据感兴趣区组织结构的 CT 值，可分离显示如肺、纵隔和骨性胸廓等彼此重叠的结构。

2．仿真内镜显示技术　是计算机技术与 CT 或 MRI 结合而开发出的仿真内镜功能的一种技术。把容积数据同计算机领域的虚拟现实相结合，通过如管腔导航技术或漫游技术可模拟内镜检查的过程，可从一端向另一端逐步显示器官管腔的内腔，再加上假彩色编码，使内腔显示更为逼真。目前有仿真血管镜、仿真支气管镜、仿真鼻窦镜、仿真喉镜、仿真结肠镜和仿真胆管镜等。但不足的是受伪影的影响较明显，而且不能进行活检。

（四）CT 功能成像

CT 功能成像较成熟的是 CT 灌注成像。CT 灌注成像是经静脉团注有机水溶性碘对比剂后，对感兴趣器官（例如脑或心脏）在固定的层面进行连续扫描，得到多帧图像，通过对不同时间影像密度的变化绘制出每个像素的时间 - 密度曲线，而计算出对比剂到达病变时的平均通过时间、峰值时间、局部脑血流量和局部脑血容量等参数，再经过假彩色编码处理后可得四个参数图，通过分析这些参数及参数图像，可了解感兴趣区毛细血管的血流动力学情况，即血流灌注状态。可以看出，CT 灌注成像是一种功能成像。目前主要用于急性或超急性脑缺血的判断和脑梗死及缺血半暗带的判定，也用于通过对脑肿瘤新生血管的观察来区别脑胶质瘤的恶性程度，近来也有人应用于对肺、肝、肾和胰等血流灌注的研究，是一项有发展前途的成像技术。

三、CT 的临床应用

CT 检查与诊断，已广泛应用于临床。

首先，在中枢神经系统 CT 有很高的价值，目前几乎普遍应用于所有疾病，特别是颅脑。由于螺旋 CT 可获得比较精细和清晰的颅脑 CTA 图像，而且能做到三维实时显示，所以颅脑 CTA 技术在临床应用日趋广泛。

其次，对头颈部及五官疾病 CT 也很有诊断价值。例如，对眶内占位病变、鼻窦癌、听骨破坏与脱位、中耳小胆脂瘤、内耳骨迷路破坏、先天发育异常以及鼻咽癌的早期发现等。

对胸部疾病 CT 已逐渐显示出它的优势来。对平片较难显示的病变，例如心脏大血管重叠病变、磨玻璃样病变及微小结节等病灶的显示，CT 具有明显优越性。CT 对肺癌和纵隔肿瘤等的发现与确定很有价值。应用低剂量 CT 扫描可对重点人群进行肺癌的普查。对肺间质性病变CT也可以得到很好的显示。对胸壁、膈肌及胸膜病变CT也能清楚显示。

CT对心及大血管疾病的诊断价值取决于CT设备，普通CT其价值有限，而多层螺旋CT或EBCT就很有价值。对于钙化性病灶，如心瓣膜、大血管壁及冠状动脉的钙化等，CT检查就可以很好地显示。要显示冠状动脉的软斑块，可通过多层螺旋CT或EBCT进行CTA图像重建。要通过显示心腔及大血管，对先天性心脏病心内外分流、大血管狭窄以及瓣膜疾病作出诊断，则需要心血管造影CT检查。

对于腹部及盆部器官与结构，如肝、胆、胰、脾、腹膜腔、腹膜后间隙、肾上腺及泌尿生殖系统疾病的显示和诊断，CT检查也有重要价值。胃肠道病变向腔内外生长、向邻近组织侵犯及远处转移等，CT检查也有较大价值。当然，如进行了合理的胃肠道充填，结合MSCT多平面重建功能，对于沿管壁浸润的病变也能较好的显示。

使用CT检查骨骼肌肉系统疾病应用较少，但CT对显示如骨质破坏与增生的细节等骨质变化较X线成像优越，而CT三维重建对复杂结构的骨折等病变显示好。

第三节 磁共振成像

早在1946年Block和Purcell就发现了物质的磁共振现象并将其应用于化学分析上，而形成了磁共振波谱学。1973年Lauterbur发表了关于MRI成像技术，使磁共振应用于临床医学领域。磁共振成像（magnetic resonance imaging，MRI）是通过利用原子核在磁场内所产生的信号而重建成像的一种新的影像技术。

一、MRI成像基本原理、设备及图像特点

（一）MRI成像基本原理

所有含奇数质子的原子核在其自旋过程中均产生自旋磁动量，也称磁矩，它具有方向性和力的效应，故用矢量来描述。磁矩的大小是原子核固有的特性，它决定MRI信号的敏感性。氢的原子核最为简单，只有一个单一的质子，故具有最强的磁矩，也最易受外来磁场的影响，并且氢质子在人体中含量最高、分布最广，所以医用MRI均选用^{1}H为靶原子核。可以把人体内的每一个氢质子视作为一个小磁体，在正常情况下，这些小磁体自旋轴的排列和分布是杂乱无序的，若将人体此刻置入在一个强大磁场中，这些小磁体的自旋轴就会按磁场磁力线的方向重新排列。此时的磁矩有两种取向：大部分顺磁力线方向排列，它们的位能较低，状态稳定；小部分逆磁力线方向排列，其位能较高。两者的差称为剩余自旋，由剩余自旋产生的磁化矢量称之为净磁化矢量，又称平衡态宏观磁场化矢量M_0。在绝对温度不变的情形下，两种方向质子的比例取决于外加磁场的强度。

在MR的坐标系中，顺主磁场方向称为Z轴或纵轴，垂直于主磁场方向称为XY平面或水平面，当平衡态宏观磁化矢量M_0绕Z轴以Larmor频率自旋时，如果额外再对M_0施加一个同样以Larmor频率的射频脉冲，就会使之产生共振，此时M_0就将偏离Z轴向XY平面运动，形成横向磁化矢量，而其偏离Z轴的角度称为翻转角。翻转角的大小是由射频脉冲的大小来决定的，能使M_0翻转90°至XY平面的脉冲称为90°脉冲。在外来射频脉冲的作用下，M_0除产生横向磁化矢量外，这些质子还同向运动，使相位趋向一致。当外来射频脉冲停止后，由M_0产生的横向磁化矢量在环境磁场的作用下，将由XY平面逐渐回复到Z轴状态，同时以射频信号的形式释放出能量，其质子自旋的相位一致性也逐渐消失，而恢复到原

来的状态。这些被释放出的、进行了三维空间编码的射频信号被体外的线圈所接收，经过计算机处理后重建成图像，这就是MRI成像基本原理。要深入掌握MRI成像原理，还需了解几个概念。

1. 弛豫　是指磁化矢量恢复到平衡状态的过程，磁化矢量越大，MRI探测到的信号就越强，反之就越弱。

2. 纵向弛豫　又称自旋-晶格弛豫或T_1弛豫，是指90°射频脉冲停止后纵向磁化逐渐恢复平衡的过程，可定义为纵向磁化矢量从最小值恢复至平衡状态63%所经历的时间。

3. T_1加权图像　通过采集部分饱和的纵向磁化产生的MR信号，具有T_1依赖性，其重建的图像使组织T_1时间的不同得以显示，称为T_1加权图像（图2-1-7）。

4. 横向弛豫　又称为自旋-自旋弛豫或T_2弛豫。横向弛豫的实质是在射频脉冲停止后，质子又逐渐恢复到原来各自相位上的过程，这种横向磁化衰减的过程称为T_2弛豫。T_2等于横向磁化由最大值衰减至37%时所经历的时间，它为横向弛豫时间常数。

5. T_2加权图像　即MR信号主要依赖T_2而重建，使组织T_2时间的不同得以显示的图像，称为T_2加权图像（图2-1-8）。

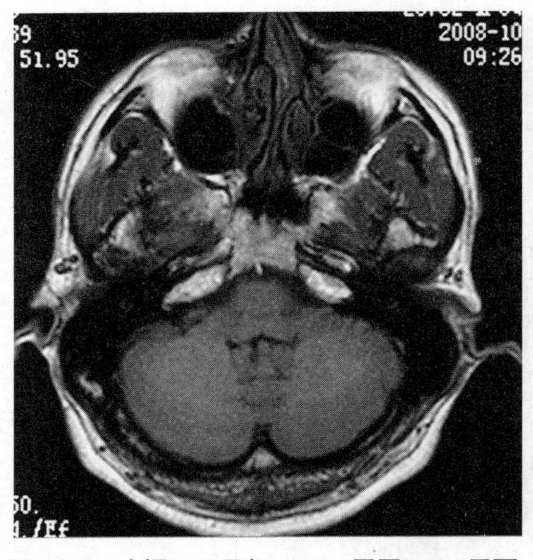

图2-1-7　头颅MR平扫T_1WI，同图2-1-8层面，解剖层次清楚

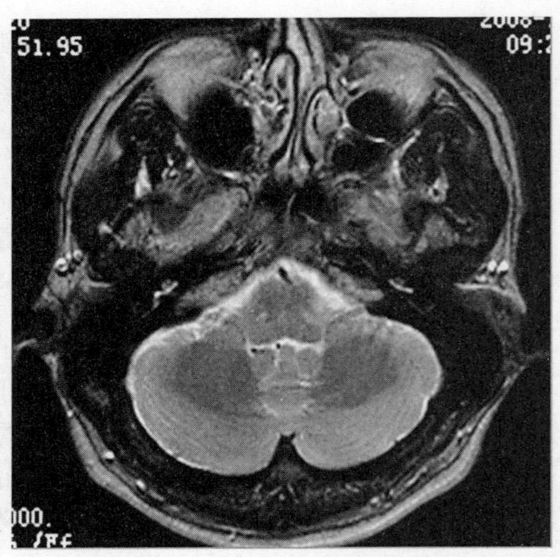

图2-1-8　头颅MR平扫T_2WI，显示小脑及脑干

（二）MRI设备

磁共振成像设备主要包括五个系统：磁体系统、射频系统、梯度系统、计算机处理系统以及辅助设备部分。

磁体分为常导型、永磁型和超导型三种，目前常用的有超导型磁体和永磁体。常导型磁体的磁场强度可达0.15～0.3T；永磁型的磁场强度最高可达0.3T；超导型的磁场强度一般为0.35～3.0T。梯度系统由梯度放大器及X、Y、Z三组梯度线圈组成，它的作用是修改主磁场，产生的梯度磁场为人体MRI信号提供了空间定位三维编码的可能。射频系统由发射与接收两部分组成，主要用来发射射频脉冲并接收信号，使磁化的氢质子吸收能量而产生共振。MRI设备中的计算机系统主要包括模-数转换器、阵列处理机及用户计算机等。其数据采集、处理和图像显示与CT设备非常相似。

(三) MRI 图像特点

人体不同器官的正常组织与病理组织的 T_1 值、T_2 值是相对固定的，而且它们之间有一定的差别，这种组织间弛豫时间上的差别，是磁共振成像的诊断基础。应该注意的是，MRI 的影像虽然也以不同的灰度来显示，但其反映的是 MRI 信号强度不同或弛豫时间 T_1 与 T_2 的长与短，而不像 CT 图像灰度反映的是组织的密度。普遍情况是，组织信号强，图像相应的部分就亮，组织信号弱，图像相应的部分就暗，由组织反映出的不同信号强度的变化，就构成了组织器官之间、正常组织之间、正常组织和病理组织之间及病理组织之间图像明暗的对比。

如果 MRI 的图像主要反映组织间 T_1 参数特征时，为 T_1 加权像（T_1WI），它反映组织间 T_1 的差别，T_1WI 有利于观察组织的解剖结构。若主要反映组织间 T_2 参数特征时，则为 T_2 加权像（T_2WI），T_2WI 对显示病变组织较好。还有一种称之为质子密度加权像（PdWI）的图像，简称质子加权像，其图像的对比主要依赖组织的质子密度。

由于 MRI 是多参数成像，因此，在 MRI 成像技术中，采用不同的扫描序列和成像参数，就可获得组织的 T_1 加权像、T_2 加权像和质子加权像。

二、MRI 检查技术

MRI 成像技术不仅可行横断面，还可行冠状面、矢状面及任意斜面的直接成像。同时还可获得多种类型的图像，如 T_1WI、T_2WI 等。所以，其有别于 CT 扫描。但是，要获取这些图像就必须选择合适的脉冲序列和成像参数。

(一) 序列技术

MRI 成像的高敏感性尽管是基于正常组织与病理组织弛豫时间 T_1 及 T_2 的不同，但受质子密度、脉冲序列的影响，目前常用的脉冲序列有：

1. 自旋回波（SE）序列　为 MRI 的基础序列，采用 90°-180° 脉冲组合构成。其特点为可消除因磁场不均匀所致的去相位效应，磁敏感伪影小，重 T_2 加权时信噪比较低，而采集时间尤其是 T_2 加权像较长。

2. 快速自旋回波（TSE or FSE）序列　采用 90°-180°-180°-... 脉冲组合形式构成。其图像对比性特征与 SE 相似，成像速度加快，磁敏感性更低，射频吸收量增大。与 SE 序列的最大区别是 T_2 加权像中脂肪呈高信号现象。

3. 反转恢复（IR）序列　采用 180°-90°-180° 脉冲组合形式构成。其特点为具有较强的 T_1 对比，短反转时间（TI）的反转恢复序列同时具有强的 T_2 对比，还可根据需求设定 TI，饱和特定组织而产生具有特征性的对比图像，如 STIR（短 T_1 反转恢复）及 FLAIR（液体衰减反转恢复）等序列。

4. 梯度回波（GRE）序列　在梯度回波技术中，使用一对极性相反的去相位梯度磁场及相位重聚梯度磁场，激励脉冲小于 90°，翻转脉冲不使用 180°，方法与 SE 中频率编码方向的去相位梯度及读出梯度的相位重聚方法相同，其数据采集周期变短，同时提高了成像速度。其最常用的两个序列是 FLASH（快速小角度激发）序列和 FISP（稳态运动快速成像）序列。

5. 平面回波成像（EPI）　EPI 技术是目前最快的 MRI 成像技术，它是在一次射频脉冲激励后在极短的时间内连续采集一系列梯度回波，用于重建一个平面的 MRI 图像。EPI 技术已广泛的应用于临床，单次激发 EPI，以弥散成像、灌注成像及脑皮层功能成像为主要的应用领域，多次激发 EPI 则在血管造影、心脏快速成像、心脏电影及腹部快速成像等方面取得进展。

（二）MR 对比增强检查

MRI 影像尽管具有良好的组织对比及分辨能力，但正常与异常组织的弛豫时间仍有较大重叠，其特异性仍有限。如果人为地改变组织的 MRI 特征性参数，即缩短弛豫时间，就可以提高 MRI 影像的对比度，所以就有了 MRI 对比剂。MRI 对比剂可以克服普通成像序列的限制而改变组织和病变的弛豫时间，从而提高组织与病变的对比。

MRI 对比剂按增强类型可分为阳性对比剂（如钆 - 二乙三胺五醋酸，即 Gd-DTPA）和阴性对比剂（如超顺磁氧化铁即 SPIO），目前临床上最常用的为前者，其剂量为 0.1mmol/kg，采用静脉内快速滴注，约在 60 秒内注射完毕，对于垂体、心脏、大血管及肝脏等还可采用高压注射器行多期动态扫描。

（三）MR 血管造影技术

磁共振血管造影（MRA）是一种无创伤性的检查技术，它不需使用对比剂，液体的流动即是 MRI 成像固有的生理对比剂，是对血管和血流信号特征显示的一种技术，与 CT 及传统放射学相比具有特殊的优势。液体在 MRI 影像上的表现取决于多种因素，如组织特征、流动方式、流动方向、流动速度及其所使用的序列参数。

常用的 MRA 方法有时间飞越法（TOF）和相位对比法（PC），近年来又发展起来对比增强 MRA（CE-MRA）的方法，其三维采集，适用范围更广，实用性更强，对胸腹部及四肢等血管的显示更加优越。

（四）MR 水成像技术

磁共振水成像（MR hydrography）技术主要是利用静态液体长 T_2 弛豫时间的特点，而使含液体的器官突出显影。在使用重 T_2 加权成像时，稀胰液、胆汁、尿液、内耳淋巴液、脑脊液、泪水及唾液等相对静止的液体均呈高信号，而流动血液及 T_2 较短的实质器官则表现为低信号，从而使含液体的器官显影。MR 水成像技术作为一种安全、不需要对比剂、无创伤性的影像学检查手段，已经为临床提供了有价值的诊断信息。目前 MR 水成像技术有 MR 胰胆管成像（MRCP）、MR 泌尿系成像（MRU）、MR 内耳成像、MR 椎管成像（MRM）、MR 唾液腺管成像、MR 泪道成像、MR 脑室系统成像及 MR 胃肠道成像等（图 2-1-9）。

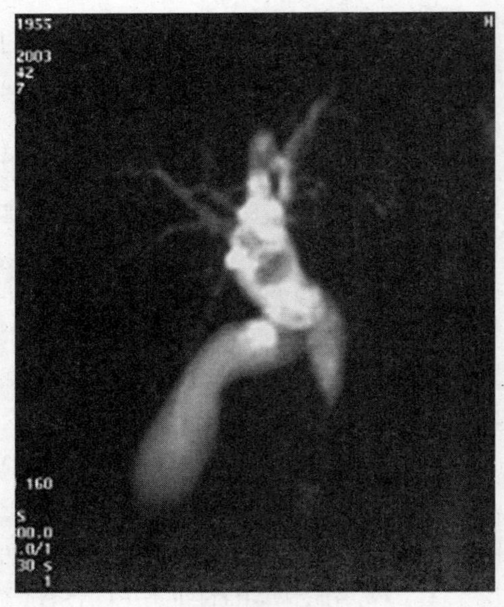

图 2-1-9 磁共振胰胆管水成像（MRCP），显示结石与狭窄

（五）脑功能成像

脑功能性磁共振成像（functional MRI，fMRI）为 MRI 技术又开启了一个全新的领域，它包括弥散成像（diffusion imaging，DI）、灌注成像（perfusion imaging，PI）和脑活动功能成像，可提供人脑部的功能信息。

1．弥散成像　当前主要用于脑缺血的检查，是由于脑细胞及不同神经束的缺血改变导致水分子的扩散运动受限，这种扩散受限可以通过弥散加权成像显示出来。DWI 在对早期脑梗死的检查中具有重要临床价值。

2. 灌注成像 一方面是通过引入顺磁性对比剂使成像组织的 T_1、T_2 值缩短，另一方面是通过超快速成像方法获得成像的时间分辨力。利用静脉团注顺磁性对比剂后周围组织微循环的 T_1、T_2 值的变化率，计算出组织血流灌注功能。也可以以血液为内源性示踪剂显示脑组织局部信号的微小变化，而计算出局部组织的血流灌注功能。

3. 脑活动功能成像 是利用脑活动区域局部血液中氧合血红蛋白与去氧血红蛋白比例的变化所引起局部组织 T_2* 的改变，从而在 T_2* 加权像上反映脑组织局部活动功能的成像技术，又称血氧水平依赖性 MR 成像(BOLD MRI)。它是通过刺激周围神经激活相应皮层中枢，使得中枢区域的血流量增加，从而引起血氧浓度及磁化率的变化而获得的。

(六) MR 波谱技术

磁共振波谱(MRS)技术是利用 MR 中的化学位移现象来测定分子组成及空间分布的一种检测方法。在均匀磁场中，同种元素的同一种原子由于其化学结构的差异，其共振频率也不相同，这种频率差异称之为化学位移。MRS 实际上就是某种原子的化学位移分布图，其横轴表示化学位移，纵轴表示各种具有不同化学位移原子的相对含量。随着临床 MRI 成像技术的不断发展，MRS 与 MRI 相互渗透，产生了在活体进行磁共振波谱分析及波谱成像技术，从而对一些由于体内代谢物含量的改变所导致的疾病有一定的价值。

三、MRI 诊断的临床应用

(一) 禁忌证

MRI 磁场对电子设备及铁磁性物质有显著影响，所以体内有这些物件的患者都不宜行此项检查。例如置入心脏起搏器的患者，心脏手术后换有人工金属瓣膜患者，颅脑手术后存留有动脉夹的患者，枪炮伤后弹片存留及眼内金属异物等铁磁性植入物者，金属假体患者，体内有胰岛素泵、神经刺激器患者，以及妊娠 3 个月以内的早孕患者等，一般均应禁忌做 MRI 检查。

(二) 适用范围

1. MRI 对中枢神经系统病变的定位及定性诊断有极大的优越性，除对颅骨骨折及颅内急性出血不敏感外，在其他几乎所有颅脑疾病、脊髓病变及外伤的诊断中，均具有较大的优势。

2. MRI 对颅后窝及颅颈交界区病变的诊断，明显优于 CT，且不产生骨伪影。MRI 能清楚地分辨颈部器官、血管、肌肉等软组织及病变。

3. MRI 对纵隔及肺门淋巴结肿大和占位性病变的诊断具有较高的价值，但对肺内钙化及小病灶的检出不敏感。MRI 可显示心脏大血管内腔，结合 MR 电影和 MRA，在心脏大血管的形态学与动力学的应用和研究方面具有良好的前景。

由于 MRI 的多参数技术，有时不需使用对比剂即可直接鉴别肝囊肿、肝海绵状血管瘤、肝癌及转移瘤，其在肝脏病变的鉴别诊断中具有重要价值。MRCP 对胰胆管病变的显示具有独特的优势。在 MRI 图像上，胰腺、肾脏及其周围结构对比鲜明，肾实质与肾盂内尿液也可形成良好对比。MRU 可直接显示尿路全程，对输尿管的狭窄、梗阻、扩张及发育畸形等具有重要价值。

4. MRI 对诊断女性盆腔附件疾病、男性前列腺疾病特别是早期前列腺癌是很有效的影像检查，这是基于 MRI 多方位、大视野成像从而清晰地显示盆腔结构。

5. MRI对骨质破坏性病变、软组织病变及血管畸形有很好的显示效果，在显示关节软骨、关节囊及关节韧带等方面具有其他检查无法比拟的优势，在显示骨髓的水肿、浸润、缺血及挫伤等病理改变方面具有重要价值。

（周俊林）

【参考文献】

1. 吴恩惠. 医学影像学. 第5版. 北京：人民卫生出版社，2003.

2. 陈炽贤，高元桂. 中华影像学，总论卷. 北京：人民卫生出版社，2002.

3. 白人驹. 医学影像诊断学. 第2版. 北京：人民卫生出版社，2006.

4. 张云亭，袁聿德. 医学影像检查技术学. 第2版. 北京：人民卫生出版社，2005.

第二章
颅　　脑

第一节　颅脑影像学检查技术

一、X线检查技术

1. 颅骨平片　方法简单、经济、无创伤，主要用于颅骨改变及脑内钙化等。

2. 脑血管造影　包括颈动脉造影和椎动脉造影，常用 DSA 技术，主要用于血管性病变及判断病灶与血管的关系。

二、CT 检查技术

1. 平扫　横断面扫描为主，有时需扫冠状位。主要用于出血、外伤及骨折等。

2. 增强 CT　经静脉注入有机碘对比剂后再行扫描。增强后病灶常显示更清楚，可显示出平扫未显示的病灶，同时对病灶性质的确定价值大。

3. CTA　增强 CT 扫描后三维重建脑血管，立体再现血管及病灶与血管的关系。

三、MRI 检查技术

1. 平扫 MRI　常规采用横断面、冠状面和（或）矢状面扫描，除急性蛛网膜下腔出血外，发现病灶的能力一般优于 CT。

2. 增强 MRI　对比剂用 Gd-DTPA。增强扫描病灶显示更加清楚，并可显示平扫未能显示的细小和多发病灶，明确病变的部位和范围，鉴别病变与水肿、肿瘤术后复发与术后改变等。

3. MRA　不需要注射对比剂即可显示颅内大血管，是较成熟的、无创性脑血管成像技术。

4. 功能性 MRI　利用 MR 成像技术反映脑的生理过程和物质代谢等功能变化，主要包括：MR 脑弥散成像、脑灌注成像、脑功能成像及 MR 波谱分析。

第二节　颅脑影像学检查的比较与优化

脑部的影像检查技术各有优势和不足，因此，应针对具体情况合理选择。对颅骨的病变或颅内病变对颅骨的侵犯，平片仅能大致反映，而 CT 和 MRI 不但能更敏感、更细致地显示骨质改变，而且还能显示与骨质相关的颅内病变。对颅内占位病变，颅骨平片价值有限，依据颅骨的改变和生理性钙化的移位对病变的定位诊断已极少应用。传统脑血管造影由于其定位及定性诊断作用小，已很少单独应用。目前，脑 CT 已成为脑部检查的主要手段，结合增强扫描可对大部分病变做出定位及定性诊断。颅脑 MRI 对中线结构、颅后窝和近颅底病变的显示较 CT 优越，而对钙化及肿物内钙化的显示则不如 CT。功能性 MRI 更有助于占位病变的深入判断及鉴别诊断。颅内出血大多行 CT 检查，尤其是急性期出血 CT 优于 MRI，少量蛛网膜下腔出血 MRI 比 CT 敏感，但亚急性或慢性期出血呈等密度时 CT 不如 MRI。颅内炎症、变性及脱髓鞘性病变，只能行 CT 和 MRI 检查，且 MRI 较 CT 更敏感。脑血管性病变，TCD 可提供脑血管大致的血流动力学信息，对诊断有帮助；无创的 MRA 和微创的 CTA 的诊断作用逐步得到肯定，应用范围不断扩大；而 DSA 虽然作为诊断的“金标准”，但因为是创伤性检查，作为诊断的应用大为减少，更多的用于介入治疗。

第三节 颅脑常见疾病的影像诊断

一、脑 肿 瘤

WHO 从组织学上将神经系统肿瘤分为：神经上皮组织肿瘤、脑膜肿瘤、外周神经肿瘤、淋巴造血系统肿瘤、生殖细胞肿瘤、鞍区肿瘤及转移性肿瘤七类，而脑肿瘤以星形细胞肿瘤、脑膜瘤、垂体瘤、颅咽管瘤、听神经瘤、血管网织细胞瘤和转移瘤等较常见。下面简要叙述几种。

（一）星形细胞肿瘤

为神经上皮肿瘤中最常见的类型。成人多发生于大脑，儿童多位于小脑。按肿瘤组织学将其分为 7 种类型，且依细胞分化程度不同分属于不同级别（WHO 分级），即：毛细胞型星形细胞瘤（Ⅰ级）、室管膜下巨细胞星形细胞瘤（Ⅰ级）、弥漫型星形细胞瘤（Ⅱ级）、多形性黄色星形细胞瘤（Ⅱ级）、间变性星形细胞瘤（Ⅲ级）、大脑胶质瘤病（Ⅲ级）和胶质母细胞瘤（Ⅳ级）。Ⅰ、Ⅱ级肿瘤多边界较清楚，多表现为瘤内囊腔或囊内瘤结节，肿瘤血管多成熟；Ⅲ、Ⅳ级肿瘤多呈浸润性生长，肿瘤形态不规则、分界不清楚，易发生坏死、出血和囊变，肿瘤血管丰富而且分化不良。

【影像学表现】

1. CT 检查　肿瘤主要位于脑白质。Ⅰ级肿瘤通常为低密度灶，分界常清楚，占位效应轻（图 2-2-1），无或轻度强化，有时与脑梗死鉴别较难。Ⅲ～Ⅳ级肿瘤多呈高、低或混杂密度的肿块，常有囊性变和瘤内出血，肿块形态不规则，边界不清，占位效应和瘤周水肿明显，多呈不规则、环形伴壁结节状显著强化，强化常不均匀。

2. MRI 检查　病变 T_1WI 呈稍低或混杂信号，T_2WI 呈均匀或不均匀性高信号。偏良性肿瘤（Ⅰ～Ⅱ级）形态较规则，边界多清楚，水肿轻。恶性肿瘤（Ⅲ～Ⅳ级）形态不规则，边界不清，水肿明显，常见出血及坏死，增强示肿瘤内壁不光整，有壁结节，囊壁和壁结节强化明显（图 2-2-2）。胶质母细胞瘤还常见小子灶。囊性肿瘤易与脑脓肿和转移瘤混淆。

【诊断与鉴别诊断】

结合定位体征、高颅压，Ⅰ、Ⅱ级星形细胞肿瘤坏死、水肿及强化轻，Ⅲ、Ⅳ级星形细胞肿瘤坏死、水肿及强化重，一般可作出诊断。

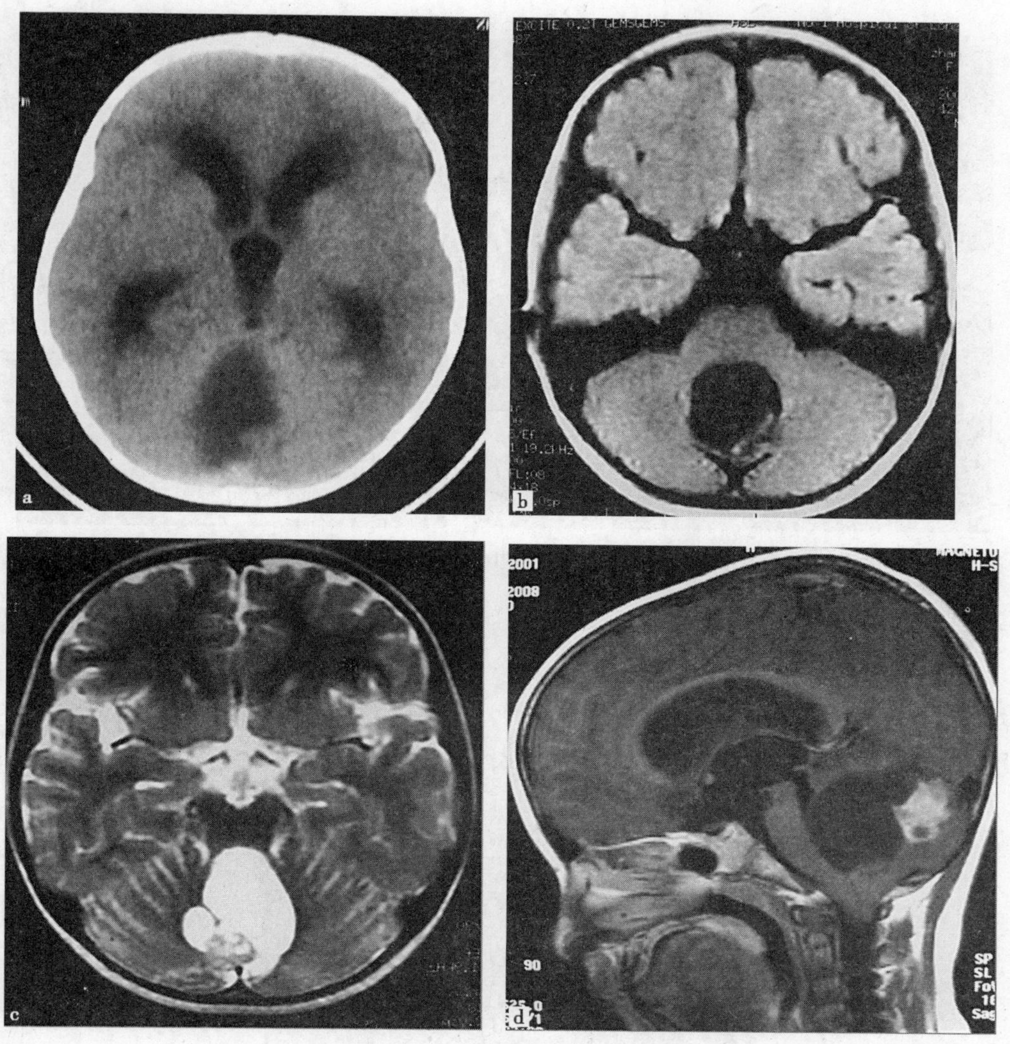

图 2-2-1 毛细胞型星形细胞瘤（Ⅰ级）

同一病例：a. CT 平扫，示小脑病灶为低密度；b. MRI-T_1WI，示病灶呈低信号；c. MRI-T_2WI，示小脑病灶为高信号；d. 增强 T_1WI，示病灶呈囊实性伴结节样强化

鉴别诊断：无强化肿瘤需与脑梗死、蛛网膜囊肿及胆脂瘤等鉴别；囊性肿瘤需与脑脓肿、转移瘤及血管网织细胞瘤等鉴别，脑脓肿的壁一般较光滑、厚薄均匀及无壁结节，转移瘤常为多发病灶，壁较厚且不均匀，血管网织细胞瘤多位于小脑半球，为大囊小结节样病灶。

（二）脑膜瘤

为最常见的脑膜肿瘤，占颅内肿瘤的 15%～20%，中年女性多见。肿瘤起病慢，病程长，初期症状及体征不明显，以后逐渐出现高颅压、局部定位症状和体征。起源于蛛网膜帽细胞，多居于脑外，与硬脑膜粘连。好发于有脑膜的面、沟及嵴，少数位于脑室内。肿瘤包膜完整，多由脑膜动脉供血，血运丰富，常有钙化，少数有出血、坏死和囊变。组织学分为上皮型、纤维型、过渡型、砂粒型、微囊型、血管瘤型、脊索样型、不典型及乳头型等 15 个亚型。WHO 分为Ⅰ级（9 型）、Ⅱ级（3 型）和Ⅲ级（3 型），Ⅰ级为良性，Ⅱ级有恶性表现，Ⅲ级为完全恶性。

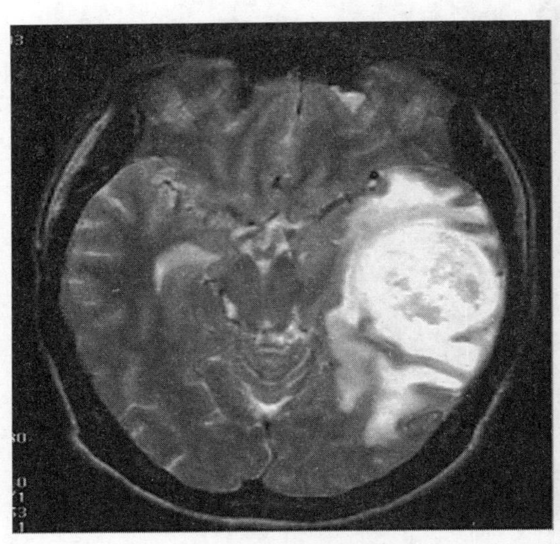
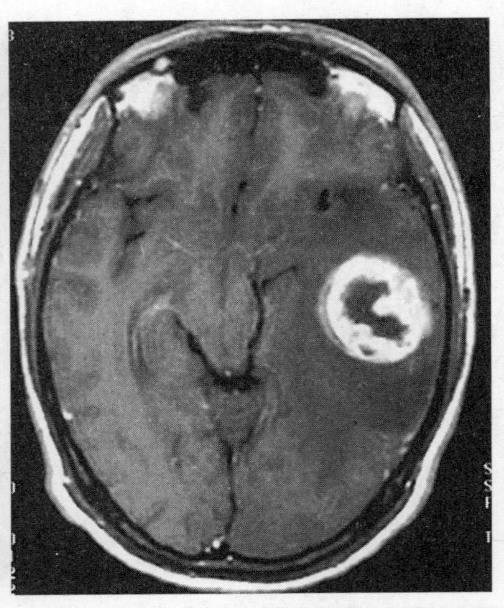

图 2-2-2 胶质母细胞瘤 MRI-T_2WI 及增强，左颞肿瘤水肿显著，环形、厚壁、内壁结节样显著强化

【影像学表现】

1．CT 检查 平扫肿块呈等或略高密度影，类圆形，边界清楚，常见斑点状钙化。常以宽基底与硬膜相连，肿瘤表现为明显的“镶嵌”征，瘤周水肿轻或无，当静脉或静脉窦受压时可出现中或重度水肿。邻近颅板受侵犯时多引起骨质增生。增强扫描肿瘤呈均匀性显著强化（图 2-2-3）。

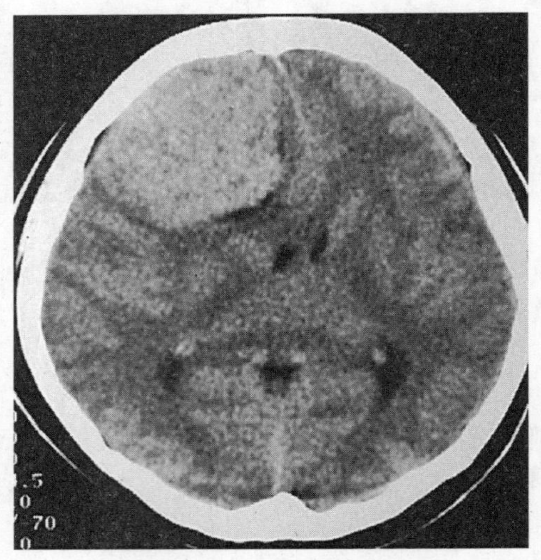

图 2-2-3 右额脑膜瘤 CT 平扫，肿瘤呈稍高密度，无水肿，“镶嵌”征明显

2．MRI 检查 肿瘤边界清楚，T_1WI 呈稍低信号，T_2WI 呈稍高信号，一般较均匀，瘤周水肿多较轻，T_1WI 能较好地显示肿瘤的“镶嵌”征象。增强扫描一般呈均匀性显著强化，“宽基底”征与“脑膜尾”征显示清楚。

3．特殊表现 WHO Ⅲ级的脑膜瘤多表现有明显出血、坏死、周围水肿及播散灶（图

2-2-4)；血管瘤型脑膜瘤多表现均匀显著强化及瘤血管可见；纤维型 MRI-T_1WI 及 T_2WI 多为偏低信号；砂粒型 CT 检查钙化率高；富淋巴浆细胞型多沿脑膜蔓延、水肿明显及边界不清，类似炎症；微囊型可见有细小分隔的多囊，增强呈细网状；过渡型多发于儿童侧脑室及肿瘤有层次等(图 2-2-5)。

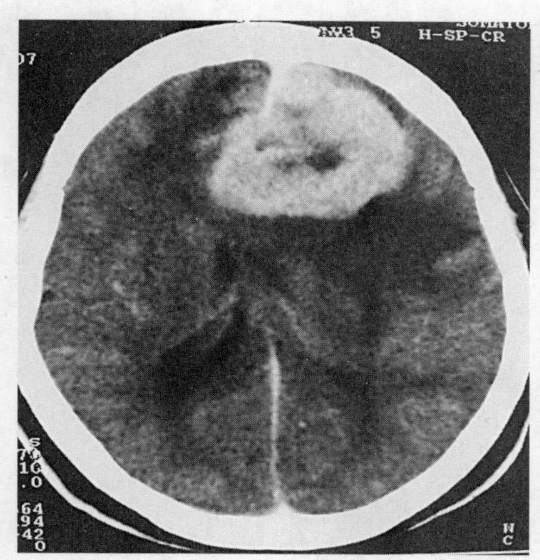

图 2-2-4 左额恶性脑膜瘤 CT 增强，肿瘤示边界不光整，有坏死，水肿大，增强显著

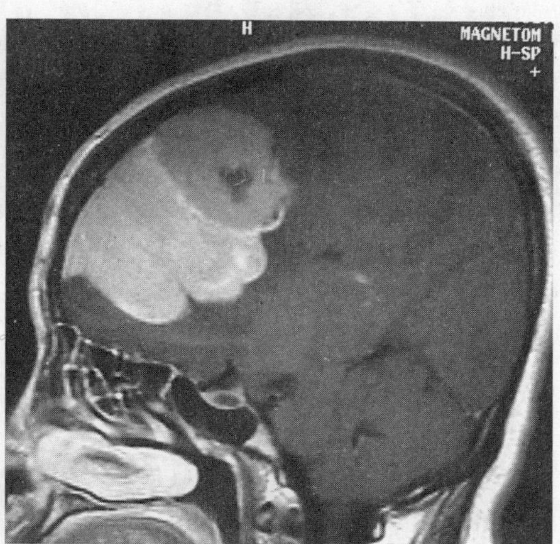

图 2-2-5 左额过渡细胞型脑膜瘤，MR 增强示肿瘤分层

【诊断与鉴别诊断】

影像表现具有特征性，诊断多不难。

鉴别诊断：与血管外皮细胞瘤、淋巴瘤、靠近脑膜生长的胶质瘤、转移瘤、脊索瘤、垂体瘤、动脉瘤及脑膜瘤亚型的区分。

（三）垂体瘤

起源于腺垂体，是最常见的垂体肿瘤，绝大多数为垂体腺瘤。依肿瘤的生物学行为分为：膨胀性、侵袭性和癌，其中 2/3 为膨胀性，癌最少见。依其是否分泌激素可分为非功能性腺瘤和功能性腺瘤，功能性腺瘤包括泌乳素、生长激素、性激素和促肾上腺皮质激素腺瘤等。依肿瘤大小分为：垂体大腺瘤和微腺瘤，直径小于 10mm 者为微腺瘤，大于 10mm 者为大腺瘤。肿瘤包膜完整，较大肿瘤常因缺血或出血而发生坏死、囊变，偶可钙化。肿瘤常向上生长可穿过鞍膈进入鞍上池，向下可侵入蝶窦，向两侧可侵入海绵窦。

【影像学表现】

1. 颅骨平片　显示蝶鞍扩大，呈“鞍内型”占位改变。

2. CT 检查　蝶鞍扩大，鞍内肿块向上突入鞍上池，可侵犯一侧或两侧海绵窦，并包绕颈内动脉。肿块常呈等或略高密度，增强为均匀或不均匀强化，有时为环形强化(图 2-2-6)。

3. MRI 检查　MRI 对垂体微腺瘤的显示优于 CT。T_1WI 呈稍低信号，T_2WI 呈等或高信号。局限于鞍内小于 10mm 的微腺瘤，宜采取冠状位精扫观察。平扫不易显示，增强多表现为轻度强化结节，与显著强化的垂体形成显著对比，有时须延迟时相才可发现。间接征象有垂体高度增加，一般超过 8mm，垂体上缘隆突，垂体柄偏移和鞍底下陷(图 2-2-7)。MRA 可显示肿瘤与基底动脉环的关系。

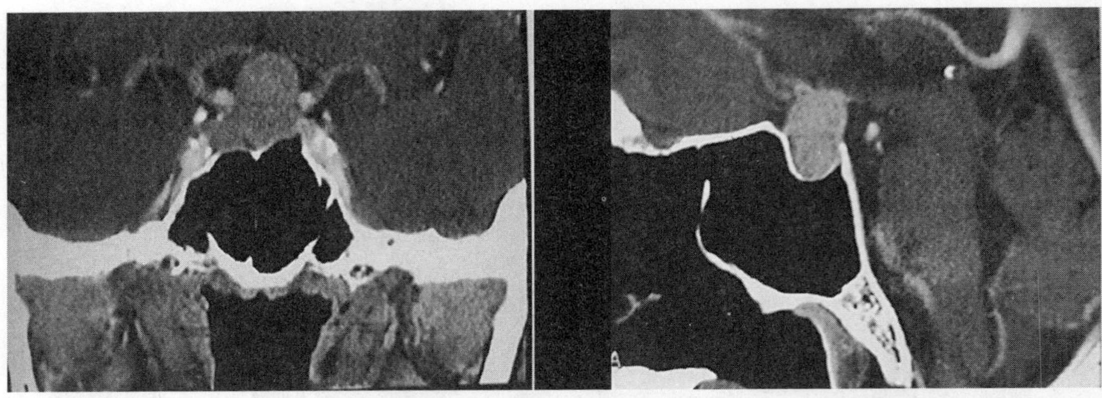

图 2-2-6 垂体瘤 CT 增强 MPR 图，肿瘤膨胀生长，鞍底变薄，突入鞍上池，均匀强化，肿瘤与颈内动脉关系明了

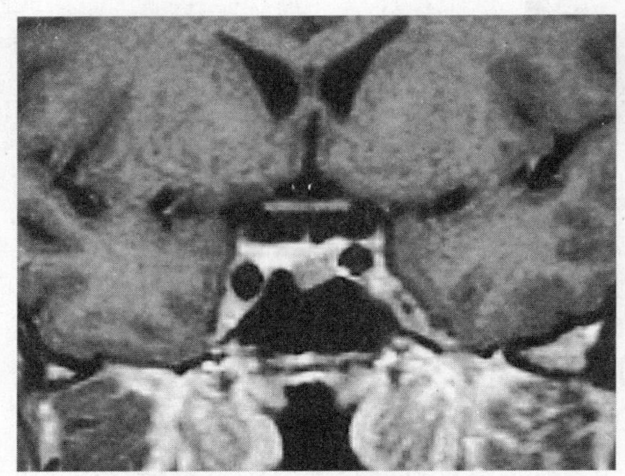

图 2-2-7 垂体微腺瘤 MR 增强冠状位，垂体左侧局部下突，强化程度低于垂体，垂体柄右偏

【诊断与鉴别诊断】

微腺瘤：临床有相应症状、实验室检查激素水平增高及影像学垂体信号及结构改变，一般可诊断；大腺瘤：蝶鞍扩大，鞍内肿块，与垂体密度及信号接近，增强显著，多可诊断。

鉴别诊断：生殖细胞肿瘤（包括畸胎瘤）、垂体脓肿、颅咽管瘤、脑膜瘤、垂体囊肿、转移瘤及动脉瘤等。

（四）听神经瘤

系成人常见的颅后窝肿瘤，占桥小脑角肿瘤的 75%～80%，通常为单发，好发年龄 40～60 岁，儿童罕见。起源于听神经鞘膜，早期位于内耳道内，以后长入桥小脑角池，包膜完整，囊变多见，可有出血及坏死。

【影像学表现】

1. 颅骨平片示内耳道呈锥形扩大，骨质可破坏。

2. CT 示桥小脑角池内等、低或高密度肿块，瘤周水肿多较轻，偶见钙化或出血，增强为均匀或非均匀性强化。第四脑室常受压移位，伴幕上脑积水多见。骨窗观察内耳道呈锥形扩大。

3. MRI 表现肿瘤于轴位与冠状位增强表现典型的"横卧瓶塞"征（图 2-2-8），增强 MRI 还可发现内耳道内的小肿瘤，常为显著增强的小结节。

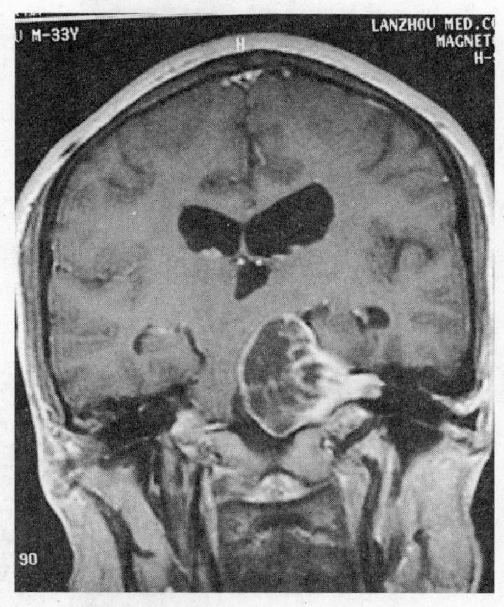
图 2-2-8 左侧听神经瘤 MR 增强冠状位，典型的"横卧瓶塞"征

【诊断与鉴别诊断】

有耳部症状、内听道扩大及桥小脑角肿瘤表现典型的"横卧瓶塞"征，诊断可成立。

鉴别诊断：表皮样囊肿、脑膜瘤、三叉神经瘤及颈静脉球瘤。

（五）颅咽管瘤

是来源于胚胎颅咽管残留细胞的良性肿瘤，儿童和 40 岁是两个高峰期。组织学上分为成釉质细胞型和鳞状乳头型。临床表现上儿童以发育障碍和颅高压为多，成人以精神异常和功能低下为主。肿瘤可分为囊性、实性和囊实性三种，以囊性多见，囊壁和实性部分多有钙化病变。多位于鞍上。

【影像学表现】

1. 颅骨平片常显示鞍区钙化、蝶鞍异常和颅高压征。

2. CT 示鞍上池内类圆形肿物，压迫视交叉和第三脑室前部，可出现脑积水。肿物多呈不均匀低密度为主的囊实性病灶，囊壁的壳形钙化和实性部分的不规则钙化呈高密度。强化时囊壁和实性部分呈环形均匀或不均匀强化。

3. MRI 示肿瘤信号依成分而不同，T_1WI 可为高、等、低或混杂信号，T_2WI 多为高信号，边界清楚整齐（图 2-2-9）。

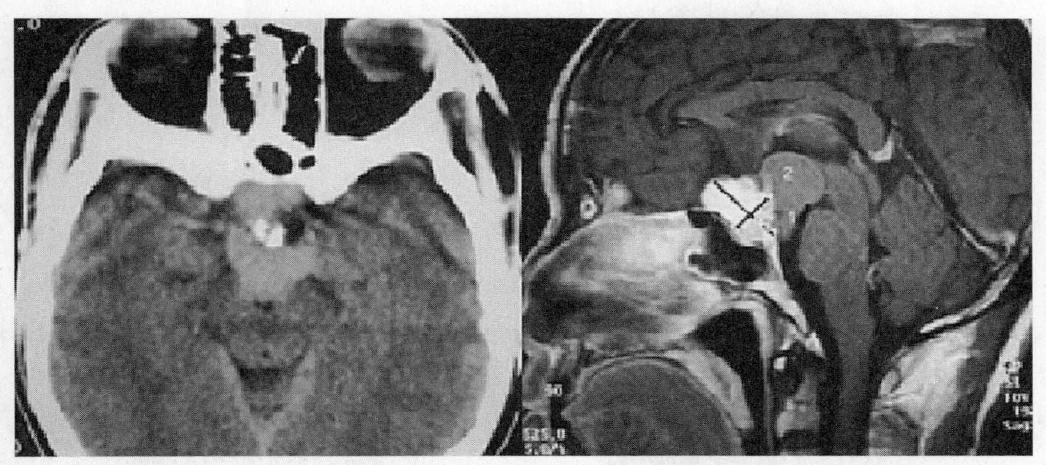
图 2-2-9 鞍区囊实性颅咽管瘤，CT 见钙化，MR 增强示实性结节和囊壁强化

【诊断与鉴别诊断】

青少年患者，发育障碍，视野改变，鞍上多样性成分病灶，有钙化，即可诊断。

鉴别诊断：垂体瘤、生殖细胞肿瘤（如畸胎瘤）、Rathke 囊肿及蛛网膜囊肿。

（六）转移瘤

多发于中老年人，皮髓质交界区多见，也可见于小脑和脑干。多来自肺癌、乳腺癌、前列腺癌、肾癌和绒癌等原发灶，经血行转移而来。常为多发，易出血、坏死、囊变，瘤周水肿明显。影像学多缺乏特异性，往往取决于原发肿瘤的特性，有“四不像”之说。

【影像学表现】

CT 表现脑内单发或多发结节灶，常位于皮髓质交界区，呈等或低密度灶，出血时密度增高，瘤周水肿明显，结节状或环形强化，单发者较大。MRI 上转移瘤一般呈长 T_1 和长 T_2 信号，瘤内出血则呈短 T_1 和长 T_2 信号，MRI 增强扫描更敏感地发现脑干和小脑的转移瘤及平扫未显示的小转移灶（图 2-2-10）。

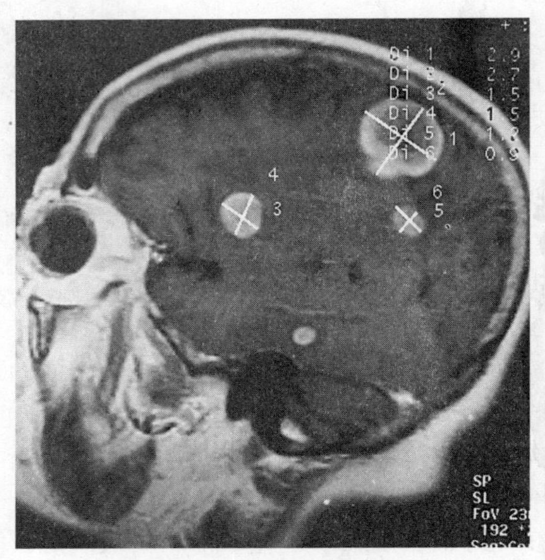

图 2-2-10 脑转移瘤 MR 增强矢状位，多发灶，大小不等，环形强化

【诊断与鉴别诊断】

原发肿瘤病史、多发性病灶、多样性改变、环形强化及大水肿，一般可诊断。

鉴别诊断：脑脓肿、淋巴瘤、脑囊虫病、结核瘤、多发胶质母细胞瘤病及多发性脑膜瘤。

二、脑 外 伤

由于受外力类型、大小及方向不同和受力部位不同的影响，造成的颅内损伤类型和程度亦不同，如脑挫裂伤、脑内、脑外出血等，脑外出血又包括硬膜外、硬膜下和蛛网膜下腔出血。由于 CT 和 MRI 应用，脑外伤诊断水平明显提高，死亡率和病残率也明显下降。

（一）脑挫裂伤

脑挫伤与脑裂伤常合并出现，统称为脑挫裂伤。脑挫伤病理为脑内散在出血灶、静脉淤血、脑血肿和脑肿胀，如伴有脑膜、脑或血管撕裂，则为脑裂伤。

【影像学表现】

在 CT 图像上，表现为模糊的低密度脑水肿区，散在分布斑点状高密度出血灶，有些表现为广泛性脑水肿或脑肿胀，有些表现为多发性脑内血肿，有占位效应。在 MRI 图像上，脑水肿及脑肿胀表现为 T_1WI 呈稍低信号，T_2WI 呈高信号；脑出血为双高信号；血肿信号随血肿时期而变化。

（二）脑内血肿

多位于受力点或对冲部位的脑表面，常发生于额叶和颞叶。

【影像学表现】

CT 图像上呈边界清楚的类圆形高密度灶，周围是环形低密度带。MRI 图像上血肿信号变化与血肿期有关，具有特征性的是亚急性期 T_1WI 与 T_2WI 均为高信号。

（三）硬膜外血肿

是血液聚集于硬膜外间隙，硬膜与颅骨内板粘连紧密，故血肿较局限，呈梭形。多由脑膜血管损伤所致，常为脑膜中动脉。

【影像学表现】

CT 图像上，见颅骨内板下不跨越颅缝而跨越中线的梭形或半圆形高密度灶，常见附近颅骨骨折（图 2-2-11）。

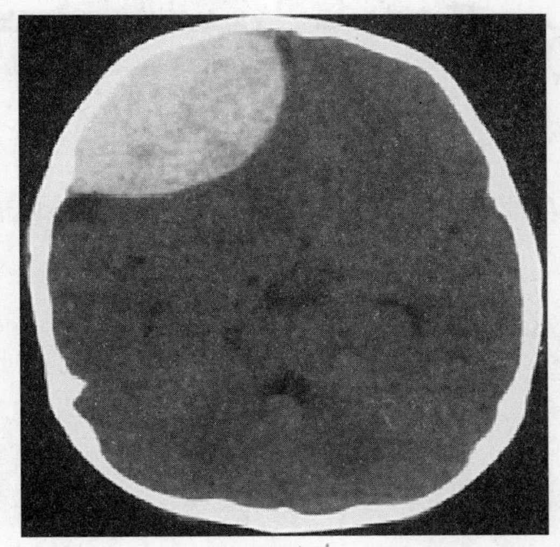

图 2-2-11　右额硬膜外血肿，CT 示梭形改变

（四）硬膜下血肿

血肿聚集于硬膜下腔，沿脑表面广泛分布，跨越颅缝而不跨越中线。常由桥静脉或静脉窦损伤所致。

【影像学表现】

CT 图像上，急性期见颅板下沿脑表面分布、弥漫、新月形高密度影，常伴有脑内损伤或出血，脑水肿和占位效应明显。薄层血肿有时不容易发现，需借助窗宽技术才能显示。亚急性或慢性血肿多呈稍高、等、低或混杂密度灶，有时还会出现分层现象，内界多不清楚（图 2-2-12），但多可见到“脑白质推挤征”。亚急性血肿 MRI 图像上常呈双高信号，显示往往清楚，其在 CT 图像上多为等密度。

（五）蛛网膜下腔出血

出血位于蛛网膜下腔，多见于大脑纵裂和脑基底池，儿童常见。

【影像学表现】

蛛网膜下腔出血一般在 7 天左右吸收，此时 CT 检查为阴性，而 MRI 检查仍可发现高信号的血性影。CT 典型表现为脑沟、脑池内较模糊密度增高影，可呈铸形（图 2-2-13）。出血

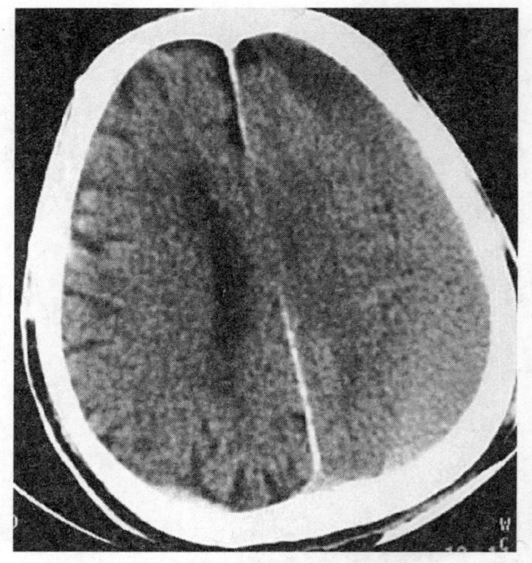

图 2-2-12 左侧慢性硬膜下血肿，CT 示分层的“月牙”形

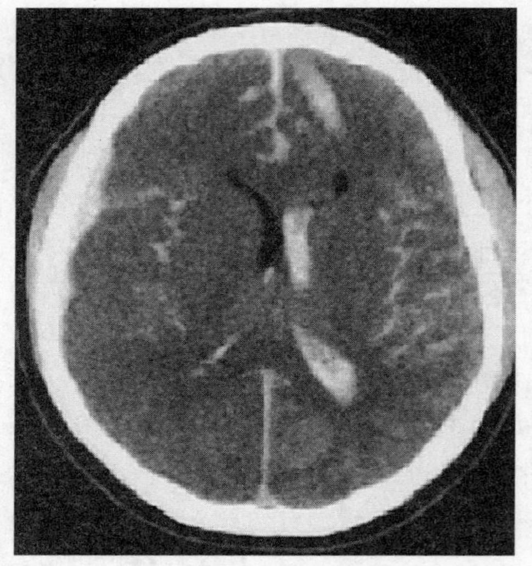

图 2-2-13 蛛网膜及脑室出血，CT 示条状及不规则高密度

见于外侧裂池、鞍上池、环池、小脑上池或脑室内。大脑纵裂出血亦不少见，为中线区纵行窄带状高密度影。

三、脑血管疾病

脑血管疾病主要是脑出血和脑梗死，CT 和 MRI 对发现病变价值大，但对具体的原因尚需进一步检查，特别是对伴随动脉瘤、血管畸形及脑静脉问题的患者，则需配合 CTA、MRA 或 DSA 进行诊断。

（一）脑出血

自发性脑内出血多发于高血压病和动脉硬化患者，也可继发于动脉瘤、血管畸形、血液病和脑肿瘤等，以高血压性脑出血最常见。出血好发于基底节区、丘脑、脑桥和小脑，也易破入脑室。血肿及伴发的脑水肿引起脑组织受压及软化，血肿一般经过急性期、吸收期和囊变期三个演变过程，各期的时间长短有一定差异，一般与血肿大小和年龄有关。

【影像学表现】

1．CT 检查　急性期血肿呈边界清楚、类圆形或不规则形、均匀高密度影，周围见低密度水肿带，水肿带宽窄不一，局部脑室受压移位。出血较多时常会破入脑室，可见脑室内高密度血性影。出血于 3～7 天进入吸收期，此时见血肿周围变模糊，水肿带逐渐增宽，血肿逐渐缩小并密度减低，小血肿可完全吸收（图 2-2-14）。大约于 2 个月后转变为囊变期，较大血肿吸收

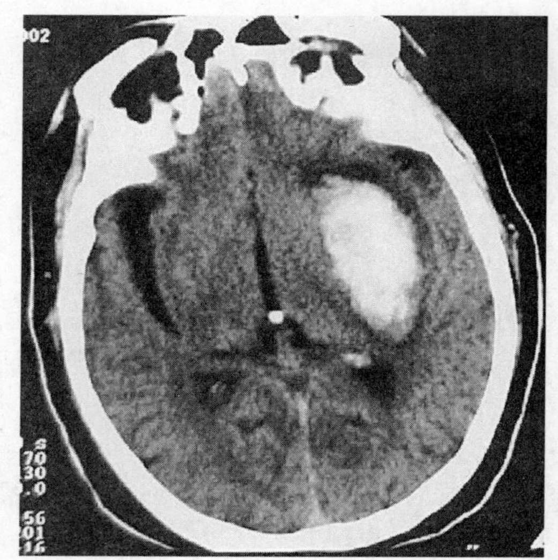

图 2-2-14 左基底节区脑出血 CT 示高密度团状影，周缘为低密度水肿

后常遗留低密度的囊腔，也伴有不同程度的脑萎缩。

2. MRI 检查 MRI 对急性期血肿的显示不如 CT 清楚，为 T_1WI 呈等信号，T_2WI 呈稍低信号；亚急性和慢性期血肿 T_1WI 和 T_2WI 均表现为高信号；慢性血肿囊肿完全形成后 T_1WI 呈低信号，T_2WI 呈高信号，周边可见低信号的含铁血黄素沉积环，此时 MRI 检查比 CT 敏感。总之，脑内血肿的信号随血肿时期的变化而变化，具体的是随血红蛋白的变化而变化。

【诊断与鉴别诊断】

根据典型的 CT、MRI 表现和严重的临床症状，脑内出血容易诊断。

鉴别诊断：瘤卒中和恶性黑色素瘤。

（二）脑梗死

是引起老年人偏瘫的常见疾病，为脑血管闭塞而导致脑组织的缺血性坏死。常见的原因有：①脑血栓形成；②脑栓塞，如血栓、空气、羊水及脂肪栓塞等；③高凝血状态和低血压。病理上可分为缺血性、出血性及腔隙性脑梗死。

【影像学表现】

1. 缺血性梗死 CT 示呈楔形、扇形及基底贴近硬膜的低密度灶（图 2-2-15），皮髓质同时受累，部位及范围与闭塞血管供血区基本一致，可有占位效应。在 2～3 周后病灶变为等密度而不易见，称之"模糊效应"，增强扫描多为脑回样强化。在 1～2 个月后形成边界清楚的低密度囊变腔。

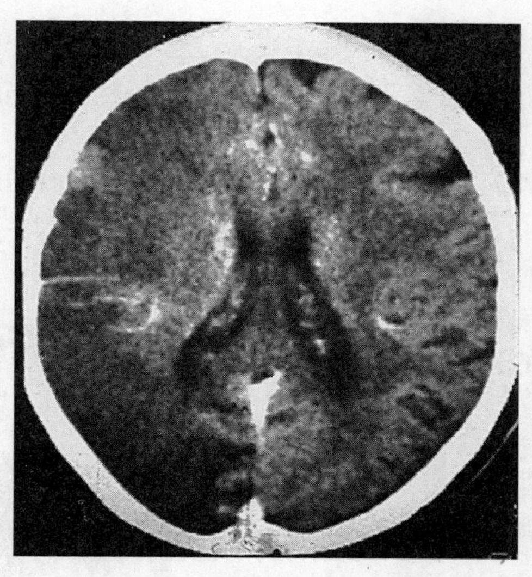

图 2-2-15 右侧大面积脑梗死 CT 示模糊低密度影

2. 出血性梗死 CT 示不规则斑点、片状高密度出血灶出现在低密度脑梗死灶内，占位效应常明显。

3. 腔隙性梗死 常见于中老年人，低密度梗死灶为 10mm 大小，一般为多发，好发于基底节、丘脑及脑干。系深部髓质小动脉闭塞所致。CT 表现为脑深部的小灶性低密度区，无占位效应。MRI 对脑缺血及梗死灶的敏感性高，发现早，常于发病后 1 小时可见局部改变，随后出现长 T_1 和长 T_2 的异常信号。MR 水抑制成像、弥散和灌注成像可更早检出病灶。

4. 静脉性脑梗死 常为出血性脑梗死，多见于静脉及静脉窦血栓，生产期和月经期易出现。多表现为对称性脑肿胀及梗死，伴出血，早期不强化，后期呈脑回样强化。急性血栓 CT 为高密度，亚急性期 MRI 显示血栓为短 T_1 及长 T_2 信号，增强显示静脉窦空三角征，CTA 和 MRA 可显示静脉窦内血栓（图 2-2-16）。

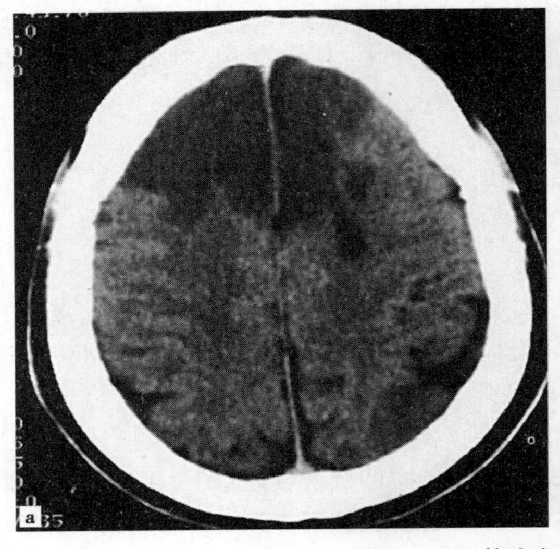
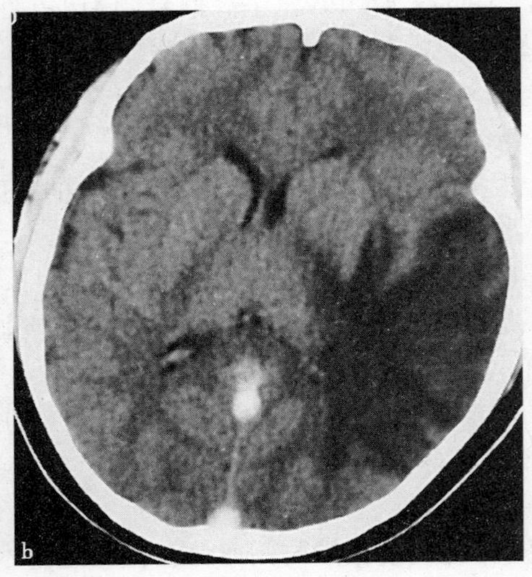

图 2-2-16 静脉窦血栓 CT 平扫

不同病例：a. 双额叶静脉性脑梗死，对称性低密度，界清；b. 直窦与上矢状窦高密度急性血栓，伴左颞叶静脉性脑梗死

【诊断与鉴别诊断】

老年人出现肢体运动障碍及意识改变，影像学 CT 与 MRI 显示楔形病灶，一般可诊断脑血栓形成。

鉴别诊断：静脉性脑梗死需与动脉性脑梗死、脑炎及少突胶质细胞瘤鉴别。

（三）动脉瘤

是蛛网膜下腔出血的常见原因。大小不一，多呈囊状，囊内可有血栓形成，好发于基底动脉环及附近分支。影像学一般分为三型，Ⅰ型为无血栓动脉瘤，Ⅱ型为部分血栓动脉瘤，Ⅲ型为完全血栓动脉瘤。

【影像学表现】

1. CT 检查　Ⅰ型平扫呈圆形高密度区，增强为均一性强化（图 2-2-17）；Ⅱ型平扫中心或偏心性高密度区，增强为中心和瘤壁强化，由于血栓无强化，常呈“靶征”；Ⅲ型平扫呈等密度灶，可有弧形或斑点状钙化，增强为瘤壁环形强化。当动脉瘤破裂时，可见蛛网膜下腔出血、脑内血肿、脑积水、脑水肿和脑梗死等继发改变，此时 CT 常不能显示瘤体。

2. MRI 检查　动脉瘤瘤腔在 T_1WI 和 T_2WI 上多呈类圆形流空信号（无信号），而当出现漩涡时呈不均匀高信号，动脉瘤内血栓则呈高低相间

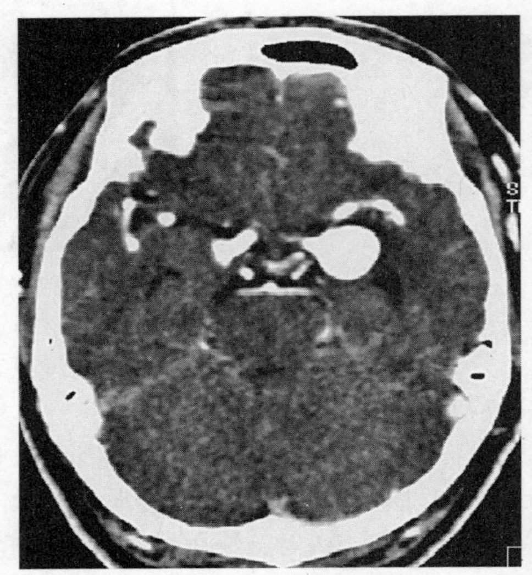

图 2-2-17 左侧大脑中动脉动脉瘤，CT 显著强化，边界清楚

的混杂信号。增强表现类似 CT，不同分型其 MRI 表现亦有不同。大的动脉瘤常见搏动性伪影，其有助于诊断。

3. CTA、MRA 和 DSA 可直观地显示动脉瘤、瘤内血栓及载瘤动脉。增强 MRA 常可检出小动脉瘤。

【诊断与鉴别诊断】

具有典型影像表现时，特别是 CTA 及 MRA 的应用，常易诊断。

鉴别诊断：垂体瘤、颅咽管瘤及颈内动脉海绵窦瘘。

（四）血管畸形

分为动静脉畸形、静脉畸形、毛细血管畸形、大脑大静脉瘤和海绵状血管瘤等，系胚胎期脑血管的先天发育异常。其中动静脉畸形（AVM）最常见，它由增粗的供血动脉、畸形血管团和粗大的引流静脉构成，好发于大脑前及中动脉供血区。

【影像学表现】

1. CT 检查 AVM 显示不规则混杂密度灶，可有钙化，增强呈斑点状、蚯蚓状或弧线样强化，水肿和占位效应较轻，有时还会有负占位效应。可合并脑出血、蛛网膜下腔出血及脑萎缩等改变（图 2-2-18）。

2. MRI 检查 AVM 见迂曲、扩张、呈蚓状流空的畸形血管团（图 2-2-19），邻近脑实质内为反复出血及出血后改变而呈现的混杂信号。MRA 可直观地显示增粗的供血动脉、畸形血管团和粗大的引流静脉的全貌。

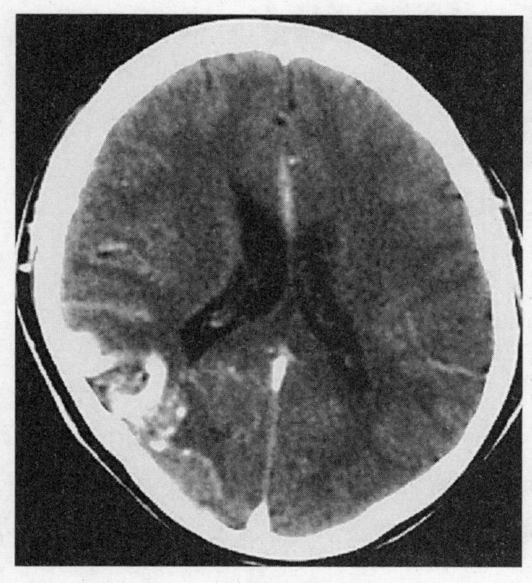

图 2-2-18 右枕叶动静脉畸形，CT 示局部脑萎缩，蚯蚓状血管增强改变

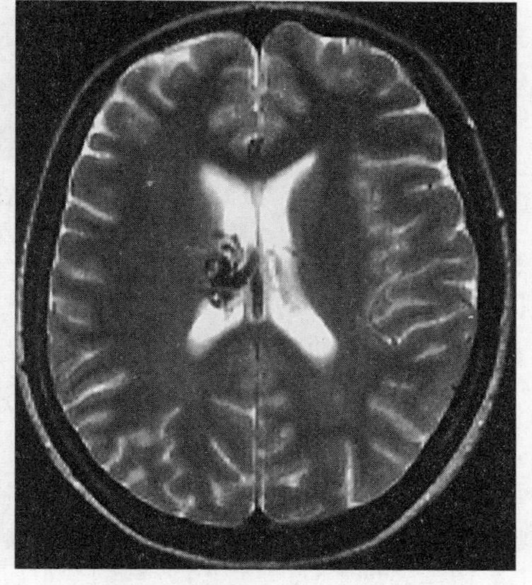

图 2-2-19 右侧脑室 AVM，MR-T_2WI 示团状血管流空，引流静脉粗大

【诊断与鉴别诊断】

需要与单纯的脑梗死、脑出血、脑软化及少突胶质细胞瘤鉴别。

四、颅内感染

颅内感染包括细菌、病毒、真菌和寄生虫等感染。病理改变大致相同，包括脑膜炎、脑炎和血管炎。

（一）脑脓肿

主要为邻近器官的炎症蔓延所致，以耳源性常见，也有鼻源性，其次为血源性、直接感染和隐源性感染。多发于颞叶和小脑。病理上分为急性炎症期、化脓坏死期、脓肿壁形成早期及脓肿形成晚期。

【影像学表现】

1．CT 检查　急性炎症期表现为边缘模糊的、大片低密度灶，伴有占位效应，增强一般无强化，也可有斑点状强化。化脓坏死期，示低密度区内出现更低密度坏死灶，水肿减轻，轻度不均匀、环形强化。脓肿壁形成期，平扫见等密度环，内为低密度并可有气泡影，呈环形强化，其壁显示完整、光滑、均匀及强化明显的特点。

2．MRI 检查　急性脑炎期病灶较弥漫，占位效应明显。化脓坏死期的水肿、脓液呈 T_1WI 低信号及 T_2WI 高信号，不完整的壁为等信号。脓肿壁形成期脓液为长 T_1 及长 T_2 信号，增强其壁为光滑、较厚、均匀、显著的环形强化（图 2-2-20）。

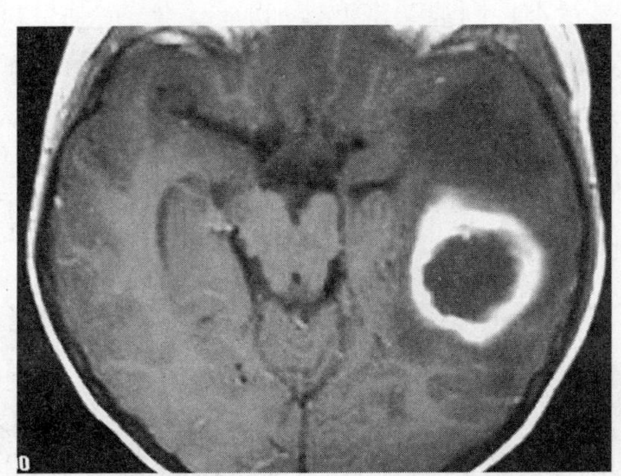

图 2-2-20　左颞叶脑脓肿，MR 增强示环形、厚壁、均匀、显著强化、大水肿

【诊断与鉴别诊断】

有中枢性感染的表现和进程，影像学增强示病灶壁均匀、内壁光整及显著环形强化，多可做出诊断。需要与囊性胶质瘤及转移瘤鉴别。

（二）结核性脑膜脑炎

结核性脑膜炎以脑膜渗出和结核性肉芽肿为基本病变，好发于脑基底池，可合并结核球、脑梗死和脑积水，是由于结核菌引起的脑膜弥漫性炎性反应，并波及脑实质。

【影像学表现】

1．CT 表现　图像上早期表现可为阴性。当脑基底池出现大量炎性渗出时，密度会增高，此时增强扫描示脑膜沿脑池广泛强化，形态不规则。当肉芽肿增生时，则见局部脑池闭塞并呈条状、结节状及不规则强化（图 2-2-21）。脑结核球平扫呈等或低密度灶，结节状或环形强化，周围有较大水肿。

2．MRI 表现　图像显示病灶早于 CT，特别是水抑制像和增强扫描。常表现为基底池结构不清，T_1WI 信号较高，T_2WI 信号更高，水抑制像病变显示更清楚的高信号。MRI 平扫亦可为阴性，而增强后增厚的脑膜和结核结节显著强化。结核球 T_1WI 呈略低信号，T_2WI 多呈略高混杂信号，周围水肿范围较大。

【诊断与鉴别诊断】

青少年、有结核病史、有中枢及全身症状，影像学显示较弥漫基底池增强病灶，诊断可成立。需与化脓性脑膜炎鉴别。

（三）脑囊虫病

当人误食绦虫虫卵后，被消化液消化并孵化出幼虫，其进入肠道经血流而散布于全身而寄生。所以，脑囊虫病系猪绦虫囊尾蚴在脑内的异位寄生。脑内囊虫的数目不一，常为多发，直径4.5mm左右、圆形，囊虫死亡后退变为小钙化点。脑囊虫病可分为脑实质型、脑室型、脑膜型和混合型。

【影像学表现】

CT表现，脑实质型为脑内散在分布多发小囊状低密度，囊内可见代表头节的致密小点，病灶多位于皮髓质交界区；MRI示小囊呈较均匀长T_1及长T_2信号，其内见偏心性短T_1和长T_2信号结节，囊壁和头节有较明显的强化效应，囊虫死亡后呈钙化小点。其典型表现较有特征。不典型者可表现为单个大囊、脑炎、肉芽肿或脑梗死，此时诊断较困难。

脑室型以第四脑室多见，常与扩大的脑室难于区分，造影CT及MRI水抑制像价值大。脑膜型多位于蛛网膜下腔，和脑膜粘连形成串，CT和MRI显示局部脑室或脑池扩大，相邻脑实质光滑受压（图2-2-22），增强呈强化显著的串或环，邻近脑膜增厚且强化明显。有些可形成大囊。病变常合并脑积水。

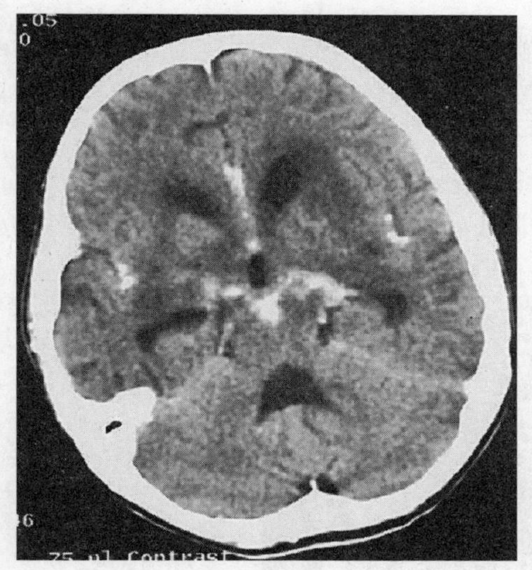

图 2-2-21 结核性脑膜炎，CT增强示脑池脑膜不规则显著强化

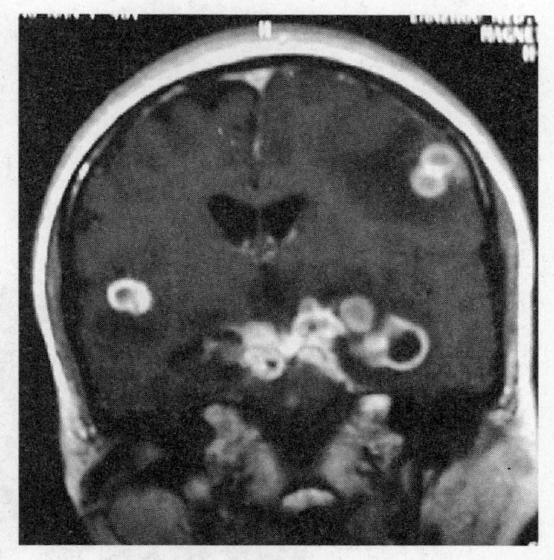

图 2-2-22 脑囊虫病MR增强冠状位，示多发、环形、显著强化，水肿明显病灶，波及脑池，伴蛛网膜炎

【诊断与鉴别诊断】

有牧区生活史，癫痫症状，囊虫试验阳性，影像学示颅内多发及头节及壁增强的小环状病灶，则诊断成立。应与脑脓肿、脑结核及转移瘤鉴别。

五、脱髓鞘疾病

脱髓鞘疾病是指一组原因不明，病理表现为以神经组织髓鞘脱失为主的神经系统疾病。可分为原发性和继发性两大类。

多发性硬化：多发性硬化病因不明，以脑室周围髓质和半卵圆中心出现多发性硬化斑为主要表现，也见于脑干、脊髓和视神经，中青年女性多见，是继发性脱髓鞘疾病中最常见的一种。临床表现复杂多变，常是缓解与复发交替，且进行性加重。常为多灶性脑损害，可伴有视神经和脊髓病变。

【影像学表现】

CT 示侧脑室周围和半卵圆中心多灶性低或稍低密度影。MRI 显示病灶呈短条状垂直于侧脑室，矢状面较有特征，硬化斑 T_1WI 呈稍低或等信号，T_2WI 均呈高信号。病灶也可见于脑皮层、脑干、小脑和脊髓，占位效应不明显。MRI 对硬化斑块的显示较 CT 敏感性好，特别是在小脑和脑干。活动期病灶强化显著，激素治疗后或慢性期强化常不明显。

【诊断与鉴别诊断】

中青年患者，病情反复，MRI 示围绕侧脑室新旧不一的多发病灶，可明确诊断。需要与免疫有关脑脊髓炎、多发性脑梗死、脑炎、结节病及皮层下动脉硬化性脑病等鉴别。

六、先天性畸形

Chiari 畸形：系后脑的发育异常，又称小脑扁桃体下疝畸形。小脑扁桃体变尖延长，经枕大孔向下疝入颈椎椎管内，可合并延髓和第四脑室下移、脊髓空洞和幕上脑积水等异常。一般可分为Ⅰ型、Ⅱ型及Ⅲ型。

【影像学表现】

1．头颅平片　可显示颅颈部的合并畸形，如颅底凹陷、扁平颅底等。

2．CT 检查　主要表现为幕上脑积水，下疝的小脑扁桃体在椎管上后部形成类圆形软组织影。

3．MRI　为首选检查方法。矢状面上，Ⅰ型小脑扁桃体变尖，向下伸入枕大孔平面 5mm 或以上可诊断；Ⅱ型伴有第四脑室和延髓变形、向下移位。可见脊髓空洞和幕上脑积水（图 2-2-23）。

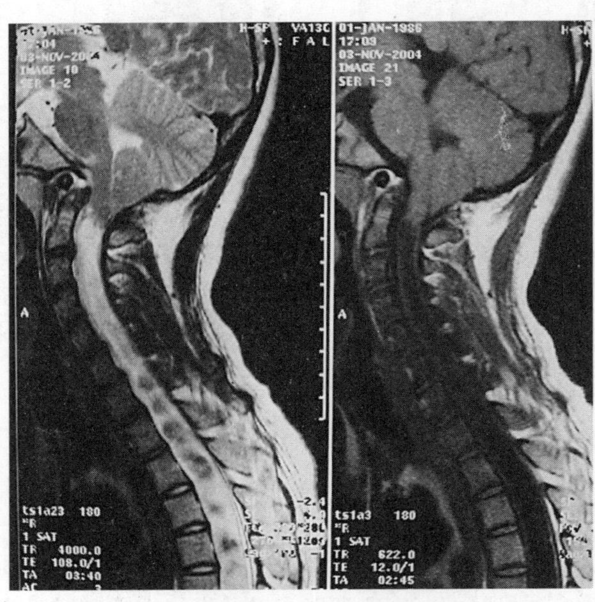

图 2-2-23　Chiari 畸形Ⅰ型，MR-T_1WI 及 T_2WI 矢状位，小脑扁桃体舌状下疝，四脑室位置正常，延髓受压，脊髓空洞症

【诊断与鉴别诊断】

MRI 矢状位清楚显示病变特点，可诊断。需要与其他原因（如脊髓肿瘤）继发的脊髓空洞症鉴别。

（周俊林）

【参考文献】

1. 吴恩惠. 医学影像学. 第 5 版. 北京：人民卫生出版社，2003.

2. 周俊林，位春萍，刘建莉. 颅内异位生殖细胞瘤的 MRI 与病理对照. 实用放射学杂志，2003，19（2）：105-107.

3. 周俊林，董驰，何宁，等. 酷似垂体瘤的生殖细胞瘤一例报告. 中华放射学杂志，2006，40（7）：767-768.

4. 周俊林，赵建洪，何宁，等. 颅内血管外皮细胞瘤和血管瘤型脑膜瘤病理与 MRI 对照. 中国临床医学影像杂志，2006，17（12）：669-678.

5. 周俊林，何宁，刘建莉，等. 脑静脉窦血栓形成的 CT 与 MRI. 中国临床医学影像杂志，2007，18（6）：384-418.

第三章

脊柱与脊髓

第一节　影像检查技术及优选

一、X线检查技术

1．脊椎平片　常规摄取正、侧位片。观察椎间孔改变时摄双斜位片。

2．脊髓造影　通过腰椎穿刺将对比剂注入椎管内蛛网膜下腔，透视下观察对比剂在椎管内的充盈和流动情况，以诊断椎管内病变和蛛网膜粘连等。

二、CT检查技术

1．CT平扫　观察椎骨和椎管病变，以层厚5～10mm连续扫描病变区；观察椎间盘病变，对病变椎间盘及其上、下椎体缘扫描，3～5层为一组，层厚2～5mm。

2．CT增强扫描　用于椎管内肿瘤和血管性疾病。

3．脊髓造影CT（CTM）与脊髓造影配合使用，一般在脊髓造影后1～2小时内进行CT扫描。

三、MRI检查技术

1．MRI平扫　常以矢状面为主，可全面地观察脊髓的解剖和病变，辅以横断面和冠状面，以确定病变与周围组织的关系。

2．MRI增强扫描　进一步明确病灶的性质。

3．MR脊髓成像（MRM）　可获得脊髓蛛网膜下腔脑脊液影像，类似脊髓造影。

4．MRA　可用于椎管内血管畸形的检查。

四、影像检查技术的比较及优选

脊椎平片主要用于脊柱骨结构的观察及疾病的大致筛选。在脊髓的影像学检查中，脊椎平片对脊髓的诊断作用有限，常主要用于对周围骨质的情况了解。脊髓造影属创伤性检查，目前逐渐被MRI和MRM取代。CT多用于评价椎管骨质及其对椎管内结构的影响，如椎骨骨折及椎管结构的改变，对脊髓的诊断效果有赖于配合CTM。MRI是诊断脊髓疾病最准确的方法，可以对脊髓病变准确定位及定量判断，结合增强MRI检查可以做到大部分定性诊断。

第二节 椎管内常见疾病的影像诊断

一、椎管内肿瘤

髓内肿瘤，以神经上皮组织肿瘤之室管膜肿瘤和星形细胞肿瘤为主，其中室管膜瘤和星形细胞瘤最常见；髓外硬膜内肿瘤，多为神经源性肿瘤和脊膜瘤；硬膜外肿瘤，常见为转移瘤及淋巴瘤。

【影像学表现】

1. 脊椎平片对发现椎管内占位病变的价值有限。

2. 脊髓造影和CTM均可提示肿瘤与硬膜、蛛网膜的关系，从而推断肿瘤部位和性质。

3. MRI　能直观地显示肿瘤及其与周围组织的关系，特别是肿瘤与脊髓、蛛网膜及硬膜的关系（图2-3-1），所以能作出肿瘤的定位、定量乃至定性诊断，是目前诊断脊髓肿瘤的可靠方法。椎管内肿瘤常在T_1WI上呈等或稍低信号，T_2WI上呈等或高信号，Gd-DTPA增强扫描，肿块有不同程度和不同形式的强化，如室管膜瘤多呈较均匀的强化、星形细胞瘤多示延迟强化明显、神经鞘瘤示肿瘤穿出神经孔呈哑铃状及脊膜瘤示有硬膜尾征的显著强化，从而使肿瘤显示更加清楚。

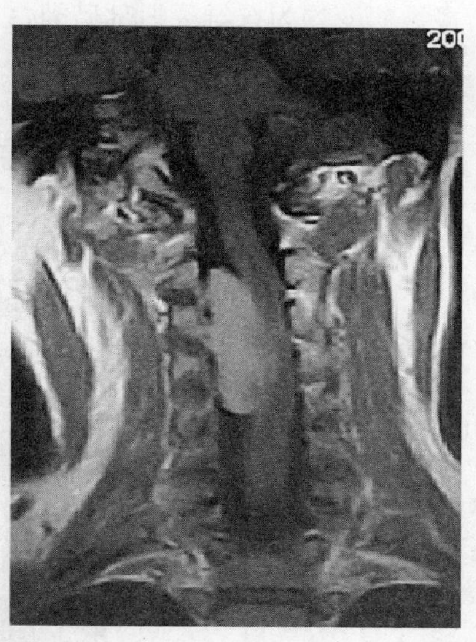

图2-3-1　椎管脊膜瘤，MR增强冠状位示均匀强化，边界整齐，基底靠外，颈髓受推挤

【诊断与鉴别诊断】

结合临床与典型影像表现，大多能做出诊断。

鉴别诊断：①髓内肿瘤需与血管网织细胞瘤、畸胎瘤、表皮囊肿及转移瘤鉴别；②髓外硬膜下肿瘤需与胚胎性肿瘤、转移瘤鉴别；③硬膜外肿瘤需与淋巴瘤、脊椎巨细胞瘤、骨髓瘤及脊柱结核鉴别。

二、脊 髓 损 伤

病理上按损伤程度将其分为：脊髓震荡、脊髓挫裂伤、脊髓压迫或横断及椎管内血肿。脊髓挫裂伤表现为脊髓水肿、肿胀和出血。脊髓横断损伤可为部分性或完全性，常伴有血肿。损伤后期可出现脊髓软化、囊性变、蛛网膜粘连和脊髓萎缩等并发症。

【影像学表现】

1. 脊椎平片　能显示椎骨的骨折、椎体的滑脱和椎管的连续性等骨性结构。

2. CT检查　平扫可见骨折块的移位及对脊髓的压迫，结合三维重建可立体地再现及观察椎管，也可发现脊髓内出血或硬膜外血肿，CTM还可见脊髓肿胀、移位、横断损伤及硬膜囊和神经鞘撕裂等。

3. MRI检查　可直观地显示椎管狭窄，清楚地展示脊髓损伤部位、类型、范围和程度。脊髓水肿T_1WI呈低或稍低信号，T_2WI呈高信号；脊髓出血T_1WI和T_2WI均呈高信号；脊髓软化、囊性变、空洞形成及粘连性囊肿等，呈长T_1和长T_2异常信号；脊髓萎缩见脊髓体积缩小。

【诊断与鉴别诊断】

外伤史并结合影像表现，诊断可成立。

鉴别诊断：脊髓炎、多发性硬化及脊髓肿瘤。

三、椎间盘突出

【临床与病理】

椎间盘突出可发生在颈椎、胸椎与腰椎，以下段腰椎最常见。多发生于青壮年，男性多见，常有外伤或反复慢性损伤史。发病时患部脊椎运动受限，局部疼痛并产生神经根受压症状，可有放射性痛。椎间盘突出多为纤维环破裂髓核突出，由于其后部解剖结构薄弱，大多数病变均为纤维环后部破裂，髓核向后突出压迫周围组织和神经根，引发临床症状。

【影像学表现】

1. X线平片

(1) 椎间隙均匀或不对称性狭窄，特别是后宽前窄。

(2) 椎体边缘，尤其是后缘出现骨赘，系因椎间盘退行性变所致。

(3) 脊椎排列变直或有侧弯现象。

(4) 髓核向椎体脱出称为Schmorl结节，可于椎体上或下面显示一圆形或半圆形凹陷。

2. CT检查

(1) 椎间盘膨出为边缘均匀、超出相邻椎体边缘的轻度弧形。

(2) 椎间盘突出为椎体后缘弧形软组织影，可钙化。

(3) 硬膜外脂肪层受压、变形甚至消失，硬膜囊受压和神经根袖受压(图2-3-2)。

(4) CT难于显示颈椎间盘突出。

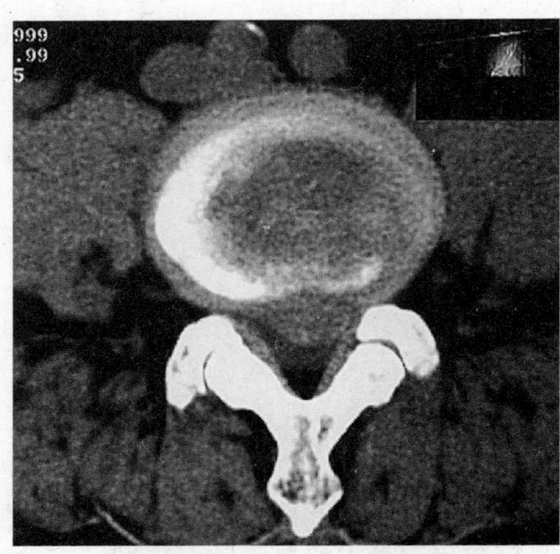

图 2-3-2 椎间盘膨隆并突出，CT示椎间盘膨隆，并向椎体后缘突出呈软组织密度，椎管狭窄

3. MRI检查

(1) 依据病变程度可将椎间盘病变分为椎间盘变性、椎间盘膨出、椎间盘突出、椎间盘脱出及椎间盘游离。

（2）椎间盘在 MRI 上显示良好，特别是显示椎间盘变性与椎间盘游离（图 2-3-3）。

（3）椎间盘变性时其水分丢失，T_2WI 上其高信号消失，矢状面上还可见椎间盘变扁。

（4）椎间盘膨出时除有椎间盘变性的改变外，矢状面上可见椎间盘向前后隆起，在横断面上椎间盘均匀地超出椎体边缘，脊膜囊和神经根袖受压。

（5）突出的椎间盘在矢状面图像上呈舌状向后方或侧后方伸出，其信号强度与其主体部分一致，横断面图像上呈三角形或半圆形局限突出于椎体后缘，边缘整齐。

（6）很好地显示了硬膜外脂肪层受压、变形、消失以及硬膜囊受压和神经根袖改变等。

（7）MRI 直接显示脊髓受压情况。

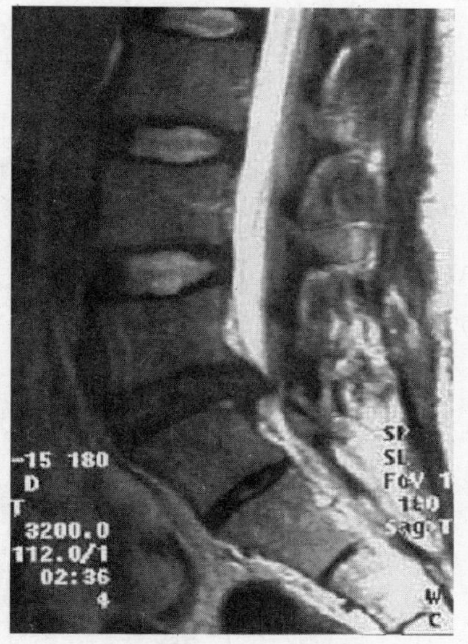

图 2-3-3　腰$_5$/骶$_1$椎间盘突出，MR T_2WI 示信号下降，向后突出，硬膜囊受压

【诊断与鉴别诊断】

椎间盘突出症多有典型的临床表现，CT 和 MRI 上见到突出于椎体后方的局限性类圆形椎间盘结构，硬膜外脂肪、硬膜囊及神经根受压移位，诊断多可成立。

鉴别诊断：①硬膜外瘢痕；②肿瘤：椎管内硬膜外肿瘤如神经纤维瘤、淋巴瘤、转移瘤等；③椎间盘炎及骨髓炎。

（周俊林）

【参考文献】

1. 李松年. 现代全身 CT 诊断学. 北京：中国医药科技出版社，2001.
2. 吴恩惠. 医学影像学. 第 5 版. 北京：人民卫生出版社，2003.

第四章

头 颈 部

第一节 影像学检查技术及优选

一、眼

眼部影像学检查方法有X线平片、造影、超声、CT、MRI及DSA等多种检查技术。目前平片多用于外伤后异物定位，超声检查为眼球病变的首选，再以CT或MRI检查辅助，眼眶外伤常规应用HRCT，眼眶肿瘤、炎症等病变则应首选CT和MRI平扫与增强检查，并且最好选择精扫。

二、耳

耳部有多种影像学检查技术。平片目前已趋向淘汰，高分辨力CT检查主要应用于颞骨病变，MSCT曲面重建对耳部管道的显示效果好，累及颅内或膜迷路的病变行MRI平扫及增强检查效果好，特别是肿瘤性病变和炎性病变。

三、鼻及鼻窦

平片检查目前已趋向淘汰，HRCT为鼻腔鼻窦及其病变的常规检查技术，冠状位CT扫描使用较多，MSCT三维重建对整体结构显示有价值，肿瘤性病变可选择MRI检查，并需要增强检查。MRI对软组织的分辨力好，能直接显示黏膜、肌肉、血管及神经等结构，但对气体及骨皮质有限，因此，对鼻窦及颅底结构的骨性解剖显示不佳。实际上，MRI与CT联合应用，让MRI作为CT检查的有效补充，常有利于提高鼻窦病变的影像诊断能力。

四、咽 部

咽部影像学检查技术也比较多，但其应用价值有差异。X线检查目前仍用于观察鼻咽侧后壁软组织厚度，主要用于儿童腺样体增生。CT检查为咽部及其病变的主要检查技术，可以清晰显示咽腔、咽壁及咽周间隙的改变。MRI检查的临床应用越来越多，主要由于其优越的软组织对比及任意方位成像。

五、喉 部

喉部也有多种影像学检查方法，而X线检查、体层摄影、DSA目前较少应用于喉部疾病，取而代之的是 CT 与 MRI。普通 CT 可以清晰显示喉腔、喉壁各层结构及喉周间隙改变，是目前喉部的常规影像检查技术。MR 检查由于任意方位成像及优越的软组织对比，在临床上越来越显示出价值而渐受重视。

六、口　　腔

口腔颌面部影像学检查有 X 线平片、造影、超声、CT、MRI 及 DSA 等多种检查技术。目前超声检查与 DSA 检查较少应用于该部位，根尖片、曲面体层摄影常用于观察牙根及颌骨情况，CT 检查为颌面部及其病变的常规检查技术，MRI 检查由于多方位成像及软组织对比的优越性，在颌面部的应用逐渐增多。

七、颈　　部

颈部影像学检查技术也比较多，而其应用价值是有差异的。超声检查主要用于颈部包块、甲状腺病变及血管病变等，DSA 检查则直接观察颈部血管改变及病灶的供血血管，CT 平扫及增强检查为颈部及其病变的常规检查技术，CTA 可显示肿瘤与血管的关系，MRI 检查由于任意方位成像及优越的软组织对比，颈部应用也逐渐增多，但对于大多数病变增强 MRI 必不可少。

第二节　头颈部常见疾病的影像诊断

一、眼

（一）炎性假瘤

【临床与病理】

炎性假瘤其病因不清，大多数学者认为可能与免疫功能有关。主要病理表现为急性期水肿和轻度炎性浸润，浸润细胞包括淋巴细胞、浆细胞和嗜酸性细胞，而慢性期以大量纤维血管基质形成为主。临床表现急性期为眼周不适或疼痛、眼球突出、眼球转动受限、球结膜充血及复视等。根据炎症累及的范围可分为眶隔前炎型、泪腺炎型、巩膜周围炎型、肌炎型、视神经束膜炎型及弥漫性炎性假瘤型，也可分为局限型与弥漫型两型。多数对激素治疗敏感。

【影像学表现】

1. CT 检查　隔前炎型表现为眼睑组织肿胀增厚；泪腺炎型表现为泪腺增大，为单侧或双侧；巩膜周围炎型表现为眼球壁增厚；肌炎型表现为眼外肌增粗，典型表现为肌腹和肌腱同时增粗，以内直肌和上直肌最易受累；视神经束膜炎型为视神经增粗；弥漫型可累及眶隔前、泪腺、肌锥内外、眼肌及视神经，典型的 CT 表现为眶内软组织密度影、眼外肌增粗、泪腺增大、病变无明确分界及视神经被包绕，增强后病变明显强化与强化不显著的视神经形成对比。

2. MRI 检查　表现类似于 CT，MRI 显示病变在 T_1WI 呈低信号，T_2WI 呈稍高信号，增强后多明显强化（图 2-4-1）。

【鉴别诊断】

颈内动脉海绵窦瘘、淋巴瘤及甲状腺眼病等。

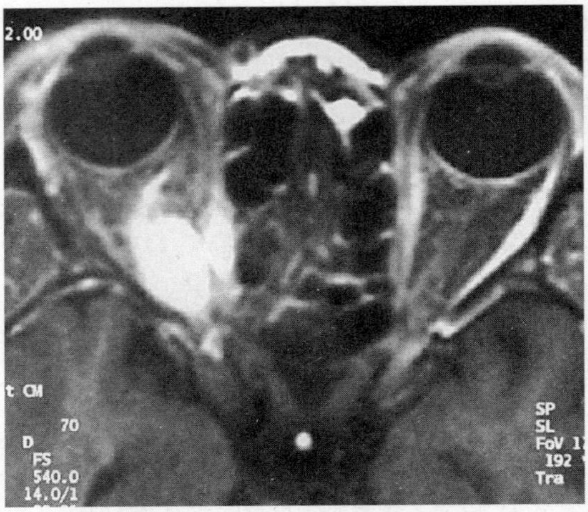

图 2-4-1 右眼球后炎性假瘤，MR 增强示病灶显著强化，边界不清楚

（二）眼部肿瘤

眼部肿瘤可原发于局部组织成分，也可由邻近结构直接蔓延，还可以经血液远处转移来。根据来源及部位将眼部常见肿瘤归为：眼球肿瘤、视神经肿瘤、泪腺肿瘤、眶内肿瘤及眶壁肿瘤等。

1．视网膜母细胞瘤

（1）临床与病理：视网膜母细胞瘤是婴幼儿最常见的眼球内恶性肿瘤，为神经外胚层肿瘤，起源于视网膜的神经元细胞或神经节细胞。与遗传有关，常发生于 3 岁以下的婴幼儿。病理特征为瘤细胞形成菊花团结构，组织学连续切片 95% 可发现钙质。早期症状表现为"白瞳症"，即瞳孔区黄光反射，称为"猫眼"。

（2）影像学表现：

1）CT 示眼球内不规则肿块，常见呈团块状、片状或斑点状的钙化，是本病的特征性表现（图 2-4-2）。2mm 薄层横断及冠状位扫描易发现钙化，是该病的常规检查方法。

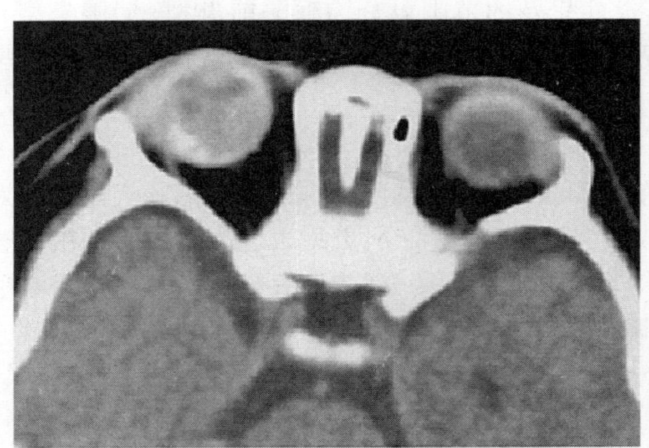

图 2-4-2 右眼球视网膜母细胞瘤，CT 示球内软组织肿块，伴钙化

2）MRI 示肿瘤为不均匀长 T_1、长 T_2 信号，具有明显强化，其对显示钙化不敏感。MR 对观察视神经转移及颅内侵犯更敏感，同时行增强扫描价值更大，可作为 CT 重要的补充。

影像学分为四期：Ⅰ期：眼球内期，病变局限于眼球内；Ⅱ期：青光眼期，病变局限于眼球内，同时伴有眼球增大；Ⅲ期：眼外眶内期，病变局限于眶内；Ⅳ期：眼外眶外期，病变同时累及颅内或远处转移。

（3）鉴别诊断：需与原始玻璃体增生症、眼内炎及 Coats 病鉴别。

2．视神经胶质瘤

（1）临床与病理：视神经胶质瘤是发生于视神经内神经胶质细胞的低度恶性肿瘤，本病伴发神经纤维瘤病者比例较高，达 15%～50%。主要见于学龄前儿童，发生于成人者具有恶性倾向，女性多于男性。临床最早表现为视野出现盲点，95% 患者视力减退，另一常见表现为眼球突出、视乳头水肿或萎缩。

（2）影像学表现：

1）CT 检查：视神经条状或梭形增粗，边界光整清楚，且密度均匀，CT 值在 40～60Hu 之间，轻度强化，当肿瘤侵及视神经管内段时引起视神经管扩大（图 2-4-3），有些甚至侵及视交叉到鞍上池形成肿块。

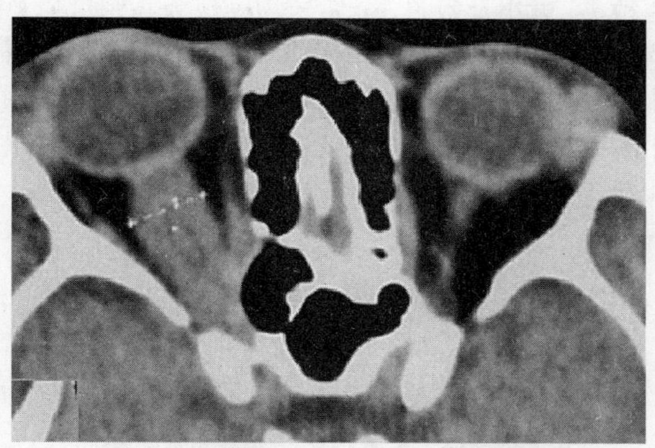

图 2-4-3 右眼视神经胶质瘤，CT 增强示视神经梭形增粗，中度强化，眼球受推挤而突出

2）MRI 检查：肿瘤在 T_1WI 呈稍低信号，T_2WI 呈明显高信号，肿瘤周围显示长 T_1、长 T_2 信号，与脑脊液信号相似，为蛛网膜下腔增宽所致，增强后肿瘤较明显的强化。MRI 检查容易发现肿瘤累及球壁段、管内段或颅内段。

3）鉴别诊断：需与视神经鞘脑膜瘤、视神经炎及视神经蛛网膜下腔增宽鉴别。

3．海绵状血管瘤

（1）临床与病理：海绵状血管瘤因肿瘤内有较大的血管窦腔且呈海绵状而得名，是成年人最常见的眶内原发肿瘤，占眶内肿瘤的 4.6%～14.5%，平均发病年龄 38 岁，女性好发，多单侧发病。本病进展缓慢，临床表现常见为渐进性眼球突出，为轴性眼球突出。

（2）影像学表现：

1）CT 检查：表现肿瘤呈圆形、椭圆形或梨形，边界光整，密度均匀，平均 CT 值为 55Hu。肿瘤不侵及眶尖脂肪，致局部仍为低密度，呈眶尖“空虚征”。动态增强扫描有特征的“渐进性强化”，即从注射对比剂开始扫描到延续约 5 分钟的时间内，肿瘤内首先出现小点状强化，然后逐渐扩大，随时间延长形成均匀显著强化。强化出现时间早，持续时间长是本病的强化特点。继发征象有眼外肌、视神经、眼球受压移位，眶腔扩大等。

2）MRI 检查：图像肿瘤呈略长或等 T_1 信号，明显长 T_2 信号，在多回波序列中，随 TE 时间的延长肿瘤信号强度也随之增加，似“灯泡征”。增强扫描可以更好地显示“渐进性强化”表现。

（3）鉴别诊断：需与神经鞘瘤、海绵状淋巴管瘤鉴别。

（三）眼部异物

眼部异物是临床常见病，可产生严重的后果。异物可直接损害眼球，也可造成感染或化学性损伤。异物分为金属和非金属异物，前者包括钢、铁、铜、铅及其合金等磁性异物，后者包括玻璃、塑料、橡胶、沙石、骨片和木片等。眼部异物可产生如眼球破裂、血肿形成、晶状体脱位、视神经挫伤、颈动脉海绵窦瘘以及感染等较多并发症。

【影像学表现】

高密度异物如金属等不透光异物，平片可明确显示，较小的异物常需使用薄骨像，透光异物则不易形成影像。常规正侧位摄片能确定不透光异物位于眼球内或外，有时还需切线位或减影技术。传统异物 X 线定位方法现已很少使用。

CT 可显示异物的种类、大小及数目，金属异物表现为高密度影（图 2-4-4），周围可有明显的放射状金属伪影。非金属异物又分为高密度和低密度异物，高密度异物包括沙石、玻璃和骨片等，CT 值多在 300Hu 以上，一般无伪影；低密度异物包括植物类、塑料类等，CT 值低于 50Hu。CT 能准确地显示金属异物，还可显示少数较大的低密度非金属异物，对于较小的低密度异物难以显示。

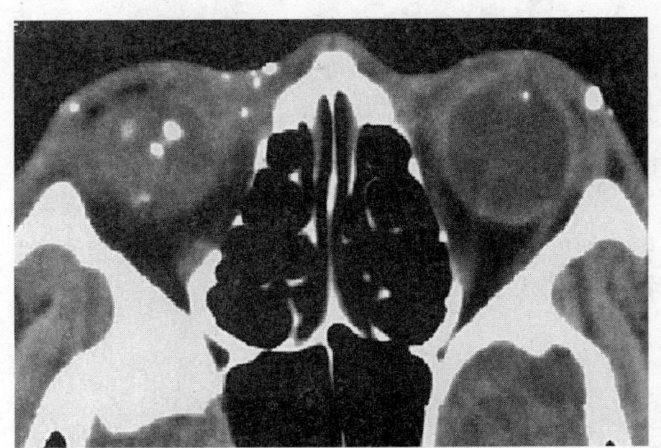

图 2-4-4 双眼异物，CT 呈多个高密度影，伴右眼球内出血

磁性异物为 MRI 检查的禁忌，磁性异物在强磁场内会发生移位导致眼内结构的再损伤，因此使用较少；非金属异物含氢质子少，在 MRI 像上均为低信号，特别是 T_2WI，异物显示清楚。

【鉴别诊断】

眼球钙斑、眶内钙化、人工晶体、义眼及眶内气肿。

二、耳　　部

中耳乳突炎：为最常见的耳部感染性疾病，是中耳黏膜的化脓性炎症。化脓菌多由咽鼓管侵入鼓室，病变常涉及鼓室、咽鼓管和乳突。表现为耳部疼痛、耳道分泌物、乳突压痛及传导性耳聋等。

【影像学表现】

1. CT 检查　表现为乳突气房透明度低或不含气、不规则软组织密度影、鼓室及乳突窦积脓、骨质破坏或增生硬化及颅内感染等改变（图 2-4-5）。如果显示鼓室或上鼓室软组织肿块，伴骨质侵蚀及听小骨破坏，增强扫描有强化提示为肉芽肿，无强化提示胆脂瘤形成。

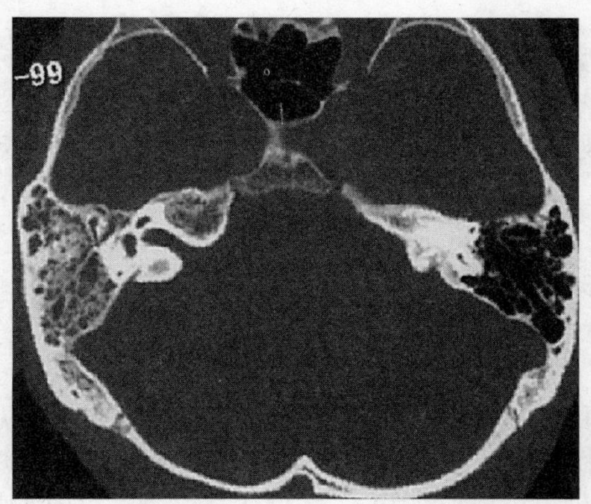

图 2-4-5　右侧中耳乳突炎，CT 示乳突鼓室及蜂房混浊，密度增高

2. MRI 检查　在中耳乳突有炎性渗出、积脓时表现为长 T_1、长 T_2 信号影，MRI 增强扫描对显示发生颅脑并发症有价值。

【鉴别诊断】

有时需与中耳良性肿瘤、中耳癌鉴别。

三、鼻和鼻窦

（一）鼻窦炎

鼻窦炎为临床常见病。多继发于急性鼻炎或急性上呼吸道感染，也可为变态反应的继发感染或邻近器官炎症的直接扩散。主要表现为鼻塞、流脓涕、头痛及失嗅等。

【影像学表现】

1. CT 表现　急性期为黏膜增厚和窦腔密度增高，坐位水平投照可见窦腔内有液平面。长期慢性炎症可导致窦壁骨质增生肥厚和窦腔容积减小。窦腔软组织影内见不规则钙化提示真菌性感染。当显示窦腔扩大，窦壁呈膨胀性改变，腔内呈低密度影增强后周边强化时，提示为鼻窦黏液性囊肿。

2. MRI 检查　增厚的黏膜 T_2WI 常为较高信号，T_1WI 为等信号，增强后有黏膜强化。

【鉴别诊断】

需与鼻窦肿瘤和肉芽肿性炎症鉴别。

（二）鼻窦恶性肿瘤

包括上皮性、非上皮性和转移瘤。

上皮性恶性肿瘤是鼻腔常见的恶性肿瘤，包括鳞癌、腺癌和未分化癌等，鳞癌最常见。非上皮性恶性肿瘤包括嗅神经母细胞瘤、横纹肌肉瘤、恶性纤维组织细胞瘤、淋巴瘤和软骨肉瘤等，较少见。

【影像学表现】

1. CT检查 表现为鼻腔和(或)鼻窦内软组织肿块，一般密度均匀，肿块较大时可有液化坏死，部分病例还可见钙化。肿瘤一般呈侵袭性生长，恶性上皮性肿瘤可直接侵及眼眶、翼腭窝、颞下窝、面部软组织等邻近结构，甚至颅内等。绝大多数出现明显骨质破坏，呈虫蚀状，中度或明显强化。

不同部位、不同类型的恶性肿瘤，CT平扫及增强表现各具有一定特点，其对定位诊断、定性诊断及定量判断具有重要作用。

2. MRI检查 不仅可以显示肿瘤本身的特性，还可清楚地显示肿瘤侵犯周围软组织的情况。

【鉴别诊断】

需与鼻窦囊肿、鼻窦良性肿瘤及鼻窦肉芽肿性炎症鉴别。

四、咽 部

鼻咽癌：为鼻咽部黏膜上皮发生的恶性肿瘤，是我国南方最常见的恶性肿瘤之一，特别是广东省，男性多见。临床主要有血涕、鼻出血、耳鸣、鼻塞及听力减退等，晚期可引起视力障碍、复视、视野缺损及眼球活动受限等。可侵犯三叉神经、舌咽神经、展神经及舌下神经等脑神经。常发生颈淋巴结转移。

【影像学表现】

1. CT检查 表现咽隐窝闭塞、消失，咽后、顶、侧壁肿块突向鼻咽腔(图2-4-6)。病变向前侵犯翼腭窝，破坏蝶骨翼板及上颌窦、筛窦后壁进入眶内。向后侵犯头长肌、枕骨斜坡，至舌下神经管。向外侵犯咽鼓管圆枕及周围肌肉，侵入颞下窝及颈动脉鞘。向上破坏颅底进入颅内，可累及海绵窦。向下侵犯口咽及喉等。可见颈深部淋巴结肿大。增强肿瘤呈不均匀性明显强化。

2. MRI检查 显示肿瘤 T_1WI 呈低-中等信号，类似肌肉，T_2WI 呈稍高信号，介于肌肉与脂肪信号之间，增强肿瘤呈明显强化(图2-4-7)。MRI平扫及增强检查对发现斜坡转移、海绵窦受侵及下颌神经受侵等改变有重要价值。

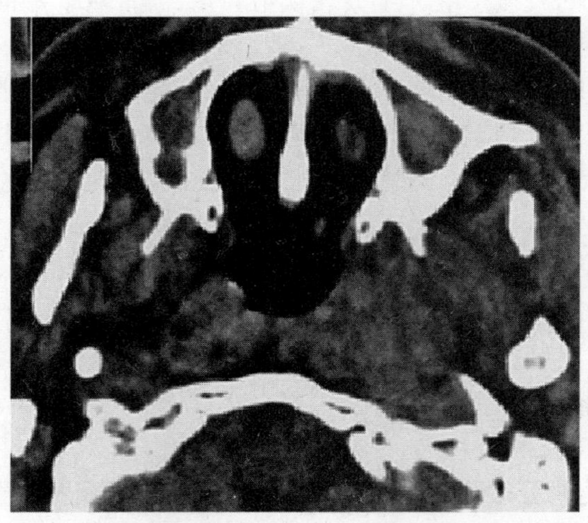

图2-4-6 左侧鼻咽癌，CT示局部软组织影，咽隐窝消失，咽旁间隙受累

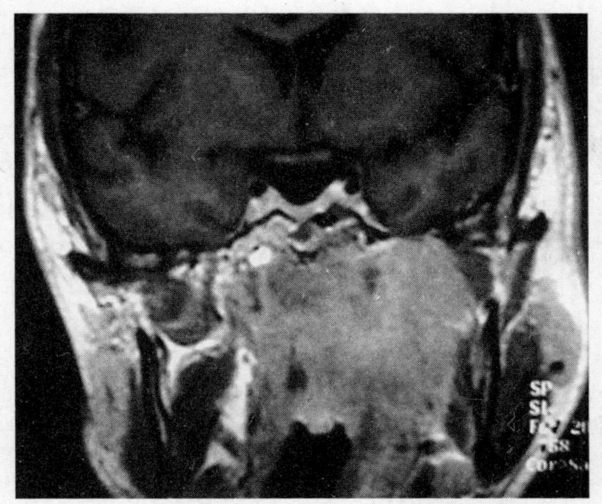

图 2-4-7 左侧鼻咽癌，MR 增强冠状位，示肿瘤弥漫，边界不清，增强显著

【鉴别诊断】

需与鼻咽部炎症、增殖体肥大、淋巴瘤及血管纤维瘤等鉴别。

五、喉 部

喉癌：是常见的恶性肿瘤之一，多见于 50～60 岁以上的男性，多发生于声门区，声门上区次之，声门下区最少。根据肿瘤发生的解剖部位分为：声门上型癌、声门型癌、声门下型癌及贯声门癌。临床表现为声音嘶哑、喉部异物感、喉痛、喉部肿块及呼吸困难等。组织学上以鳞癌最常见，约占 90%，而腺癌、未分化癌和肉瘤等少见。

【影像学表现】

1．X 线检查 侧位 X 线平片可见肿块在喉前庭或声门下区，声门癌常见局部密度增高，喉室闭塞。正位体层摄影除显示向喉腔内突出的肿块外，还显示声带运动障碍。

2．CT 检查 显示病变呈软组织密度突向喉腔内，并压迫梨状窝使其变小甚至消失。肿瘤经前联合侵犯对侧和喉旁间隙，破坏甲状软骨板等邻近结构。肿瘤强化明显。颈部间隙内可见肿大的淋巴结。

3．MRI 检查 T_1WI 见肿瘤呈与肌肉相似的等或稍低信号，T_2WI 呈高信号，肿瘤呈不同程度的强化。MRI 检查显示肿瘤累及的范围更加明了，不需增强即可发现肿大的淋巴结。

【鉴别诊断】

需与声带息肉、乳头状瘤及梨状窝癌等鉴别。

六、口腔颌面部

腮腺肿瘤：绝大多数来自腺上皮，良性的多形性腺瘤约占 70%，其多位于腮腺浅部；恶性者相对少见，主要为黏液表皮样癌。良性者病史长，多为无痛性包块，肿块质软，边界清楚，表面光滑。恶性者病史短，常侵犯邻近结构和组织，如侵犯咬肌群发生开口困难，侵及三叉神经引起疼痛和侵及面神经导致麻痹等。

【影像学表现】

1. 腮腺造影 良性肿瘤显示导管纤细、变直、撑开、聚拢及移位。恶性肿瘤引起导管受压移位、缺损、破坏、中断及对比剂外溢。

2. CT与MRI检查 CT显示良性肿瘤呈圆形、轻度分叶状的等或稍高密度影；MRI-T_1WI示肿瘤呈低或中等信号及T_2WI高信号；边界清楚，轻中等强化，强化较均匀。CT示恶性肿瘤呈境界不清稍高密度影，密度不均匀；MRI显示不均匀性长T_1及长T_2信号；呈不规则状，肿瘤多为不均匀强化，周围结构被破坏，常伴颈部淋巴结肿大，转移淋巴结呈均匀或环状强化。

【鉴别诊断】

主要与腮腺多形性腺瘤、腮腺癌、淋巴瘤及转移瘤相鉴别。

七、颈　部

甲状腺肿瘤：多发生于20～40岁女性，表现为甲状腺区肿物，常可引起声音嘶哑、呼吸困难。分为良性与恶性，良性主要为腺瘤，占甲状腺疾病的60%；恶性为甲状腺癌，多占头颈部肿瘤的1/3，以乳头状癌为多见。恶性肿瘤半数左右发生颈部淋巴结转移。

【影像学表现】

1. X线检查 颈部X线平片可发现甲状腺区钙化、气管受压等征象。

2. CT检查 腺瘤表现为圆形、类圆形境界清楚的低或等密度影（图2-4-8）。癌则表现为形态不规则、边界不清的不均匀低密度影，其内可见散在钙化及更低密度坏死区，病变与周围组织分界不清，颈部淋巴结肿大。腺瘤不强化或轻度强化，癌则不均匀明显强化，转移性淋巴结多呈环状强化。

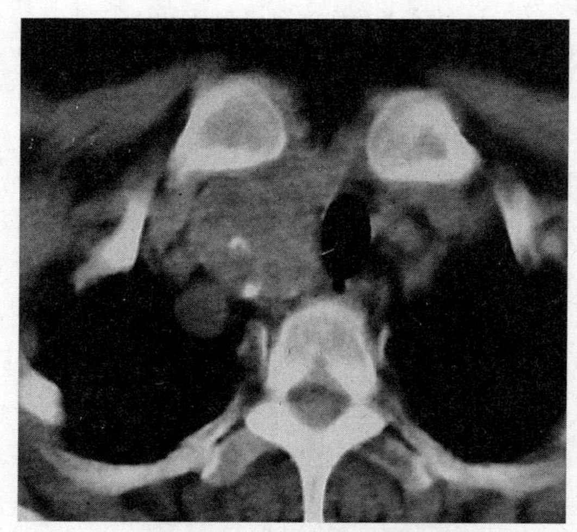

图2-4-8 右侧甲状腺腺瘤，CT示肿瘤边界清楚，有钙化

3. MRI检查 显示腺瘤T_1WI呈境界清楚的低、等或高信号结节，滤泡型腺瘤内胶样物多为高信号。腺癌呈境界不清楚的低、中等信号，T_2WI腺瘤与癌均呈高信号。

【鉴别诊断】

需与甲状腺肿、甲状腺囊肿及甲状腺炎等鉴别。

（周俊林）

【参考文献】

1. 吴恩惠，兰宝森. 中华医学影像学：头颈部卷. 北京：人民卫生出版社，2002.
2. 吴恩惠. 医学影像学. 第5版. 北京：人民卫生出版社，2003.
3. 白人驹. 医学影像诊断学. 第2版. 北京：人民卫生出版社，2006.

第五章

呼吸系统

呼吸系统疾病种类繁多，胸部又具有良好的自然对比，X 线检查和 CT 检查在呼吸系统的应用很普遍。由于 MRI 的流空效应，不使用对比剂，心血管也可很好显示，有助于了解纵隔肿瘤与心脏大血管的关系，对于纵隔肿瘤的定位和定性诊断价值大。

第一节　肺和纵隔影像学检查技术

一、X 线检查

（一）胸部摄影

是胸部疾病最常用的检查方法，常规摄影体位如下：

1. 正位　通常为后前位，不能站立的患者，采用仰卧前后位。

2. 侧位　患侧胸壁靠片，两手抱头，X 线自健侧射入。

3. 斜位　常用于显示肋骨弓部的骨折等病变。

4. 前弓立位　主要用于显示肺尖部及与锁骨、肋骨重叠的病变。

（二）胸部透视

可多体位观察病变、并可观察膈肌的活动度及心脏的搏动状态等。透视不易发现细微病变，因此仅作为胸部摄片的补充检查。

（三）高千伏摄影

即应用电压不低于 120kV，5～7mAs 的摄影，用于厚部位及重叠组织的观察。由于 DR 及 CT 的应用，目前应用已较少。

（四）造影检查

1. 血管造影　主要有肺动脉及支气管动脉造影，用于检查肺血管性病变及不明原因的咯血。由于螺旋 CT 及 CTA 的应用，肺部血管造影也已很少应用。

2. 支气管造影　主要用于支气管病变的检查。较复杂，有痛苦，目前应用少。

二、CT 检查

1. 普通扫描　对多数胸部病变有价值。通常使用肺窗观察肺，纵隔窗观察纵隔。

2. 增强扫描　通常在平扫的基础上进行，仅使用于纵隔窗观察。主要用于鉴别病变、明确纵隔病变与心脏大血管的关系、了解病变的血供情况等。

3. 高分辨扫描　用于观察病灶的细微结构，对肺间质病变及支气管扩张效果突出，多用肺窗观察，它是常规扫描的一种补充。

4. CT 灌注成像　通过动态增强 CT 扫描，获得感兴趣区时间 - 密度曲线变化，从而有效地反映局部肺组织血流灌注量的改变的成像方法。

5. 多层面 CT 新技术　可对肺部病灶进行多方位观察，且具有肺结节分析功能、肺支气管成像、肺含气量测定及支气管仿真内镜功能等。

三、MRI 检 查

1. 普通扫描　对纵隔病灶效果佳。

2. 增强扫描　在平扫基础上进行，对进一步确定性质有帮助。

3. 肺血管成像　成像技术有时间飞越法和相位对比法两种。

第二节　影像学检查的比较和优选

一、影像学检查技术的比较

1. X 线检查　X 线胸片经济简便、应用广泛、整体感强，是胸部疾病诊断的基本方法。不足之处是微细病灶易漏诊，对病变的定位及定性诊断较困难。

2. CT 检查　CT 容易发现胸部病变和显示病变特征，可用于 X 线胸片诊断困难的所有病变。可显示心影后及后肋膈角等处的隐匿病灶，提高了病变检出率。多层 CT 的低剂量扫描可用于肺癌的普查。应用增强扫描及动态扫描可了解病变的血供情况，CTA 可重建肺血管，CT 灌注成像可反映局部肺组织血流灌注量的情况。

3. MRI 检查　MRI 主要用于纵隔和肺门病变的诊断，常常是为了了解肺部病变对纵隔的侵袭情况及纵隔病变对心脏大血管的侵袭情况。由于血管的流空效应，对鉴别纵隔或肺门病变是血管性还是非血管性，特别是显示纵隔和（或）肺门的淋巴结肿大方面价值大。还可以根据胸腔积液 T_1WI、T_2WI 信号表现推测胸腔积液的成分。对显示肺的微细结构、钙化、胸部骨折及气胸等，效果差。呼吸运动和心跳易引起伪影，常影响图像质量。

二、影像学检查技术的优选

X 线、CT、MRI 和超声检查在胸部的应用各有其优势和限度，彼此间可以互相补充、互相印证。如何合理利用影像成像技术，做到既经济又省时、既简便又准确，对一个临床医师来说十分必要，所以进行胸部影像检查时一定要进行优选，其原则是：因人、因病、因时及因地而异。

1. 因人而异　影像学检查的选择原则是先简单后复杂、先经济后昂贵，由于患者的经济状况有很大的不同，患者的需求也不一样，各种影像学检查的费用差别也较大，所以在进行检查优选的时候，必须考虑患者的经济承受能力；也可在向患者充分说明各种影像成像技术的优势与限度的基础上，让患者选择检查方法。

2. 因病而异　什么病选用什么检查非常重要；比如 MRI 不能观察气胸、慢性支气管炎、肺气肿及粟粒性肺结核等以气体为背景的病变；肺门淋巴结肿大可直接选用 MRI；纵隔病变、血管性病变及鉴别横膈上下病变，MRI有明显优势；CT观察肋骨骨折不如X线平片；对胸膜肥厚、粘连与钙化的显示，MRI和超声不如X线和CT。

3. 因时而异　疾病的发生发展是有其过程和规律的，比方说胸部严重创伤的患者，时间性很强，那么应首选X线检查；大叶性肺炎的充血期，如用X线检查多无异常所见，但应用高分辨力CT多能发现异常；而对于肺内小结节病灶的显示，CT有优势。

4. 因地而异　尽管用于胸部影像学检查的成像技术有很多，但由于各地经济发展不平衡，并不是每个医疗单位都具备完善的成像设备，比如CT设备层次不一，有些单位只能做CT平扫，MRI设备尚未普及等，因此进行影像检查选择时，要根据本单位、本地区的实际情况，因地制宜的优选。

第三节　肺和纵隔常见疾病的影像诊断

一、支气管扩张症

支气管扩张症是指支气管内径异常增宽，为较常见的慢性支气管疾病，少数为先天性，多数为后天性，好发于儿童及青壮年。

【病理与临床】

后天性支气管扩张的主要发病机制是慢性感染引起的破坏；分泌物淤积与长期剧烈咳嗽，引起支气管内压增高；肺不张及肺纤维化的外在性牵拉。这三个因素互为因果，促成并加剧支气管扩张。病理改变为管壁平滑肌、腺体和软骨减少或阙如，支气管壁内炎性细胞浸润，管壁肿胀和周围纤维组织增生。

支气管扩张根据形态可分为柱状形、曲张形及囊状形支气管扩张。三种类型可同时混合存在或以其中一种形态为主出现。支气管扩张以右肺下叶、左肺下叶和左肺舌叶多见。咳嗽、咳痰和咯血为支气管扩张三大主要症状。

【影像学表现】

1. X线表现　肺纹理紊乱，走行改变，形成卷毛状改变，以及继发感染征象。

2. CT表现

(1) 柱状型扩张，当表现走行与CT层面平行示“轨道征”；当管道和CT层面垂直时呈“戒指征”(图2-5-1)。

(2) 囊状型扩张，支气管远端呈囊状膨大形成葡萄串状阴影，囊内可出现液平及囊壁增厚。

(3) 曲张型扩张，表现为支气管径粗细不均，壁不规则。

(4) 当扩张的支气管腔内充满黏液栓时，表现为结节状高密度阴影。

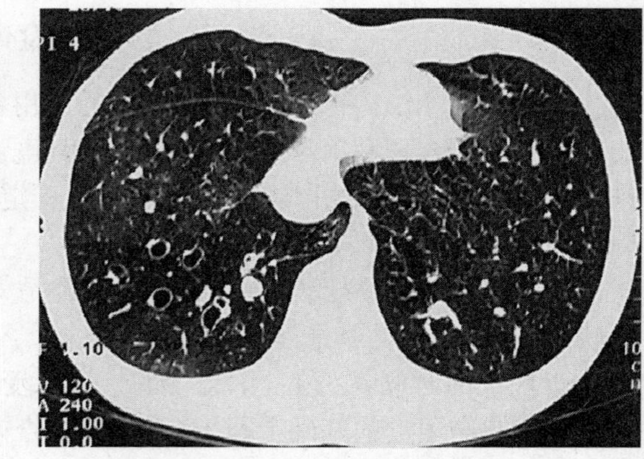

图2-5-1　右肺支气管扩张HRCT示病灶多发、环形、壁厚，见“戒指征”和结节影

【诊断与鉴别诊断】

慢性病史，咳嗽、咳脓痰和咯血，杵状指，典型影像表现，诊断多不难。

鉴别诊断：肺含气囊肿、肺大疱、肺脓

肿、结核性空洞及囊性转移瘤等。

二、肺 炎

肺炎为肺部常见病、多发病，按病变的解剖分布可分为大叶性、小叶性及间质性肺炎。

（一）大叶性肺炎

大叶性肺炎是细菌性肺炎中最常见的一种，多为肺炎球菌致病，炎症多累及整个肺叶或多个肺叶。

【病理与临床】

典型的病理变化分为四期，即充血期、红色肝样变期、灰色肝样变期及溶解消散期。充血期表现为毛细血管充血，肺泡内少量浆液性渗出。当渗出液有纤维素和大量红细胞，肺组织切面呈红色，为红色肝样变期。肺泡内红细胞减少，出现大量白细胞，肺组织切面呈灰色，为灰色肝样变期。一周后肺泡内纤维蛋白渗出物溶解、吸收，开始转入消散期。

临床常起病急，寒战高热、胸痛、咳较黏稠或为典型铁锈色痰。血白细胞总数及中性粒细胞明显增高。

【影像学表现】

1. X 线表现　充血期，可无阳性发现，或仅肺纹理增多，透明度略低。红色肝样变及灰色肝样变期表现为密度均匀的致密影，可为片状、三角形及以叶间裂为界的大片致密影（图 2-5-2），其中可见透亮支气管影，即支气管充气征。消散期表现为大小不等、分布不规则的斑片状阴影。炎症最终可完全吸收，或只留少许索条状阴影。

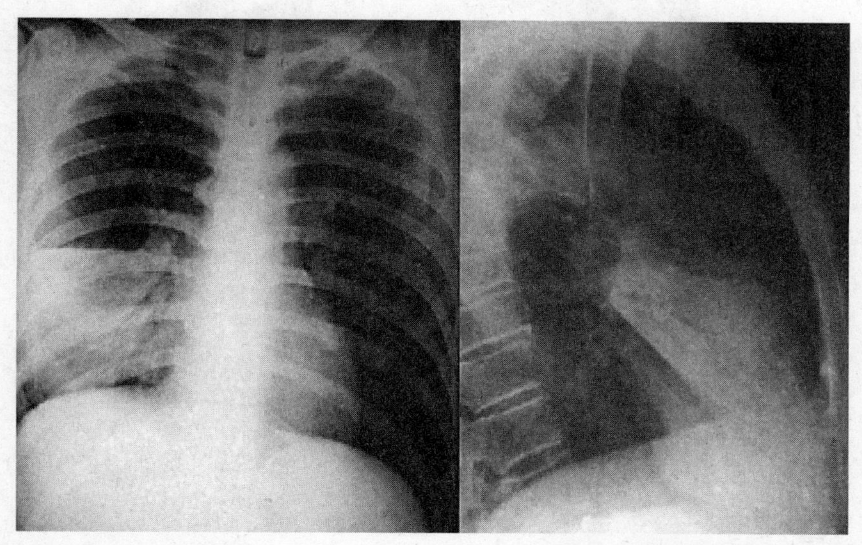

图 2-5-2　右肺中叶大叶性肺炎，X 正位及侧位片，示右肺中叶三角形致密影，叶间裂平直

2. CT 表现　在充血期即可发现边缘模糊的磨玻璃样阴影，病变区血管仍隐约可见。实变期时可见沿大叶或肺段分布的致密阴影，空气支气管征显示更加清楚。溶解消散期呈散在、大小不等的斑片状阴影，最后可完全吸收。消散期的表现与肺结核、小叶性肺炎及肺泡癌难鉴别。

【诊断与鉴别诊断】

急性大叶性肺炎有典型临床表现，结合典型的胸部 X 线片可确诊。CT 检查的主要目的是对早期病变的检出及不典型病例的鉴别，如阻塞性肺炎。

（二）支气管肺炎

支气管肺炎又称小叶性肺炎。病原体为细菌性或病毒性，以细菌性为主。常见的致病菌为链球菌、葡萄球菌和肺炎球菌等。多见于婴幼儿、青少年、老年及手术的患者。

【病理与临床】

多由支气管炎和细支气管炎发展而来。病理为支气管周围的肺实质炎症，以小叶支气管为中心经过终末细支气管延伸至肺泡，在支气管和肺泡内产生炎性渗出物。病变范围呈小叶性、散在性及两侧分布，也可融合成大片。由于细支气管炎性充血、水肿，导致细支气管腔不同程度的阻塞，可出现小叶性肺气肿或肺不张，可蔓延至邻近小叶及远隔小叶。

临床表现较重，发病急骤，有高热寒战、咳嗽、咳泡沫黏液脓性痰，常有胸痛，呼吸困难。肺部听诊有小水泡音，血白细胞计数可增高。

【影像学表现】

1. X线表现　肺纹理增多、增重、模糊，病变沿肺纹理分布呈斑片状模糊影，密度不均，病变多在两肺中下野的内、中带。较密集的病变可融合成较大的片状影。

2. CT表现　病变显示更加清楚，见两肺中下部支气管血管束增粗，见大小不等、边缘模糊的结节状及片状阴影，多个小片状阴影可融合成大片状（图 2-5-3）。可见小叶性不张及气肿。

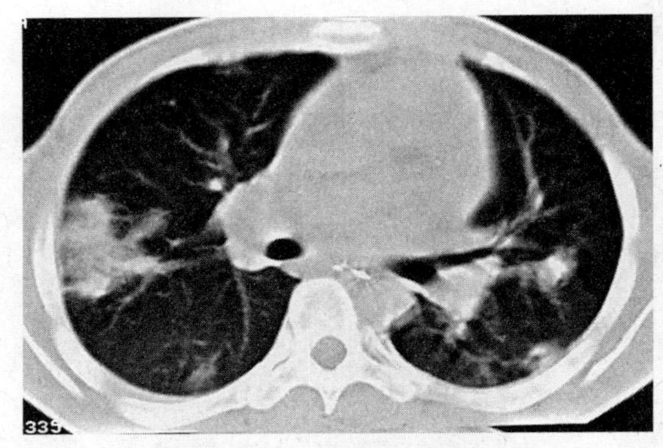

图 2-5-3　双肺支气管肺炎，CT示散在、多发、边界模糊、与支气管关系密切的病灶

【诊断与鉴别诊断】

支气管肺炎有明显的临床症状，典型病例通常X线胸片即可诊断。CT检查使病灶更加明了，可发现其他隐藏病灶，如反复发作者并发支气管扩张等。

（三）间质性肺炎

间质性肺炎系以肺间质炎症为主的肺炎，包括支气管壁、支气管周围的间质组织和肺泡壁。可由病毒或细菌感染所致，以病毒感染为主。多见于小儿，常继发于流行性感冒等急性传染病。

【病理与临床】

病变主要为小支气管壁及肺间质炎性细胞浸润，炎症可沿淋巴管扩散引起淋巴管炎及淋巴结炎。小支气管的炎症、充血及水肿可引起部分性或完全性阻塞。病变常广泛累及两肺各叶。

临床上除原发急性传染病的症状外，常同时出现咳嗽、气急、发绀、鼻翼扇动等，但呼吸系统体征较少。

【影像学表现】

1. X线表现 两肺门及中下肺野纹理增粗、模糊，见网状及小斑片状影。有时两肺伴有弥漫性肺气肿。炎性浸润波及肺门周围间质时，可使肺门密度增高、结构不清、轮廓模糊。

2. CT表现 高分辨CT可发现间质性肺炎的早期或轻症改变，多表现为两侧支气管血管束不规则样增粗，并伴有磨玻璃样阴影。较重者可伴有小叶性实变，表现为小斑片状阴影。肺门及纵隔淋巴结可增大。

【诊断与鉴别诊断】

间质性肺炎应与支气管肺炎、其他原因引起的肺间质性改变鉴别。

三、肺脓肿

肺脓肿系由多种病原菌引起的肺部破坏性疾病，早期肺实质为化脓性肺炎，继而发生坏死、液化和最后脓肿形成。

【病理与临床】

病理变化为化脓性肺炎导致细支气管阻塞，小血管炎性栓塞，肺组织坏死继而液化，经支气管咳出后形成脓腔。有时肺脓肿发展迅速，脓液破溃到胸腔形成脓气胸和支气管胸膜瘘。急性期经体位引流和抗生素治疗，脓腔可缩小而消失。如治疗不彻底，可转为慢性，此时脓肿周围纤维组织增生，脓肿壁变厚而转变为慢性肺脓肿。

急性肺脓肿的临床表现有高热寒战、咳嗽咳痰、胸痛，全身中毒症状常较明显。咳嗽表现为逐渐加重，并有大量脓臭痰。慢性肺脓肿者经常咳嗽及咳脓痰，有不规则发热伴贫血和消瘦等，并可有杵状指。

【影像学表现】

1. X线表现 病灶占据一个或多个肺段，呈浓密的团状阴影，病灶中常有厚壁的透亮空洞或液平。急性期病灶外缘模糊，空洞常为中心性，壁厚，内壁常光整，空洞底部可见液平。慢性期脓腔已慢慢缩小，空洞壁变薄，周围有条索状、紊乱的纤维性病灶。

2. CT表现 CT对脓肿的显示较平片清楚（图2-5-4），易于判断脓肿壁的情况、脓腔周围情况、脓肿位于肺内或胸膜腔内、发现少量胸腔积液、局部胸膜增厚、局限性脓胸或脓气胸等。CT还较易显示早期实变阴影内的坏死液化，可早期确立肺脓肿的诊断。

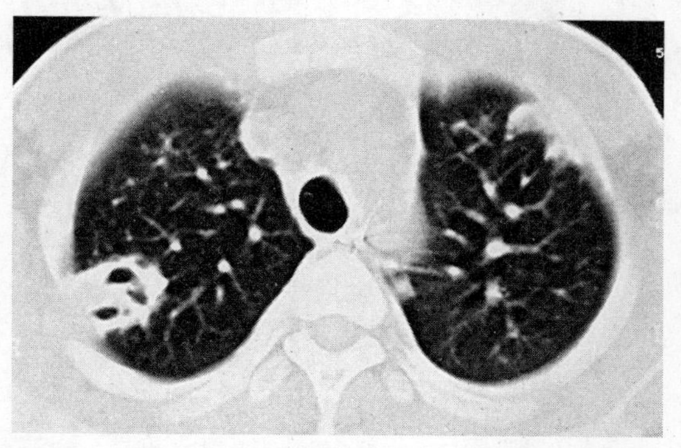

图2-5-4 右肺上叶慢性肺脓肿，CT示病灶为厚壁有分隔，边界整齐

【诊断与鉴别诊断】

肺脓肿空洞主要应与癌性空洞和肺结核空洞形成鉴别。癌性空洞多见于老年人，空洞壁厚、偏心性、内壁有癌结节及外壁可有分叶等。结核性空洞多位于上肺，常较小，壁薄、内缘光滑、周围常有卫星病灶及肺内支气管播散灶等。

四、肺 结 核

肺结核是由结核分枝杆菌在肺内引起的一种常见的慢性传染性疾病。

【病理与临床】

基本病理变化是渗出、增殖和变质性改变。渗出性病变主要表现为浆液性或纤维素肺泡炎，其发展过程也可多种多样。增殖性病变以结核性肉芽肿为特征，周围也可出现渗出性病变，两者常混合存在。当人体抵抗力增强或经正规抗结核药物治疗后，病变可吸收、纤维化、纤维包裹或钙化等。变质性病变多由渗出性或增生性病变发展而来，病灶可扩大、溶解、液化和形成空洞，并可经血行在肺内及全身播散，也可经支气管发生支气管肺内播散。

肺结核的主要临床表现有低热、盗汗、疲乏、消瘦、食欲缺乏、咳嗽、咯血和胸痛等，也可无明显症状出现。急性血行播散者可有全身结核中毒症状，如高热、寒战、咳嗽、昏睡和神志不清等。肺结核的影像学表现有时不典型，需借助临床症状和痰菌培养的依据进行综合诊断。

（一）原发性肺结核（Ⅰ型）

为机体初次感染结核菌所引起的肺结核病，分为原发综合征和胸内淋巴结核，多见于儿童和青少年，少数为成人。

【影像学表现】

1. X线表现　原发综合征的典型表现有三个：①原发肺内浸润性病灶：为肺内近胸膜处局限性斑片状阴影，中央较浓密，周边较淡、较模糊；②淋巴管炎：为从原发病灶向肺门走行的条索状阴影；③肺门或纵隔淋巴结肿大：表现为肺门增大或纵隔边缘肿大淋巴结影突向肺野内。原发病灶经治疗后易于吸收，淋巴结炎常愈合后残留钙化。原发性胸内淋巴结核表现为单纯肺门或纵隔淋巴结结核（图 2-5-5）。

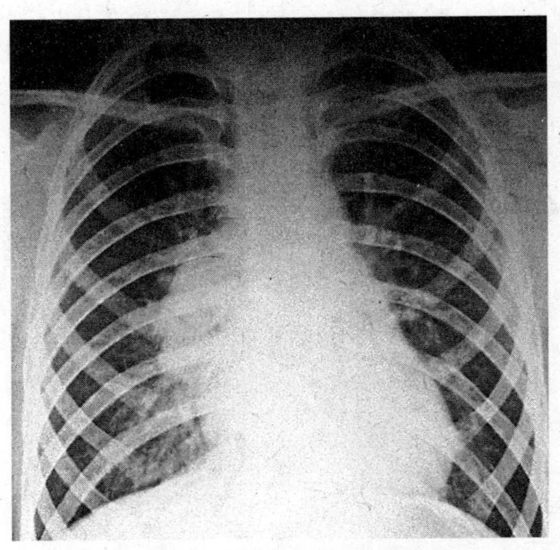

图 2-5-5　右肺门淋巴结核，X线正位片示右肺门增大，见结节影，肺门角消失

2. CT 表现　能较好地发现肺门及纵隔淋巴结增大，并显示其形态、大小、边缘和密度等，能更加清楚地显示隆突下淋巴结增大，CT 还可早期发现原发灶内的干酪样坏死，增强 CT 效果更佳。

（二）血行播散型肺结核（Ⅱ型）

为结核菌经血行播散的结核，可分为急性、亚急性及慢性血行播散型肺结核。

【影像学表现】

1. X 线表现

（1）急性血行播散型肺结核又称急性粟粒型肺结核，表现两肺弥漫性粟粒状阴影，大小为 <2mm，边缘清晰，特点为分布、大小和密度均匀的三均匀（图 2-5-6）。

（2）亚急性血行播散型肺结核，病灶多见于两肺上、中肺野，粟粒状阴影大小不一、密度不均、分布不均，病灶可融合，也可增殖硬结、钙化、纤维化及小空洞形成等，两下肺见代偿性肺气肿及胸膜增厚与粘连等。

（3）慢性血行播散型肺结核，病变类似于亚急性血行播散型肺结核表现，由于是增殖性改变为主，病灶边缘基本清晰，纤维化、钙化更多见。

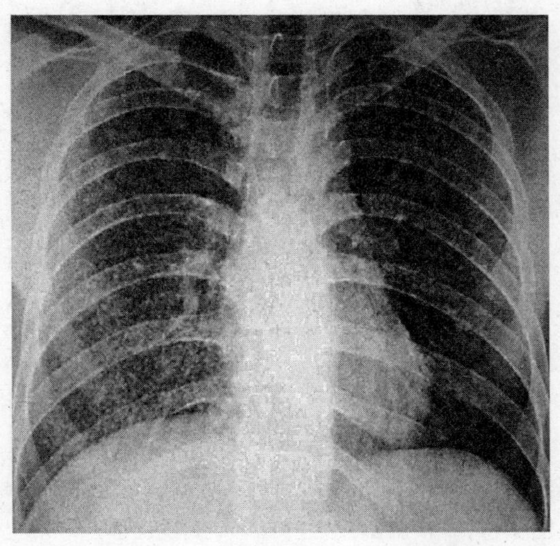

图 2-5-6　双肺急性粟粒型肺结核，X 线正位片示双肺分布、大小和密度均匀的粟粒结节

2. CT 表现　高分辨 CT 易清晰显示粟粒性病灶。急性者表现为两肺广泛分布 1～2mm 大小的点状阴影，密度均匀、边界清楚、分布均匀。亚急性或慢性血行播散型肺结核 CT 类似于 X 线胸片所见，但对小空洞、钙化及胸膜增厚显示更清晰。

（三）继发性肺结核（Ⅲ型）

继发性肺结核是肺结核最常见的类型，大多见于成年人，小儿极少。多为已静止的原发病灶的重新活动，偶为外源性再感染。病灶趋于位于肺的局部，淋巴结一般不大。一般包括浸润病变、干酪病变、增殖病变、空洞病变、结核球以及纤维、钙化等多种不同表现。

【影像学表现】

1. 继发性肺结核

（1）X 线表现：病变常局限于肺的一叶，多在肺上叶尖段、后段及下叶背段。表现多种多样，主要有以下几种征象：

1）局限性斑片影，主要见于两肺上叶尖段、后段和下叶背段。

2）大叶干酪性肺炎，多为一个肺段或肺叶大片致密性实变，密度中心高而边缘模糊，可见无壁空洞和支气管气相。

3）增殖性病变呈斑点及斑片状阴影，边缘较清晰，为结核病的典型表现。

4）结核球，为圆形或椭圆形阴影，常见大小2～4cm，边缘清晰，轮廓光滑，密度较高，内部常见钙化，周围常见卫星灶。

5）结核性空洞，为圆形或椭圆形病灶内的透亮区，常见引流支气管与空洞相通。

6）支气管播散灶，为同侧或对侧沿支气管分布的斑片状影，常呈腺泡样排列或相互融合成小叶样。

7）硬结钙化，为边缘锐利的高密度影，长期无变化，为结核病痊愈的表现（图2-5-7）。钙化也可出现在支气管壁、胸膜以及淋巴结内。

8）小叶间隔增厚，常表现为索条及网状阴影。

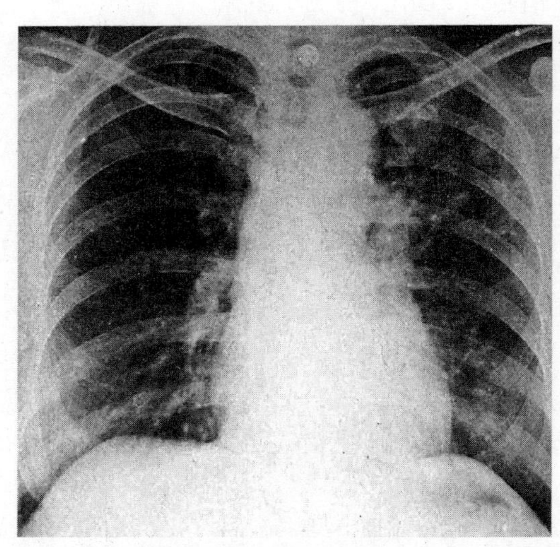

图2-5-7 双肺继发性肺结核，X线正位片示双上肺散在病灶，新旧不一，左侧为重

（2）CT表现：在显示病变大小、形态、范围、轮廓、密度及其与周围结构间关系方面更清晰和准确，从而更易诊断和了解病变的转归。特别是发现病灶内小空洞、小钙化，了解空洞壁的情况及与肺内其他肿块进行鉴别方面优于X线平片。

2．结核性胸膜炎　结核性胸膜炎为Ⅳ型肺结核，可单独发生，也可与肺部结核病变同时出现。胸膜结核可分为结核性干性胸膜炎和渗出性胸膜炎，后者临床多见，常为单侧胸腔渗液，偶尔为两侧胸腔渗液，一般为浆液性。

X线及CT检查均可见不同程度的胸腔积液及胸膜广泛或局限性增厚表现，也可为叶间、肺底积液或包裹性积液，此时CT价值更大。

【诊断与鉴别诊断】

肺结核的影像学表现复杂，但结合病史及痰液检查，一般不难作出诊断。但应注意和肺癌鉴别，如结核球与周围型肺癌、结核性空洞与癌性空洞的鉴别。

五、肺 肿 瘤

肺肿瘤可发生在肺内及支气管，分原发性与继发性两类，原发性肿瘤良性少见，恶性肺肿瘤中98%为原发性支气管肺癌。

（一）原发性支气管肺癌

肺癌起源于支气管上皮、腺体或细支气管及肺泡上皮。根据其生物学行为不同，将肺癌粗分为小细胞肺癌及非小细胞肺癌两大类，后者又分为鳞癌、腺癌、腺鳞癌和大细胞癌等。

肺癌的临床表现多样，其临床症状和体征取决于肺癌的部位、大小、周围结构侵犯、转移灶的部位以及副肿瘤综合征等。临床表现最常见的有咳嗽、咳痰、咯血及胸痛等，有时无临床症状，仅在查体中偶然发现。

影像学按照肺癌的发生部位常将其分为三型：①中央型：肿瘤发生在肺段和段以上支气管；②周围型：肿瘤发生于肺段以下支气管；③弥漫型：肿瘤发生在细支气管或肺泡。

【影像学表现】

1. X线表现

（1）中央型肺癌：X线上，常见肺门影增大和肺门区肿块影为其直接征象，同时常伴有间接征象，包括局限性肺气肿，阻塞性肺炎和肺不张等表现。

（2）周围型肺癌：主要表现为肺内球形肿块。肿块常见不规则的分叶、短毛刺和不规则形的厚壁空洞等，钙化很少。发生于肺尖的肺癌称肺上沟瘤。

（3）弥漫型肺癌：表现为两肺广泛分布的细小结节，较多为不对称分布。病变呈进行性发展，可融合为整个肺叶的实变，其中见不规则支气管充气征。

2. CT表现

（1）中央型肺癌

1）支气管改变：支气管壁增厚和支气管腔狭窄。

2）肺门肿块：表现为分叶状或边缘不规则的肿块，常同时伴有阻塞性肺炎或肺不张。

3）侵犯纵隔：常直接侵犯纵隔结构（图2-5-8），大血管可表现受压、移位、管腔变窄及闭塞等改变。

4）淋巴结转移：增强扫描可明确显示肺门、纵隔淋巴结的增大。

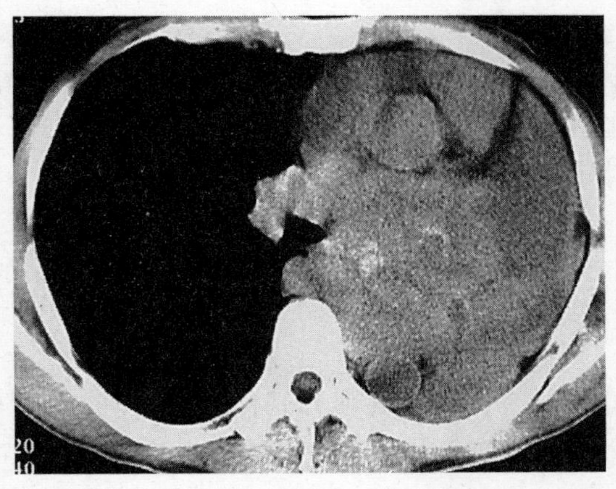

图2-5-8 左肺中心型肺癌，CT示左肺门分叶状肿块，密度不均，支气管截断，周围肺不张

（2）周围型肺癌：CT 能更好地显示肿块的边缘、形态、内部结构、密度变化及瘤周表现等特点。肿块内空泡征、支气管充气征及瘤周胸膜凹陷征是重要诊断征象（图 2-5-9）。增强扫描时，肿块常呈中等或以上增强，且其对确定肺门及纵隔淋巴结转移更敏感。

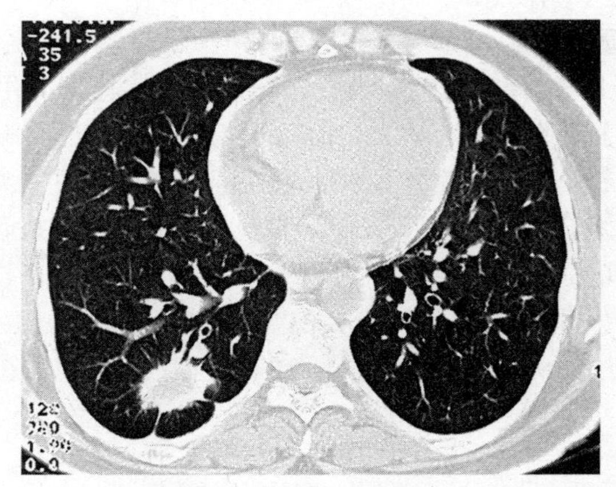

图 2-5-9 右肺下叶周围型肺癌，CT 示肿块有短毛刺和胸膜凹陷征，支气管截断

（3）弥漫型肺癌：两肺弥漫分布多在 1cm 以下的结节，边缘模糊，有时见毛玻璃样改变及血管集束征，病变融合后可见片状肺炎样实变，可见支气管充气征。常伴有肺门、纵隔淋巴结转移。

3．MRI 表现 MRI 对显示中央型肺癌、纵隔内浸润及纵隔淋巴转移有明显优势。MRI 可多方位扫描，对确定肺门部肿块与支气管的关系、纵隔血管受累等方面更为直观。肺癌肿块在 T_1WI 上呈稍低及在 T_2WI 上为高信号，多不均匀，而纵隔大血管表现流空效应，很容易与增大的淋巴结区分。当肿瘤侵及纵隔时，纵隔的脂肪带信号消失，血管、支气管等与肿瘤接触面表现常不光滑。

【诊断与鉴别诊断】

1．中央型肺癌 诊断要点是支气管腔内结节或肿块、支气管壁增厚及狭窄或完全闭塞、肺门肿块和并发的阻塞性肺炎及肺不张，纵隔结构受侵及淋巴结转移，诊断不难。鉴别诊断主要是支气管内膜结核。

2．周围型肺癌 诊断要点是外围肺组织内发现有空泡征、支气管充气征、分叶征、偏心空洞、毛刺征及胸膜凹陷征的肿块，CT 增强示中等度强化，有肺门和纵隔淋巴结转移。要与结核球、炎性假瘤及肺错构瘤等鉴别。

（二）肺转移瘤

肺是人体转移瘤的好发器官，许多部位的恶性肿瘤可以经血行、淋巴或直接蔓延等途径转移至肺部。

【病理与临床】

肺转移瘤的临床表现不一，可无呼吸道症状而在查体时发现，也有原发肿瘤尚未被发现而已有肺部转移，或原发肿瘤切除多年后才发生肺转移。有些是自肺门及纵隔淋巴结的转移瘤逆行播散至肺内淋巴管，也有纵隔、胸壁的恶性肿瘤直接蔓延到肺部。肺转移瘤的主要症状有咳嗽、咳痰、胸痛及咯血等，多数患者以原发肿瘤的症状为主。

【影像学表现】

1. X线表现

（1）多为两肺多发棉球样结节，密度均匀，大小不一，轮廓清楚。

（2）可为单发球形病灶。

（3）粟粒状转移，较多分布在中、下肺野。

（4）淋巴道转移，肺门和纵隔淋巴结增大，自肺门向外分布的放射状条索状影，沿途可见串珠状小点影。

2. CT表现　较敏感地发现肺部转移灶，表现为两肺弥漫性结节或多发球形病灶，边缘光滑，密度均匀，以中下肺野及胸膜下区较多（图2-5-10）。可发现瘤内小空洞和细小钙化。HRCT对淋巴道转移优势明显，不仅可见肺门及纵隔淋巴结增大，还可见支气管血管束增粗、小叶间隔增厚及沿支气管血管束分布的多数细小结节影。

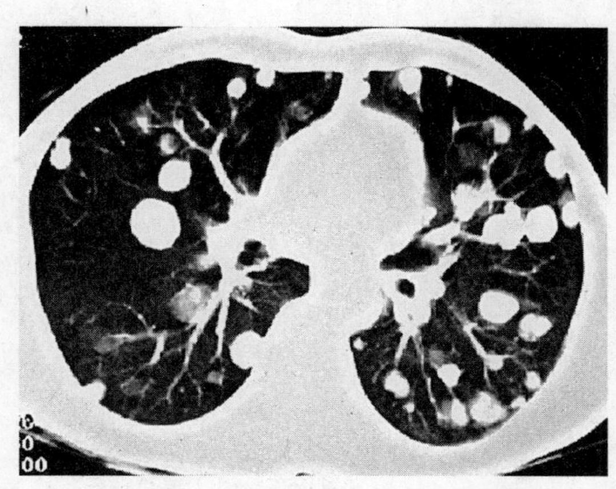

图2-5-10　肺转移瘤，CT示双肺多发、大小不等、棉花团样高密度病灶

【诊断与鉴别诊断】

肺转移瘤的诊断根据原发肿瘤的病史及影像学表现，诊断多不困难。

六、纵隔原发肿瘤

纵隔内包含心脏大血管、气管及食管结构，又有神经组织、淋巴组织及脂肪组织等，纵隔病变为起源于纵隔和累及纵隔结构的病变。其原发肿瘤种类多，但各类肿瘤均有好发或特定的部位，因此，了解纵隔内肿瘤的准确部位，对明确诊断有重要价值，这方面CT和MRI有明显优势。

【病理与临床】

纵隔肿瘤早期多无症状，而当肿瘤逐渐长大后可出现相应压迫症状。上腔静脉受压可出现颈静脉增粗，头颈面部及上胸部水肿；气管受压可出现刺激性干咳、气急；食管受压可出现吞咽困难；喉返神经受压可出现声音嘶哑；迷走神经受压可出现心率慢，恶心、呕吐；交感神经受压可出现Horner综合征；膈神经受压可出现呃逆及膈麻痹；胸内甲状腺肿患者可有甲状腺功能亢进；胸腺瘤患者可出现重症肌无力；畸胎瘤破入支气管时可咳出毛发及皮脂物。

【影像学表现】

1．前纵隔肿块

（1）甲状腺肿瘤在胸片上常发现气管向一侧移位或气管变形狭窄，CT 或 MRI 增强扫描可清楚显示肿块与颈部甲状腺相连，肿块呈轻度强化效应。

（2）淋巴管瘤边缘轮廓清晰，形态常不规则，CT 扫描其密度均匀呈水样，MRI-T_1WI 低信号，T_2WI 高信号。增强扫描示肿块边缘呈轻度强化。

（3）胸腺瘤和畸胎瘤主要发生在前纵隔中部（图 2-5-11），前者密度均匀且形态光整，如果 CT 和 MRI 检查发现骨化和（或）脂肪成分，一般为畸胎瘤。

（4）心包囊肿胸片上呈泪滴状，多位于前肋膈角区，右侧较左侧多见。CT 及 MRI 扫描表现为水样密度和水样信号。

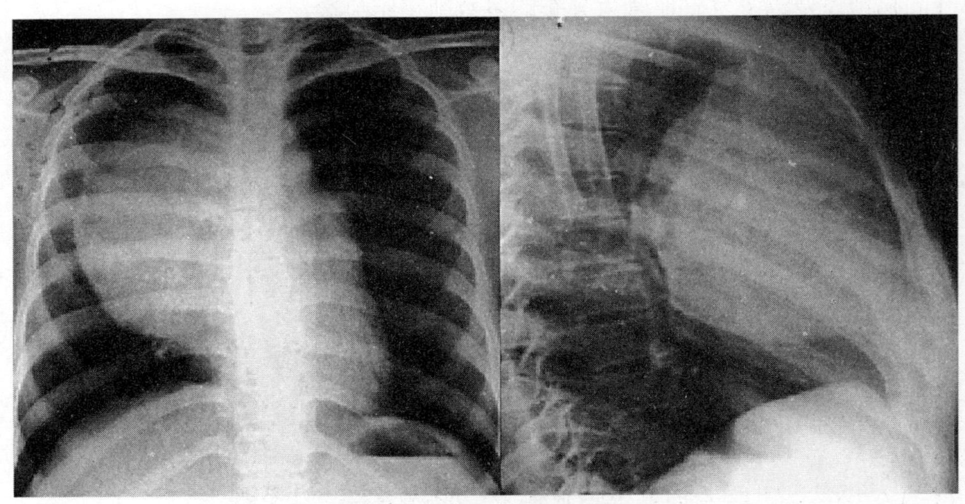

图 2-5-11　胸腺瘤，X 线正侧位示前纵隔巨大肿瘤，边界清楚，密度均匀，与纵隔宽基底接壤

2．中纵隔肿块

（1）淋巴结病变，主要包括纵隔淋巴结核、转移性淋巴结肿大、淋巴瘤及结节病等。气管旁淋巴结肿大合并肺内区域性病变，淋巴结边缘环状轻度强化，则淋巴结结核可能性大；淋巴瘤和转移性淋巴结肿常为多发，有融合趋势（图 2-5-12）；结节病主要表现肺门和纵隔对称性淋巴结肿大。鉴别须结合临床表现和实验室检查。

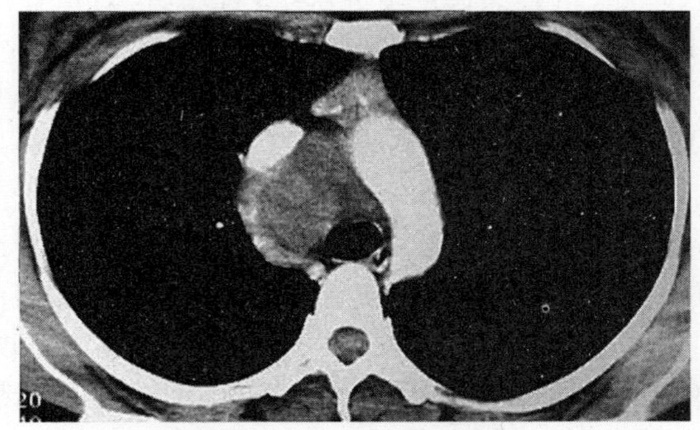

图 2-5-12　淋巴瘤，CT 增强示中纵隔轻度增强融合灶，血管增强明显

（2）气管、支气管囊肿也比较常见于中纵隔，CT 和 MRI 表现不仅易于诊断囊肿，依靠重建和多方位成像可以显示病灶与气管及支气管的关系。

3. 后纵隔肿块

（1）神经源性肿瘤是后纵隔最常见的肿瘤，主要包括神经鞘瘤和神经纤维瘤（图 2-5-13）。CT 和 MRI 增强扫描常显示肿瘤大部或部分强化十分明显，中心有囊变及坏死，同时可见局部脊柱或肋骨的骨质改变。有些肿瘤形态呈“哑铃状”，肿瘤伸入椎管内致同侧椎间孔扩大。

（2）食管肿瘤也表现为后纵隔肿块，食管造影显示更清楚。

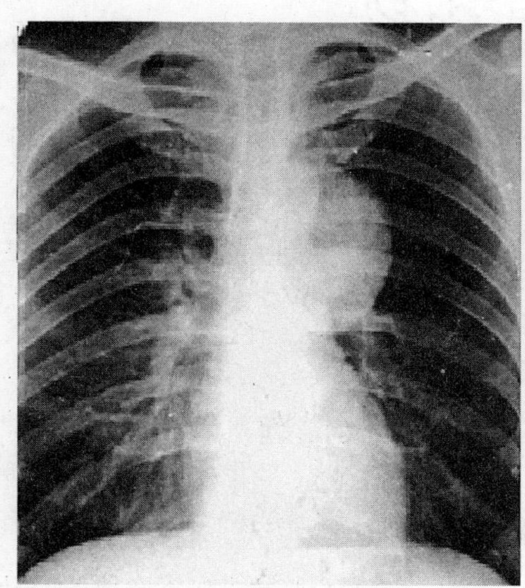

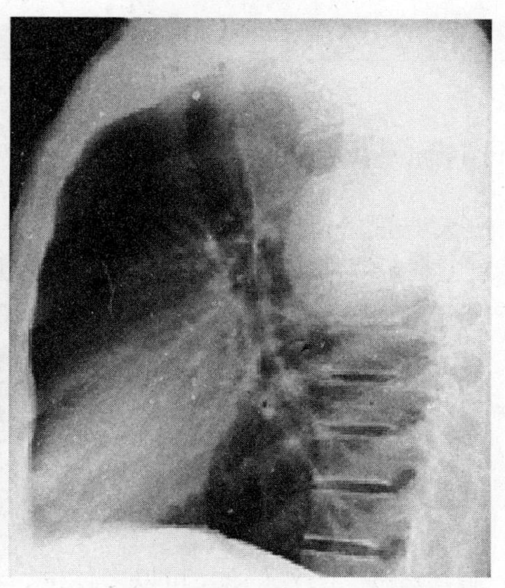

图 2-5-13 神经源性肿瘤，X 线正侧位片，示肿瘤位于后纵隔，边界清楚，密度均匀，形态规则

（周俊林）

【参考文献】

1. 吴恩惠. 中华医学影像学. 北京：人民卫生出版社，2002.

2. 白人驹. 医学影像诊断学. 第 2 版. 北京：人民卫生出版社，2006.

3. 吴恩惠. 医学影像学. 第 5 版. 北京：人民卫生出版社，2003.

第六章

循 环 系 统

心脏大血管影像检查方法较多，除了传统的普通X线、超声、核医学、心血管造影外，多层螺旋CT新技术（如CTA）和MRI心脏快速成像序列的开发，极大地拓展了心脏大血管的检查领域，并且已成为心脏大血管检查的重要手段。

第一节　影像检查技术及优选

一、X 线 检 查

1．胸部透视　方法简便，可以多体位、动态观察。了解心脏和大血管及搏动情况，不作为常规应用。

2．心脏摄片　投照要求在立位下进行，人与胶片距离为2m。常规投照体位为后前位、左前斜位、右前斜位（服钡）和左侧位。主要用于心血管疾病的筛选及心肺状况的了解。

3．心血管造影　观察心血管内部解剖结构、运动及血流状态的影像学检查方法。分为常规造影和选择性造影，前者包括心腔和主动脉造影，后者指冠状动脉、外周动脉造影等。当前大都应用DSA，且多用在手术前。

二、CT　检　查

普通CT能力有限，目前主要是EBCT和MSCT在心血管疾病的应用。扫描体位有横轴位、短轴位和长轴位三种。

1．EBCT　能观察心脏大血管形态，可显示心脏和大血管管壁、房室间隔和瓣膜运动。计算心功能，分析血流动力学改变。对冠状动脉小片状钙化，EBCT亦有很强的发现能力。

2．MSCT　图像质量高，检查时间短，费用较低，有着广泛的应用前景。特别是其CTA技术在主动脉、肺动脉及冠状动脉病变的显示方面有重要价值。

三、MRI　检　查

心血管MR快速扫描可用于心脏大血管的实时动态成像。心血管MRI具有良好的组织对比，能够清楚显示心脏解剖形态。对血流具有特殊敏感性，能够评价流量、流速，甚至血流方向。能够准确显示心脏功能、血流灌注及心肌活性。因此一次心脏MRI检查，可得到心脏几乎全部信息。对冠状动脉的成像已取得重大进展。一般不用于急诊检查。

成像方位：依体轴定位，有横轴位及冠状位；依心轴定位，有短轴位、长轴位、二腔心和四腔心。

四、影像检查方法的比较及优选

X线检查对心脏及血管病变可起到初步筛查的作用。超声检查有一定价值，操作方便、费用低是其优势，但空间分辨力较低、易受患者体型和操作者技术水平的影响。由于CT的空间与时间分辨力均较高，对钙化的检出灵敏，而且设备也较普及，故CT或CTA在大多数心脏及血管疾病中的应用日趋增大。MRI或MRA为无创、图像清晰及无对比剂过敏之忧，在病变检查中有更大的优势。所以，无创的超声、CT、MRI等技术已经替代了传统X线血管造影甚至DSA。

第二节　循环系统常见疾病的影像诊断

一、风湿性心脏病

风湿性心脏病包括急性风湿性心肌炎和慢性风湿性瓣膜病。风湿性心脏瓣膜病是风湿性瓣膜炎的后遗损害，可以发生于任何瓣膜，其中二尖瓣损害最常见，其次为主动脉瓣。

【临床与病理】

慢性风湿性心脏病的基本病理改变为瓣叶不同程度增厚、卷曲，可伴钙化。瓣叶交界区粘连，开放受阻，造成瓣口狭窄。瓣口变形，乳头肌和腱索粘连缩短，使瓣膜关闭不全。

本病多发生于20～45岁，女性多。瓣膜损害较轻者或心功能代偿期，可无明显症状，或仅活动后心慌，但临床有相应的体征。二尖瓣狭窄者，表现为劳力性呼吸困难、咯血等，心尖区隆隆样舒张期杂音。二尖瓣关闭不全者，表现为胸闷、气短，心尖部可闻及收缩期杂音。主动脉瓣损害时可有心绞痛、头晕、晕厥等。

【影像学表现】

1．X线表现

（1）二尖瓣狭窄心影呈二尖瓣型，肺动脉段突出，左房及右室增大。有肺淤血和间质性肺水肿，又有肺动脉压升高表现。二尖瓣区及左心房出现钙化，肺野出现含铁血黄素沉着表现。

（2）二尖瓣关闭不全时，由于反流左房可轻度增大。中度以上反流时，左房室增大明显，出现肺淤血及肺静脉高压，左房室搏动增强（图2-6-1）。

（3）主动脉瓣狭窄心影多呈主动脉型，左室不同程度增大，左房增大轻，升主动脉中段扩张，主动脉瓣区可见钙化。升主动脉及左室搏动增强。

（4）主动脉瓣关闭不全多数心影呈主动脉型，左室增大，升主动脉和主动脉弓普遍扩张，左室及主动脉搏动增强。

2．CT表现　CT检查可见瓣叶的钙化及房与室增大，并可显示心腔内附壁血栓。CTA及EBCT价值更大。

3．MRI表现　可清楚显示房、室的大小及心腔内的血栓，电影MRI可显示血流通过狭窄及关闭不全的瓣口后形成的低信号。

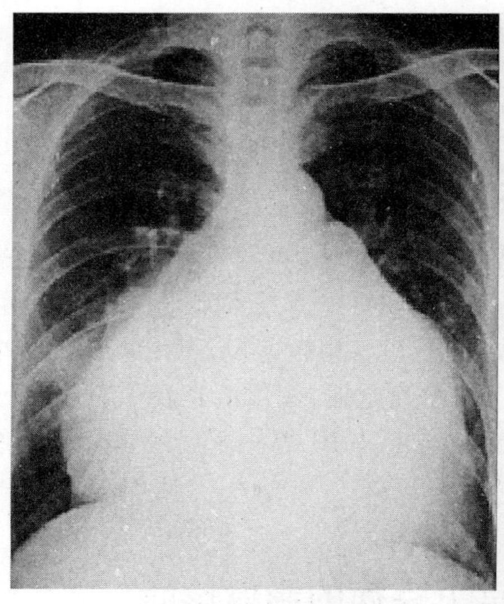
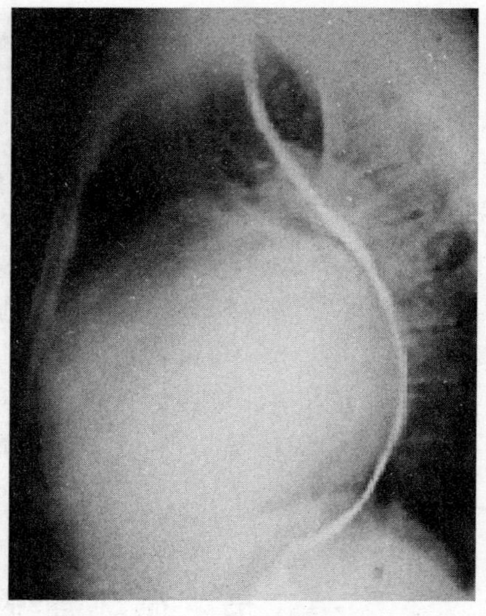

图 2-6-1 风湿性心脏病二尖瓣狭窄合并关闭不全，心脏正位及左侧位片：心影普大，正位心右缘见双弧及左缘四弓影，左侧位片示左房扩大推挤食管

【诊断与鉴别诊断】

根据典型影像学表现，一般不难作出诊断，而超声心动图、CT 和 MRI 则能更具体地确定。

二、冠状动脉粥样硬化性心脏病

冠状动脉粥样硬化性心脏病指冠状动脉粥样硬化使血管腔狭窄或痉挛阻塞，导致心肌缺血缺氧而引起的心脏病变，简称冠心病。

【临床与病理】

冠状动脉粥样硬化的重要病理改变是：冠状动脉内膜下脂质沉积，继而有纤维组织增生，形成粥样硬化斑块，逐渐向管腔内突出，斑块增大融合，斑块发生溃疡，继发血栓形成，使得管腔进一步狭窄乃至阻塞。

冠心病的临床表现有心绞痛、心肌梗死、梗死后综合征及心力衰竭等。

冠状动脉管腔狭窄程度在 50% 以下时，休息及运动状态冠状动脉供血充足。狭窄程度在 50% 以上时表现轻度供血障碍，在运动等心脏负荷增加时，狭窄冠脉供血区域心肌供血不足，临床表现为心绞痛。重度冠脉狭窄或斑块出血及血栓形成等致管腔完全梗阻，无足够侧支循环建立时，则发生心肌梗死。梗死由心内膜下心肌细胞逐渐向中层及外膜扩展，如梗死超过心壁厚度的一半至全层，称为透壁性心肌梗死；大面积透壁性心肌梗死伴有梗死心肌纤维化，可使局部心肌收缩功能消失，在心脏收缩期被动地向外膨突，形成室壁瘤；严重者出现急性心力衰竭或心脏压塞而死亡。

【影像学表现】

1. X 线表现　X 线平片表现可完全正常。少数心肌梗死患者可有下列表现：

（1）心影呈主动脉型或普大型。

（2）心影不同程度增大，见肺淤血及肺水肿。

（3）心脏搏动减弱或消失，出现反向搏动。

(4) 心包、胸腔及肺广泛渗出性改变。

(5) 室壁瘤。

(6) 冠状动脉钙化。

2. CT 表现　平扫显示冠脉钙化呈不规则轨道式或条状钙化。缺血坏死心肌 CT 值一般为 5～10Hu，低于正常心肌。增强扫描时，坏死心肌处造影剂蓄积增加，不同于缺血但未坏死心肌。心肌梗死时 CT 显示局部心肌壁变薄，收缩期心肌壁不增厚，室壁运动功能异常，整体及节段射血分数减低。室壁瘤及腔内附壁血栓时，表现为节段性室壁变薄，局部室壁膨突，反向运动，心腔内充盈缺损等。MSCTA 结合三维重建技术，可观察冠脉及分支有无狭窄及其狭窄部位、范围和形态(图 2-6-2)。

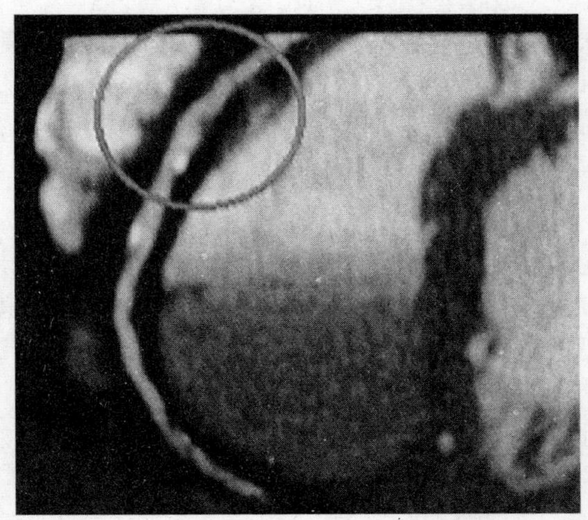

图 2-6-2　SCT 冠状动脉 CPR，显示右冠状动脉主干软斑块，动脉狭窄

3. MRI 表现

(1) 心绞痛：心脏形态、大小多属正常，MR 电影表现为节段性运动减弱，心肌灌注动脉期成像示缺血区心肌灌注减低致信号低于正常供血区。

(2) 急性心肌梗死：梗死心肌信号 T_2WI 强度增加，梗死心肌壁变薄，节段性室壁运动减弱或消失，心肌灌注成像首过显示灌注减低，而延迟期显示心肌信号明显增高。

(3) 陈旧性心肌梗死：梗死处心肌室壁变薄，心肌信号强度减低。

(4) 心肌梗死并发症：室壁瘤心脏局部向外膨突，室壁显著变薄；附壁血栓形成表现为信号异常，T_1WI 中等信号，T_2WI 信号强度增高。

4. 心血管造影表现　冠状动脉造影可显示冠状动脉粥样硬化性病变及程度。左室造影可显示左心室形态、大小和左室收缩运动功能，测量心脏收缩及舒张末期容积，计算左室射血分数等。

【诊断与鉴别诊断】

冠心病的诊断虽然仍主要依靠临床表现和心电图的检查，但 MSCT 及 CTA 技术有重要筛查价值，同时对硬化斑块性质的判断意义重大。DSA 检查仍是诊断冠心病的重要方法，特别是对准备介入或手术治疗的患者。

临床上需与气胸、急性肺栓塞及主动脉夹层等疾病鉴别。

三、房间隔缺损

房间隔缺损简称房缺，是最常见的先天性心脏病之一，可单独或与其他心血管畸形并存，可分为原发孔型和继发孔型缺损。

【临床与病理】

正常情况下左房压力大于右房，有房间隔缺损时左房的血液可分流入右房，分流血液经心室系统、肺循环、左房，最后回流到右房，从而加重右心系统的负荷，导致心房和心室的肥厚与扩张。由于长期肺血流量的增加使肺血管发生改变，并最终导致肺动脉高压，同时右心房压力亦升高，分流量减少，甚至发生分流方向的逆转。

本病早期可无症状。一般在青年期逐渐出现劳累后心悸、气短、乏力、咳嗽及咯血，患者易呼吸道感染。当肺动脉高压加重，出现右向左分流时，可出现发绀、晕厥等症状。听诊于胸骨左缘第2～3肋间可闻及收缩期杂音，肺动脉第二音亢进，固定分裂，心电图常见不完全性右室传导阻滞和心室肥厚。在心导管检查时，导管可自右房经缺损到达左房。

【影像学表现】

1．X线表现

（1）肺血增多，表现为外围分支增多增粗，肺门动脉扩张，肺动脉段突出。

（2）心影增大，呈“二尖瓣”心脏，右房、右室增大为其突出表现，尤其是右房增大（图2-6-3）。

（3）主动脉结多数偏小或正常。

（4）分流量较小时，除肺血增多，可无其他异常X线表现。

（5）合并重度肺动脉高压时，肺动脉段和肺门动脉扩张更加明显，而外周肺动脉分支则变细、扭曲。

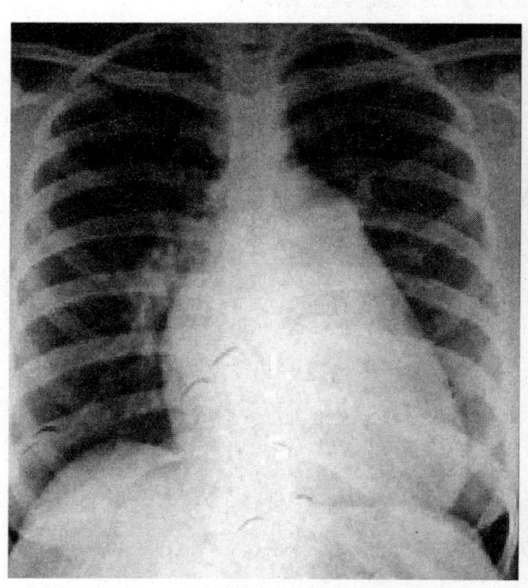

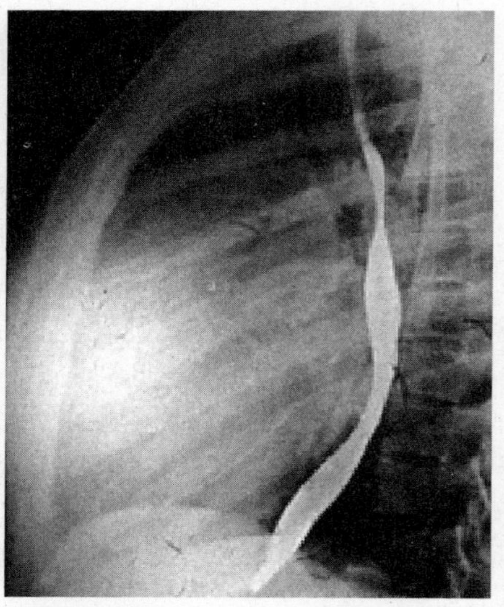

图2-6-3　房间隔缺损，心脏正位及左侧位片，心影呈二尖瓣型，主动脉结小，肺动脉段突出，右房扩大，食管被推挤，肺纹理重

2．CT表现　MSCT扫描能够显示房间隔缺损的部位和大小，表现横轴位心房层面房间隔连续性中断、右房和右室增大及中心肺动脉增宽。

3．MRI表现　常规序列成像可显示房间隔信号的缺失，MRI电影序列可显示房间隔的动态表现，增强扫描可显示左、右房间的异常沟通，MRI 直观显示肺动脉增粗、中心肺动脉扩张及右室增大等。

四、心 包 炎

心包炎包括心包积液和缩窄性心包炎，是由多种因素引起的最常见的心包病变。

【临床与病理】

心包炎可分为急性和慢性两种，急性心包炎以结核性、非特异性、化脓性和风湿性较为常见，常伴有心包积液；慢性心包炎大多都是急性心包炎迁延所致，可继发心包缩窄。

急性心包积液由于短时间内心包内压力急剧升高，导致心脏压塞，使心室舒张受限及静脉回流受阻，体、肺静脉淤血，心排出量降低，导致休克，甚至猝死。慢性者症状较轻，可有乏力、发热及心前区疼痛等症状，疼痛仰卧时加重，坐位或侧卧时减轻。严重者出现呼吸困难和心脏压塞的其他症状。查体为心界向两侧扩大，心音遥远，颈静脉怒张，心电图显示 T 波低平、倒置或低电压。

【影像学表现】

1. X 线表现

（1）心包积液：积液少的心包炎 X 线可无异常发现，中、大量心包积液呈典型的“烧瓶心”。由于粘连或其他因素，心影可呈非对称增大。

（2）缩窄性心包炎：

1）心影大小正常或轻度增大。

2）心影外形呈三角形或近似三角形，或形态怪异。

3）心包钙化是缩窄性心包炎的特征性表现，多表现为蛋壳状累及整个心缘。

4）心脏搏动减弱，甚至消失。

5）上腔静脉扩张，肺淤血现象，胸腔积液或胸膜增厚、粘连。

2. CT 与 MRI 表现　积液的密度与信号强度与所用的扫描序列和积液性质有关。在 SE 序列 T_1WI 浆液性积液多呈均匀低信号，渗出性积液多呈不均匀高信号，血性积液呈中或高信号；在 T_2WI 上，积液多为均匀高信号。对于缩窄性心包炎的诊断 MRI 不如 CT，在 MRI 上增厚的心包呈中或低信号。但对心脏各房室大小、形态、心脏收缩与舒张功能等方面的评价，MRI 有较高的价值（图 2-6-4）。

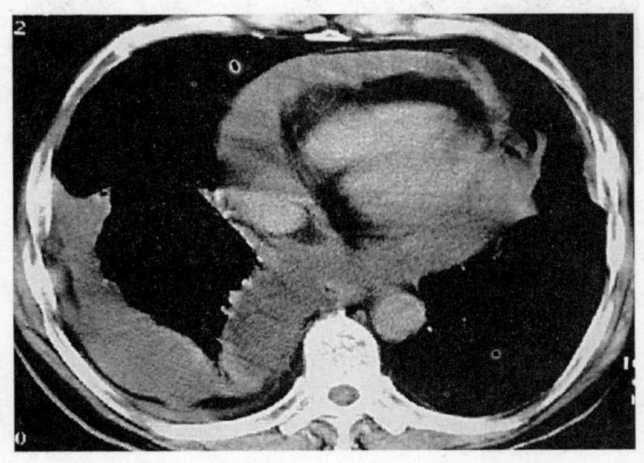

图 2-6-4　心包积液，CT 示心包增厚为液体密度，呈弧形，伴右胸腔积液

【诊断和鉴别诊断】

心包积液和缩窄性心包炎依据典型的临床和影像学表现，诊断不困难。影像学检查对心包炎和心包积液的病因和性质判断仍有局限性，需结合临床和实验室检查。

五、主动脉夹层动脉瘤

主动脉夹层动脉瘤是一种严重的危急重症疾病，早期死亡率高。近年来，US、CT 及 MRI 等无创性影像技术的出现与发展，提高了对其诊断的敏感度和特异性。

【临床与病理】

主动脉夹层动脉瘤是由多种病因引起的主动脉内膜撕裂，然后血流经内膜撕裂口灌入其与中膜之间，使主动脉壁中膜分离形成扩张的假腔和受压变形的真腔组成的双腔主动脉。夹层可累及主动脉主要分支，引起相应组织缺血性改变。累及主动脉瓣，引起主动脉瓣关闭不全。破入心包、胸腔、纵隔和腹膜后等部位，引起心脏压塞及胸腹腔等出血。

急性主动脉夹层最常见的症状是突发的剧烈的刀割样胸、背部疼痛，可向上下放射。常伴有心率增快、恶心呕吐、呼吸困难、晕厥及血压与脉搏不对称。严重者可发生充血性心力衰竭、休克及猝死等。

【影像学表现】

1. X 线表现　急性主动脉夹层时，常在短期内可见主动脉阴影明显增宽，搏动减弱或消失，主动脉壁钙化内移，心影扩大，胸腔积液等。

2. CT 表现　平扫 CT 显示钙化内膜内移，假腔内血栓，以及纵隔血肿、心包和胸腔积血等。增强 CT 可见内膜片和主动脉双腔，通常假腔较大，充盈对比剂较慢，而真腔较窄，充盈对比剂较快。MSCTA 可显示病变全貌、分支血管受累、主动脉瓣和左室功能情况（图 2-6-5）。

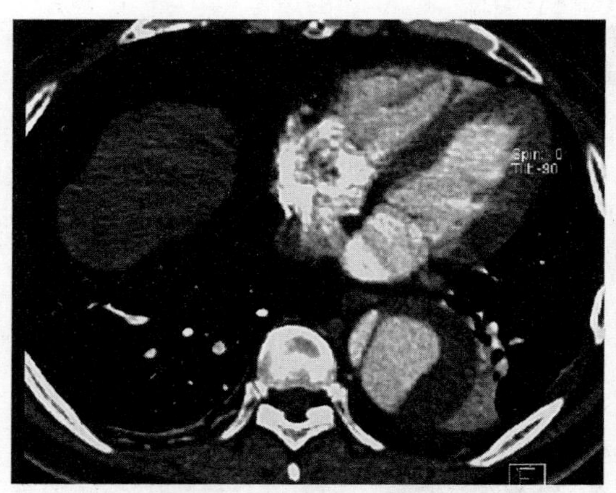

图 2-6-5　主动脉夹层动脉瘤 CT 增强，由内及外分别是：增强的真腔、内膜片、增强的假腔及围绕的血栓

3. MRI 表现

（1）显示真假腔、内膜片及病变范围。

（2）内膜破口或再破口表现为内膜片连续中断。

（3）主要分支血管受累，包括血管起源于假腔、血管狭窄、内膜片累及血管及实质脏器血流灌注减低。

(4) 并发症，包括主动脉瓣关闭不全、心包积液、胸腔积液、假性动脉瘤及左心功能不全等。

4. 心血管造影表现 X线血管造影通常是在介入治疗的同时进行，可以显示：①对比剂从真腔进入假腔的内膜破口；②主动脉双腔和在充有对比剂的双腔间的线状负影的内膜片；③可动态显示真假双腔的充盈情况；④主动脉主要分支血管受累，表现受累血管受压变窄或开口于假腔；⑤可显示主动脉瓣关闭不全、收缩功能减低及假性动脉瘤等。

【诊断与鉴别诊断】

中年男性，有高血压或高血压病史，突发剧烈胸背疼痛，胸片显示主动脉增宽，应想到此病的可能。结合无创性影像检查(超声、CT和MRI)，特别是MRI，常能正确诊断。

鉴别诊断包括主动脉壁内血肿、穿透性动脉硬化溃疡、冠心病和肺栓塞等。

(周俊林)

【参考文献】

1. 戴汝平. 心血管病CT诊断学. 北京：人民卫生出版社，2000.
2. 白人驹. 医学影像诊断学. 第2版. 北京：人民卫生出版社，2006.
3. 吴恩惠. 医学影像学. 第5版. 北京：人民卫生出版社，2003.

第七章

急 腹 症

急腹症是腹部急性疾病的总称。涉及消化、泌尿、生殖及血管等多个系统，其他系统或某些全身性疾病也可出现类似急腹症的表现。因而，急腹症不仅是日常临床工作中的常见病，也是内容较广泛、在诊断上较为繁杂的一组疾病。

急腹症的影像检查原则应该是简便、快捷和有效的。检查技术包括X线检查、CT检查、超声检查，而MRI的检查的应用较少。

一、肠 梗 阻

肠梗阻是肠内容物的运行发生障碍的常见外科急腹症。影像学检查的目的在于：明确肠梗阻的有无，是机械性还是动力性，是单纯性还是绞窄性，是完全性还是不完全性及梗阻的原因是什么等。

【临床与病理】

肠梗阻一般分为机械性、动力性和血运性三类。机械性肠梗阻分单纯性与绞窄性两类，前者只有肠管通畅障碍，无血液循环障碍，后者同时伴有血液循环障碍。动力性肠梗阻分为麻痹性与痉挛性肠梗阻。血运性肠梗阻见于肠系膜血栓形成或栓塞，引起血液循环障碍和肠肌运动功能失调。

【影像学表现】

1. 单纯性小肠梗阻

（1）近段肠管扩张，梗阻发生3小时后，立位或侧卧位X线平片可显示。

（2）高低不等的阶梯状气液面。

（3）梗阻远侧端无气体或仅有少许气体，可依胀气扩大的肠曲来估价梗阻的位置（图2-7-1）。

（4）CT扫描可帮助找到梗阻位置，在扩张的近端肠管与塌陷管径之间见“移行带”。

（5）CT可找出肠石及蛔虫等直接梗阻证据。

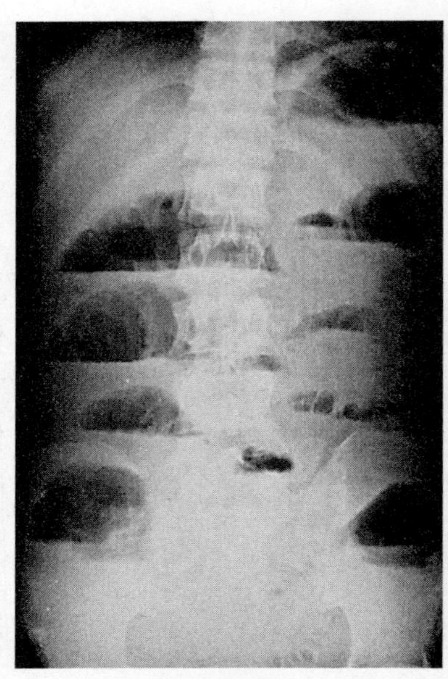

图2-7-1 单纯性肠梗阻，腹平片示阶梯状气液平面，肠管扩张

2. 绞窄性小肠梗阻

(1) 常见于扭转、内疝、套叠和粘连等。

(2) 肠曲有向某一固定部位聚集的表现。

(3) 肠壁增厚(后期可变薄),黏膜皱襞增粗,肠内积液等改变。

(4) 可见“假肿瘤”征。

(5) 合并腹腔积液。

(6) 急性肠套叠,CT检查所显示同心圆征或靶环征等。

(7) CT可发现肠系膜出血等征象。

3. 结肠梗阻

(1) 大肠癌、乙状结肠扭转是大肠梗阻常见的病因。

(2) 可能产生闭袢性肠梗阻征象。

(3) 乙状结肠连同系膜扭转而导致该段肠曲双端闭锁,形同马蹄状,这种特征性的表现可在立位X线平片时清晰显示。

(4) 钡剂灌肠时,完全梗阻的乙状结肠下部呈“鸟嘴状”。

4. 麻痹性肠梗阻 麻痹性肠梗阻肠管均处于麻痹扩张状态,无器质性狭窄,又称作肠麻痹。常见于急性腹膜炎、低钾血症、脓毒败血症、严重外伤、腹部术后或外伤性休克以及腹膜后间隙感染或血肿等。

腹部X线平片及CT扫描表现:肠曲胀气累及大肠与小肠,多呈中等度胀大,肠内气体多,液体少,致肠内液面较低,甚或肠内几乎全为气体,通常以全结肠充气为诊断本症的重要依据。

【诊断与鉴别诊断】

肠梗阻常出现腹胀、腹痛、腹部包块及停止排便排气等典型临床表现,影像学表现有特征性,诊断不难。在梗阻原因及是否发生绞窄的判断方面CT有较大的价值。

鉴别诊断上,主要应将因腹膜腔炎症所致的反射性肠淤胀与单纯麻痹性肠梗阻加以区分。

二、腹部外伤

腹部外伤主要是指腹部受到外力的撞击而产生的闭合性损伤。可累及实质性脏器如肝、脾及肾等,也可累及胃和肠管等空腔脏器,还可发生在腹膜腔或腹膜后。

【临床与病理】

实质脏器的闭合性外伤可在实质内或包膜下形成血肿,可合并邻近腹腔间隙、陷窝内积血。空腔脏器外伤性破裂依受累脏器位于腹膜内或腹膜外而有不同改变。例如,胃、空肠、回肠、横结肠等发生破裂,其胃肠内容物及出血进入腹膜腔可导致急性腹膜炎。而十二指肠降、升段或升、降结肠向后方破裂,肠内容物及出血则进入到腹膜后间隙。正因如此,其临床表现及体征方面彼此就有较大不同。影像检查首选B超及立位腹部平片,其次为CT。

【影像学表现】

1. 实质脏器包膜下破裂,肝、脾、肾包膜基本上完整,肝、脾、肾切面形态失常,CT示其表面与腹壁间扁圆形血肿区,呈高或等密度影,脏器实质可受压内陷。

2. 实质脏器内破裂,肝、脾、肾实质内可显示血肿征象,CT显示血肿密度与正常组织形成明显差异，早期急性出血密度高；当出血较久时，则密度较低。

3. 实质脏器破裂，其包膜不完整，CT 平扫不一定能显示，CT 增强有重要价值。CT 扫描可显示于膈下、肝肾陷窝、盆腔及左右结肠旁沟区域的积液或积血。

【诊断与鉴别诊断】

腹部闭合性损伤有脏器实质内血肿、包膜下血肿、腹腔内积气与积血及急性腹膜炎征象等。结合明确的外伤史、相应的临床症状与体征，诊断并不难。腹部闭合性损伤常需与非外伤性出血，如脾自发性破裂、肝癌破裂等鉴别。

（周俊林）

【参考文献】

1. 陈炽贤. 实用放射学. 北京：人民卫生出版社，1999.

2. 吴恩惠. 医学影像学. 第 5 版. 北京：人民卫生出版社，2003.

第八章 胃肠道

第一节　胃肠道影像检查技术及优选

一、X线检查及优选

（一）X线平片

立位片用于观察膈下游离气体。

（二）造影检查

1. 食管钡透，用于食管检查。
2. 气钡双重对比造影法，简称双重造影，主要检查胃部疾病。
3. 小肠灌肠造影，用于小肠检查，现使用较少。
4. 结肠钡灌肠造影，常用于结肠病变的检查。

二、CT检查及优选

应常规作空腹准备，检查前口服对比剂清水800～1000ml，并使用胃肠扩张剂。主要用于胃肠壁病变、病灶向周围突出及浸润的观察。增强扫描更有助于定性诊断。MSCT重建技术应用，特别是仿真内镜技术，对确定病灶起源、范围有很大帮助。

三、MRI　检　查

空腹准备，口服等渗甘露醇或清水800～1000ml，作T_1WI增强扫描及T_2WI扫描。应用尚不广泛。

第二节　胃肠道常见疾病的影像诊断

一、食　管　癌

【临床与病理】

好发于40岁以上的男性，早期很少有症状，后期主要症状为进行性吞咽困难。病理形态分为四型：①浸润型：管壁呈环状增厚，管腔狭窄；②增生型：肿瘤向腔内生长，形成肿块；③溃疡型：肿块形成一个局限性大溃疡，可深达肌层；④混合型：以上各型混合出现。

【影像学表现】

X线表现

（1）黏膜皱襞破坏、中断，甚至消失。

（2）管腔狭窄，管壁僵硬，狭窄范围一般局限，与正常管壁分界清楚。

（3）腔内充盈缺损，是增生型癌的主要表现。

（4）不规则的龛影，典型溃疡型癌可见一个较大、轮廓不规则的长形龛影，其长径与食管的纵轴一致，周围有不规则的充盈缺损（图 2-8-1）。

（5）纵隔内肿块影，食管癌穿孔形成瘘管、纵隔炎、纵隔脓肿、食管气管瘘及纵隔淋巴转移等。

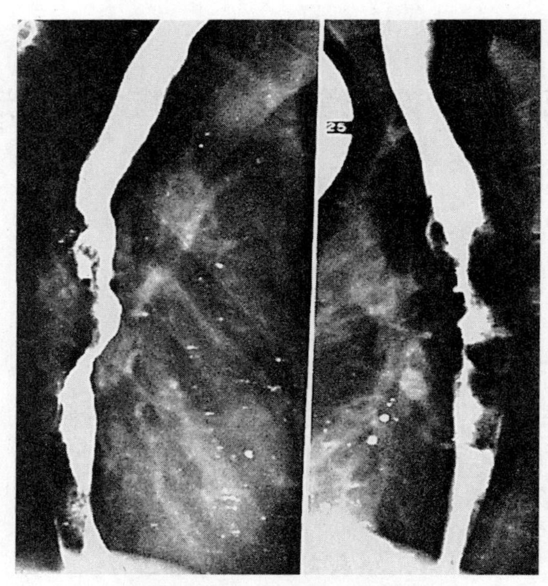

图 2-8-1 食管中段溃疡型癌，与食管纵轴平行溃疡，管腔狭窄，管壁僵硬，不整齐

【诊断与鉴别诊断】

依据临床表现和影像学特点，诊断多不难。

鉴别诊断：食管平滑肌瘤和食管静脉曲张。

二、胃与十二指肠溃疡

【临床与病理】

胃与十二指肠溃疡是临床常见疾病，好发年龄 20～50 岁。胃溃疡的发病率约为十二指肠溃疡的五分之一。胃溃疡开始于胃黏膜，并逐渐侵及黏膜下层，常深达肌层，溃疡周围呈炎性水肿明显。慢性溃疡当深达浆膜层时称为穿透性溃疡，如病变穿透浆膜层进入游离腹腔时为急性穿孔。后壁溃疡容易慢性穿孔，可与网膜、胰等形成粘连，甚至穿入其中。溃疡常单发，少数可多发。当胃和十二指肠同时发生溃疡时称为复合型溃疡。

临床表现主要是具有反复性、周期性和节律性的上腹部疼痛。严重者可继发大出血、幽门梗阻或恶性变。

【影像学表现】

1. 胃溃疡 溃疡病的X线表现可分为：直接征象和间接征象。

(1) 直接征象：龛影。多见于胃小弯，其切线位呈乳头状或锥状，边缘光滑，密度一般均匀（图 2-8-2）。龛影口部常有一圈透明带，由黏膜水肿造成，其常有不同的表现。如黏膜线：为龛影口部约1～2mm宽的光滑整齐的透明线；如项圈征：为龛影口部0.5～1cm宽的透明带，如同一个项圈；如狭颈征：为龛影口部明显狭小，使龛影具有一个狭窄的颈部；如纠集征：为慢性溃疡周围的瘢痕收缩所造成的黏膜皱襞的纠集，较均匀。

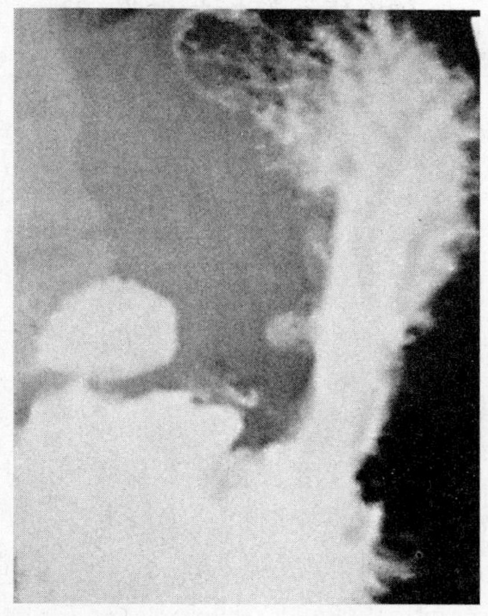

图 2-8-2 胃小弯溃疡，消化道造影切线位示腔外龛影

(2) 功能性改变：包括：①痉挛现象，表现为胃壁上的切迹，为小弯龛影而在大弯的相对处出现深的痉挛切迹；②分泌增加，胃内液体增多，使钡剂不易附着于胃壁，并可在胃内形成液平；③胃蠕动改变，表现为胃张力增高或减低，胃排空加速或减慢；④压痛出现，常在龛影部位有不同程度的压痛；⑤变形和狭窄，由溃疡引起的痉挛与瘢痕性改变造成。

(3) 特殊性胃溃疡：①穿透性溃疡，龛影深而大；②穿孔性溃疡，龛影很大，如囊袋状，其中常出现液面和分层现象；③胼胝性溃疡，溃疡与恶性溃疡难于鉴别。

2. 十二指肠溃疡 溃疡90%发生在十二指肠球部，由于球部壁薄、腔小，溃疡往往造成球部变形，X线钡餐检查易于发现。球部溃疡大都在后壁和前壁，常较胃溃疡小，在轴位像上表现为类圆形密度增高影，周围常有一圈透明带或有放射状黏膜纠集，近似火山口样。通常使用加压法龛影显示会更好（图 2-8-3）。溃疡可以是单个，也可以是多个。

许多球部溃疡不易显示龛影，但常有持久的球部变形。球部变形可以是山字形、三叶形及葫芦形等，主要是由于痉挛、瘢痕收缩及黏膜水肿所致。球部溃疡还可出现一些如激

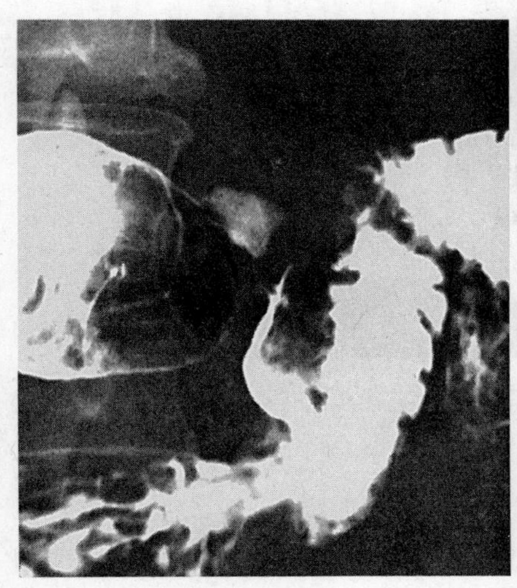

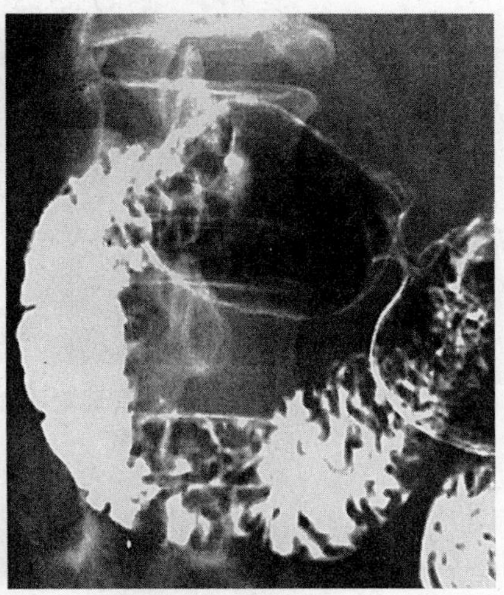

图 2-8-3 十二指肠球部溃疡，消化道造影示球基底部龛影及钡斑，周围水肿呈低密度

惹征、幽门痉挛、胃液分泌增多及球部有固定压痛等表现。

【诊断与鉴别诊断】

临床结合影像学，诊断不难。鉴别主要为良恶性溃疡的鉴别。

三、胃 癌

【临床与病理】

胃癌是胃肠道最常见的恶性肿瘤之一，好发于40～60岁。可发生在胃的任何部位，但以胃窦、小弯和贲门区多见。

按胃癌的大体形态将其分为三型：①蕈伞型：癌瘤可向胃腔内生长，与周围组织分界明确；②浸润型：癌瘤沿胃壁浸润生长，常侵犯胃壁各层，使胃壁增厚、僵硬，从而弹性消失，形成所谓“革袋状胃”；③溃疡型：癌瘤常深达肌层，形成浅但又大的盘状溃疡，其边缘有一圈称为环堤的堤状隆起。

临床主要表现为不易缓解的上腹部疼痛，吐咖啡色样液体或有柏油便，可以摸到肿块，后期可发生梗阻。

【影像学表现】

1. 胃癌的X线表现

（1）中晚期胃癌的X线表现：

1）充盈缺损，形状不规则，多见于蕈伞型癌。

2）胃腔狭窄、胃壁僵硬，主要由浸润型癌引起，也可见于蕈伞型癌（图2-8-4）。

3）腔内龛影，龛影形状多呈半月形，外缘平直，内缘不整齐而有多个尖角，龛影位于胃轮廓之内，龛影周围出现环堤、结节状和指压状充盈缺损，常形成半月综合征。

4）黏膜皱襞破坏、中断及消失，黏膜下肿瘤浸润常使皱襞异常粗大、僵直，形态固定，癌肿区蠕动消失。

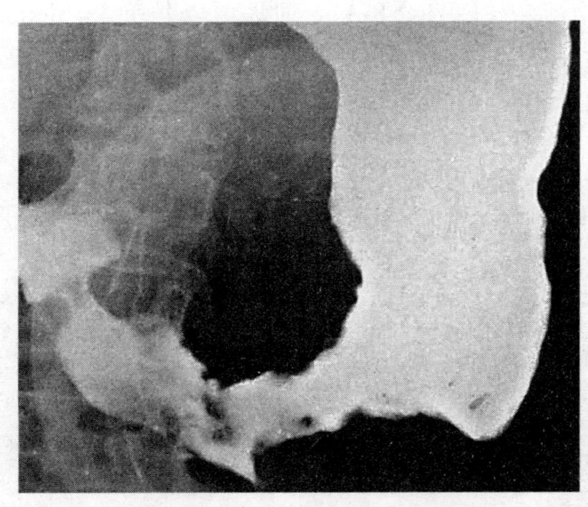

图2-8-4 胃窦局限浸润型癌，局部管壁僵硬，管腔狭窄，充盈缺损

（2）早期胃癌：目前主要是胃镜及活检等诊断。

2. 胃癌CT和MRI表现 CT或MRI检查需要用清水将胃充盈扩张才能比较准确地观察胃壁的厚度。CT或MRI可直接反映肿瘤的形态，肿块型可见向胃腔内突出的分叶状肿块，浸润型表现为局限或弥漫的不均匀性胃壁增厚，溃疡型则表现为在肿块的表面有不规则的凹陷。CT 或 MRI 检查还可直接观察肿瘤侵犯胃壁、向周围浸润及远处转移的情况。

【诊断与鉴别诊断】

典型胃癌诊断一般不难。

胃良、恶性溃疡往往需要鉴别，可从龛影形状、龛影口部、周围黏膜皱襞、邻近胃壁的柔软及蠕动等多方面综合分析。

四、肠 结 核

【临床与病理】

肠结核是肠道常见疾病，多继发于肺结核，好发于青壮年。常伴发腹膜结核和肠系膜淋巴结结核。临床上常为慢性起病，有腹痛、腹泻、乏力及消瘦等症状，有长期低热。

肠结核好发于回盲部，病理上常分为溃疡型和增殖型，而实际上难于截然分开。

【影像学表现】

1. X 线表现

（1）溃疡型肠结核：主要表现为肠管的痉挛收缩及黏膜皱襞的紊乱。出现“跳跃”征：即当钡剂到达病变区时，不能正常停留，而迅即被驱向远侧肠管，因此常见到末端回肠、盲肠和升结肠的一部分充盈，或者完全没有钡剂充盈，形似跳跃。也可出现“线样”征：即当钡剂通过后只显示一条线状影。“跳跃”征和“线样”征是溃疡型肠结核较为典型的表现。

（2）增殖型肠结核：主要表现为末端回肠、盲肠和升结肠的僵直、狭窄及缩短，黏膜皱襞紊乱甚至消失，同时伴有多发小息肉样充盈缺损。回盲瓣常容易受侵犯，由于其增生肥厚导致盲肠内侧壁变形或凹陷（图 2-8-5）。

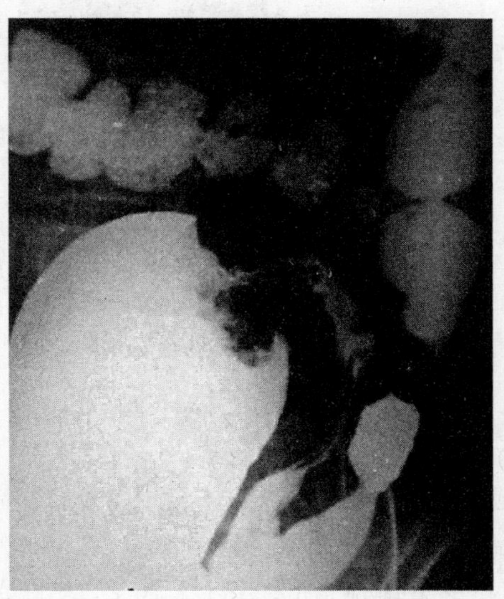

图 2-8-5 乙状结肠增殖型肠结核，造影示结肠局部狭窄，充盈缺损

2. CT 与 MRI 表现 发现肠结核段肠管壁明显增厚，增强扫描病变段肠壁增强且出现分层现象。还可并发腹腔淋巴结结核，增强 CT 示肿大淋巴结呈环状增强。

【诊断与鉴别诊断】

肠结核临床表现及影像学所见都较典型，诊断一般不困难。

鉴别诊断主要与 Crohn 病鉴别。后者易发生窦道及肠梗阻，病变多位于回肠及右半结肠，有跳跃性和节段性的特点。

五、结 肠 癌

【临床与病理】

结肠癌好发于 40～50 岁的男性，多发生于直肠和乙状结肠。大体病理可分为三型：①增生型：肿瘤向腔内生长，多呈菜花状，表面可有溃疡；②浸润型：癌瘤主要沿肠壁浸润，使肠腔环形狭窄；③溃疡型：肿瘤主要表现为不规则的龛影。

临床表现主要为便血、腹泻、顽固性便秘和腹部肿块。直肠癌主要表现为粪便变细、便血和里急后重感等症状。

【影像学表现】

结肠气钡造影检查

（1）肠腔内可见肿块，肿块轮廓不规则，局部肠壁僵硬、结肠袋消失（图 2-8-6）。

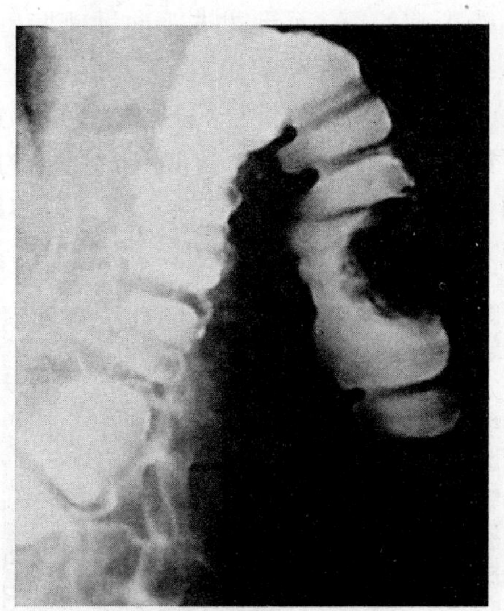

图 2-8-6 结肠癌，钡灌肠造影示降结肠肿块呈充盈缺损

（2）肠管狭窄，常累及一小段或环绕整个肠壁，可形成环状狭窄，轮廓光滑整齐或不规则。

（3）肠壁僵硬，病变界限清楚，此型肿瘤易造成梗阻。

（4）较大的龛影，其形状多不规则，边缘往往不整齐，有不同程度的充盈缺损和肠腔狭窄，肠壁僵硬，结肠袋消失。

【诊断与鉴别诊断】

盲、升结肠癌需与增殖型肠结核鉴别。

（周俊林）

【参考文献】

1. 陈炽贤. 实用放射学. 北京：人民卫生出版社，1999.

2. 白人驹. 医学影像诊断学. 第2版. 北京：人民卫生出版社，2006.

3. 吴恩惠. 医学影像学. 第5版. 北京：人民卫生出版社，2003.

第九章
肝脏与脾脏

第一节　肝脾影像检查技术及优选

一、X 线检查

1. X线平片　可选择腹部平片或右上腹平片，应用较少。

2. 动脉造影　包括肝动脉造影、脾动脉造影和腹腔动脉造影，用于了解肝脾血流状况、病灶的血供及肿瘤介入治疗前，目前用DSA。

二、CT 检查

1. 平扫检查　主要用于病灶筛查，发现小病灶及确定病灶的性质较困难。

2. 增强检查　发现小病灶及确定病灶的性质方面有巨大价值，目前几乎成为常规检查。一般进行动脉期、门脉期和平衡期，甚至延迟期等多期扫描。

3. CTA　主要用于肝脾血管的再现，目前应用广泛。

三、MRI 检查

1. 平扫检查　常规SE序列，包括了 T_1WI 和 T_2WI，必要时辅以脂肪抑制序列，用以发现或鉴别病灶内的脂肪组织。

2. 增强检查　平扫所见病变难以鉴别诊断时可进行对比增强。常用Gd-DTPA和SPIO对比剂。增强后可进行多期扫描，获得肝实质增强的各时相MRI图像。

3. MRA　获得清晰的肝动脉、门静脉和肝静脉MR血管成像，更清晰地显示肝占位性病变与肝血管的关系。

四、影像检查方法的比较及优选

X线平片对肝脾疾病诊断的敏感性和特异性很低，应用价值非常有限。血管造影不仅获得有价值的直接征象少，而且由于是创伤性检查，所以目前主要用于介入治疗。超声检查由于简便易行，临床常用来进行肝脾疾病的筛选检查。CT由于具备很高的密度分辨力，在肝脾疾病的检查中较常使用，但发现小病灶及确定病灶性质的能力低。螺旋CT增强多期扫描，有利于发现小病灶、鉴别占位性病变以及了解病变的血供情况。MRI由于可进行肝脏多方位成像，可以更好地显示肝脏及其病变，在超声、CT 等影像检查对肝脾肿瘤鉴别有困难时，MRI 往往能提供更多有价值的诊断信息。对比增强 MR 扫描，特别是使用超顺磁氧化铁对比增强后，其对肝肿瘤的诊断和鉴别诊断往往可以提供具有显著价值的信息。

第二节　肝脾常见疾病的影像诊断

一、肝海绵状血管瘤

【临床与病理】

肝海绵状血管瘤为常见的肝良性肿瘤，好发于女性。临床可无任何症状，偶然在体检中发现。巨大肿瘤可出现上腹部胀痛不适。肿瘤内由异常扩张的血窦组成，内衬单层的血管内皮细胞，血窦以纤维组织间隔形成海绵状结构，其中充满血液。可钙化。

【影像学表现】

1. X 线检查　肝动脉造影：供血动脉增粗，肿瘤压迫周围血管致弧形移位；早期动脉相肿瘤边缘出现斑点、结节状显影；静脉期示显影逐渐向病灶中央扩散，表现为界限清楚、密度均匀的肿瘤染色；肿瘤染色持续到肝实质后期。

2. CT 检查　典型的肝海绵状血管瘤 CT 诊断依据如下：

（1）平扫表现为境界清楚的低密度区。

（2）增强扫描从病灶周边开始结节状强化，并不断向中央扩散。

（3）强化持久，最后形成与正常肝实质等样密度。

（4）整个对比增强过程表现“快进慢出”的特征（图 2-9-1）。

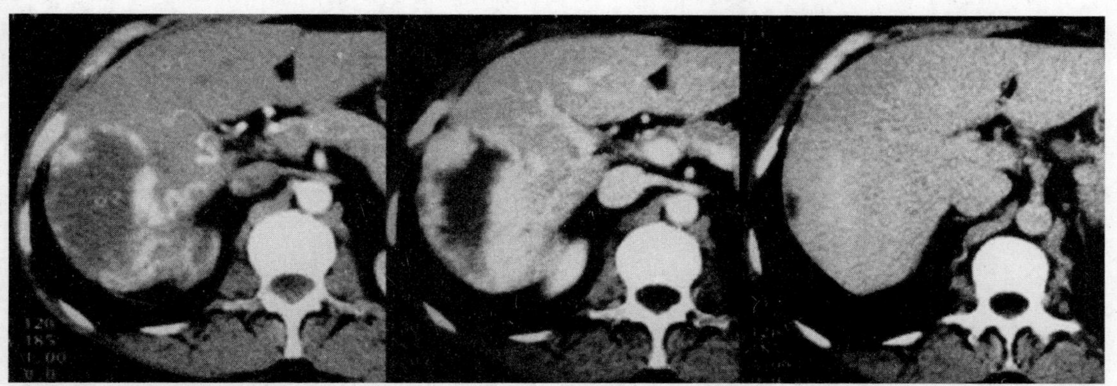

图 2-9-1　肝海绵状血管瘤，CT 动态增强示：肝右叶肿瘤从动脉期开始造影剂逐渐向中央扩散，平衡期变成等密度，表现“快进慢出”的特征

3. MRI 检查　海绵状血管瘤在 MRI 表现也具有特征性。肿瘤在 T_1WI 为均匀的低信号，T_2WI 为均匀的高信号，随着 TE 时间延长其信号强度也增强，似电灯泡，即所谓“灯泡”征。Gd-DTPA 对比增强动态扫描，表现类似 CT 增强所见，即肿瘤亦从边缘强化，逐渐向中央扩散最后完全充盈整个肿瘤，形成高信号影。

【诊断与鉴别诊断】

出现典型 CT 特征及 MRI 的“灯泡”征，诊断不难。

海绵状血管瘤常需与多血供的肝细胞癌或转移性肝癌鉴别。

二、原发性肝癌

【临床与病理】

原发性肝癌简称肝癌，90% 以上为肝细胞肝癌，好发于 30～60 岁，男性多见。发病与乙型肝炎和肝硬化密切相关。早期一般无症状，中晚期表现肝区疼痛、腹部包块、黄疸、消瘦乏力等。AFP 检测 60%～90% 患者为阳性。

病理学上分三型：巨块型，直径≥5cm，最多见，占 31%～78%；结节型，每个癌结节 < 5cm，占 19%～49%；弥漫型，< 1cm 的小结节弥漫分布于全肝，占 1.5%～10%。小于 3cm 的单发结节，或 2 个结节直径之和不超过 3cm 的结节为小肝癌。肝细胞癌主要由肝动脉供血，且 90% 病例都为血供丰富的肿瘤。肝细胞癌容易侵犯门静脉和肝静脉引起血管内癌栓或肝内外血行转移。

【影像学表现】

1．X 线检查　肝癌的肝动脉造影可出现肿瘤供血的肝动脉扩张、肿瘤内显示异常血管、肿瘤染色、动 - 静脉瘘及“肿瘤湖”征，肝血管受压拉直、移位、或被肿瘤包绕。

2．CT 检查

（1）平扫常见肝硬化，边缘轮廓局限性突起，肝实质内出现单发或多发肿块。

（2）肿块多为低密度，周围可见低密度的透亮带为肿瘤假包膜。

（3）巨块型肝癌中央可发生坏死而出现更低密度区。

（4）增强动脉期，肝动脉供血的肿瘤很快出现明显的斑片状、结节状强化，迅速达峰值。

（5）增强门静脉期，肿瘤对比增强密度迅速下降。

（6）增强平衡期，肿块密度继续下降，在明显强化的肝实质内为低密度状态。

（7）对比增强过程呈“快进快出”现象（图 2-9-2）。

（8）可形成血管癌栓、胆道系统侵犯及淋巴结转移等。

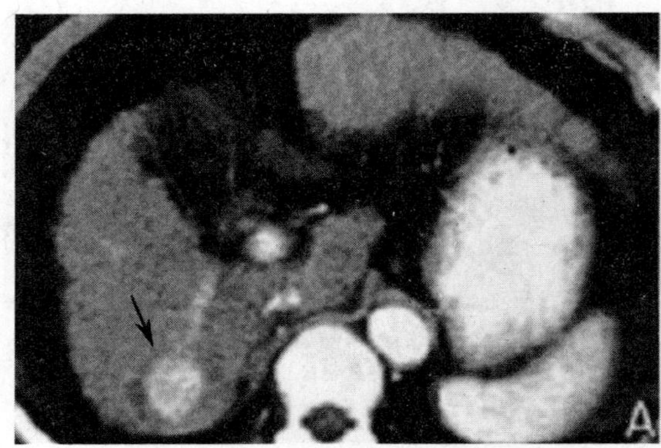

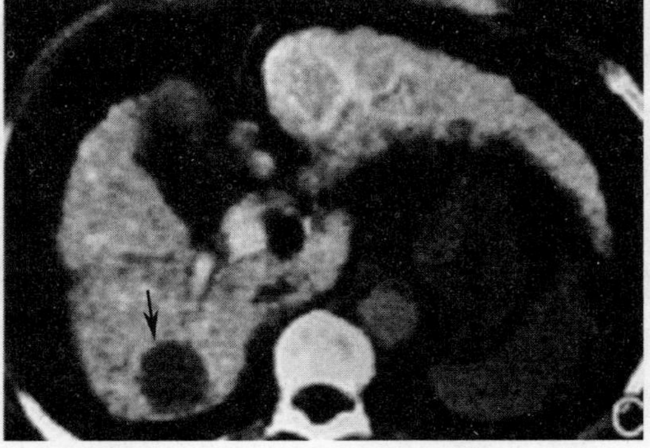

图 2-9-2　肝癌，CT 动态增强示：肝右叶肿瘤动脉期显著强化，平衡期快速下降为完全低密度

3．MRI 检查　在 T_1WI 上肿瘤表现稍低或等信号，肿瘤出血或脂肪变性表现为高信号，T_2WI 上肿瘤表现为稍高信号，巨大肿块时 T_2WI 信号多不均匀。假包膜在 T_1WI 上表现为肿瘤周围的低信号环。Gd-DTPA 对比增强多期扫描肿瘤表现与 CT 相似。使用超顺磁性氧化铁增强能提高肝癌的检出率，即正常肝实质的 T_2WI 呈低信号，而肿瘤则表现为相对高信号。

【诊断与鉴别诊断】

CT 和 MRI 平扫及增强所见的典型表现，结合临床症状及 AFP 阳性，对大多数肝癌都能作出诊断。对癌前小结节，须进行跟踪观察。部分不典型的肝癌常需与血管瘤、炎性假瘤、肝硬化再生结节、局灶性结节增生、转移性肝癌及肝腺瘤等鉴别。

三、肝棘球蚴病

【临床与病理】

肝棘球蚴病是流行于牧区的寄生虫病，是由于棘球绦虫的幼虫寄生于肝脏引起的。棘球蚴有细粒棘球绦虫和泡状棘球绦虫两种，前者多见，引起囊状棘球蚴病，亦称肝包虫囊肿病，后者引起泡状棘球蚴病。

【影像学表现】

1. X 线检查　腹部平片常见病灶有钙化，为环状、半环状或蛋壳样。

2. CT 检查

(1) 平扫显示肝实质内单发或多发、大小不等低密度囊状病灶。

(2) 边缘光滑，境界清楚，半环状、条索状或结节状钙化显示清楚。

(3) 囊肿无强化，囊壁一般不显示。

(4) 囊内囊为其特征性表现，即于母囊内有大小不一、数目不等的子囊。

(5)“双边征”、“水上百合征”、“飘带征”为可靠征象，是内外囊特殊分离所致。

(6) 泡状棘球蚴病表现为境界不清的高低混合密度区，可见广泛钙化。

3. MRI 检查　T_1WI 低信号、T_2WI 高信号的类圆形病灶，表现信号均匀、境界清楚及边缘光滑，囊肿周围一般无晕环，可见“囊内囊”征象。Gd-DTPA 增强后无强化或囊壁轻度强化。

【诊断与鉴别诊断】

有牧区生活史及影像学表现的特征性，诊断一般不难。

需与肝囊肿、肝脓肿鉴别，泡状棘球蚴病有时需与肝癌鉴别。

四、肝　脓　肿

【临床与病理】

肝脓肿以细菌性和阿米巴性肝脓肿常见，为肝组织局限性化脓性炎症。形成是由于致病菌通过血液循环到达肝脏，起初病变的肝组织充血、水肿及大量白细胞浸润，逐渐组织液化坏死形成脓腔，以后周围肉芽组织增生形成脓肿壁，形成肝脓肿。多为单房，少数为多房。患者可出现肝区疼痛、肝大、血象升高、黄疸和全身的炎症反应等。

【影像学表现】

1. X 线检查　大的肝脓肿，平片可见右膈膨隆，可见肝区含气或气液平面的脓腔影。肝动脉造影显示血管受压移位，脓肿周围可见新生血管或脓肿壁显影。

2. CT 检查

(1) 平扫显示肝实质低密度肿块，中央为脓腔，CT 值高于水而低于肝。

(2) 部分脓肿内出现小气泡或气液平面。

(3) 脓肿壁，为环绕脓腔密度低于肝而高于脓腔的环状影，增强脓肿壁呈环形明显强化。

(4) 急性期脓肿壁外周可出现环状水肿带，增强水肿带无强化。

(5)“环征”，由低密度的脓腔和环形强化的脓肿壁以及周围的无强化的水肿带构成(图 2-9-3)。

(6)“环征”和脓肿内的小气泡为肝脓肿的特征性表现。

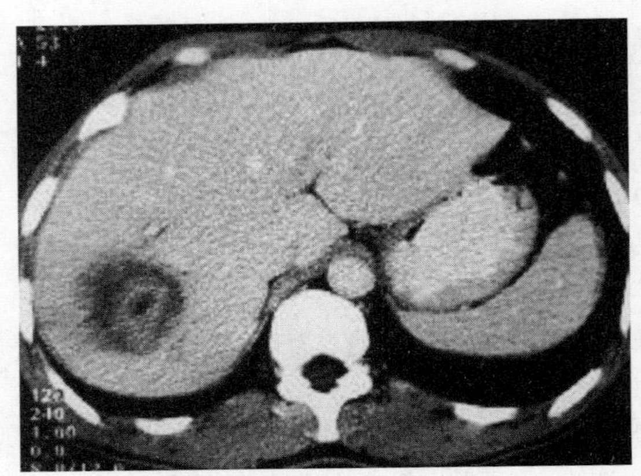

图 2-9-3 肝脓肿，CT 增强出现“三环征”，脓肿壁有较明显强化

3. MRI 检查 肝脓肿的脓腔在 T_1WI 呈均匀或不均匀的低信号，T_2WI 表现为高信号。脓肿壁的 T_1WI 表现较厚的环状稍高信号区，信号强度高于脓腔而低于肝实质，称晕环征。晕环周围 T_2WI 呈明显高信号影为水肿。Gd-DTPA 对比增强后，脓肿壁呈环形持久强化。

【诊断与鉴别诊断】

临床患者出现肝大、肝区疼痛和全身的炎症反应，CT 和超声出现典型的厚壁的囊性病灶，而且见“环征”和病灶内的小气泡，诊断可成立。MRl 对治疗效果观察有较大价值，可反应脓肿不同时期的病理变化。

鉴别诊断：细菌性和阿米巴性肝脓肿的鉴别，早期肝脓肿需与肝癌鉴别。

五、肝 硬 化

【临床与病理】

肝硬化较为常见，病因很多，常见病因为病毒性肝炎和酗酒。发病过程缓慢，早期肝细胞弥漫性变性、坏死，进一步发生纤维组织增生和肝细胞结节状再生，致使肝脏变形、变硬，最终肝小叶结构和血液循环途径被改建，同时引起门脉高压。

【影像学表现】

1. X 线检查 胃肠道钡餐造影可显示食管、胃底静脉曲张。动脉造影可见肝动脉分支变少、变细，甚至扭曲；脾静脉及门静脉扩张。

2. CT 检查

(1) 肝脏大小改变：主要表现为尾叶、左叶外侧段增大，右叶发生萎缩，肝各叶大小比例失调。少数肝硬化表现为全肝萎缩。

(2) 肝脏轮廓改变：肝脏边缘显示凹凸不平，正常形态消失。

(3) 肝门、肝裂增宽(图 2-9-4)，胆囊移位。

(4) 肝脏密度改变：脂肪变性、纤维化时密度降低，再生结节密度较高。

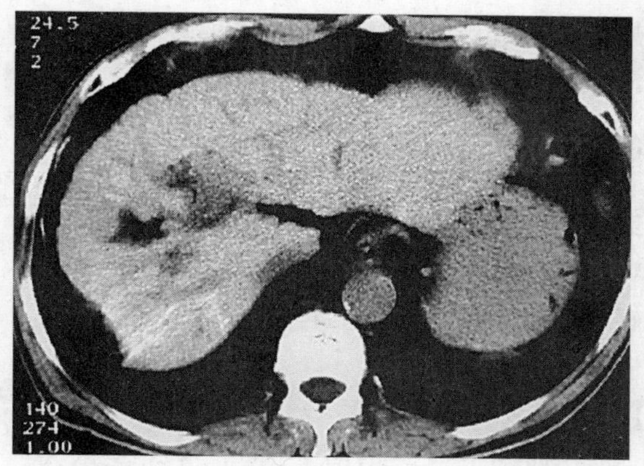

图 2-9-4 肝硬化，CT 示左叶增大，右叶萎缩，肝叶比例失调，肝裂增宽

（5）继发改变：脾大、腹水、食管胃底静脉曲张等门脉高压征象。对比增强扫描显示肝实质强化效果较差。

3. MRI 检查 MRI 表现与 CT 相同，特别是在肝脏大小改变、肝脏形态改变、脾大及门脉高压方面。肝实质内血管分支细小、脂肪变性及肝炎后改变致肝实质信号不均匀。

【诊断与鉴别诊断】

近一半肝硬化合并肝癌。肝硬化再生结节需与早期肝癌鉴别。

六、脾 淋 巴 瘤

【临床与病理】

原发于脾脏的肿瘤较少见，有良、恶性之分，良性肿瘤常为海绵状血管瘤，恶性肿瘤以淋巴瘤多见，后者在大体病理上可呈弥漫的细小结节型、多发肿块型及单发巨大肿块型。临床上以 40 岁以上患者居多，可有发热、浅表淋巴结肿大、脾大及上腹痛等症状。

【影像学表现】

1. CT 检查

（1）脾脏增大。

（2）平扫可见脾内单发或多发稍低密度灶，边界可清楚（图 2-9-5）。

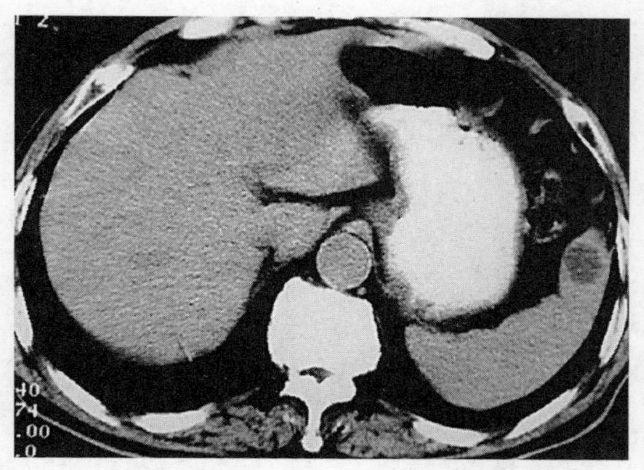

图 2-9-5 脾淋巴瘤，CT 平扫示边界清楚的低密度灶

(3) 增强扫描示病灶轻度强化，此时多与正常脾实质分界清楚。

(4) 可伴有腹膜后淋巴结肿大。

2. MRI 检查

(1) 可仅表现为脾脏弥漫性增大。

(2) 可表现为单个或多个大小不等的圆形肿块，边界不清。

(3) 在 T_1WI 及 T_2WI 表现为不均匀性混杂信号。

(4) 增强扫描病灶轻度强化，可呈“地图”样分布。

(5) 伴有腹膜后淋巴结肿大。

【诊断与鉴别诊断】

脾脏增大、有结节，伴其他部位淋巴结增大，应首先考虑本病。但需要与脾血管瘤、转移瘤鉴别。

七、脾 脓 肿

【临床与病理】

脾脓肿多继发于全身性感染或脾周围感染直接蔓延，也可在外伤或梗死后并发，是细菌侵入脾内形成的局限性化脓性病灶，可单房或多房，也可孤立或多发。患者临床上可表现为全身感染症状并左上腹疼痛。

【影像学表现】

1. X 线检查　伴发左侧胸膜反应及左肺盘状肺不张，左膈可升高，活动有时受限。

2. CT 检查　表现为圆形或椭圆形、境界清楚低密度区，单发或多发，CT 值有较大差别。有时脓肿内可见气体存在。增强后脓肿壁常为环状强化。

3. MRI 检查　脾脓肿的脓腔表现为长 T_1 和长 T_2 信号的圆形病灶，可呈多房状表现，有时见脓腔内有气体影或分层现象。增强后脓肿壁呈厚壁、均匀一致的环形强化。

【诊断与鉴别诊断】

根据影像学表现，并结合临床，一般可诊断。但注意与膈下脓肿、脾囊肿等鉴别。

（周俊林）

【参考文献】

1. 白人驹. 医学影像诊断学. 第 2 版. 北京：人民卫生出版社，2006.

2. 吴恩惠. 医学影像学. 第 5 版. 北京：人民卫生出版社，2003.

第十章

泌尿系统与肾上腺

第一节　泌尿系统与肾上腺影像学检查技术及优选

一、X 线 检 查

（一）腹部平片

常规摄仰卧前后位片，主要用于泌尿系统结石的检查。

（二）尿路造影

分为排泄性尿路造影和逆行性尿路造影。

1. 排泄性尿路造影　又称静脉性肾盂造影（intravenous pyelography，IVP）。原理是利用肾小球滤过造影剂而排入肾盏和肾盂，其不仅能显示肾盏、肾盂、输尿管及膀胱等泌尿系结构，而且可了解两肾的排泄功能。注意要行碘过敏试验、事先摄腹平片以对照、使用压迫带以阻断输尿管、满意后摄取全腹片及必要时延迟等。

2. 逆行性尿路造影　包括逆行性膀胱造影和逆行性肾盂造影，适用于排泄性尿路造影显影不佳者。逆行性膀胱造影除用于检查膀胱瘘以外，已极少应用。

（三）血管造影

有腹主动脉造影与选择性肾动脉造影，主要用于检查肾血管病变、肿瘤与血管的关系及合并介入手术等。

二、CT　检　查

1. 平扫检查　扫描范围要包括全部肾脏，若需同时观察输尿管，则应扩大扫描范围。

2. 增强检查　应常规进行，进行肾皮质期、皮髓质期、分泌期及延迟期扫描，分别观察肾皮质、髓质、肾盏和肾盂以及延迟后的变化等，对病灶的检出、肿瘤性质的确定及肾癌亚型的鉴别都有巨大价值。

3. CT 尿路造影（CT urography，CTU）　多层螺旋 CT 扫描时，在肾盂期行薄层扫描并用最大强度投影（MIP）行三维重建，获得排泄性尿路造影图像。对输尿管病变价值大。

4. CT 血管造影（CTA）　MSCT 动态增强扫描后，用最大强度投影（MIP）行血管三维重建而获得肾动静脉图像。广泛应用于血管性病变及肿瘤。

5. 膀胱 CT 检查　在膀胱充盈状态下进行平扫，根据平扫显示情况，可行增强检查。

造影剂剂量和流量同肾脏增强检查，分即时与注药后 30 分钟两次扫描。前者观察病变早期强化表现，后者观察在对比剂的映衬下膀胱壁或突向腔内病变的形态。

6. 肾上腺 CT 检查　空腹服 1%～2% 泛影葡胺 200～400ml 以区分胃肠道结构，薄层靶扫描。发现肾上腺病变后行增强 CT，只对病变区进行扫描，必要时延迟。

三、MRI 检查

1. 平扫检查　肾和输尿管检查常规用 SE 序列，T_2WI 检查并用脂肪抑制技术，更有利于肾的皮、髓质分辨及含脂肪病变的鉴别。

2. 增强检查　顺磁性对比剂 Gd-DTPA 静脉注入后由肾小球滤过。行快速成像序列（如 GRE 序列）或常规 SE 序列的 T_1WI 检查，可获得不同时期肾和输尿管的增强图像。

3. 磁共振尿路造影（MR urography，MRU）　不需要注射造影剂，便可做到尿路显影，目前广泛应用于尿路梗阻性病变的检查。

4. 膀胱 MRI 检查　一般使用相阵列表面线圈和直肠腔内表面线圈，能提高影像的空间分辨力及信 / 噪比，有利于小病变的发现和显示。当发现膀胱壁病变，需行增强 MRI 检查。

5. 肾上腺 MRI　常规 T_1WI 和 T_2WI 横断面、冠状面及脂肪抑制成像。梯度回波序列的同相位和反相位成像技术，能确定病变内的脂质，常用于肾上腺腺瘤和鉴别诊断。肾上腺肿块需行增强 MRI 检查，并使用脂肪抑制技术。

四、影像检查方法的比较及优选

自超声、CT 和 MRI 等新兴的成像技术广泛用于临床以来，肾和输尿管的影像学检查使用腹部平片已很少了，然而并未能完全取代尿路造影检查，后者对于泌尿系积水、扩张的病因及先天性发育异常的诊断仍具有重要临床价值。目前，超声和 CT 检查是肾和输尿管最常应用的检查方法，可发现并确诊绝大多数肿瘤、结石、囊肿和先天性异常等。MRI 及 MRU 通常作为上述检查的辅助检查方法，主要用于不典型病变，例如复杂性肾囊肿、肾结核及不典型血管平滑肌脂肪瘤等病变的进一步诊断和鉴别。

对于肾上腺检查，CT、增强 CT 及多平面重建对显示解剖关系意义重大，由于空间分辨力和密度分辨力都高，易于发现肾上腺较小病变，能显示病变某些组织特征，例如脂肪、液体及钙化等成分，因而是目前公认肾上腺病变最佳影像检查方法。超声检查通常作为肾上腺病变的初查方法，而 MRI 检查常作为补充检查方法，对病变的鉴别诊断有一定的帮助。

第二节　泌尿系统与肾上腺常见疾病的影像诊断

一、肾和输尿管结石

【临床与病理】

泌尿系结石以肾和输尿管结石多见，典型临床表现为向下腹和会阴部放射性的疼痛及血尿。结石导致梗阻可造成肾盏、肾盂及输尿管的积水扩张。结石通常由多种化学成分构成。

【影像学表现】

绝大多数结石可由 X 线平片显示，称为阳性结石。少数结石如尿酸盐结石难在 X 线平片上发现，故称为阴性结石。但CT检查发现阴性结石的几率高。

1. 肾结石

(1) 平片检查：表现为圆形、卵圆形、桑葚状或鹿角状高密度影，可均匀一致，也可不均匀或分层，可为单侧也可为双侧，常位于肾窦区，典型表现为桑葚、鹿角和分层状（图2-10-1）。肾结石于侧位片上与脊柱影重叠。

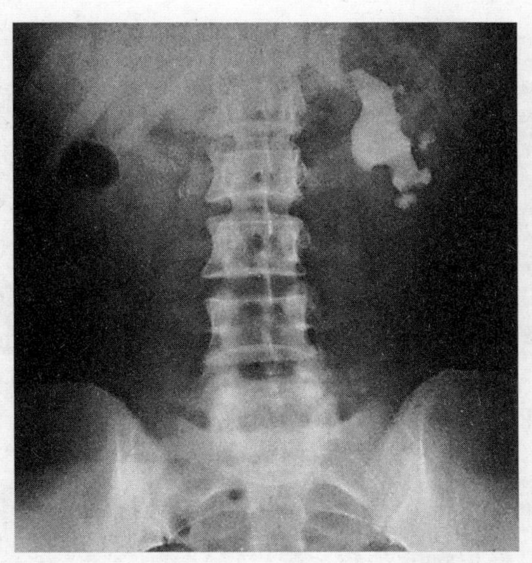

图2-10-1　左肾结石，X线腹部立位片示左肾高密度铸形结石影

(2) CT检查：能够确切发现位于肾盏和肾盂内的高密度结石影。

2. 输尿管结石　结石在X线平片和CT平扫上均表现为输尿管走行区约米粒大小的、柱状致密影，结石上方输尿管和肾盂常有不同程度的积水扩张。行尿路造影、增强CT及CTU检查，可显示输尿管与致密影的关系，有助结石的确定。输尿管结石多为小的肾结石下移所致，常停留在输尿管生理性狭窄处。

【诊断与鉴别诊断】

临床出现放射性疼痛、血尿及红细胞尿检阳性，X线平片、超声及CT检查，发现输尿管区高密度影，同时输尿管和肾盂扩张，诊断不难。

鉴别诊断：血管钙化、淋巴结钙化、胆囊结石及血块等。

二、肾　　癌

【临床与病理】

肾癌主要为肾细胞癌，是最常见的肾恶性肿瘤，主要发病年龄在40岁以上，男性多于女性。病理上，肿瘤来源于肾小管上皮细胞，易发生在肾上极或下极，瘤周可有假性包膜，瘤体血供一般丰富，常有坏死、出血和囊变，并可有钙化。组织学上可分为：透明细胞癌、嫌色细胞癌、乳头状癌、多房囊性透明细胞癌及集合管癌等十多种亚型。晚期发生周围侵犯、淋巴结转移和肾静脉内瘤栓。临床典型表现为无痛性血尿和腹部包块，也偶有在体检中发现。小于或等于3cm的小肾癌常无症状。

【影像学表现】

1. CT检查

(1) 肾癌表现为肾实质内肿块，较大者突向肾外。

(2) 肿块的密度可以均匀或不均匀、低于或类似周围肾实质，少数见钙化灶。

(3) 透明细胞癌于增强皮质期，肿块明显且不均一强化，皮髓质期之后强化效应降低而呈相对低密度，为“快进快出”特点(图2-10-2)。

(4) 嫌色细胞癌为界清、形态规则、密度均匀及持续轻中度强化效应(图2-10-3)。

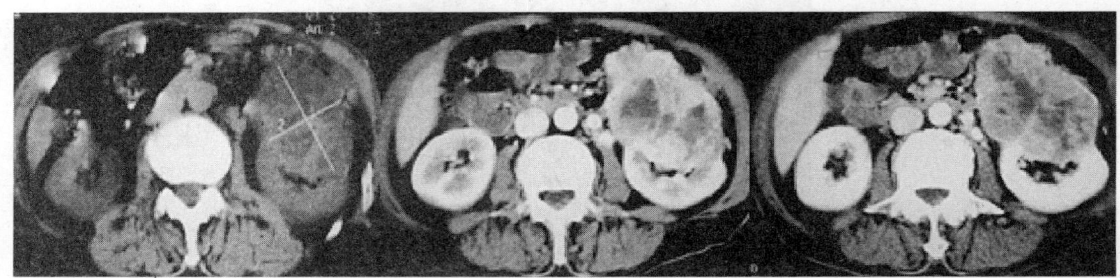

图2-10-2　左肾透明细胞癌Ⅱ级，CT平扫及动态增强皮质期和皮髓质期，肿瘤内坏死囊变明显，形态不规则，肿瘤实质皮质期显著强化，皮髓质期快速下降，呈“快进快出”特点

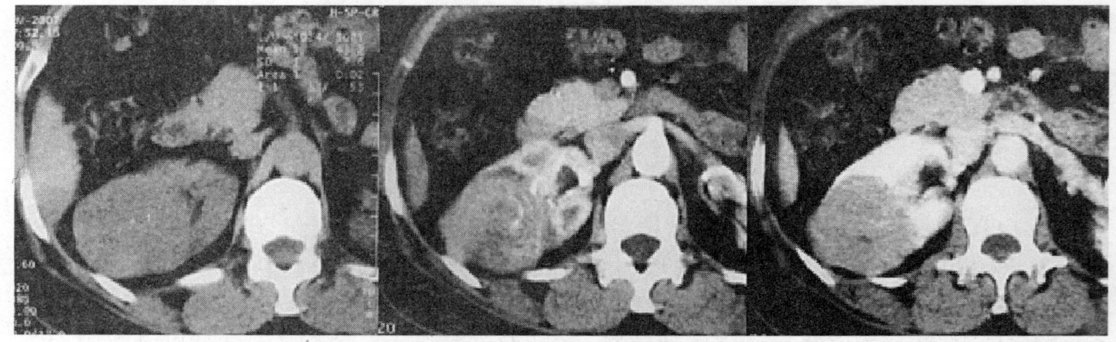

图2-10-3　右肾嫌色细胞癌，CT平扫及动态增强皮质期和皮髓质期，肿瘤呈均匀等密度，边界清楚，形态规则，肿瘤皮质期轻度强化，皮髓质期持续轻度强化

(5) 乳头状肾癌囊变显著，持久轻中度强化效应。

(6) 多房囊性肾癌表现多蜂房样改变，薄壁为持续轻中度强化。

(7) 集合管癌由肾髓质沿集合管浸润，边界不清，轻中度增强，淋巴转移早。

(8) 肿瘤向肾外侵犯时，致肾周脂肪密度增高、消失和肾筋膜增厚。

(9) 肾静脉和下腔静脉发生瘤栓时，管径增粗，增强见充盈缺损。

(10) 淋巴转移表现肾血管或腹主动脉周围单个或多个类圆形软组织密度结节。

(11) 小肾癌表现境界清楚小结节，有假包膜，低或等密度，增强多低于肾实质。

2. MRI检查　T_1WI肿块信号强度常低于肾皮质，T_2WI肿块常呈混杂信号，假包膜为周边低信号影。MRI平扫在显示肾静脉和下腔静脉内瘤栓具有重要价值，发生瘤栓时这些血管的流空信号会消失。增强检查更清楚地显示、确定病灶及瘤栓。

【诊断与鉴别诊断】

肾癌的影像学表现多具有典型特征，结合临床症状，诊断并不困难，并可进行肿瘤分期。

鉴别诊断：肾癌亚型的区分、血管平滑肌脂肪瘤、肾嗜酸细胞腺瘤、囊肿感染及出血、肾盂癌及转移瘤等。

三、肾 盂 癌

【临床与病理】

肾盂癌属于尿路上皮肿瘤，好发于40岁以上男性。病理上80%～90%为移行细胞癌，包括乳头状和非乳头状，乳头状生长多见。肿瘤可顺行种植在输尿管和膀胱壁。典型临床表现为无痛性全程血尿，胁腹部痛及肾积水等。

【影像学表现】

1. 尿路造影 显示在肾盂肾盏内有相对固定、形态不规则的充盈缺损，肾盂和肾盏可有不同程度的扩张。肿瘤可侵犯肾实质时，可致肾盏肾盂移位、变形、分开及聚拢。

2. CT和MRI检查 表现为肾窦区域肿块，密度或信号强度既不同于肾窦脂肪，也不同于尿液，即高于尿液而低于肾实质，所以易于辨认（图2-10-4），较大肿块可侵犯肾实质使其结构不清。动态增强检查，肿块表现持续时间较久的轻中度强化，分泌期显示肾盂内充盈缺损影。MRU检查可清楚显示肿瘤与肾盂及肾实质的关系。

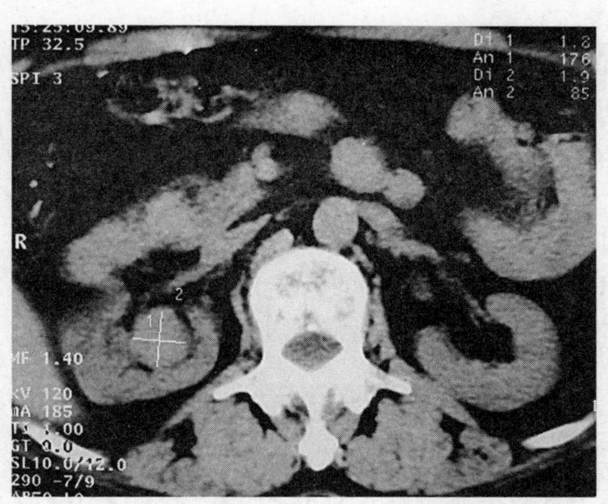

图2-10-4 右肾盂癌，CT平扫示肿瘤位于肾盂，边界清楚，稍高密度

【诊断与鉴别诊断】

CT和MRI检查发现肾盂内肿块是肾盂癌的直接征象，CTU、MRU及尿路造影有利于较小肾盂癌的发现，还可确定肿瘤范围及有否种植性转移。肾盂癌应与阴性结石及凝血块鉴别。

四、肾 囊 肿

【临床与病理】

肾囊肿有多种类型，包括单纯性囊肿、多囊性肾病、髓质海绵肾及肾盂旁囊肿等，其中单纯性囊肿最常见。后者病理上为一薄壁、含液的囊腔，可单发或多发，大小不等。多囊性肾病又称多囊肾，为遗传性病变，常合并多囊肝，成人型多见，病理上为双肾布满大小不等多发的囊肿。临床上多无症状，只有当囊肿增多、增大时才出现症状。

【影像学表现】

1. 单纯性肾囊肿　尿路造影检查显示局部肾盏肾盂受压变形。CT 和 MRI 检查，病变可向肾外突出，分别呈均一水样密度和信号影，增强检查无强化效应（图 2-10-5）。

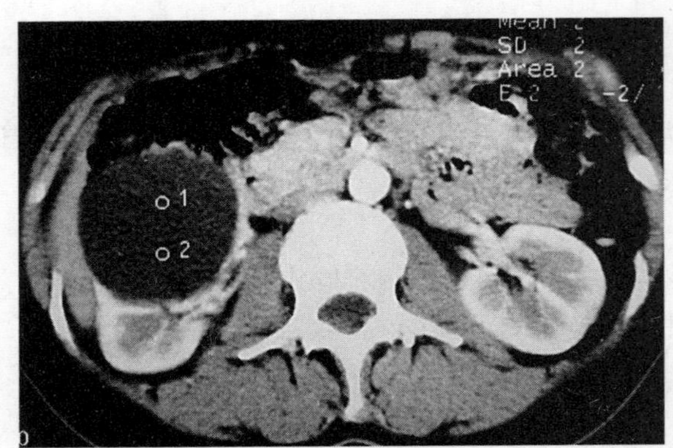

图 2-10-5　右肾囊肿，CT 增强示囊性病灶，无强化，推挤肾盂，向外突出

2. 多囊肾　尿路造影检查，双侧肾盏肾盂受压、变形、拉长和分离较普遍，表现“蜘蛛足”状改变。CT 和 MRI 检查，均可发现双肾弥漫分布大小不等囊肿样病灶，密度和信号均类似于单纯性囊肿，出血性密度或信号可分辨，残存的正常肾实质少。可发现多囊肝的表现。

【诊断与鉴别诊断】

肾囊肿的 CT 或 MRI 检查表现均具特征，易于诊断。

鉴别诊断：多房囊性肾癌、肾癌囊变及肾积水。

五、肾血管平滑肌脂肪瘤

【临床与病理】

肾血管平滑肌脂肪瘤是肾脏常见的良性肿瘤，多见于 45 岁左右的女性，20% 肿瘤合并有结节性硬化，多为孤立性，可双侧多发。瘤体大小不等，由平滑肌、血管和脂肪组织构成，但比例上可有很大差异。临床多无症状，肿块较大者可触及肿块，有腰部疼痛。

【影像学表现】

1. 尿路造影　肿瘤较大时类似于其他良性占位，显示肾盂肾盏受压、变形和移位。

2. CT 和 MRI 检查　能显示肾血管平滑肌脂肪瘤的组织特征，即肿块内有脂肪性低密度或信号强度灶（图 2-10-6）。应用 MRI 脂肪抑制技术，T_1WI 高信号脂肪转变为低信号，具有特征性。脂肪成分很少时与其他肿瘤鉴别困难。肿瘤可出血，CT 和 MRI 易于区分。

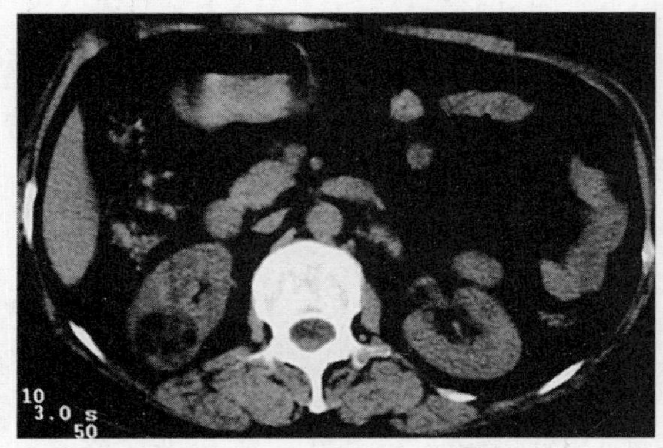

图 2-10-6　右肾血管平滑肌脂肪瘤，CT 示肿块边界清楚，圆形，内有脂肪性低密度

【诊断与鉴别诊断】

CT和MRI检查依据肾不均质肿块内有明确脂肪成分，可确定诊断。

鉴别诊断：肾癌、肾嗜酸细胞腺瘤及转移瘤等。

六、泌尿系先天异常

【临床与病理】

泌尿系统的先天异常包括肾曲管与集合系统的连接、肾轴的旋转、肾自盆腔升至腰部等多处发育异常，临床类型繁多，且较为常见。临床上可无症状，但可因发生梗阻、感染或结石等并发症而出现症状。尿路造影常可发现多数肾、输尿管先天异常。

【影像学表现】

1. 肾盂与输尿管重复畸形　为一侧或双侧肾脏分为上、下两部分，各自有肾盂和输尿管，IVP、CTU及MRU能够清楚显示。

2. 异位肾　系胚胎发育中肾上升过程发生异常导致，多位于盆腔，少数位于膈下或后纵隔内，影像学表现为位置不同的正常肾。

3. 肾阙如　又称孤立肾，影像检查示阙如侧无肾结构且无异位肾，肾床为肠管等结构占据，健侧肾代偿性增大。

4. 马蹄肾　为两肾上或下极相互融合，多为下极，其形如马蹄得名。尿路造影显示两肾位置较低，且下极融合，肾轴由外上斜向内下，肾盂位于腹侧，而肾盏指向背侧，可并有肾积水和结石。影像学检查能清楚显示肾轴的异常及两侧肾下极相连。

【诊断与鉴别诊断】

应用多种影像学检查，各种类型的肾与输尿管先天异常的诊断多不困难。

七、膀　胱　癌

【临床与病理】

膀胱癌多为移行细胞癌，少数为鳞癌和腺癌，是膀胱肿瘤中最常见的类型。肿瘤易发生在膀胱三角区和两侧壁。移行细胞癌多呈乳头状生长，故称乳头状癌。肿瘤可向外侵犯肌层、延伸至周围组织和器官。也可呈浸润性生长，造成膀胱壁增厚。常见于40岁以上的男性，临床表现多为无痛性肉眼血尿，可伴有膀胱刺激征及尿痛。

【影像学表现】

1. 膀胱造影　乳头状癌表现为自膀胱壁突向腔内的结节状或菜花状充盈缺损，表面可凹凸不平。肿瘤侵犯膀胱壁或浸润生长的非乳头状癌，充盈缺损可不明显，但表现局部膀胱壁僵硬。

2. CT和MRI检查　肿瘤的密度和信号强度类似于肌肉，为向腔内生长所形成的肿块（图2-10-7），并显示肿瘤侵犯肌层所造成的膀胱壁增厚。还可发现膀胱癌对周围组织和

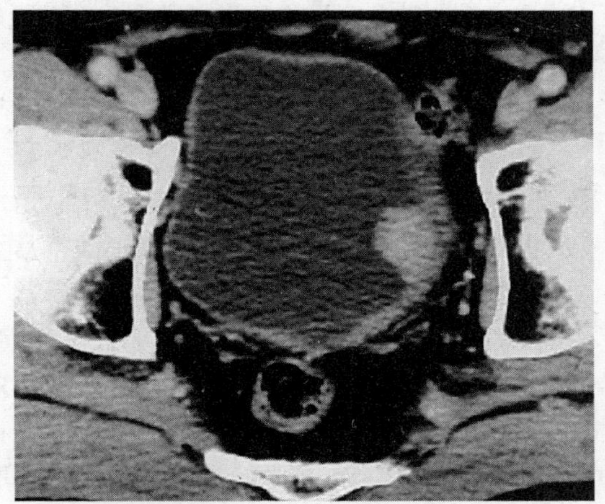

图2-10-7　膀胱癌，CT增强示：膀胱左侧壁增厚，并结节向腔内突出，强化效应显著

邻近器官的侵犯，以及盆腔淋巴结转移。CT 增强早期肿瘤明显强化，延迟期（15～30 分钟）肿瘤表现低密度充盈缺损。MRI 检查还能确定肿瘤的范围和侵犯膀胱壁的深度，帮助临床选择治疗方案。

【诊断与鉴别诊断】

根据影像学表现，结合临床，膀胱癌的诊断通常不困难。

鉴别诊断：膀胱结石、血块、淋巴瘤及膀胱炎等。

八、肾上腺疾病

肾上腺具有分泌多种激素的功能，可发生多种病变，病变所致的临床和实验室检查常有典型表现，影像学检查的目的是发现病灶、确定大小和性质。

（一）肾上腺皮质增生

肾上腺增生属于功能性病变，绝大多数发生在皮质。由于增生的组织不同，其临床表现亦不同：① Cushing 综合征：表现肾上腺皮质增生和皮质醇分泌过多，常见于中年女性，临床表现向心性肥胖、满月脸、皮肤紫纹和血、尿皮质醇增高；② Conn 综合征：为醛固酮增多所致，易发生在中年女性，临床表现为高血压、低钾血症、肌无力及尿醛固酮水平增高；③先天性肾上腺皮质增生：由于产生过量性激素，导致男性假性性早熟和女性假两性畸形。

【影像学表现】

CT 与 MRI 检查：常可发现双侧肾上腺弥漫性增大，侧支厚度大于 10mm，密度、信号和形态基本正常，有时见一个或多个小结节影，不同分型的增生影像学表现相似。

【诊断与鉴别诊断】

临床诊断为 Cushing 综合征、Conn 综合征或肾上腺性征异常时，若影像学检查显示双侧肾上腺弥漫性增大，则可确诊为肾上腺皮质增生。但注意有假阴性，即组织学显示的肾上腺皮质增生，但影像学未见发现。

（二）肾上腺腺瘤

肾上腺腺瘤是发生于肾上腺皮质的良性肿瘤，可为功能性或无功能性腺瘤，功能性包括 Cushing 腺瘤、Conn 腺瘤和分泌性激素的腺瘤，Conn 腺瘤在 Conn 综合征中占大多数，各类腺瘤临床上分别具有相应不同的临床表现。各类腺瘤均有完整的包膜，并含有丰富的脂质。功能性腺瘤直径多在 3cm 以下。而无功能性腺瘤一般较大，直径超过 3cm，通常无症状，发生率也较高。

【影像学表现】

1．CT 检查　绝大多数腺瘤表现为肾上腺圆形或椭圆形、孤立性小肿块，边缘光滑（图 2-10-8），由于富含脂质而密度较低。常为单侧性，偶尔为双侧。Cushing 腺瘤直径常为 2～3cm，常有同侧余部和对侧肾上腺萎缩；Conn 腺瘤直径多在 2cm 以下，同侧余部和对侧肾上腺萎缩不明显；非功能腺瘤较大，直径常为 3～5cm，甚至更大。增强检查，多数肿块快速强化且迅速廓清。

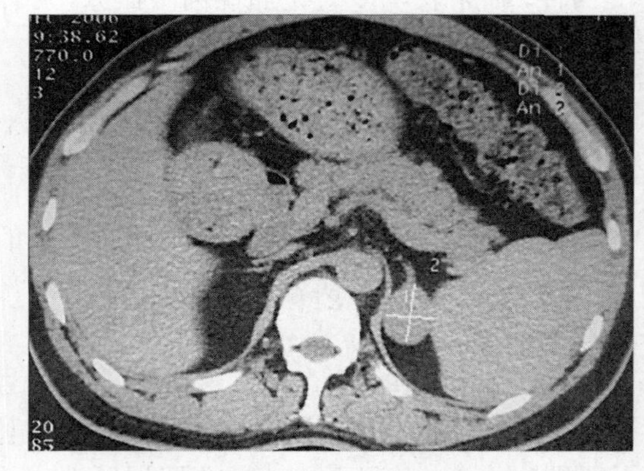

图 2-10-8　左侧肾上腺皮质腺瘤，CT 示圆形，光整，等密度结节

2．MRI 检查　MRI 的 T_1WI 和 T_2WI 上

均类似肝实质信号，由于富含脂质而在反相位上常有具有特征性的明显信号强度下降。增强检查所见肿块同CT表现。

【诊断与鉴别诊断】

临床诊断为Cushing综合征或Conn综合征患者，影像学发现肾上腺肿块，可诊断Cushing腺瘤或Conn腺瘤。非功能性腺瘤应与髓脂瘤、转移瘤及肾上腺结核等鉴别。

（三）肾上腺嗜铬细胞瘤

肾上腺嗜铬细胞瘤是一种发生于肾上腺髓质的神经内分泌肿瘤，肿瘤产生和分泌儿茶酚胺，多为良性，以20～40岁多见。肾上腺是肿瘤的主要发生部位，约占90%。此肿瘤又称10%肿瘤，即约10%位于肾上腺外、约10%为双侧、约10%为多发、约10%为家族性及约10%的肿瘤为恶性。病理上，肿瘤常较大，易发生出血、坏死和囊变，良性者肿瘤可有完整包膜，恶性者包膜不完整及有转移。临床上典型表现为：阵发性高血压、头痛、心悸、多汗，多在数分钟后缓解。实验室检查，24小时儿茶酚胺代谢物香草基扁桃酸（VMA）显著高于正常值。

【影像学表现】

CT和MRI：为肾上腺区圆形或椭圆形、实性、低或中等密度类似肾脏的肿块，常较大，单侧性，偶为双侧。肿块在MRI-T_1WI上为低信号，而T_2WI上呈非常高的长T_2信号，较大肿瘤由于发生出血、坏死和囊变，而致肿块内密度及信号不均匀（图2-10-9）。增强肿块实体部分明显强化。恶性嗜铬细胞瘤可发生肝、肺等部位转移。

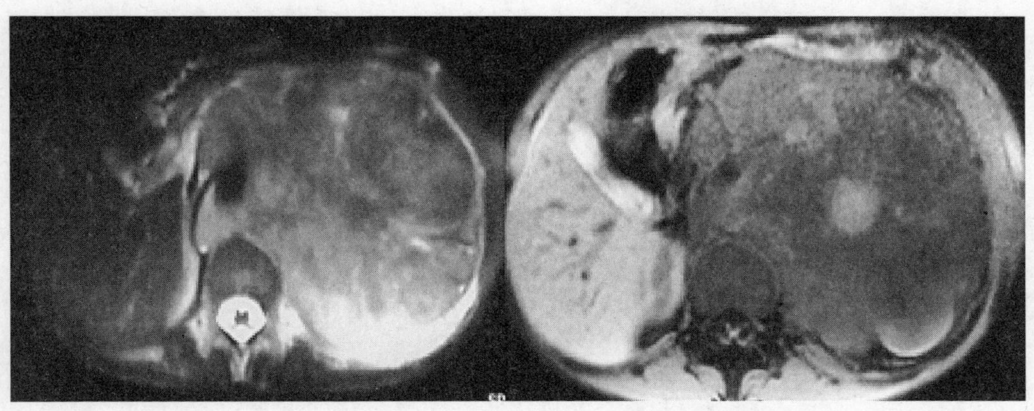

图2-10-9 左肾上腺巨大嗜铬细胞瘤，MR示肿瘤巨大，T_2WI主要为高信号，T_1WI主要为低信号，且不均匀，周围结构受推挤明显

【诊断与鉴别诊断】

年轻患者、有阵发性高血压及儿茶酚胺代谢物VMA显著高于正常，影像学检查发现肾上腺较大肿块并具有上述表现，即可诊断。注意异位和恶性嗜铬细胞瘤的诊断。

鉴别诊断：肾上腺腺癌、转移瘤、淋巴瘤及肾上腺结核等。

（周俊林）

【参考文献】

1. 吴恩惠，李松年. 中华医学影像学：泌尿生殖系统卷. 北京：人民卫生出版社，2002.

2. 白人驹. 医学影像诊断学. 第2版. 北京：人民卫生出版社，2006.

3. 周俊林，赵建洪，李晓鸣，等. 乳头状肾细胞癌的CT表现与病理分析. 中华放射学杂志，2008，42（11）：1215-1217.

4. 白亮彩，周俊林，何宁，等. 螺旋CT增强扫描在肾盂癌诊断中的应用价值. 实用放射学杂志，2008，24（5）：662-663.

5. 赵建洪，李俊荣，周俊林，等. 肾嫌色细胞癌的CT表现与病理对照. 兰州大学学报（医学版），2009，35（1）：1-5.

6. 张奕年，周俊林，何宁，等. 螺旋CT动态增强扫描在肾癌亚型诊断中的应用. 中国临床医学影像杂志，2009，20（7）：667-672.

第十一章

骨与关节

第一节　影像检查技术与优选

一、X 线检查

1. X 线平片　是观察骨与关节首选的影像学检查方法，对骨结构显示佳，但对周围软组织及关节内结构显示有限。摄常规正、侧两个位置，特殊部位还要加照斜位、切线位和轴位等。

2. 血管造影　主要用于判断肿瘤血供、肿瘤与血管的关系等，现使用较少。

3. 关节造影　用于对关节内非骨性结构的观察，现在几乎被 MRI 取代。

二、CT 检查

1. CT 平扫　骨和软组织的 CT 值相差很大，用较低的窗位和较窄的窗宽来观察软组织，并用较高的窗位和较大窗宽来观察骨组织。对软组织病变和解剖复杂的骨骼部位首选 CT。

2. 增强 CT　对于软组织病变及确定病变的范围和性质有较大的帮助。

3. 造影检查　对怀疑椎管受累疾病时，可选择脊髓造影 CT（CTM）。

4. CT 容积再现　立体地显示骨及软组织全貌。现广泛应用于脊柱、骨盆及颅骨等。

5. CTA 技术　某种程度取代 DSA，检查肿瘤血管及血管性疾病。

三、MR 检查

1. MR 平扫　是检查骨和软组织疾病的重要手段，对各种正常软组织如脂肪、肌肉、韧带、肌腱、软骨、骨髓等，病变如肿块、坏死、出血、水肿等都能很好显示。但是对钙化和细小骨化的显示不如 X 线和 CT。

2. 增强检查　主要用于骨和软组织早期病变及病变性质的判定。

3. MRA　常用于四肢血管与肿瘤关系的检查。

四、影像检查方法的比较及优选

X 线检查对骨性结构进行直观观察，为临床提供了重要诊断信息。但由于对软组织的分辨力不高，对关节重在对关节间隙和关节骨端的观察，如关节间隙有无变窄或增宽，如变窄即提示关节软骨有破坏，增宽可能提示关节腔积液；可观察到关节骨端骨质破坏、增生硬化及骨质疏松等改变；从而为病因推断提供参考。CT 能对骨质破坏作出更精确的评估，能很好地区分关节肿胀、关节积液等；容积再现能立体地显示骨及软组织全貌；增强与 CTA 并用对全面了解肿瘤意义重大；CTM 用于椎管内病变，特别是特殊类型椎间盘突出的显示，但目前逐渐被 MRI 所取代。MRI 广泛应用于骨骼、肌肉和关节软组织，能直接观察关节囊、滑膜、关节软骨等结构，较准确地对病变作出定位、定量判断，特别对早期病变的显示方面意义大；增强 MRI 对病灶定性有价值，但须参考 X 线平片，并综合判断。平片是骨关节疾病首选的影像学检查，但更应重视 CT 尤其是 MRI 的作用，如临床高度怀疑病变而平片不明确时，应及时行 MRI 检查。

第二节　骨与关节常见疾病的影像诊断

一、骨骼与软组织创伤

（一）骨折

1. 常见长骨骨折与损伤

（1）临床与病理：患者一般均有明显直接或间接的外伤史，并有局部持续性疼痛、肿胀、功能障碍，有些还可出现肢体局部畸形。骨折是骨或软骨结构发生断裂，骨的连续性中断，骨骺分离也属骨折。骨折后在断端之间及其周围形成血肿，为日后形成骨痂修复骨折的基础。

（2）影像学表现：

1）骺离骨折：骨折发生在儿童长骨，由于骨骺尚未与干骺端结合，外力可经过骺板达干骺端而引起骨骺分离，X 线片上只显示为骺线增宽或骺与干骺端对位异常。

2）青枝骨折：儿童骨骼柔韧性较大，外力不易使骨质完全断裂，仅表现为局部骨皮质和骨小梁的扭曲，而看不见骨折线或只引起骨皮质发生皱折、凹陷或隆突。

3）Colles 骨折：又称伸展型桡骨远端骨折，为桡骨远端 2～3cm 以内的横行或粉碎骨折，骨折远段向背侧移位，断端向掌侧成角畸形，可伴尺骨茎突骨折（图 2-11-1）。

4）股骨颈骨折：多见于老年，骨折可发生于股骨头下、中部或基底部。断端常有错位或嵌入。头下骨折影响关节囊血管对股骨头及颈的血供，易发生股骨头缺血性坏死。

5）骨挫伤：是骨小梁断裂和骨髓水肿、出血，在平片和 CT 上常为阴性。MRI 显示 T_1WI 为模糊不清的低信号区，T_2WI 上表现高信号。骨挫伤可以自愈。

（3）诊断与鉴别诊断：典型影像学表现，结合局部外伤史，骨折即可确诊。注意骨干骨折线应与骨滋养动脉管影鉴别，干骺端的骨折线需同骺线鉴别。须排除病理性骨折。

2. 脊柱骨折

（1）临床与病理：脊柱骨折包括压缩性骨折、爆裂骨折、安全带型损伤及骨折 - 脱位。原因有自高处跌下，足或臀部着地，或由重物落下冲击头肩部的外伤史。常见于活动范围较大的脊椎或直接外力的部位，如 11、12 胸椎或 1、2 腰椎等部位，以单个椎体多见，可致脊柱局部后突畸形、重叠、嵌入及椎体变扁。临床上常出现局部肿胀、疼痛及活动障碍，甚至出现神经根或脊髓受压的症状。

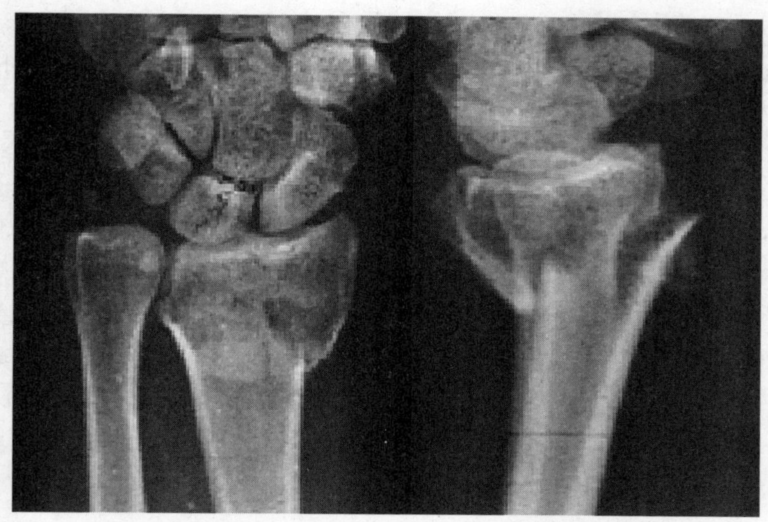

图 2-11-1　Colles 骨折，X 线正侧位片示：骨折远段向背侧移位，断端向掌侧成角畸形，伴尺骨茎突撕脱

（2）影像学表现：

1）X 线平片　典型表现为：椎体压缩呈楔形，前缘骨皮质嵌压，由于断端嵌入，不见骨折线，可见横形不规则线状致密带。常并发脊椎后突、成角及侧移位，常并发棘突撕脱骨折。上下椎间隙一般正常。

2）CT 检查　CT 检查结合多平面重建，可以充分显示脊椎骨折、骨折类型、骨折片移位、椎管变形以及椎管内碎骨片或椎管内血肿，还可以对脊髓外伤情况作出推断。

3）MRI 检查：①爆裂骨折：矢状和冠状位上可见椎体上下骨板的皮质骨的低信号带失去完整性，椎体内的渗出和水肿，在 T_1WI 呈低信号，在 T_2WI 上呈高信号，同时可见到出血的信号；②单纯压缩骨折：在矢状面上可见典型的椎体楔形改变；③骨折脱位：椎体及椎间关节正常的对应关系失调，脱位或游离骨折片压迫和损伤脊髓；④椎间盘损伤：损伤的椎间盘在后期呈退行性改变；⑤韧带断裂：损伤的脊柱韧带的低信号影失去正常的连续性，且因水肿和出血而表现为不同程度的混杂信号影；⑥脊髓损伤：在 MRI 上显示非常好，脊髓和神经根可表现受压、移位，可表现脊髓内出血、水肿，严重者脊髓横断。

【诊断与鉴别诊断】

脊柱外伤性骨折应注意与脊椎病变所致的椎体病理性压缩鉴别。

（二）肌腱与韧带损伤

肌腱与韧带损伤分为部分性撕裂和完全性撕裂两种类型，多发生于急性创伤时，少数也可在劳损的基础上变性甚至断裂。完全性撕裂可出现异常的关节活动或关节间隙异常增宽，常可合并肌腱韧带附着处的撕脱骨折。附近关节常合并关节腔出血或积液。临床表现为局部肿胀、疼痛及压痛，相应关节活动受限。

【影像学表现】

1. 肌腱和韧带损伤

（1）X 线平片：多为阴性，偶尔见关节不对称。

（2）CT 显示：损伤组织边缘肿胀、模糊、失去正常形态，韧带及周围组织内有不均匀的较高密度出血，可见撕脱性骨折和关节内积液。

(3) MRI 显示：光滑清楚的肌腱和韧带的低信号在 MRI 上发生改变，在完全断裂处表现 T_1WI 及 T_2WI 均为高信号，部分断裂时低信号的韧带或肌腱内出现高信号区。完全断裂时带状低信号影中断，其位置和走行方向也发生改变。

2. 膝关节半月板撕裂　MRI 是首选影像检查方法。

半月板由纤维软骨构成，它在 MRI 常规图像 T_1WI、T_2WI 和 PdWI 上均表现为均匀的低信号，几乎所有半月板的异常都表现为相对的高信号影。根据形态可将半月板内的异常分为三级：Ⅰ级为半月板内的点状高信号，不伸延至半月板的上下关节面，代表半月板早期变性，临床上一般无症状。Ⅱ级为半月板内水平走行的线状高信号，常伸延到半月板与关节囊的交界处，但不伸延到半月板的关节面，它代表半月板的退行性改变。Ⅲ级为伸延到半月板关节面的线样或形态复杂的高信号影，在矢状位和冠状位都能看到，表示半月板撕裂。半月板的撕裂多见于从事剧烈运动的青壮年，多数患者有膝关节损伤史。

二、骨与软组织的感染

（一）急性化脓性骨髓炎

急性化脓性骨髓炎是指涉及骨髓、骨和骨膜的急性化脓性炎症，常由于金黄色葡萄球菌引起。细菌可通过血行播散侵及骨髓或关节滑膜而感染，也可由附近软组织或关节的感染直接扩散，或由于开放性骨折或火器伤致使细菌进入。其中以血行感染最多，好发于儿童和少年长骨，男性较多。根据病情发展分为急、慢性骨髓炎。

【临床与病理】

临床上发病急，有高热、寒战等明显中毒症状，患肢出现深部疼痛和活动障碍，局部见红肿和压痛。当细菌栓子经滋养动脉进入骨髓干骺端的骨松质时，局部明显充血及水肿，大量中性粒细胞浸润，病灶中央坏死形成脓肿。病灶常上下蔓延发展，常侵犯整个骨干。病灶可向外扩展在骨膜下形成脓肿，导致骨膜剥离。由于骺软骨对化脓性感染有一定的抵抗力，故在儿童感染一般不侵入关节，但在成人可侵入关节。

【影像学表现】

1. X 线平片　在发病 2 周内，临床表现明显，但骨质可无明显变化，仅见一些软组织改变。如软组织肿胀、肌间隙模糊或消失、皮下组织与肌间的分界不清及皮下脂肪层内出现致密的条状影。发病 2 周后可见骨改变：①干骺端骨松质中出现局限性骨质疏松，继而形成小的虫噬样破坏区；②骨质破坏向骨干方向延伸，严重者可达全骨干；③骨皮质周围出现一层密度稍高、与骨干平行的新生骨，称之骨膜增生；④长条形死骨形成，其密度高于周围骨质，且与周围骨质分界清楚，系由于骨膜剥离和血栓动脉炎，使骨皮质血供发生障碍而出现的骨质坏死。

2. CT 检查　能更好地显示急性化脓性骨髓炎多种病理变化，如软组织的肿胀、骨髓内的感染、骨膜下脓肿形成、骨质破坏和死骨。特别是对小破坏区和小死骨的显示效果佳。

3. MRI 检查　MR 在显示髓腔侵犯和软组织感染的范围方面效果佳。由于正常黄骨髓信号的对照，骨髓的充血、水肿、渗出和坏死在 T_1WI 均表现为低信号，与正常呈高信号的黄骨髓形成明显的对比。骨组织周围软组织肿胀、肌间隙不清及皮下脂肪模糊。脓肿在 T_2WI 上呈高信号，增强后脓肿壁可出现明显强化。

【诊断与鉴别诊断】

急性化脓性骨髓炎的临床症状典型，影像学表现明确，诊断不难。有时须注意与表现不典型的骨结核、骨肉瘤及尤文肉瘤鉴别。

（二）脊柱结核

骨结核是以骨质破坏和骨质疏松为主的慢性病，多发生于儿童和青年。系继发性结核病，原发病灶主要在肺部。常以局限性骨质破坏、持续性骨质疏松为其特征，多合并寒性脓肿形成。结核分枝杆菌往往经血行播散到骨，停留在血管丰富的骨松质内，如椎体、干骺端及滑膜等，以脊柱结核发病率最高。

【临床与病理】

临床经过缓慢，无急性发病史，多为单发。病变在病理上可分为：以大量吞噬细胞或中性粒细胞为主要表现的渗出性病变，以形成多个结核结节为特征的增殖性病变，以大片组织坏死为主的干酪样坏死病变。病变局部可有肿、痛及功能障碍，脊柱结核在骨质破坏的同时容易形成寒性脓肿，可导致脊柱后突畸形、脊髓受压、食管及气管受压的相应临床表现，还可有血红细胞沉降率增快等表现。

【影像学表现】

1．X线平片

（1）腰椎多见，病变累及相邻的两个椎体，包括椎间盘。

（2）椎体融合，出现后突变形。

（3）脊柱周围寒性脓肿形成，其中腰大肌脓肿表现为腰大肌轮廓不清或呈弧形突出，胸椎结核的脓肿在胸椎两旁可见边缘清楚的梭形软组织肿胀，在颈椎，则使咽后壁软组织增厚。

（4）不规则形钙化，为时间较久的寒性脓肿导致。

2．CT检查 更好地显示椎体及附件的骨质破坏、死骨、椎旁脓肿和椎管狭窄改变等。

3．MRI检查 脊柱结核的骨破坏、骨髓水肿、椎间盘受侵及寒性脓肿，在T_1WI上呈低信号而T_2WI上呈高信号，脓肿壁增强可强化。MRI对脊柱整体形态、椎管改变、脓肿和脊髓受压等的显示具有明显的优越性（图2-11-2）。

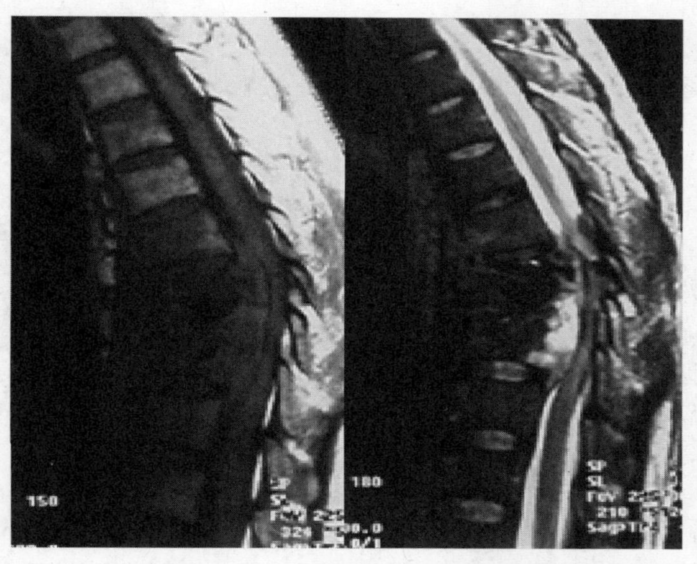

图2-11-2 脊柱结核，MR示相邻椎体及椎间盘破坏，周围脓肿为T_1WI低信号及T_2WI高信号，脊柱后突畸形，脊髓受压

【诊断与鉴别诊断】

脊椎结核需与椎体压缩性骨折及化脓性脊柱炎鉴别。

三、骨 肿 瘤

(一)骨巨细胞瘤

骨巨细胞瘤是一种局部侵袭性肿瘤，大部分为良性，部分生长活跃，少数一开始就是恶性。肿瘤起源于骨骼结缔组织的间充质，由于主要组成细胞类似破骨细胞，故又称之为破骨细胞瘤。

【临床与病理】

骨巨细胞瘤好发年龄是20～40岁，约占总数的65%，儿童和少年多见。肿瘤好发于四肢长骨骨端和已愈合后的骨骺部，尤其是股骨远端、胫骨近端和桡骨远端，三处发病占全部的60%～70%。病理上肿瘤质软而脆，富含血管，易出血。良性肿瘤导致骨皮质膨胀、变薄，形成薄骨壳；生长活跃肿瘤可穿破骨壳而致其不完整；恶性肿瘤可突破骨皮质形成软组织肿块；邻近骨质一般无骨膜反应。镜下肿瘤主要由单核基质细胞与多核巨细胞构成，前者是决定肿瘤性质的细胞，据单核细胞和多核巨细胞的组织学特点可分为三级，Ⅰ级为良性，Ⅱ级为过渡型，Ⅲ级为恶性。主要临床症状为局部疼痛、压痛和肿胀。

【影像学表现】

1. X线平片

(1)长骨巨细胞瘤典型表现为侵犯骨端、直达骨性关节面下的膨胀性、多房性及偏心性骨破坏。

(2)多数偏侧性骨破坏边界清楚。

(3)瘤区可有纤细骨嵴分隔的分房型和单一破坏的溶骨型两种类型。

(4)局部骨骼偏侧性膨大，骨皮质变薄，薄层骨性包壳形成(图2-11-3)。

(5)无钙化、无反应性骨增生及无骨硬化带。

(6)肿瘤边缘骨破坏，骨嵴残缺紊乱，或侵犯软组织者，提示恶性。

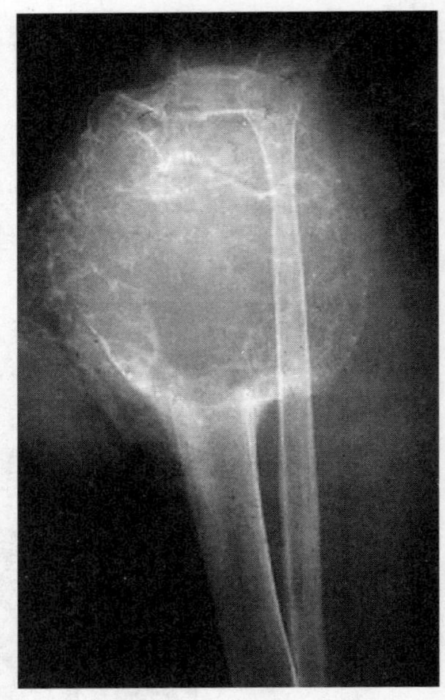

图2-11-3 骨巨细胞瘤，X线片为骨端多房，皂泡样，膨胀性病灶，骨皮质变薄

2. CT检查 CT清楚地显示骨端的囊性、膨胀性骨破坏区，骨壳基本完整，骨破坏与正常松质骨交界清楚，无骨增生硬化带。骨壳外缘基本光滑，内缘有凹凸不平的骨嵴，一般无真性骨性间隔，可见平片上的“分房征”，实际上为骨壳内面骨嵴的投影。骨破坏区为软组织密度，其中无钙化，有时可见坏死液化的更低密度区，偶尔可见液-液平面。生长活跃和恶性者骨壳被破坏致不完整，骨壳外可见软组织肿块，增强扫描肿瘤组织及软组织肿块有较明显的强化。

3. MRI检查 MRI清楚地显示肿瘤本身、骨髓水肿、软组织肿块、肿瘤穿破骨皮质及与周围血管神经的关系。肿瘤实体界限一般清楚，在T_1WI上多呈低或中等信号强度，在T_2WI上多为高信号，增强扫描有一定程度的强化。若肿瘤内有含铁血黄素沉积则表现为T_1

及 T_2 均为低信号，也可显示双高的出血信号。

【诊断与鉴别诊断】

良性骨巨细胞瘤应与骨囊肿等鉴别，恶性骨巨细胞瘤应与骨肉瘤鉴别。

（二）骨肉瘤

骨肉瘤是起源于骨间叶组织的原发性恶性骨肿瘤，以瘤细胞能直接形成骨样组织或骨质为特征。按发生部位可分为髓性骨肉瘤和表面骨肉瘤，前者发生于髓腔，占全部骨肉瘤的75%，后者发生于骨表面。

【临床与病理】

骨肉瘤好发于长骨干骺端，尤其是股骨远端和胫骨远端，多见于11～20岁的儿童和青年，男性较多。肿瘤进展迅速，预后差。临床表现主要是：进行性疼痛、局部肿胀和功能障碍三大症状。重要的体征是局部皮温常高，并有浅静脉怒张。实验室检查血碱性磷酸酶常增高。

大体病理：肿瘤的外观形态不一，切面肉眼上呈多彩状特点，瘤组织为灰红色，暗红色为出血区，半透明区为软骨结构，黄白色处提示为肿瘤骨。骨肉瘤在骨髓腔内产生不同程度的骨破坏和增生，侵入周围软组织形成的肿块内有多少不等的肿瘤新生骨形成。镜下：肿瘤是由明显间变的肿瘤性成骨细胞、肿瘤性骨样组织及肿瘤骨组成，亦可见数量不等的肿瘤性软骨组织和纤维组织。

【影像学表现】

1. X线平片　骨肉瘤基本的影像表现为：骨质破坏、肿瘤骨形成、软组织肿块及骨膜反应，根据骨破坏和肿瘤骨形成的多少大致将骨肉瘤可分为成骨型、溶骨型和混合型三型，以混合型多见。

（1）成骨型骨肉瘤：以瘤骨形成为主，为斑片状、云絮状骨化影，范围较广。骨膜增生较明显，而骨破坏不明显。软组织肿块中多有肿瘤骨生成（图2-11-4），而肿瘤骨内无骨小梁结构。

（2）溶骨型骨肉瘤：以骨质破坏为主，呈虫噬状、不规则大片状溶骨性骨质破坏，边界不清。很少或几乎没有骨质增生。有骨膜增生出现，且易被肿瘤组织再破坏而仅边缘部分残留，形成所谓的Codman三角。软组织肿块中多无肿瘤性新骨生成。由于破坏常引起病理性骨折。

（3）混合型骨肉瘤：成骨型和溶骨型的X线征象并存，两者程度大致相等，即于溶骨性破坏区可见较多的肿瘤骨，肿瘤周围的骨膜增生较常见。

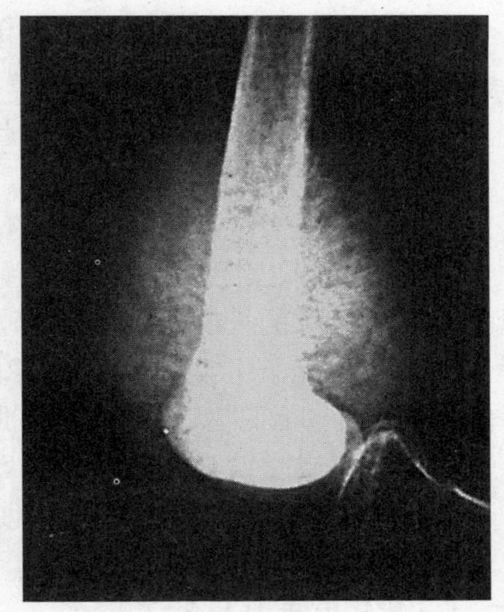

图2-11-4　成骨型骨肉瘤，X线片示较大软组织肿块，放射状肿瘤骨生成

2. CT检查　CT表现为：骨破坏为斑片状骨缺损及皮质表面的不完整，肿瘤骨形成为松质骨内不规则斑片状高密度影，骨膜增生多为骨皮质的增厚，软组织肿块常与周围结构分界不清。CT能很好显示肿瘤在髓腔的蔓延范围、肿瘤与邻近结构的关系和血管神经等结构受侵犯的程度（图2-11-5）。增强CT扫描显示肿瘤的实质部分可有较明显的强化，其余强化不明显，使肿瘤与瘤内坏死灶、骨髓水肿及周围组织区分得更为清楚明了。

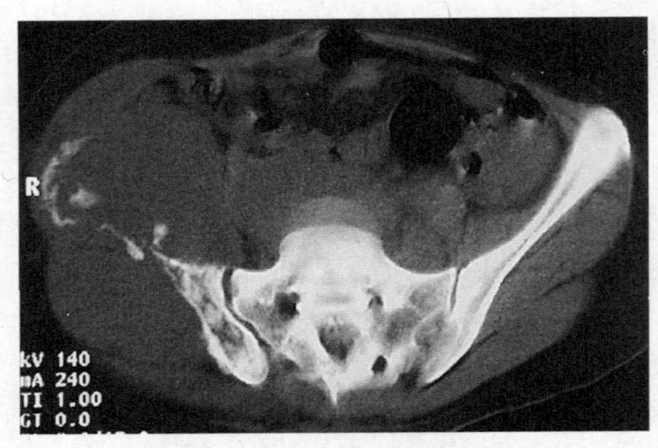

图 2-11-5 溶骨型骨肉瘤，CT 示髂骨破坏，软组织肿块大

3. MRI 检查 MRI 清楚地显示肿瘤与周围正常结构如血管、肌肉、神经的关系，也能清楚显示肿瘤在髓腔内以及向骨骺及关节腔的蔓延，还能较好地发现远处转移性病灶，特别是 MRI 的全身弥散成像技术。

【诊断与鉴别诊断】

骨肉瘤应与化脓性骨髓炎鉴别。

四、慢性关节病

慢性关节病是涉及全身关节的疾病，是指发病缓慢、病程较长、逐渐发展、病因多不明而又不易治愈的系统疾病。目前是风湿病学研究的主要内容，我们在这里主要介绍类风湿关节炎。

类风湿关节炎：是以多发性、非特异性慢性关节炎症为主要表现的全身疾病，是慢性自身免疫性疾病，主要侵犯多处关节，同时机体其他器官或组织亦可受累。

病因多认为是在遗传易感素质的基础上加环境因素而致病。

【临床与病理】

主要病理表现为：关节滑膜的非特异性慢性炎症，早期滑膜充血、水肿、渗出，随后滑膜内出现大量淋巴细胞、浆细胞及巨噬细胞浸润，接着肉芽组织血管翳形成及关节软骨破坏，最后关节相邻的骨质疏松并骨质破坏。

此病多见于中年妇女，发病隐匿，对称性侵犯周围小关节，常累及手足关节。早期表现全身症状，包括低热、消瘦、疲劳、肌肉酸痛和血沉增快等。以后表现局部症状，如对称性的出现受侵关节呈疼痛、梭形肿胀、活动受限、萎缩和关节半脱位等。还可有关节外表现，患者出现较硬的皮下结节，可累及动脉、心包、心内膜、胸膜及肺间质等。实验室检查血清类风湿因子常呈阳性。

【影像学表现】

1. 早期病变的主要 X 线改变

(1) 关节软组织梭形肿胀。

(2) 关节间隙因关节积液而增宽，而关节软骨破坏后则变窄。

(3) 骨性关节面模糊、中断，软骨下骨质吸收囊变。

(4) 关节邻近的骨骼发生骨质疏松。

(5) 大关节可形成滑膜囊肿向邻近突出。

2. 晚期病变的主要X线改变

(1) 关节面骨质侵蚀，多见于关节边缘，手骨最为常见。

(2) 四肢肌肉萎缩，关节半脱位或脱位，骨端破坏后形成骨性融合。

(3) 跟骨后下缘见累及双侧的骨赘增生。

(4) 胸腔积液。

(5) 弥漫性肺间质纤维化。

【诊断与鉴别诊断】

本病影像学表现有一些特点，虽然可以得出一个指向性的诊断，但必须结合临床和实验室检查，才能做出准确的定性诊断。

（周俊林）

【参考文献】

1. 陈炽贤. 实用放射学. 第2版. 北京：人民卫生出版社，2003.

2. 白人驹. 医学影像诊断学. 第2版. 北京：人民卫生出版社，2006.

3. 吴恩惠. 医学影像学. 第5版. 北京：人民卫生出版社，2003.

第三篇　超声诊断学

第一章　消 化 系 统

第一节　肝脏局灶性病变的超声诊断

一、肝细胞性肝癌

肝细胞性肝癌是最为常见的肝脏恶性肿瘤。大体病理将肝细胞性肝癌分为结节型（单个肿瘤结节直径小于 10cm）、巨块型（单个肿瘤结节直径大于 10cm）和弥漫型（小癌结节全肝弥漫分布）。声像图上以低回声或高低回声混杂为主，内部回声不均或结节状，边界不规则，可见低回声晕，彩色多普勒血流成像技术检测则多可测及彩色血流信号及动脉血流频谱。此外易伴发门静脉内癌栓，亦可伴肝静脉或下腔静脉内癌栓，第一肝门区或腹膜后出现淋巴结肿大，其余肝区呈肝硬化表现。肝脏接受来自肝动脉（25%～30%）和门静脉（70%～75%）的双重供血。肝细胞癌性肝癌病灶以肝动脉血供占绝对优势，而肝实质则以门脉血供占主要优势；且肿瘤组织的血管发育不全，导致血液循环状态失常。这些因素构成了非瘤肝组织和肿瘤病灶的血流灌注表现的差异，影像学表现为肝细胞癌病灶内血流速度比肝组织快，开始增强的时间早，增强水平也高。至门静脉期，肿瘤内来源于肝动脉的造影剂被廓清后新的造影剂补充不足，增强程度降低（图 3-1-1）。

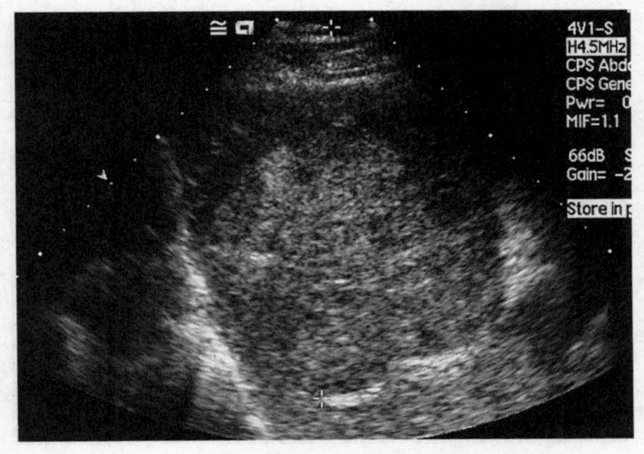

图 3-1-1　肝细胞癌

二、转移性肝癌

发生在肝外的恶性肿瘤转移至肝脏者，称为转移性肝癌。原发肿瘤多发生于消化系统、造血系统、呼吸系统以及泌尿生殖系统，其中消化系统约占35%～50%。肿瘤转移至肝脏的途径有三种：①经血管转移：来源于胃、胰腺、结直肠等器官的恶性肿瘤多经过门静脉转移至肝脏，而来源于乳腺、甲状腺、肺、肾脏以及食管等器官的肿瘤则多经过肝动脉播散至肝脏，其中经门静脉转移是肝内形成转移瘤的主要途径；②经淋巴转移：多见于胆道、盆腔和腹膜后等器官来源的肿瘤；③直接侵犯：多见于食管下段、胃、胰腺以及胆囊等器官来源的恶性肿瘤。

转移性肝癌多表现为肝内大小不一、数目不等的散在结节，肿瘤质地较硬，与周边的肝组织分界较为清楚，少数转移性肝癌病灶可融合成团。较大的转移性肝癌结节常伴有中央坏死、出血、液化。此外病理检查证实，与肝细胞性肝癌多发生于肝硬化肝脏不同，转移性肝癌多发生于正常肝脏。

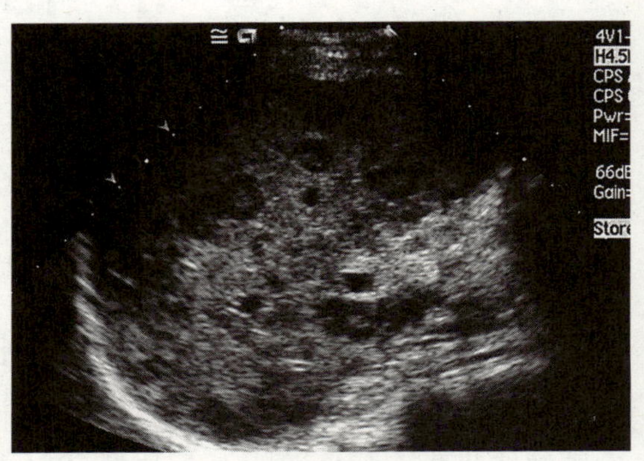

图 3-1-2 肝转移癌的分布

转移性肝癌的血供多来源于肝动脉，影像学上常根据转移性肝癌的血供状态不同，将其分为富血供转移性肝癌和乏血供转移性肝癌两类，其中前者多见于一些神经内分泌类的恶性肿瘤或肾癌、乳腺癌等（图3-1-2）。

三、肝内胆管癌

胆管癌临床上可分为肝内胆管癌、肝门部胆管癌以及肝外胆管癌，每种胆管癌在病理上又按照其形态分为肿块形成型、管周浸润型和管内生长型。肿块型为肝内胆管癌最常见的类型。此型病理上多为分叶状实性肿块，体积较大，无包膜。显微镜下观察主要为腺癌合并广泛的纤维化。因胆管易被癌肿阻塞，致使其远处小肝管明显扩张。声像图显示肝内局部肝管内径增宽，外形常不规则。肝内胆管癌常在其周围有管状、环状或不规则液性暗区，均为阻塞远端的小肝管中胆汁淤积（图3-1-3）。

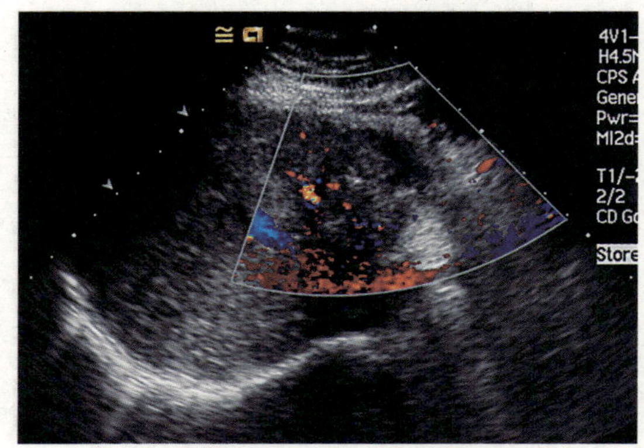

图 3-1-3 肝内胆管细胞癌的分布

四、肝血管瘤

肝血管瘤是临床上最为常见的肝脏良性肿瘤。目前认为是由于胚胎发育中肝脏血管发育异常所致。肝血管瘤病理上可分为毛细血管瘤、海绵状血管瘤、硬化性血管瘤和血管内皮细胞瘤，其中以海绵状血管瘤最常见。海绵状血管瘤多为单发，也可多发，大小各异，肿瘤被覆结缔组织被膜，与周围肝组织分界清楚。肿瘤由扩张的异常血窦组成，血窦内纤维组织不完全间隔形成海绵状结构，窦壁衬以扁平内皮细胞，窦内充满血液，部分肿瘤内可有血栓形成，出现血管闭塞、钙化等。超声显示高回声者边界清晰，内部回声分布均匀，可呈“筛孔征”及“边缘裂缝征”；低回声或混合回声者，可具有较厚较高回声的边缘，内部可见圆形、椭圆形或管状暗区，亦可呈网格状结构。彩色多普勒血流成像检查病灶常无彩色血流信号或仅有少许点、线状血流信号（图 3-1-4）。

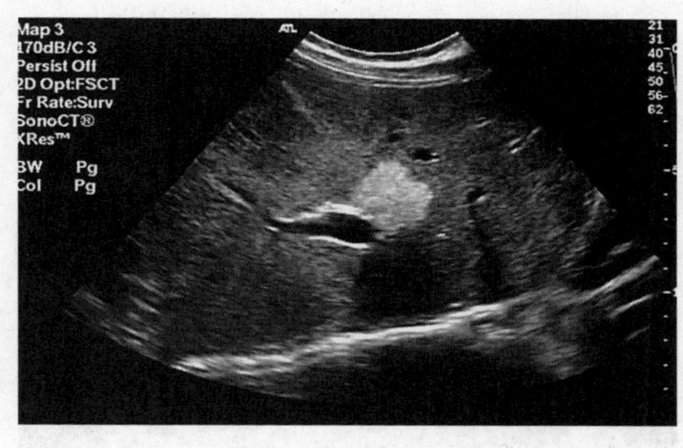

图 3-1-4 肝血管瘤

五、肝局灶性结节样增生

肝局灶性结节样增生：为无包膜而又境界清楚的良性瘤样病变，它不是真正的肿瘤，是除血管瘤外最常见的肝脏良性病变。病理上多为质硬，无包膜，表面不光滑的结节性肿块。局灶性结节样增生的重要特征是病灶中央为星形瘢痕组织，纤维分隔从中央向周围将病灶分隔成结节状，此瘢痕内可见一条或数条厚壁动脉血管及增生的小胆管。镜下病灶实质部分由正常的肝细胞、Kuffer 细胞、血管及胆管等组成，但肝小叶的正常排列结构消失。超声图像多呈低回声，分布可不均匀，边界清晰且可见浅淡暗环。彩色多普勒成像可见星状或轮辐状彩色血流信号。

六、局灶性脂肪肝

当肝内脂肪量超过肝重量的 5% 时称为脂肪肝。脂肪肝一般为弥漫均匀浸润，也可出现非均匀浸润。后者分为两种，一种是正常肝实质内有局灶性脂肪浸润，多见于肝右叶；另一种是弥漫脂肪浸润的肝脏中有残存的正常肝组织，即局灶性脂肪缺失，多见于左肝。局灶性脂肪浸润和局灶性脂肪缺失时，病变区域肝脏结构、血供都与邻近肝组织没有差别，只是肝细胞脂肪含量不同。

七、肝囊肿

肝囊肿分为先天性和后天性两种类型。先天性有单发性、多发性（多囊肝）和弥漫性。

后天性有创伤性、炎症性；肿瘤所致者有皮样囊肿、囊腺瘤及恶性肿瘤的退行性变。

1. 肝内出现液性暗区，大小不等；囊腔透声性好，后壁及后方肝组织回声增强。有组织碎片、脱落细胞、脂肪组织及油脂时，无回声区中有不同程度增强的点状、斑片状或絮状漂浮物。

2. 囊壁光滑多有包膜、呈环状强回声。囊肿近似圆形或椭圆形，外缘有侧壁回声失落。

3. 邻近囊肿的血管可受压、移位或变窄。

4. 彩色多普勒显示囊壁或边缘有彩色血流信号，囊腔内则没有。

5. 多囊肝为多个、弥漫性分布的液性无回声囊腔，大小不等，形态多样。多囊肝患者两侧肾脏可能有多囊病变（51.6% 合并多囊肾）。

6. 粟粒样弥漫性多囊肝，囊腔极小而密集，回声图像不易显示囊腔形态，常为密集点状增强回声，或 0.5cm 以下的小透声区。肝脏增大，边缘不光滑，超声不易确诊（图 3-1-5）。

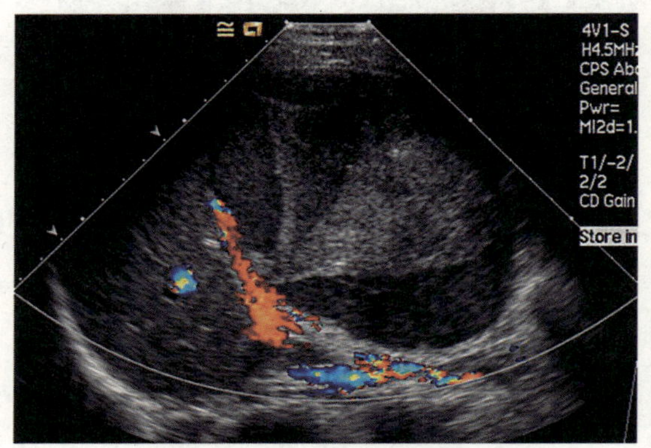

图 3-1-5 肝囊肿合并出血

八、肝硬化结节

肝硬化结节即为肝硬化肝脏内的再生结节。肝硬化再生结节的大小不一，形态学上分为小结节性肝硬化、大结节性肝硬化、混合性肝硬化。肝硬化再生结节是发展成为肝细胞性肝癌的第一步。在再生结节逐渐发展成肝细胞癌的过程中，经历了低度不典型增生结节 - 高度不典型增生结节 - 高分化肝细胞癌 - 典型肝细胞癌的过程。在此过程中，肝硬化再生结节由门静脉和肝动脉双重供血，以门静脉供血为主，逐渐转变为肝动脉血供占绝对优势的肝细胞癌。肝硬化再生结节病变内的血供方式与正常肝脏血供相似，都为肝动脉和门静脉双重供血，以门静脉供血为主。

九、肝 腺 瘤

肝腺瘤是一种罕见的肝脏良性肿瘤。患者女多于男。多数女性患者的血液中雌激素水平较高，有学者报道长期服用避孕药的女性易发此病。病理学上，肝腺瘤多为单发，少数为多发。肿瘤大小不一，有包膜。镜下肿瘤由大致正常或轻度不典型的肝细胞构成，酷似正常肝组织，但其内 Kupffer 细胞明显减少或阙如。

1. 可显示一有包膜的占位病变，外形略呈圆球状，内部回声较周围肝组织略强，亦可比肝组织略低，亦可与肝组织接近。

2. 在实质性占位病灶的内部，常有单个或多个直径 0.5～1cm 左右的圆形或类圆形均匀亮斑，其边缘极为清晰，病理证实为出血后斑块。

十、肝 脓 肿

脓肿包括细菌性和阿米巴性两种，其中细菌性肝脓肿临床最为常见。病理上，肝脓肿多表现为散在于肝脏两叶大小不一的病灶。脓肿壁厚薄不一，表现为大量炎症细胞浸润，与正常肝组织相互交错。脓肿内部可见黏稠脓液及分隔。常见的肝实质异常回声有以下几种：

1. 脓肿前期（早期） 局限性不均匀低回声，边界不清。

2. 胆道感染的肝脓肿 沿胆道分布多发性粗大的点状或团状强回声，颇似多发性胆道结石的回声，极易误认为胆道疾病。

3. 脓肿形成期 发病 10 天至 1 个月左右，脓腔内呈无回声液性暗区，多为圆形、椭圆形，脓腔壁回声较强，厚度为 2～5mm，后壁及脓肿深部肝组织回声增强。

4. 肝脏多发性粟粒样小脓肿 呈弥漫性或散在多发性点状或斑片状回声，多无明确无回声区，应在短时间内多次超声随访。多个小脓肿液化、融合形成不规则的低回声或无回声区后，经超声定位穿刺可抽出黏稠脓液。

5. 脓肿恢复期 穿刺排脓后，无回声区变小，散在的中小点状或斑片状回声，残腔内少量液体；最后残腔消失，遗留增强的中小点或纤维条索。

6. 彩色多普勒检查脓肿病灶，其周围肝组织显示彩色血流信号，脓液内则无此征象。

7. 急性肝脓肿病灶回声较模糊，呈中小光点，分界不清。脓肿形成时，腔壁回声增强与周围肝组织易分辨。巨大肝脓肿，肝内血管可受压移位，周围脏器右肾、胆囊等可随肝脏增大而移位。

8. 慢性肝脓肿的脓腔壁回声强，厚可达 3～8m，内膜面高低不等，可能有少许彩色血流；脓腔内回声与内容物有关，稀薄脓汁呈无回声，含有坏死组织时，液性暗区内有杂乱的斑点、絮状条索与团块，近似低回声（图 3-1-6）。

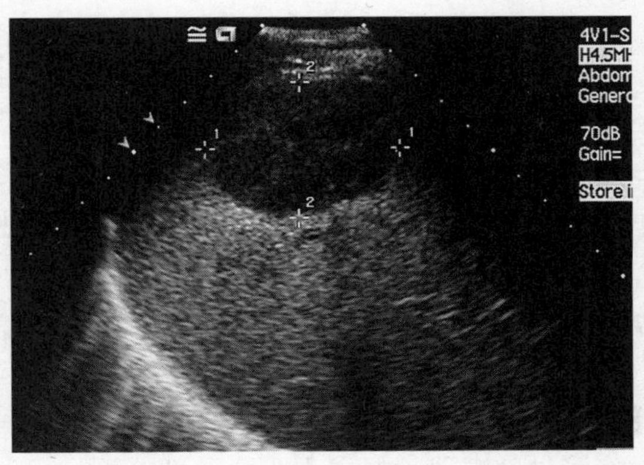

图 3-1-6 肝脓肿

十一、肝 包 虫

肝包虫病即肝棘球蚴病，是犬绦虫（棘球绦虫）的囊状幼虫寄生肝脏所致的寄生虫病。细粒棘球绦虫卵感染为单房性包虫囊肿；另一种多房性或泡状棘球绦虫感染为滤泡型肝棘球蚴病。

1．肝包虫囊肿呈无回声液性暗区，病灶外肝脏回声正常，血管纹理清楚。大囊腔内可见多个大小不等的囊腔，典型者呈“大囊套小囊”。小子囊、孙囊在大（母）囊内呈点状漂浮或蜂窝状聚集。头节显示为点状或成簇状的强回声沉积物，体位转动或探头加压时有移动现象。

2．囊壁多呈双层，外囊为纤维包膜，较光滑。内囊膜欠整齐，可不同程度分离，脱入液性囊腔，呈漂浮状。内囊膜破裂脱落，完全分离可皱褶卷曲在囊内。钙化的囊壁呈强回声，轻度钙化为点状或斑片状，重度钙化时呈厚型蛋壳状，且伴声影。

3．滤泡型肝棘球蚴病，多房囊腔之间有强回声，大、小囊壁回声均增强、增厚似为实质性回声。小囊周围填充强回声光团，坏死液化的病灶，边缘毛糙，菜花样增强的回声似厚壁，内部为不规则液性暗区。

4．包虫囊肿继发性感染，形成脓肿，坏死液化，呈不规则、强弱不等、杂乱的回声团块，可伴有钙化。

第二节 胆道肿瘤的超声诊断

一、胆囊腺瘤

胆囊的良性肿瘤中，以腺瘤多见，其他如平滑肌瘤，脂肪瘤、纤维瘤等均极为罕见。在病理上，胆囊腺瘤可分为单纯性腺瘤和乳头状腺瘤。一般体积较小，呈圆形或乳头状，腺瘤有恶变倾向，一般认为乳头状腺瘤是癌前病变。

声像图表现：腺瘤表现为自囊壁向囊腔隆起的乳头状、圆形强回声或中等回声结节，基底较宽。好发于颈部和底部，可单发或多发，平均体积较胆固醇息肉大，多数不超过 1cm。腺瘤无声影，无移动性，以此与结石相鉴别。CDFI 常见点状或线状血流。但较小腺瘤常无血流信号，不易与息肉鉴别。

二、胆囊癌

胆囊癌好发于胆囊颈部，多为腺癌，偶见鳞癌。胆囊癌的胆囊动脉及其分支扩张，肿瘤内部血管增生，是 CDFI 诊断胆囊癌的病理基础。大体形态分为乳头状型、浸润型和混合型。早期浸润型腺癌只局限于颈部的壁内，晚期导致胆囊壁弥漫性增厚。乳头状癌可单发或多发，突入胆囊腔内，后期巨大的肿瘤充填整个胆囊腔，胆囊癌常侵犯肝脏，肝门受侵犯或有转移肿大的淋巴结时，可引起阻塞性黄疸，胆囊管阻塞时可继发感染积脓。约 70% 的胆囊癌合并有胆囊结石。

（一）胆囊癌的直接征象

1．小结节型　胆囊癌较早期表现。好发于胆囊颈部，病灶一般较小，为 1～2.5cm，表现为中等回声的团块自囊壁向腔内突起，基底较宽，表面不平整。颈部合并多量结石时，易漏诊，可改变体位，使结石移动。

2．蕈伞型　为基底宽而边缘不整齐的蕈伞状弱回声或中等回声团块突入胆囊腔内，在肿块周边可见胆泥形成的点状回声。

3．厚壁型　胆囊壁呈局限性或弥漫性的不均匀增厚，内壁多不规则，局部僵硬，囊腔可变小。正常胆囊壁厚度不超过 3mm，慢性胆囊炎时可超过 5mm，但多是弥漫性均匀性增厚。

4. 混合型 表现为胆囊壁的增厚伴有乳头状或蕈伞状肿块突入胆囊腔。超声多普勒常可于癌肿内探及动静脉血流，当出现高速低阻动脉血流信号时，更具诊断意义。另有报道在胆囊肿块和壁内测到异常的高速动脉血流信号是胆囊原发性恶性肿瘤区别于胆囊转移癌或胆囊良性肿块的重要特征。

（二）胆囊癌的间接征象

胆囊癌易侵犯肝脏且较早发生转移，诊断的间接征象有：

1. 肝门部胆管阻塞，肝内胆管扩张。

2. 肝内转移灶。

3. 胆囊颈部或胰头部淋巴结肿大。

三、肝外胆管癌

肝外胆管癌是指原发于左右肝管汇合部至胆总管下端的肝外胆管恶性肿瘤。男女之比约为 1.5～3.0∶1。发病年龄多为 50～70 岁，但也可见于年轻人。胆管癌的好发部位为肝门部左右肝管汇合处、胆囊管与肝总管汇合处以及壶腹部。进行性梗阻性黄疸为胆管癌的主要症状，常伴有皮肤瘙痒。约一半患者伴有中上腹胀痛和发热，但程度一般较轻。少数患者可出现胆管炎的表现，约一半患者有食欲减退和体重减轻。位于胆总管壶腹部癌则有进行性加重性黄疸和消化道出血，以及顽固性脂肪泻，并可发生继发性贫血。位于壶腹部与胆囊管间的胆总管癌，则与胰头癌的临床表现相似，可出现胆囊肿大的体征。位于肝总管内的癌瘤，称肝管癌，黄疸极显著，肝脏明显增大，胆囊则不肿大。

（一）分型

1. 根据癌发生的部位，肝外胆管癌可分为：①左右肝管癌；②肝总管癌；③胆囊管癌；④肝总管、胆囊管及胆总管汇合处癌；⑤胆总管癌。

2. 根据大体形态，肝外胆管癌可分为：①管壁浸润型；②结节型；③腔内乳头状型。

3. 根据癌细胞的类型，肝外胆管癌可分为：①乳头状腺癌；②高分化腺癌；③低分化腺癌；④未分化癌；⑤印戒细胞癌；⑥鳞状细胞癌。

（二）肝外胆管癌的扩散与转移

早期主要沿胆管壁向上、向下浸润直接扩散。如上段肝管癌可直接侵及肝，要比中、下段癌多见。淋巴转移最常见的是肝门部淋巴结转移，其次为胆囊、胃肠道、主动脉周围淋巴结、胰腺，肺、肾上腺、肠系膜转移最少见。

（三）声像图特征

1. 胆管癌的直接征象

（1）乳头型：肿块呈乳头状高回声团，自胆管壁突入扩张的胆管腔内，边缘不清，位置固定，肿块较大时显示不均匀弱回声，无声影。

（2）肿块型：多数为高回声，较大时可显示内部回声不均匀，呈圆形或分叶状，与管壁无分界，并可见胆管壁亮线残缺不齐，位置固定。

（3）截断型或狭窄型：扩张的胆管远端突然截断或呈锥形狭窄，无明显肿物，狭窄段周围可见癌组织浸润的边界不清的强回声斑点。

（4）肝外胆管癌一般无声影。当胆管癌自肝门侵及肝内胆管时，可出现多发性声影。

2. 胆管癌的间接征象

(1) 胆管癌病灶部位以上胆系扩张。

(2) 肝脏弥漫性肿大。

(3) 肝门淋巴结肿大或肝内转移灶。

(四) 鉴别诊断胆管癌与胆管结石及胰头癌鉴别

胆管结石在胆管内见强回声团伴声影，与胆管壁有界限，可见位置改变，近端胆管可有扩张。胰头癌肿物回声位于胰头部位，胆管全程扩张伴胰管扩张。胆管癌表现为扩张胆管的远端肿物回声与管壁界限不清，位置固定，无声影。

第三节 胰腺占位性病变超声诊断

一、胰腺囊肿

胰腺囊肿有多种原因，分真性与假性两大类。假性囊肿多见，常发生于外伤、急性胰腺炎等，由于胰液外渗、渗液与血液混合包裹而形成，多位于胰腺的周围，体积一般比真性囊肿大。囊肿体积较大而对周围脏器压迫时，才引起症状。真性囊肿较小，不引起任何症状。彩色多普勒超声对肿瘤性囊肿鉴别诊断有意义。

(一) 胰腺假性囊肿

多发生于胰腺体、尾部，在脊柱前方或左上腹探及囊性包块，外形规则，囊壁光滑，其后上方与胰腺体、尾部相连，囊腔内为无回声暗区，偶尔见有散在细小点状回声，后方回声增强，其侧方可见声影。囊肿巨大时常挤压周围器官，使其受压或移位，并与周围器官粘连。

(二) 胰腺真性囊肿

1. 先天性囊肿　胰腺实质内单发或多发的囊性物，圆形，或椭圆形，壁薄，囊液透声性好，体积小，常合并肝、肾、脾囊肿。

2. 潴留性囊肿　位于胰腺实质内体积较小的囊性病变，多在主胰管附近。囊肿本身与先天性囊肿无明显区别，胰管可与囊肿相通。有时可见胰腺结石、钙化等慢性胰腺炎的表现。

3. 寄生虫性囊肿　胰棘球蚴病可发生于胰腺，可见囊中囊征象，囊壁上不规则的点片状强回声是其重要的特点。

二、胰腺囊腺瘤

囊腺瘤多见于中年女性，好发于胰腺体、尾部，起源于胰管上皮，组织学上分为浆液性囊腺瘤和黏液性囊腺瘤。早期临床多无症状，后期发现上腹肿块，可出现上腹隐痛或钝痛，呈持续性，也可压迫周围脏器引起背痛、胃痛等。声像图表现为小的胰腺囊腺瘤呈多房或蜂窝状无回声，囊壁回声增强，也可表现为类似实性肿块的高回声或低回声病灶，但其透声性好，瘤体后方回声增强。大的囊腺瘤表现以囊性为主的肿物，呈类圆形或分叶状，内部呈无回声，可有分隔，并伴有实性部分的团块状高回声。囊壁回声增强，且不均匀增厚，有的呈乳头状突向腔内。壁上可有点状强回声钙化，其后方伴声影。胰管可有轻度扩张，多数无明显变化。囊腺瘤可检测到动脉血流，囊腺癌则血流信号更为丰富。

三、胰岛细胞瘤

胰岛细胞瘤在胰腺内分泌肿瘤中最为常见，多数为良性，10%～20% 为恶性。分功能性和非功能性，好发于青壮年，女性多于男性。功能性胰岛细胞瘤，由胰岛 β 细胞产生，可发生于胰腺内的任何部位，肿瘤常＜2cm。

1. 肿瘤以胰腺体、尾部多见，圆形或椭圆形，整齐、光滑、有包膜，肿瘤内部为实质均匀的低回声；无功能性胰岛细胞瘤较大，声像图表现为肿瘤内部的不均质混合回声。

2. 肿瘤尾侧胰管无明显扩张。

3. 功能性胰岛细胞瘤一般体积较小。无功能性胰岛细胞瘤体积大。

4. 肿瘤内部血流信号丰富。

5. 恶性胰岛细胞瘤体积较大，边界不整，有浸润性生长趋势，并淋巴结和远处器官转移。

四、胰 腺 癌

胰腺癌中胰头癌占 57%～62%、胰体、尾癌占 25%～33%，全胰癌小于 8%。胰头癌容易侵犯胆总管和门静脉，胰体癌容易侵犯脾静脉、脾动脉、肠系膜上动脉和腹膜后神经丛，胰尾癌则易侵犯脾门和脾血管。转移途径以淋巴转移最常见。血行转移主要经门静脉转移，肝转移发生率最高，并可形成门静脉内癌栓。

（一）直接征象

1. 多数胰腺癌为局限性，癌肿部位之胰腺体积呈局灶性增大，少部分为弥漫性胰腺癌，整个胰腺呈不规则性肿大。

2. 胰腺肿物的边缘　轮廓不整齐，癌组织向周围呈蟹足样或花瓣状浸润。

3. 小胰腺癌以低回声型多见，表现为弱、低水平的均匀点状回声，较大的胰腺癌则有多种回声表现，多数仍为低回声型。

4. 胰腺癌后方回声常衰减，少数为无回声型癌肿，其后方回声也可增强。小胰腺癌后方回声无衰减。

5. 胰管受肿瘤压迫和侵犯呈不同程度的均匀扩张，内壁平滑，当肿瘤侵犯胰管时可致胰管闭塞。92% 胰头癌声像图上可显示胰管扩张，其边缘平滑，可呈蛇行和串珠状扩张或被癌肿突然截断。有的胰头癌如与主、副胰管相通且副胰管通畅，胰管可不扩张。

（二）间接征象

1. 胆管扩张　胰头癌本身及部分晚期胰体、尾癌因肝内转移或肝门部淋巴结转移压迫肝外胆管，引起胆道梗阻扩张。

2. 胰周血管的压迫和侵犯。

3. 周围器官的侵犯　常被侵犯的器官有十二指肠、胃、脾、胆囊等。

4. 淋巴结转移　胰腺癌也可引起早而广泛的淋巴系统转移，显示胰周围、脾门、肝门以及腹腔动脉、肠系膜上动脉、腹主动脉和下腔静脉周围淋巴结肿大。

五、壶 腹 癌

生长在十二指肠乳头或胆道口壶腹部的恶性肿瘤为壶腹癌，肿瘤可来自主胰管末端，胆总管末端上皮，或来自十二指肠乳头部。因此胰头癌、胆总管口壶腹癌和十二指肠乳头部癌，三者不仅临床表现极为相似，且声像图上也难以区别。该段的超声显示率也很低。

（一）直接征象

1. 胰头外下方，下腔静脉右侧可见肿块影，癌瘤较小，形态不规则，或呈分叶状。

2. 内部回声多数增高。

3. 胰头正常，有时可见胰头内胰管扩张，管内可见肿瘤回声。

4. 彩色多普勒超声 超声能显示的肿瘤内多数能检出血流信号。

（二）间接征象

1. 胆管扩张较重，肝内外胆管均匀扩张，胆管内可有胆泥沉积。有时合并结石时，极易遗漏壶腹部癌的诊断。但胰管扩张较轻，全程均匀扩张。

2. 局部淋巴结肿大及周围大血管受侵犯。

（三）鉴别诊断

1. 壶腹癌与胃肠道肿瘤相鉴别 超声难以区别，可用 ERCP、胃肠造影等方法，将两者区分。

2. 壶腹癌与胰头癌相鉴别 壶腹癌肝内外胆管轻或中度扩张，肿瘤回声较强，胰管轻度扩张；而胰头癌肝内外胆管中或重度扩张，肿瘤回声较弱，胰管中度或重度扩张，而且下腔静脉受压，胰头肿大。

（聂 芳 鲁虹霞）

【参考文献】

1. 周永昌，郭万学. 超声医学. 第5版. 北京：科学技术文献出版社，2006.

2. Jae Hoon Lim. Cholangiocarcinoma：Morphologic Classification According to Growth Pattern and Imaging Findings. AJR Am J Roentgenol，2003，181：819-827.

3. 张缙熙，姜玉新. 彩色多普勒技术辅导教材. 第3版. 北京：科学技术出版社，2006.

4. 王纯正，徐智章. 超声诊断学. 第2版. 北京：人民卫生出版社，2006.

5. 谢晓燕，吕明德. 彩色多普勒超声对胰头癌及壶腹周围癌血管浸润的诊断观察. 中华肝胆外科杂志，1998，4：282.

6. Masanori S，Nobuaki W，Yutaka A，et al. Diagnosis of acate Pancreatitis：value of endoscopic sonography. AJR，1995，165：867.

7. 吕明德，董宝伟. 临床腹部超声诊断与介入治疗学. 广州：广东科技出版社，2001.

第二章

女性生殖系统

第一节　子宫良性疾病超声诊断

一、子宫肌瘤

好发于30～50岁，大量的尸体解剖发现35岁以上妇女约20%～30%患有子宫肌瘤。其病因不明、普遍认为子宫肌瘤的发生与性激素有关。子宫肌瘤是由平滑肌细胞膨胀性增长而成的，与正常子宫肌层有疏松结缔组织形成的假包膜，切面上呈旋涡状。肌瘤的血管分布于假包膜或蒂部之中，呈放射状供应肌瘤（图3-2-1）。

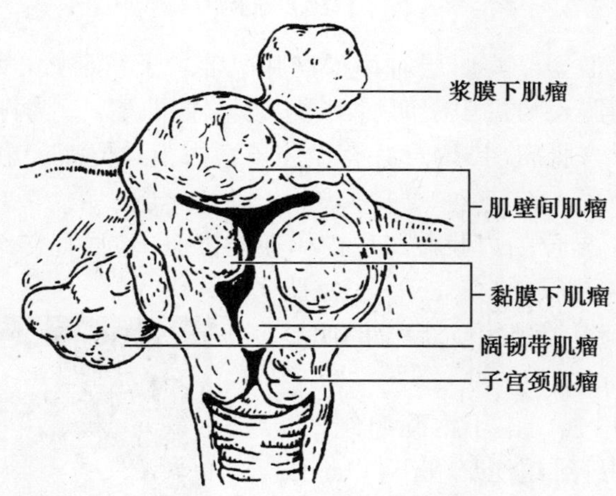

图3-2-1　子宫肌瘤的分布

宫体是最常见的肌瘤生长部位，90%～95%的子宫肌瘤为宫体肌瘤。

（一）宫体肌瘤根据生长部位的不同又分为

1. 肌壁间肌瘤　占宫体肌瘤的60%～70%。

2. 浆膜下肌瘤　占宫体肌瘤的15%，肌瘤突出于子宫体浆膜面，表面仅覆盖浆膜。可与子宫的联系中断，形成寄生性肿瘤。

3. 黏膜下肌瘤　占宫体肌瘤的21%，表面覆盖子宫内膜。

4. 阔韧带肌瘤　仅占0.3%。

（二）子宫肌瘤的声像图表现

1. 单发的小肌瘤位于肌壁层内，子宫形态和大小可正常，若小肌瘤位于子宫表面或有多个肌瘤时，子宫形态失常，且宫体增大。

2. 宫腔线是否清晰，宫腔是否分离，位置有无偏移。宫腔线可因肌瘤的压迫变形、移位，黏膜下肌瘤宫腔线可不规则甚至分离，宫腔内见中等或低回声病灶。

3. 观察子宫肌壁间及腔内病灶的个数、具体部位、大小和回声特征。子宫肌瘤声像图以低回声为主，根据肌瘤细胞及纤维组织的排列，其回声分布各异。较大的肌瘤内呈漩涡状回声，并伴有不同程度衰减。直径 > 4cm 的肌瘤，发生变性或坏死时，肌瘤内相应部位出现低回声区或无回声区，边界不规则，后壁回声可增强。若肌瘤有钙化时，可见肌瘤周围钙化部分强回声光带，后方伴声影。子宫前壁较大的肌瘤，特别是浆膜下肌瘤，可压迫膀胱，引起膀胱变形、移位和尿潴留。子宫后壁较大的肌瘤可向后突起压迫直肠。

4. 肌瘤的早期变性主要是黏液样变、脂肪样变或囊性变。随着缺血坏死的加重，变性组织逐渐液化，形成囊腔，声像图表现为肌瘤内部无回声和极低回声区域，类似于囊肿样结构、囊腔形态往往不规则。囊腔内部因破碎组织的存在可以有散在的高回声点或片，周围回声增强。最常见的肌瘤钙化出现在肌瘤的表面，形成包绕肌瘤的强回声光环。肌瘤肉瘤变发病率很低，为 0.2%～0.5%。临床表现为肌瘤在短期内迅速增大，伴阴道流血，肌瘤内部回声减低，漩涡样结构消失，正常清晰的边界消失。

5. 彩色多普勒超声观察假包膜中血管包绕，从而形成环状或半环状结构。阻力指数大于 0.5，肌瘤内部血管的阻力指数为 0.59±0.08。

二、子宫肌腺病

子宫内膜侵入和扩散至子宫肌层时称子宫腺肌症。子宫增大，病灶多为弥漫性，以后壁居多。异位的子宫内膜也可局限于肌层内形成子宫腺肌瘤。此病多发生于 30～50 岁妇女，约有 50% 合并有子宫肌瘤，15% 合并有盆腔子宫内膜异位症。患者常有进行性加剧的痛经史。声像图表现：

1. 子宫增大　由于异位的内膜在肌层内周期性出血，造成局部纤维组织增生、子宫壁的增厚、其厚度往往大于正常的 0.8cm。子宫肌腺病好发部位是子宫后壁，常常引起后壁的明显增厚（图 3-2-2）。

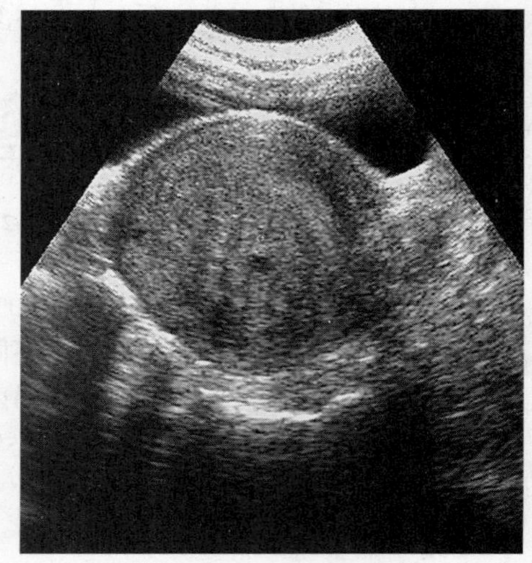

图 3-2-2　子宫腺肌瘤

2. 子宫肌层回声增强　由于内膜组织、局部的小出血灶以及周围纤维组织形成，可以造成子宫肌层的回声均匀性增强，呈细小光点状略强回声，弥漫型肌腺病时，子宫肌层呈均匀的细小光点样回声增强。局限型时，可见病灶局部回声增强。极少数患者肌层内小的出血灶可以相互聚集，从而形成较大的囊腔。类似于卵巢内膜样囊肿。

3. 内膜回声的变化　弥漫型肌腺病时，由于前后壁肌层的均匀性增厚，宫腔线回声可以仍然居中。局限型时肌层的不均匀增厚，可以引起宫腔线的相对移位。内膜层回声无特殊。

4. 彩色多普勒超声检查子宫肌腺瘤病变肌层内可见较正常宫壁丰富的点、条状动脉血流信号，腺肌瘤周边无明显环状血流包绕。

三、子宫内膜增生过长

1. 子宫体形态规则，主要表现为子宫体前后径的明显增加。

2. 子宫内膜厚度明显增加（图 3-2-3）。

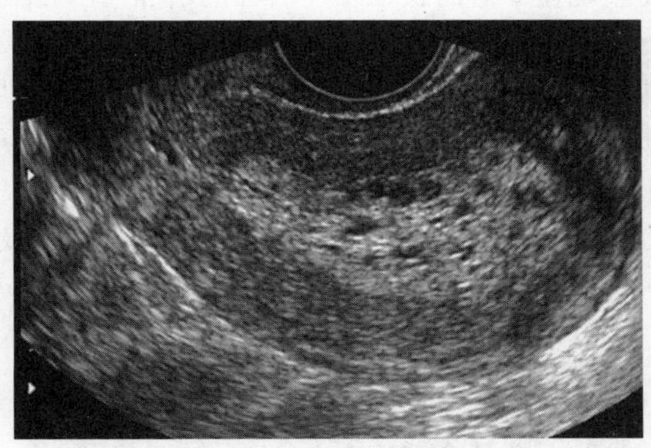

图 3-2-3 子宫内膜增生过长

3. 子宫内膜增生过长的诊断主要依靠诊断性刮宫病理诊断，无论经腹部超声或经阴道超声对该病的诊断价值都不大。

四、子宫发育异常

1. 双子宫 盆腔内探及两个大小基本一致、形态规则、回声均匀的子宫。其体积较正常子宫稍小，均可探及宫腔线。经阴道彩色多普勒超声在子宫的外侧分别可探及一条子宫动脉。常合并双宫颈和双阴道，少数患者表现为双子宫单宫颈和单阴道异常，可能会漏诊为单子宫、宫腔积血，或误诊为附件肿块。

2. 纵隔子宫 分为完全性和部分性纵隔子宫。子宫大小、形态完全符合正常子宫，仅横切面探及子宫内膜回声分隔为两团。

3. 双角子宫 纵切面子宫基本正常，横切面子宫下段基本正常，在近宫底部时，子宫分为两部分，分别有内膜存在，类似于双子宫表现。

4. 单角子宫及残角子宫 单角子宫超声检查为子宫底部横切面仅见一侧突起，宫腔形态呈半月形。残角子宫为探及单角子宫的同时，在子宫一侧可探及等回声结构。如果残角子宫内有功能性内膜，可以周期性出血、聚集形成囊性结构，表现为低回声区，但能发现双侧卵巢。

5. 始基子宫、幼稚子宫和先天性无子宫 始基子宫和幼稚子宫往往要在生育年龄诊断，表现为性成熟期后子宫仍处于未发育状态，可探及两侧子宫动脉，内膜呈线状，临床表现为无月经来潮。先天性无子宫表现为盆腔内探及不到正常的子宫图像。

第二节 子宫恶性病变的超声诊断

一、子宫内膜癌

子宫内膜癌是常见的宫体恶性肿瘤，占宫腔恶性肿瘤的90%，占妇女恶性肿瘤的2%～4%。其发病率与宫颈癌之比为1∶5～8。

1. 子宫增大 主要表现在子宫的长径及前后径的增加，绝经后妇女子宫长径大于7cm（包括宫颈长度），前后径大于2cm，应注意子宫内膜癌存在的可能性。

2. 子宫回声 早期癌灶局限于宫腔时，内膜回声发生改变。但癌灶侵蚀到子宫肌层后、可以造成肌层的回声不均匀。癌灶区域回声较正常肌层低，形态不规则，彩色多普勒超声显示交界处为扩张的血管，呈低阻力型。

3. 子宫内膜层回声 子宫内膜癌早期，仅表现为子宫内膜层的不规则增厚，局部回声不均匀，多呈稍增强回声，同时合并局部少量宫腔积液（图3-2-4）。

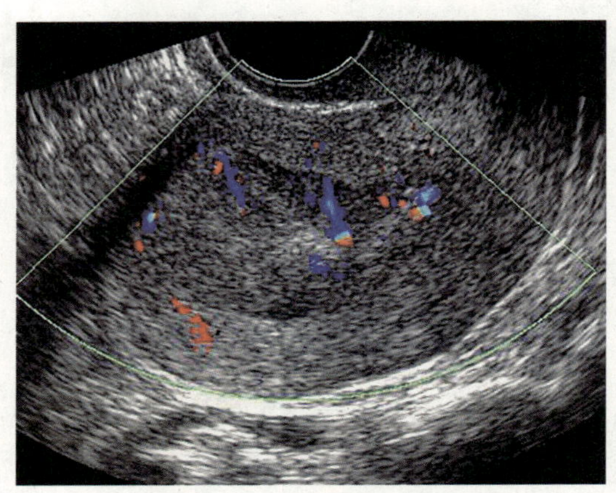

图3-2-4 子宫内膜癌

局限型时，宫腔内病灶呈回声稍增强区域。弥漫型时，除宫腔内病灶外，肌层内可见回声稍减低区域。彩色超声显示病灶区域血管扩张、分布紊乱、阻力降低。

晚期子宫不规则增大。如宫旁有癌灶侵蚀，可以在子宫旁探及回声稍低的混合性回声团块，往往与子宫分界不清。

绝经后妇女，子宫内膜厚度大于5～6mm；伴不规则阴道出血或绝经后阴道出血者，应考虑子宫内膜癌的可能。

4. 经阴道超声检查对术前判断子宫内膜癌肌层侵蚀深度的价值。

通过高分辨率经阴道超声可以清晰地显示正常子宫内膜层、子宫肌层和子宫内膜下层，区分内膜与肌层。

二、子宫颈癌

子宫颈癌是妇科最常见的恶性肿瘤之一。认为子宫颈癌的发生有大约10年的发展期，其与早婚、性生活紊乱、性生活过早、分娩年龄过小、多产、密产等因素有关。

1. 子宫颈的变化　疾病晚期，宫颈形态逐渐不规则，体积增大。如果侵犯阴道，经阴道超声检查发现阴道变短，伴阴道出血。宫旁转移表现为子宫颈两侧混合性回声肿块，宫颈腺癌发生在宫颈管时，表现为宫颈管的扩张，宫颈桶形增大。

2. 宫颈回声　早期宫颈癌回声均匀，较宫体回声稍增强，晚期回声不均匀。

3. 周围转移　可以探及膀胱内实质性肿物，与宫颈分界不清。

第三节　卵巢疾病的超声诊断

一、功能性卵巢肿瘤

又称非赘生性囊肿或瘤样病变，包括卵泡囊肿、黄体囊肿及黄素囊肿，是由于卵巢内具有功能的组织结构的相对持续存在以及发展而致。一般情况下，经过2～3个月的观察可自行消失，常伴月经失调。

1. 卵泡囊肿　卵泡成熟未发生破裂排卵且持续存在而形成卵泡囊肿。大小为3～8cm，呈圆形或椭圆形的无回声区，囊壁光滑而且菲薄，常为单发性，突向卵巢表面，偶尔多发性。观察6～8周后，往往囊肿可以自行消失（图3-2-5）。

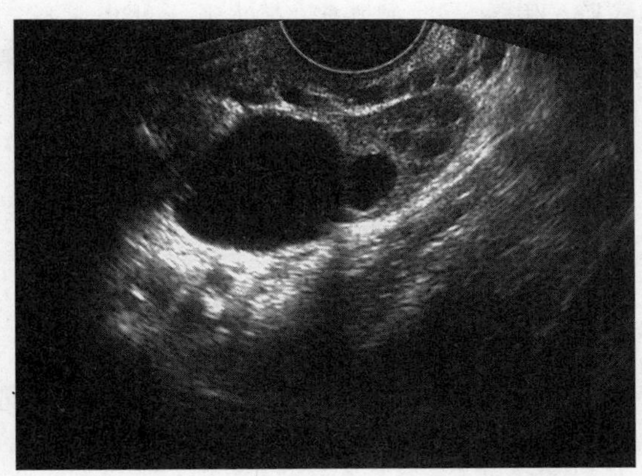

图3-2-5　囊肿

2. 黄体囊肿　排卵后黄体形成，如以囊性形式存在，即形成黄体囊肿，其直径一般为3～6cm，边界较卵泡囊肿模糊，囊壁较厚而光滑，偶尔黄体囊肿可自行破裂形成急腹症，伴腹腔或盆腔内积液。

3. 黄素囊肿　14%～30%与滋养层细胞疾病有关，葡萄胎时，50%～60%可伴发黄素囊肿，一般为双侧性、多房性，卵巢大小可达5～15cm，黄素化卵泡大小1～3cm，囊壁光滑、厚度均匀，囊液呈无回声（同黄体囊肿）。

二、卵巢子宫内膜样囊肿

卵巢子宫内膜样囊肿（巧克力囊肿）是子宫内膜异位症中最常见的发生部位，占盆腔内膜异位症的80%，其中50%双侧卵巢受累，由于不断出血、纤维化，往往与周围组织粘连，囊肿的大小不一，通常为5～6cm、最大可达25cm。囊腔内陈旧性出血（图3-2-6）。

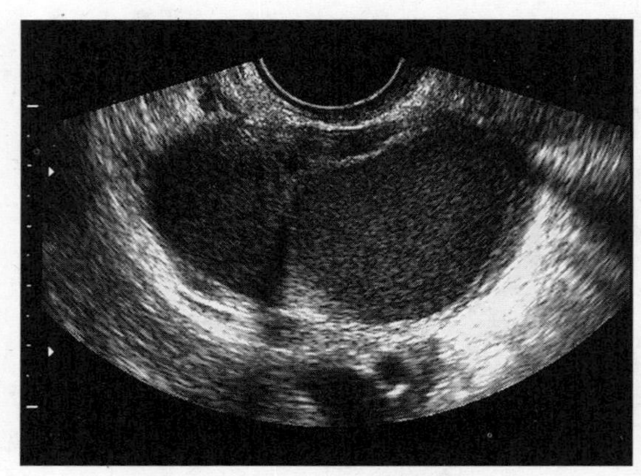

图 3-2-6 巧克力囊肿

为圆形或椭圆形的低回声区，囊壁厚度基本均匀，边界往往因粘连而欠清，囊壁由于液体黏稠及血块黏附而不平。时间较长的囊肿内可以有凝固的血块，而表现为中高回声区。囊腔内可探及纤维组织形成的光带，厚度均匀、构成完全性或不完全性分隔。

三、囊 腺 瘤

囊腺瘤包括浆液性囊腺瘤和黏液性囊腺瘤，是来源于卵巢上皮的常见良性肿瘤。

圆形或椭圆形无回声结构，多房性或单房性。乳头状浆液性囊腺瘤在囊壁上可以探及实质性突起，呈乳头状突向囊腔（偶尔向肿瘤外突起）。黏液性囊腺瘤的囊壁一般较浆液性囊腺瘤厚（大于 5mm）。由于囊液黏稠，内部可见细小光点。肿瘤体积较大，最大可达 25cm。

（车 岩 聂 芳）

【参考文献】

1. 张缙熙. 超声测量图谱. 北京：人民军医出版社，2008.
2. 袁光华. 超声诊断基础与临床检查规范. 北京：科学技术文献出版社，2005.

第三章

介 入 超 声

第一节　超声引导穿刺诊断与治疗

一、细针抽吸细胞学检查

（一）适应证

1. 经影像学检查发现腹部肿物或病变，需进一步确定其性质为良性或恶性者，如肝、胆、胰、脾、肾等内脏实质性肿物，以及位于腹壁、腹膜和腹膜后性质不明的肿物。

2. 经影像学检查发现位置浅表的胸部肿物，需进一步确定其性质为良性或恶性者，如周围型肺癌、胸壁和胸膜肿物或病变等。

3. 经影像学如超声等证实浅表部位的肿物，如甲状腺肿物、颈部其他肿物、肿大淋巴结、转移性肿瘤等。

4. 原因不明的囊性病变，如不典型肝肾囊肿、血肿和可疑脓肿，治疗前需明确其性质者。

（二）禁忌证

1. 具有出血倾向，出、凝血时间显著延长，凝血酶原活动度明显减低。

2. 位于肝表面较大的癌肿、血管瘤、包虫囊肿，而且穿刺针无法通过一段正常肝组织进入病灶者。

3. 肾上腺肿瘤疑为嗜铬细胞瘤或异位嗜铬细胞瘤者。

4. 影像学检查疑为动脉瘤者。

5. 穿刺针途径可能损伤临近重要器官，如：肺和腹部大血管者。

6. 急性胰腺炎发作期。

7. 中等量以上腹水。

8. 体质过度虚弱和气喘、咳嗽等难以配合者。

（三）术前准备

1. 实时超声诊断仪，一般采用扇扫或小凸阵探头，附加超声导向装置，也可采用普通凸阵探头或线阵探头，附加导向装置。胸腹部采用 3～5MHz，浅表部位宜采用 5～7MHz 以上的探头。

2. 穿刺针采用 20～30G 带针芯的细针（Ciba 针），针长 15cm、18cm、20cm，根据需要选择。

3. 引导针选用 18G 针，长 7cm。引导针仅用于穿刺胸腹壁软组织，不进入胸、腹腔，用于防止细针偏向或弯曲，也可减少沿针道的污染。

4. 有出血倾向的患者应查血小板计数和出血时间、凝血时间或凝血酶原活动度。

5. 患者禁食 8～12 小时。

6. 向患者做必要的解释，说明局麻、穿刺等步骤，消除紧张情绪。

（四）检查方法

1. 患者一般取仰卧位，亦可根据病灶穿刺部位选取侧卧位或俯卧位。

2. 先用普通探头扫查，初步确定穿刺点，用记号笔做好皮肤标记。

3. 对穿刺区域进行皮肤消毒，铺消毒巾，换用已消毒的穿刺探头（或将探头用无菌乳胶套覆盖，套内探头面涂耦合剂），再次确定穿刺点和穿刺角度，将穿刺导向线对准穿刺取样目标，估测穿刺深度。

4. 用 1% 利多卡因溶液 5ml 对皮肤、胸腹壁肌肉、胸膜或腹膜逐层浸润麻醉。

5. 在局麻部位，将带针芯的引导针穿刺胸腹壁软组织（勿刺破胸膜或腹膜）。然后，重复用消毒探头及导向器瞄准穿刺目标，注意初步固定探头和导针穿刺方向。

6. 取出引导针针芯，通过引导针插入穿刺针，穿刺针尖勿穿透胸腹膜。

7. 当屏幕上目标显示最清晰时，嘱患者屏住呼吸，将引导线对准目标并充分固定探头与穿刺角度，将穿刺针迅速推进，直至针尖强回声进入病灶或肿块边缘预定的穿刺位置。

8. 拔除针芯，接上注射器抽吸。在保持负压的条件下，使针尖在病灶内小幅度上下提插 3～4 次，解除负压并迅速退针。嘱患者自由呼吸。

9. 迅速将抽吸物推置于玻片上，用推片法将抽吸标本均匀涂片，立即用 95% 乙醇固定，染色后显微镜观察。

10. 为保证取样标本的阳性检出率，降低假阴性率，需重复进针穿刺和上下提插动作，取样 3～4 次。抽取过程中，针尾“一旦见红”（少量血性液体），立即停止抽退针，以防止标本被血液过分稀释。

（五）注意事项

1. 严格掌握适应证，穿刺术前核实有无出血倾向等。

2. 患者接受穿刺前，必须由其本人或委托的监护人对超声引导穿刺申请单表示同意并签字（注：申请单上必须开列可能出现的并发症，如出血、感染等）。

3. 穿刺点和穿刺途径的选择原则：病灶离体表最近，又能避开其他重要脏器，如：胆囊、胆管、胰腺、肺下缘、肝下缘和大血管等。

4. 严格执行无菌操作。

5. 上腹部肿物穿刺过程中，嘱患者屏气不动，尤其注意避免咳嗽和急剧的呼吸运动。

6. 对于较大肿物应尽可能在其周边取样，避开肿物中心坏死液化区，提高肿瘤细胞的检出率。

7. 穿刺完毕后患者需休息 1～3 小时，按穿刺脏器不同进行术后护理。例如：肝肾活检后，按肝、肾穿刺常规进行术后护理。

8. 向患者本人或家属交代可能发生的延迟并发症，以便及时向医师报告并及时处理。

二、组织学穿刺活检

（一）适应证

1. 经影像学检查发现的腹部肿物或局限性病变，需明确其组织学诊断者。

2. 前列腺肿物或其他病变。

(1) 前列腺特异性抗原 PSA 显著增高。

(2) 直肠指诊发现前列腺硬结，或指诊阴性仍不能排除前列腺癌远处转移者。

3. 临床内科、儿科、肾病科医师送检的肝肾实质弥漫性病变，需明确其病理组织学诊断者。包括肝活检（肝硬化、慢性肝炎、非均匀性脂肪浸润、硬化与弥漫性肝癌鉴别、肝糖原贮积症）和肾活检（肾病、肾炎的诊断与分型，不明原因的血尿、高血压等）。

4. 浅表器官肿物病理组织学诊断。如：颈部和甲状腺肿物、浅表淋巴结肿大、乳腺肿块等。

5. 经 CT 或超声检查证实的位置表浅的胸部和纵隔实性肿物，如：周围型肺肿物、胸膜肿物、胸壁肿物，前纵隔或后纵隔实性肿物等。

（二）禁忌证

1. 具有出血倾向和凝血机制障碍者。

2. 中等量以上腹水。

3. 严重阻塞性黄疸。

4. 一般情况较差，恶病质、心肺功能不全或难以配合者。

5. 位于肝包膜下较大的癌肿和血管瘤，穿刺针无法先通过一段非肿瘤的肝实质者。

6. 疑为肾上腺嗜铬细胞瘤者。

7. 穿刺途径难以避开肺、胆囊、肝外胆管以及大血管者。

8. 胰腺炎合并胰管扩张者宜谨慎。

（三）术前准备

1. 超声诊断仪一般采用扇扫或小凸阵探头，附加超声导向装置，也可采用普通凸阵探头或线阵探头，附加导向装置。胸腹部采用 3～5MHz，浅表部位宜采用 5～7MHz 以上的探头。经直肠前列腺活检，采用 5～9MHz 端射式腔内探头。

2. 备手动式负压抽吸式“配套活检针”，如 Sure-cut 针或 Sonopsy-C1 针。有 16G、18G、21G、22G、23G 之分。通常选择 21G（细针组织学活检）和 18G（相对粗活检针），后者有被自动活检取代的趋势。

3. 备自动活检枪装置（活检枪），配以专用的内槽式切割针，有 14G、16G、18G、20G，通常选用 18G（相对粗针）和 20G（细针）。

4. 引导针，原则上选择比活检针略粗一些的针管，例如 18G 活检针需用 16G 引导针，20～23G 活检针可用 18G 引导针。

（四）检查方法

1. 患者一般取仰卧位，或根据病灶穿刺部位选取侧卧位或俯卧位。

2. 先用普通探头扫查，初步确定穿刺点，用记号笔做好皮肤标记。

3. 对穿刺区域进行皮肤消毒，铺消毒巾，换用已消毒的穿刺探头，再次确定穿刺点和穿刺角度，将穿刺导向线对准穿刺取样目标，估测穿刺深度。

4. 用 1% 利多卡因溶液 5ml 逐层浸润麻醉。

5. 在局麻部位，将带针芯的引导针穿刺胸腹壁软组织（勿刺破胸膜或腹膜）。然后，重复用消毒探头及导向器瞄准穿刺目标，注意初步固定探头和引导针穿刺方向。

6. 取出引导针针芯，通过引导针插入穿刺针，穿刺针尖勿穿透胸腹膜。

7. 当屏幕上目标显示最清晰时，嘱患者屏住呼吸，将引导线对准目标并充分固定探头与穿刺角度。将穿刺针迅速推进，直至针尖强回声进入病灶或肿块边缘预定的穿刺位置。

8. 手动负压抽吸，以肝穿为例。提拉配套活检针的针栓后，在患者屏气条件下，迅速将针推入肿块内 2～3cm，停顿 1～2 秒，然后旋转 360° 退针，将标本置入 10% 甲醛溶液中固定，准备送病理检查。如此重复取材 2～3 次。

9. 自动活检，以肝穿为例。将配以专用活检针的自动活检装置，在患者屏气条件下，迅速进针至肿块边缘，立即揿按扳机，“枪响退针”。患者可以恢复自由呼吸。将标本置入 10% 甲醛溶液中固定，准备送病理检查。如此重复取材 2～3 次（注：前列腺活检可能多达 4～6 次）。

（五）注意事项

1. 严格掌握适应证，穿刺术前核实有无出血倾向。

2. 患者接受穿刺前，必须由其本人或委托的监护人对超声引导穿刺申请单表示同意并签字（注：申请单上应注明特定脏器穿刺活检可能产生的相应的穿刺并发症，如出血、感染、气胸、咯血、血尿、便血、血精等）。

3. 穿刺点和穿刺途径的选择原则：以肝穿为例，病灶离体表最近，又能避开其他重要脏器，如：胆囊、胆管、胰腺、肺下缘、肝下缘和大血管。

4. 严格注意无菌操作。

5. 上腹部肿物穿刺过程中，嘱患者屏气不动，尤其注意避免咳嗽和急剧的呼吸运动。

6. 对于较大肿物尽可能在其周边开始取样，避开肿物中心坏死液化区，提高肿瘤细胞的检出率。

7. 穿刺完毕后患者需休息 1～3 小时再离去，按穿刺脏器不同进行术后护理。例如：肝肾活检后，按肝肾穿刺常规进行术后护理。

8. 向患者本人或家属交代术后注意事项和可能发生的延迟并发症。一旦发生，应及时向医师报告并及时处理。

9. 自动活检法不适合于含液体为主的肿物，也不适合对真皮和质地很坚硬的高度纤维化、钙化的肿物活检（避免针的前端弯曲）。

三、超声引导穿刺治疗

（一）适应证

1. 浆膜腔（胸膜腔、腹膜腔、心包腔）积液或积脓。

2. ＞5cm 单纯性肝囊肿伴有临床症状者。

3. ＞5cm 单纯性肾囊肿伴有临床症状者。

4. 胰腺囊肿（以慢性假性囊肿为主，急性胰腺炎产生的假性囊肿应观察 6 周以上，迅速增大需抽液减压者）。

5. 肝脓肿。

6. 腹腔脓肿。

7. 肝癌（＜3cm 为佳）经皮穿刺乙醇治疗。

8. 阻塞性黄疸临床需要进行胆管穿刺置管引流者。

9. 超声导向肝癌微波治疗。

10. 超声导向肝癌射频治疗。

11. 其他疾病的适应证，可在医师建议下，由医患双方协商决定。

（二）禁忌证

1. 超声检查未能证实上述病变或声像图显示不清楚者。

2. 肝脓肿液化前期或液化不充分者。

3. 严重出血倾向，出血、凝血机制障碍者。

4. 对乙醇过敏者，不能用乙醇进行硬化治疗。

5. 虽有浆膜腔积液，但积液量极少者（心包腔积液暗区宽度在 0.5cm 以下者）。

6. 肝囊肿其囊腔与胆道有交通者。

7. 重度黄疸伴肝功能衰竭倾向以及有明显肝硬化伴大量腹水患者，肝脏不宜进行超声引导穿刺治疗。

8. 合并其他严重疾病，患者一般情况差，或患有严重心、肺疾病，精神高度紧张不合作者。

（三）检查方法

1. 浆膜腔积液　腔内积液量大，穿刺治疗不需要超声引导，积液量少或呈包裹性以及穿刺有困难者，临床需借助超声引导抽液治疗，其方法及程序如下：

（1）患者取坐位（腹膜腔探测也可取卧位），先在患侧常规穿刺部位探测，确定有无积液，测量积液深度，大致估测积液量。借助引导线确定穿刺途径与穿刺部位探测定位。

（2）常规消毒、铺洞巾。

（3）局部麻醉（常用 1%～2% 普鲁卡因或利多卡因）。

（4）在实时超声图像监控下，让患者屏住呼吸，借助穿刺引导线，迅速将针（18～20G，1.2～0.9mm）刺入，同时注视图像上穿刺针方位，到达目标（积液腔）后，可嘱平静呼吸。开始抽液后，抽液全过程宜尽量使针尖保持在积液中心位置，观察液量减少的情况。

（5）积液抽尽后或术者决定终止抽液时可拔针，针眼局部消毒加封。

（6）浆膜腔积脓，在抽脓后是否需冲洗或注入药液由临床专科医师决定。

2. 肝、肾囊肿或脓肿穿刺治疗

（1）确定病灶位置、大小等。借助穿刺引导线确定穿刺途径，在体表做好穿刺点标记。

（2）单纯性囊肿囊液抽尽后，可注入无水乙醇，注入量一般为抽出液量的 1/5～1/4，最大量不宜超过 50ml，注入后囊腔内保留 5 分钟，抽出弃之，再注入 5ml 保留在腔内。

（3）脓腔冲洗、注药：脓肿患者抽脓后，可用无菌生理盐水反复冲洗，冲洗后腔内可注入药液，药液种类、剂量应根据脓肿的性质等决定，必要时可在超声引导下置管引流。

（4）退针时，可用少量麻醉药边退边注，尤其在肝包膜外。可减轻乙醇外溢刺激而引起腹痛。拔针后，穿刺点局部消毒加封。

3. 胰腺囊肿　穿刺治疗针选用 20～22G（0.9～0.7mm），囊内有感染或积脓者可选用 18～20G（1.2～0.9mm），穿刺途径在上腹部应注意避开肝、胆、脾及大血管。诊断不明确或疑诊胰腺囊腺癌者，抽吸液体应涂片做细胞学检查，并防止囊液外漏至腹腔。

4. 无水乙醇治疗肝癌

（1）确定病灶位置、大小、数目。借助穿刺引导线确定穿刺途径，摆好穿刺体位，标记穿刺点，训练患者呼吸配合动作。

（2）在超声监视下，借助引导线穿入诱导套针（18G、50mm 长），嘱患者在平静呼吸状态下，暂停呼吸。迅速沿诱导套针刺入乙醇注射针（21G、150mm 长），到位后可嘱恢复平静呼吸。

（3）注视穿刺针刺入病灶中央区，如未能到位，可退出后适当调整穿刺方位。

（4）实时超声可观察到注射乙醇后在瘤体内弥散成像，可酌情由深至浅或变换方向注射，尽可能使其弥散至整个瘤体。

（5）乙醇注射剂量以瘤体直径估计，每次量大体上以每 1cm 瘤体直径注射 1ml。3～5cm 瘤体一次注射量约 2～5ml，根据患者情况，间隔 7～10 天注射 1 次或每周 1～2 次，4～6 次为一疗程，疗程总量约 20～30ml 左右，疗程次数及大肝癌的治疗，可根据具体病情决定。

（6）退针，预防乙醇外溢于针道，造成退针后腹痛，可边退针边注入少量麻药。

5. 阻塞性黄疸胆管穿刺置管引流（percutaneous transhepatic cholangial drainage，PTCD）

（1）根据临床要求，明确引流目的，超声检查了解扩张胆管情况，通常选择左支主干、左外上支、外下支，右外下支或右肝管，借助穿刺引导线确定穿刺途径，在体表做好穿刺点标记。

（2）超声引导穿刺置管引流（PTCD）：皮肤穿刺点用消毒尖头刀切一小口（约 0.3cm），让患者在平静呼吸状态下，暂停呼吸，在实时超声监视下，迅速将带有塑料套管的穿刺针（17G 或 18G）沿穿刺引导线刺入肝内至扩张胆管目标处，拔出针芯可见胆汁外溢，把导丝自针孔引入目标胆管，再将套管向前推进，到位后，退出穿刺针和导丝，并将引流管缝扎固定于皮肤。术后引流、清洁、监护由临床科室管理。

（四）注意事项

1. 超声引导穿刺治疗是一种微创治疗方法，方法简便、安全、经济、痛苦少，对部分疾病具有较高疗效。微创治疗是当代医学发展的趋势，应推广使用。

2. 穿刺治疗前应了解病史（包括麻醉药品、乙醇过敏史）及治疗目的，诊断应明确，审核是否适合进行超声引导穿刺治疗。

3. 治疗前应做出血、凝血时间及凝血酶原时间测定，进行血小板及血常规检验及一般体检项目（包括血压、心率测定），必要时应检查 EKG 及肝、肾功能。

4. 若患者同时有其他感染性疾病或严重咳嗽者，应在治愈后，再择期进行穿刺治疗。

5. 准备好必需的器具如：消毒穿刺包、导向器、针具、导管、穿刺针头等；治疗盘和药品配备（包括无水乙醇、麻醉药、生理盐水等，并备急救药以防万一），检查药械是否齐全，仪器与参与人员均应在治疗前充分做好安排，因此穿刺治疗需预约日期进行。

6. 穿刺治疗用乙醇应选用浓度 95% 以上医用乙醇，或浓度为 99.5% 以上的医用乙醇。

7. 穿刺治疗有微小创口，全过程必须遵守无菌操作。

8. 治疗前，一般不必严格禁食，可食少量清淡半流质食物。

9. 选择穿刺途径时注意避开血管及目标以外的胆道与脏器。

10. 治疗前应让患者或其亲属知情，了解疾病诊断、治疗目的、方法、疗效以及治疗过程中可能发生不适、并发症及意外情况等，让患者或其亲属充分考虑，要明确表示同意接受治疗，并需履行协议签字。

11. 医务人员应对患者高度负责，严格遵守各项操作规程，对精神紧张患者，应帮助消除紧张心理，必要时可给适量镇静剂。穿刺中要求呼吸配合者，事先应加以训练。

第二节 肝肿瘤介入性超声治疗新技术

近年来，超声指导下的肝肿瘤介入治疗发展很快，开展较多的有：①超声引导射频消融治疗；②超声引导微波治疗；③高能聚焦超声刀。但需指出，目前，这些方法仅在某些有条件的医院开展，本节将简要介绍前两者的应用情况。

一、超声引导射频消融治疗肝肿瘤

射频消融术（catheter radiofrequency ablation，RFA）产生的热消融灶是由通过发射460kHz左右的高频电流而产生的。在超声引导下将15G电极针刺入肿瘤内，推开内套针，其顶端有7～9根细电极针呈伞状展开，通电后各个电极针电场内的组织发生离子震荡、并摩擦生热，温度＞100℃，热量传导至周围组织，产生一个球形消融灶，使肿瘤组织干燥凝固坏死而达到治疗的效果。

RFA为不能手术切除的原发性肝癌和化疗、放疗疗效差的转移性肝癌提供了有效而安全的微创治疗手段，对早期肝癌更能取得与手术切除相似的效果。重视规范化治疗方案和操作技术，有助于提高RFA治疗肝肿瘤的疗效。

（一）适应证

目前，射频消融多用于不宜手术切除、不能耐受手术或不愿接受手术治疗的患者。但小肝癌一般能取得较好的疗效。适应证为：

1. 肝癌单发肿瘤≤6.5cm，或2～3个肿瘤，最大病灶＜6cm。
2. 肝肿瘤位置不佳、分布于两叶或侵犯大血管，不适宜手术切除者。
3. 肝脏内多发转移癌病灶，病灶数目＜5个，最大直径＜3～4cm。
4. 肝内单发转移癌在原发癌手术切除前的治疗。
5. 患者不能耐受全身化疗和肝肿瘤局部的其他治疗以及放疗效果不显著者。
6. ≤2cm的小肝癌、癌前病变。
7. 肝脏肿瘤手术切除术后复发者。

（二）禁忌证

1. 弥漫型肝癌合并门脉内癌栓。
2. 严重全身衰竭或抵抗力低下（白细胞＜3×10^9/L）。
3. 伴活动性感染者。
4. 凝血功能障碍（血小板＜50×10^9/L，出凝血时间延长）未能纠正者。
5. 对装有心脏起搏器及严重的大动脉瘤患者，应在专科医师监护下进行。

（三）术前准备

1. 询问病史，有心脑血管疾患及糖尿病等基础疾病者需了解病情，做好用药准备。
2. 术前做增强CT，以确定病灶部位、大小、数目及与周边组织关系。
3. 血常规、出凝血时间、肝功能及AFP或CEA等检查。
4. 向患者及家属介绍治疗过程、并发症等，征得患者及家属同意并签字。
5. 患者空腹6小时以上，术前镇痛，局部麻醉，以便患者更好配合。
6. 建立静脉通道，滴注液体，并便于给药。

（四）检查方法

1. 对照CT检查结果行超声多切面扫查，测量肿瘤最大径。
2. 根据肿瘤大小制订治疗方案和消融模式、程序。
3. 用5.0cm伞径治疗＞3.5cm的肿瘤，须行多点重叠消融。
4. 以1%利多卡因10ml，从皮肤至消融区肝被膜行局部麻醉。
5. 在超声引导下，将电极针刺入肿瘤定位点，推开内套针，通电开始消融。

6. 用探头从多方向、多部位扫查，以观察电极针在肿瘤的位置，以便及时纠正电极针位置并补针。

7. 先做深部或近膈区域的病灶，以防止治疗中微气泡强回声干扰，并按治疗方案完成消融数目。

8. 达到消融的温度并持续足够时间后，收回内套针，待针道温度达 80℃左右即可缓慢拔针。

9. 根据治疗方案进行逐个病灶消融，完成肿瘤及安全范围的整体消融灭活治疗。

10. 治疗完成后行常规超声扫查，观察肝周间隙及腹腔内有无积液、积血，以便及时发现并发症。

(五) 注意事项

1. 需消融治疗的肿瘤病灶应有明确的病理学诊断或相应的其他影像学诊断。

2. 肿瘤较大或血供丰富者先行 TAE 栓塞、阻断血供，继行 RAF 治疗，可获得较满意疗效。

3. 消融范围需超出肿瘤周边 0.5～1.0cm 正常肝组织，以确保肿瘤消融灭活，降低局部复发。

4. 贴近膈顶部小肿瘤超声定位较困难，也易灼伤膈肌，必要时开腹术中 RFA 更为安全彻底。

5. 贴近消化道的外生性肿瘤布针时需谨慎，防止灼伤消化道并发肠瘘。

6. 肝表面肿瘤治疗开伞时动作要轻缓，注意不要推挤提位，以防肝表面撕裂；避免在一个针眼多次进行以减少瘘道形成。

7. 手术中应观察血压、脉搏、呼吸等生命体征。

8. 术后留观 1～2 小时，无不适可出院，3 小时后可进清淡半流食。

9. 术后 1 个月行 CT、MRI 检查或超声造影检查，判断肿瘤有无活性；以后每 3 个月检查 1 次，发现复发及时补充治疗；注意肝肾功能检测，积极采取适当的综合治疗（包括 TAE、化疗、中医中药保肝等）。

10. 术后一般有轻度腹痛和发热 <39℃，注意观察并向患者事先充分说明。

二、超声引导微波治疗肝癌

超声引导微波治疗技术是 20 世纪 90 年代发展起来的一门新技术。超声显示肿瘤后，将针型微波电极精确插入，辐射微波，组织升温达 54～60℃，使蛋白凝固，细胞坏死。根据超声所显示的肿瘤的结构特征，将微波热场有效准确地覆盖于整个瘤体组织，则一次微波治疗即可造成整个瘤体组织的完全凝固及坏死。微波对生物组织的致热效应是离子加热及偶极子加热综合效应的结果，故其升温效率高、速度快，凝固区组织坏死均匀、彻底，并且无放疗、化疗的不良反应。目前，主要用于肝癌的介入治疗，并可采用经皮或术中两种凝固方式。该项技术的操作必须经过正常学习及严格训练。

(一) 适应证

微波凝固治疗适应证应遵循的基本原则如下：肝内肿瘤数目 <3 个，肿瘤直径 ≤ 5cm，无血管内转移或远处转移灶，肝功能分级为 Child A 级或 B 级。对于中、晚期肝癌患者的较大或巨块型肿瘤，微波也可作为一种有效的手段，通过减小肿瘤以达到减轻患者痛苦、延缓瘤体发展、延长患者生命的目的。

具体适应证：

1. 原发性肝癌。

2. 肝转移癌特别是不能耐受手术切除或不宜手术的患者。

3. 肝癌手术后复发及肝内转移者。

（二）禁忌证

1. 严重凝血功能障碍：血小板 < 50×10^9/L，凝血酶原时间 > 25 秒，凝血酶原活性 < 40%。

2. 大量腹水。

3. 肝功能 Child C 级。

4. 弥漫浸润型肝癌或肿瘤结节显示不清者。

5. 肿块位置较高，接近膈顶，为肺底所遮盖，无适宜穿刺途径者。

6. 肿瘤位于肝门区，靠近 1、2 级肝管或胆囊，或在肝下缘接近胃肠道者，无法避免损伤以上结构，则应视为禁忌。

（三）检查方法

1. 首先，超声显示肝肿瘤的位置确定皮肤穿刺点，并摆好患者体位。

2. 对手术区按常规皮肤消毒，铺无菌巾。用无菌穿刺探头显示肿块，确定电极应置入的位置及深度。

3. 局麻后，尖刀破皮，在超声引导下用 14G 引导针经皮穿刺达到肿瘤预定的靶点，拔出针芯后送入微波电极至引导针尖端，后退引导针，露出微波电极前端至少 3.7cm。

4. 微波电极及测温针置入后可给予静脉麻醉，随即启动微波仪治疗。

5. 治疗凝固范围须超过肿块外缘 5mm。对 < 2cm 的肿块，一般将微波电极置于其中心，一次辐射即可凝固灭活。对于 > 2cm 的肿块，根据肿块大小，须置入多根微波电极，用多点组合高温热凝固整个肿块。

6. 根据不同需要，输出功率选用范围 40～60W，作用时间 300～600 秒。

（四）注意事项

1. 准确地穿刺引导微波电极置入预定的肿瘤部位是保证疗效的关键。要求操作技术熟练加患者呼吸动作配合。

2. 微波电极引导针为 14G 粗针，在穿刺发生偏差后，禁止反复试穿刺。正确的做法是，只要引导针进入肿瘤区，应置入微波电极并启动微波辐射，造成组织凝固，然后，针对所缺部分，再穿刺置入电极并辐射微波，达到对整个肿块的灭活。

3. 导针穿刺肝脏后拔出针芯若发现出血，或是发现肝被膜下出血时，应立即置入微波电极并启动微波辐射直至出血停止。

4. 滋养血管较丰富的肿瘤，先用高功率微波（70～80W）凝固阻断肿瘤滋养血管，其后再用微波治疗肿瘤，将显著提高热凝固疗效。

5. 邻近大血管的肿瘤部分，因血流散热，升温难以达到凝固时，可加大功率或多点补足能量以保证凝固效果。

6. 微波治疗时，注意保护肝门部 1、2 级肝管、邻近的胃肠道，以及与肿块相邻的皮肤。

7. 在达到肿瘤完全凝固灭活的同时，应尽可能减少对周围肝组织的损伤。

8. 微波治疗后应定期随访。判断疗效的方法与指标是，声像图上肿块的大小、回声及血流改变，CT 及 MRI 增强扫描及甲胎蛋白检测，必要时再活检。

（童明辉　聂　芳）

【参考文献】

1. 周永昌，郭万学. 超声医学. 第5版. 北京：科学技术文献出版社，2006.
2. 袁光华. 超声诊断基础与临床检查规范. 北京：科学技术文献出版社，2005.
3. 王纯正，徐智章. 超声诊断学. 第2版. 北京：人民卫生出版社，1999.

第四章
心血管系统

第一节　先天性心脏病

一、房间隔缺损（ASD）

（一）概述

房间隔缺损分为原发孔型（Ⅰ孔型）和继发孔型（Ⅱ孔型）（图 3-4-1）。原发孔型属于心内膜垫缺损范畴。继发孔型房间隔缺损很常见，可分为中央型、上腔型、下腔型、混合型，另外还有冠状静脉窦型。

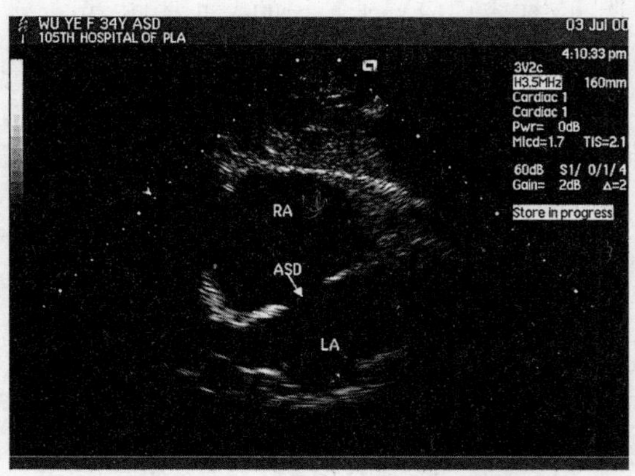

图 3-4-1　Ⅱ孔型中央型房间隔缺损

（二）超声心动图表现

1. 二维超声心动图

（1）房间隔回声脱失：是诊断房间隔缺损的直接征象。

1）中央型：缺损位于房间隔中部，四周有完整的房间隔结构。

2）下腔型：四腔心切面显示缺损位于房间隔顶部，后下方；剑突下双房切面显示下腔静脉入口处房间隔回声中断。

3）上腔型：四腔心切面显示缺损位于房间隔顶部，后上方；剑突下双房切面显示上腔静脉入口处房间隔回声中断。

4）冠状静脉窦型：胸骨旁四腔心显示缺损位于房间隔后方偏下，不能探及完整的冠状窦壁回声。

5）混合型：各切面探查均显示房间隔较大回声脱失，或仅存少量残端。

剑突下双心房切面为显示继发孔型房间隔缺损的最佳切面。

（2）右心房、右心室扩大，右室流出道及主肺动脉，左、右肺动脉内径增宽。

（3）右心室壁及室间隔运动幅度异常：房间隔缺损时，右心容量负荷增加，致使右心室前壁运动幅度增强，而室间隔运动幅度减低，甚至与左室后壁呈现同向运动，协同右心收缩，后期出现右心衰竭时，右室壁运动幅度减弱。

2. M 型超声心动图

（1）心室波群：显示右室前壁增厚，运动幅度增强，右心室内径增大，室间隔与左室后壁运动不协调，或呈同向运动。二尖瓣前叶 CD 段抬高，A 峰减低。

（2）主动脉波群：右室流出道增宽，主动脉前后壁重搏波消失呈拱形。左心房可稍扩大。

（3）肺动脉波群：缺损较大后期出现肺动脉高压时，肺动脉瓣曲线的 ef 段抬高，a 波消失，开放时呈 V 型或 W 型。

3. 彩色多普勒血流显像　心尖四腔心、大动脉短轴、剑下双房等切面的右心房面可探及源于左心房的红色分流性血流束，亮度较正常血流高。当出现双向分流时可见红蓝双色分流束，但往往以某一种为主，右向左分流时探及蓝色分流信号。

4. 频谱多普勒

（1）脉冲多普勒：可探及以收缩末期至舒张早期为主的左向右分流性血流信号，流速一般不高。右向左分流患者，取样容积应置于缺损的左心房侧，可显示分流频谱。

（2）连续多普勒：可与三尖瓣的右心房侧探及源于三尖瓣的高速反流信号。

（三）鉴别诊断

ASD 应与完全型肺静脉畸形引流相鉴别：后者左心房较小，且左心房无肺静脉开口，左心房侧壁有时可探及共同肺静脉干，患者有发绀症状。

二、室间隔缺损（VSD）

（一）概述

室间隔部位缺损，室水平出现分流，分流量的大小及方向取决于缺损部位的大小及两心室之间的压力差。根据缺损部位可分为：

膜周部：包括单纯膜部、嵴下及隔瓣下型。

漏斗部：包括嵴内、干下型。

肌部：可单发或多发。

（二）超声心动图表现

1. 二维超声心动图　相应缺损部位的室间隔回声连续性中断是诊断 VSD 的直接征象，断端部位回声增强。可显示左心房、左心室前后径增大，左室流出道增宽，室间隔和左室后壁运动幅度增强，较大的 VSD 可显示室间隔与主动脉根部前壁的连续性中断，断端处回声增强。

室间隔膜周部及漏斗部的缺损易在胸骨旁大动脉短轴切面显示，累及三尖瓣隔瓣根部至室上嵴为膜周部缺损，自室上嵴至肺动脉瓣者为漏斗部缺损（图 3-4-2）。

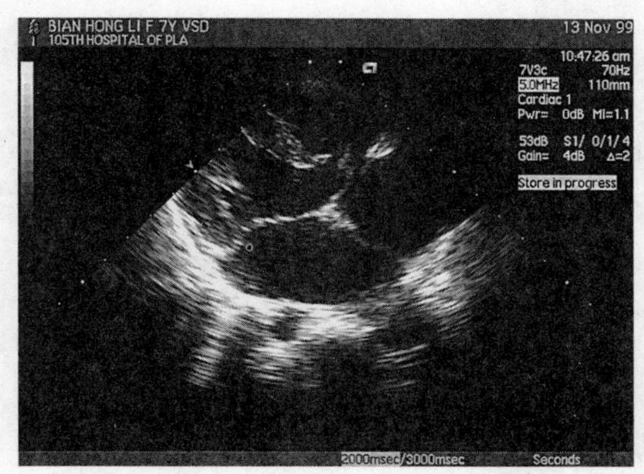

图 3-4-2 膜周部室间隔缺损

心尖四腔心及左室流出道短轴切面观察到室间隔肌部回声连续性中断，提示为肌部室间隔缺损。

2. M 型超声心动图　二尖瓣波群显示左心房室扩大，右室流出道增宽，室间隔及左室后壁运动增强，二尖瓣前叶 DE 幅度增高，EF 斜率加快等。

3. 彩色多普勒血流显像　室间隔的右心室面可探及源于左心室的红五彩镶嵌色高速湍流性分流束，从分流束基底部宽度可测得室缺的直径。肺动脉高压的患者，一般缺损均较大，两侧心室间的压差小，几乎等于零，所以彩色分流束基本呈层流状态，左向右分流呈纯红色，右向左呈纯蓝色。

4. 频谱多普勒　VSD 左向右分流的血流朝向探头，则频谱位于零线之上，最高峰值速度位于收缩中期，频谱为充填样，较大 VSD 的两心室之间压差小，分流量减少，经缺损分流的血流速度下降。

（三）鉴别诊断

主要与主动脉窦瘤破裂入右心室相鉴别。后者往往显示主动脉根部有扩张的主动脉窦及其瘤体，多普勒可显示从主动脉窦破口的分流，分流呈持续性，以舒张期为主。

三、动脉导管未闭（PDA）

（一）概述

动脉导管未闭指胎儿时期肺动脉与主动脉之间正常连接的动脉导管，在出生后没有自然闭合，形成血液异常分流的病变。

（二）超声心动图表现

1. 二维超声心动图　二维可区分圆柱型、漏斗型及窗型动脉导管未闭。可观察到降主动脉与主肺动脉之间的异常管道，肺动脉内径增宽（图 3-4-3）。

2. 彩色多普勒血流显像　大多数 PDA 患者，整个心动周期均可探查到红五彩镶嵌色异常血流束，自降主动脉分流入主肺动脉或左肺动脉起始部，并多数沿主肺动脉外侧壁行走。

3. 频谱多普勒　可见零线上的连续性高速血流频谱，最高峰值速度位于收缩中期，呈阶梯样。

（三）鉴别诊断

窗型 PDA 需要与主肺动脉间隔缺损相鉴别。后者缺损一般较大，缺损部位多位于升主

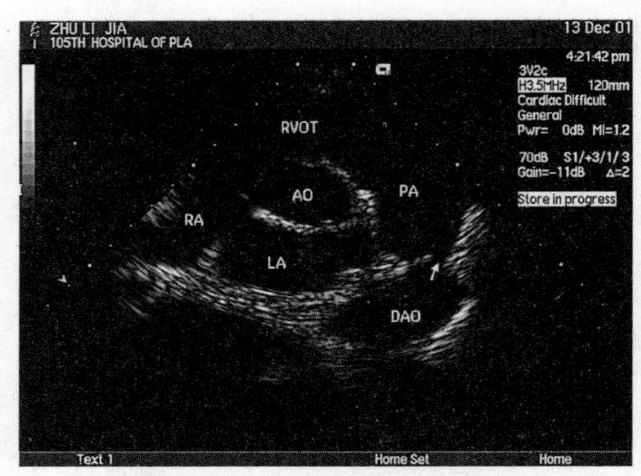

图 3-4-3 动脉导管未闭

动脉水平，彩色多普勒检查时血流通常呈层流，而窗型 PDA 管径较粗，常位于降主动脉峡部，彩色多普勒呈湍流，连续多普勒可探查到位于零线上的形似阶梯状的连续性高速血流频谱。

四、法洛四联症

（一）概述

法洛四联症是发绀型先天性心脏病中最常见的一种畸形。其典型的病理改变包括室间隔缺损、主动脉骑跨、肺动脉狭窄、右心室肥厚。前 3 项为原发病变，而右心室肥厚则为继发性改变。

（二）超声心动图表现

1. 二维超声心动图　可显示室间隔上部连续性中断，主动脉增宽、前移，其前壁与室间隔连续性中断，骑跨于室间隔上。右心室增大，右室前壁及室间隔增厚，运动增强，左心室内径较小。主动脉后壁与二尖瓣前叶之间仍有连续，二尖瓣活动无明显异常。胸骨旁大动脉短轴切面可显示狭窄的漏斗部、肺动脉瓣及肺动脉。

2. 彩色多普勒血流显像　可显示室水平出现蓝色的右向左分流，或右向左分流为主的双向分流信号，以及主动脉根部可见来自右室流出道的蓝色血流与来自左室流出道的红色血流。右室流出道或肺动脉狭窄处可探及五彩镶嵌色血流信号。

3. 频谱多普勒　在大动脉短轴或剑突下右室流出道切面，使用连续多普勒，可探及右室流出道或肺动脉狭窄部位的高速血流频谱，狭窄程度越重，血流速度越高，压差越大。频谱形态为位于零线下的倒匕首状，最高峰值出现在收缩期。将取样容积置于室间隔缺损处，可探及双向低速分流频谱。

第二节　获得性心脏病超声心动图表现

一、扩张型心肌病

扩张型心肌病指以心腔扩张、收缩及舒张功能异常和充血性心力衰竭为特征的心肌病。

1. 二维超声心动图　房室腔均增大，以左心为著；室壁及室间隔变薄或正常，运动减弱。二尖瓣、三尖瓣开放幅度明显减小，肺动脉内径增宽。左室流出道增宽，右室流出道扩张呈球形，主肺动脉及左右肺动脉均明显增宽，肺动脉瓣启闭活动缓慢无力。常可在左心室心尖部发现附壁血栓。

2. M 型超声心动图　二尖瓣开放幅度减小，呈钻石样改变，形成大心腔、薄间壁、小开口的典型表现。

3. 彩色多普勒血流显像　可出现房室瓣和半月瓣的关闭不全，以二尖瓣为著，于心房侧及流出道内分别探及源于瓣口的反流性血流束，房室瓣的反流为蓝五彩镶嵌色，而半月瓣的反流为红五彩镶嵌色。

4. 频谱多普勒　连续多普勒于心房侧可探及收缩期位于零线下的充填状高速血流频谱，而动脉瓣反流，则于流出道内探及位于零线上的舒张期充填状反流性血流束，多呈方形波。

二、肥厚型心肌病

肥厚型心肌病指以心室壁非对称性肥厚为特征的心肌病，多累及左心室，少数累及右心室，以室间隔肥厚最为多见，厚度可达 30mm 以上。病因可能与常染色体显性遗传有关。

1. 二维超声心动图　左室壁非对称性心肌肥厚：室间隔明显增厚，大于 15mm，肥厚部位心肌回声增强，不均匀，呈斑点状、毛玻璃样改变，肥厚形态呈纺锤形。左室后壁正常或轻度增厚，舒张期室间隔厚度与左室后壁厚度之比一般≥1.3。左室短轴切面乳头肌水平可见前外侧乳头肌与后内侧乳头肌增厚，位置前移。梗阻型以室间隔基底部肥厚为主，突向左室流出道。左室腔较正常减小，左房增大。室间隔运动幅度减低。

2. M 型超声心动图　室间隔明显增厚。运动幅度和收缩期增厚率均减低。左室后壁可正常或增厚。二尖瓣前叶及其腱索在收缩期出现前向运动（即 SAM 征），加剧左室流出道内径变窄，常 <20mm。左室内径减小。

以 M 型观察二尖瓣及其腱索与室间隔有无接触及接触时相的长短，可将 SAM 分为 3 级：

Ⅰ级：仅见 SAM 现象，二尖瓣及其腱索未触及室间隔。

Ⅱ级：二尖瓣及其腱索在收缩期瞬间触及室间隔。

Ⅲ级：二尖瓣及其腱索整个收缩期均触及室间隔。

肥厚型非梗阻性心肌病的 M 型超声心动图表现，除无 SAM 现象外，与肥厚型梗阻性心肌病相似。

3. 彩色多普勒血流显像　梗阻性肥厚型心肌病的患者，彩色多普勒可观察到左心室收缩期血流通过左室流出道时，流速增快，亮度增加，呈五彩镶嵌色，主动脉内的血流速度也增快。

三、瓣膜性心脏病

凡病变累及心脏瓣膜引起瓣叶及其腱索、乳头肌、瓣环等形态结构异常和功能障碍者，统称为瓣膜性心脏病。其病因以风湿性病变最为多见，其他有先天性疾病、老年退行性病变等。风湿性瓣膜病多累及二尖瓣，而老年性退行性病变主要累及主动脉瓣。

（一）风湿性心脏病

1. 概述　风湿性心脏病是最常见的心脏病之一，通常与 A 组溶血性链球菌感染所产生的变态反应等有关，多见于儿童和青壮年，尤以女性患者多见。风湿性心脏病可累及一个或多个心脏瓣膜，其中以二尖瓣最多，主动脉瓣次之，很少累及三尖瓣和肺动脉瓣。

2. 超声心动图表现

（1）二尖瓣狭窄及关闭不全：

1）二维超声心动图：显示左心房及右心室扩大，二尖瓣前后叶回声增强，以瓣尖为著，交界处粘连，开放幅度受限，呈“漏斗状”或“鱼口状”。如累及腱索，则可见腱索增粗，缩短及融合。左心房血栓形成是最常见的并发症，多附着于左心房的顶部及侧壁，但左心耳血栓在经胸二维超声心动图上不易显示，必要时可行经食管超声检查（图 3-4-4）。

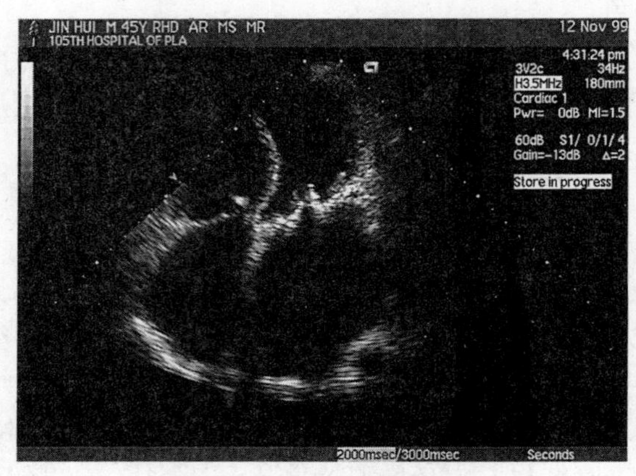

图 3-4-4 二尖瓣狭窄

2）M 型超声心动图：左心室波群显示二尖瓣前、后叶回声增强，粗糙，舒张期开放时 E 峰与 A 峰消失，EF 斜率减低，曲线呈“城垛样”改变；前后叶呈同向运动。如二尖瓣以关闭不全为主时，二尖瓣前叶的 EF 斜率虽然也减低，但 E 峰与 A 峰之间的斜率加速，似呈“滑雪样”改变。

3）彩色多普勒超声：二尖瓣狭窄患者，舒张期血流通过二尖瓣口时，呈高速射流，近二尖瓣口处可出现血流汇聚现象，经过二尖瓣口的血流色彩呈红五彩镶嵌色。

4）二尖瓣狭窄时瓣口面积的测量方法：①二维超声测量法：在显示出二尖瓣瓣尖水平的左心室短轴切面，采用面积法测量瓣口面积；② PHT 法（压差减半时间）：采用的公式为 MVA＝PHT/220，式中 PHT 为压差减半时间，测量时应以舒张中期的斜率为准。

正常二尖瓣口面积为 4～6cm^2；2.0～2.5cm^2 属最轻度狭窄；1.5～2.0cm^2 属轻度狭窄；1.0～1.5cm^2 属中度狭窄；＜1.0cm^2 属重度狭窄。

5）二尖瓣反流程度估测：①反流束面积法：轻度反流：反流束最大面积＜4cm^2；中度反流：反流束最大面积 4～8cm^2；重度反流：反流束最大面积＞8cm^2；②反流束面积与左房面积比值：轻度反流：两者比值＜20%；中度反流：20%～40%；重度反流：＞40%；③反流束长度：轻度反流：反流束最大长度＜15mm；中度反流：15～30mm；中重度反流：30～45mm；重度反流：反流束长度＞45mm。

（2）主动脉瓣狭窄及关闭不全

1）二维超声心动图：显示主动脉瓣三个瓣叶增厚钙化，交界处粘连，开放受限，关闭时出现缝隙。

2）M 型超声心动图：主动脉波群表现为收缩期主动脉瓣开放幅度减小，瓣叶距离主动脉前后壁较远，瓣叶的运动曲线回声增强。

3）彩色多普勒超声：主动脉瓣狭窄时，彩色多普勒显示收缩期主动脉瓣口呈蓝五彩镶嵌色的高速血流信号。主动脉瓣关闭不全时，舒张期左室流出道内可探及源于主动脉瓣的五彩镶嵌色反流性血流束。

4）主动脉瓣狭窄程度判断：见表 3-4-1。

表 3-4-1　主动脉瓣狭窄程度判断表

	轻度	中度	重度
瓣口面积（cm^2）	≥1.0	0.7～1.0	<0.7
平均压差（mmHg）	<20	20～50	≥50

（二）非风湿性瓣膜性心脏病

1. 二尖瓣脱垂　二尖瓣叶的一部分在收缩期向左心房移位，超过二尖瓣环水平即为二尖瓣脱垂。

（1）二维超声心动图：二尖瓣叶冗长累赘，脱入左房，并超过瓣环水平，左房扩大。

（2）M 型超声心动图：脱垂的瓣叶收缩期呈“吊床样”曲线。

（3）彩色多普勒超声：可显示具有特征性的偏心性二尖瓣反流，该反流束向脱垂瓣叶的对侧行走。

2. 腱索断裂　腱索断裂将导致二尖瓣反流，其严重程度与腱索断裂的部位、范围有关。

超声心动图表现：收缩期左房内出现断裂的腱索残端及瓣膜漂浮回声，舒张期消失。受损的二尖瓣叶呈“连枷样”运动，收缩期瓣尖指向左房，舒张期瓣叶返回左室，瓣尖指向室间隔。频谱多普勒可检出二尖瓣反流信号，彩色多普勒在左房内见收缩期蓝色为主、多彩镶嵌的反流束。

四、冠状动脉粥样硬化性心脏病

超声心动图表现

1. 二维超声心动图　节段性室壁运动异常是冠心病在超声心动图上的主要表现。缺血坏死的心肌节段出现局部运动减弱或消失，致使左室向心收缩不协调，呈“扭动感”，称为节段性室壁运动异常。心肌梗死时显示相应室壁节段性运动消失或明显减弱，室壁收缩期增厚率消失，心腔扩大，心室壁膨隆，心肌厚度变薄。正常心肌部分表现代偿性运动增强，收缩幅度增加。

2. M 型超声心动图　一般仅能检出由于心肌缺血而出现运动异常的部位，如局部心室壁的运动幅度减弱或矛盾运动，可初步提示心肌缺血的部位。

3. 多普勒超声　心肌缺血或梗死可以影响乳头肌功能，致使乳头肌的运动不协调，引起房室瓣关闭不全，尤其是二尖瓣，收缩期在左心房侧可探及源于二尖瓣的蓝色为主的五彩镶嵌反流束。

4. 左心功能减低　射血分数、左室短轴缩短率及室壁增厚率均减低，舒张功能亦减低，甚至早于收缩功能减低。

五、心包积液

心包积液可出现于整个心包，也可局限于心包的局部，少数可同时有心包积气。引起积液的原因不同，心包积液有漏出性，渗出性，脓性，乳糜性及血性等不同的性质。

（一）心包积液的超声表现

少量心包积液时无回声仅局限于左室后壁后方；中等量积液时无回声出现在左室后壁后方，左室前壁前方、左室侧方、心尖部及心房顶部；大量心包积液时，整个心脏周围包绕环形无回声，心脏悬浮其内出现明显摆动，甚至呈“蛙泳征”。

心脏周围的结缔组织或心包脂肪组织可形成类似于心包积液的表现，尤其是少量积液时在心脏前方出现无回声区，应注意区别。

（二）心包积液的半定量分析

超声对心包积液可做出半定量评估，根据积液的多少分为微量、少量、中量及大量。

微量：液性暗区宽度小于5mm，积液量为50～100ml。

少量：液性暗区宽度5～10mm，积液量为100～250ml。

中量：液性暗区宽度10～20mm，积液量为250～500ml。

大量：液性暗区宽度大于20mm，积液量大于500ml。

心脏压塞：如左室后方的液性暗区达到30mm，应诊断为心脏压塞；但心脏压塞并非均与心包积液总量有关，部分心脏压塞系心包内积液量短期内明显增加所致，其心包积液总量可以不多。

（童明辉　陈斌娟）

【参考文献】

1. 刘延玲，熊鉴然. 临床超声心动图学. 北京：科学技术出版社，2001.

2. 北京地区超声心动图协作组. 超声心动图规范化检测心脏功能与正常值. 北京：科学技术文献出版社，2005.

3. 中国医学科学院阜外心血管病医院心血管病研究所，卫生部心血管病防治中心. 国家级继续医学教育项目全国肺血管病诊治进展学习班教材. 北京，2007.

4. 中国医学科学院阜外心血管病医院，全国肺动脉高压防治协作组，卫生部心血管病防治研究中心. 全国肺动脉高压注册登记研究工作手册. 北京，2007.

第五章

小儿疾病

第一节　小儿常见肿瘤的超声诊断

一、肾母细胞瘤

（一）概述

肾母细胞瘤又称肾胚胎瘤，也称 Wilims 瘤，占小儿泌尿系恶性肿瘤的首位。发病年龄多为 1～5 岁，平均年龄 3.1 岁，男女无差别。多为单侧也可双侧同时发生，96.6% 发生于单侧。可合并有单侧肢体肥大、虹膜阙如、无睾症、尿道下裂等畸形。

腹部包块是本病的早期症状，肉眼血尿虽罕见，但可有镜下血尿，部分有腹痛，高血压，包块破裂则出现急腹症。

（二）超声表现

1．当瘤体位于肾内时，肾脏形态失常，肾内见边界清晰、形态规则、类圆形实性包块，可为均质高回声，与肝脾界限清晰（图 3-5-1）。肾内结构因瘤体出现破坏，瘤体的压迫使肾窦回声移位，或因肾盏受压出现肾内液区。当瘤体内出现出血、坏死时，声像图表现为低回声或液性暗区及囊状结构，也可见少量线状钙化。

2．当肾被膜被侵害有破坏时，肾轮廓线消失或缺损，边缘模糊不清，与周围失去界限。

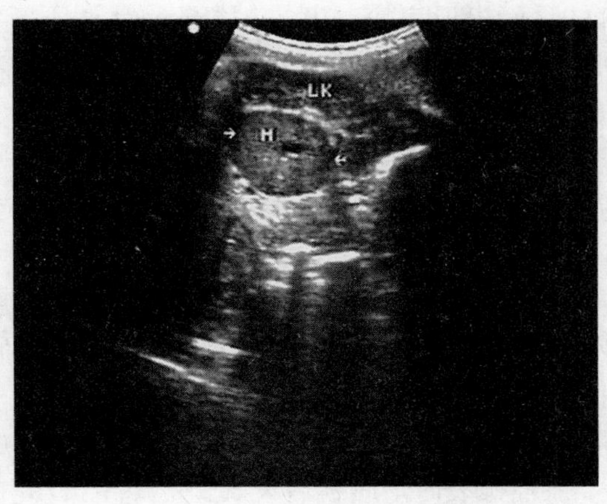

图 3-5-1　左肾肾母细胞瘤

3．肾内异常回声团多位于肾实质区，但瘤体较大时，肾内较大部分被瘤体占据甚至难以定位。大的肾肿瘤可使周围器官和血管因推挤移位或压迫变形，肿瘤对周围器官、血管、淋巴侵犯出现相应的声像图改变。肾静脉、下腔静脉可探及瘤栓。

4．彩色多普勒见瘤体内血流信号，呈高阻力动脉血流频谱，肿块周围血管受挤压绕行。

（三）鉴别诊断

肾母细胞瘤主要是与神经母细胞瘤、腹膜后畸胎瘤相鉴别（表 3-5-1）。

表 3-5-1 肾区常见肿物鉴别

	肾积水	畸胎病	肾母细胞瘤	神经母细胞瘤
病程	长，肿物可间歇出现，可有腹痛并发感染则发热，脓尿	长	短	短
肿物特点	光滑，囊性透光	光滑，部分囊性	光滑，实性中等硬，一般不超中线	坚硬，大结节状，多超越中线，较固定
常见转移部位		多为良性，恶性多转移至肺	肺	骨髓、肝、骨骼、眼眶，原发瘤可以很早转移
尿 VMA	-	-	-	+
静脉尿路造影	肾盂肾盏扩张或不显影	肾受压移位	肾内占位性病变或不显影	肾受压移位
超声	囊性无钙化	大部分是囊性，骨骼牙齿	实性，如有钙化位于肾外周	实质性，多为分散钙化点

二、神经母细胞瘤

（一）概述

神经母细胞瘤发生于交感神经节细胞，多数在肾上腺髓质内，其余在腹膜后或后纵隔脊柱旁交感神经链。除白血病及中枢神经系统肿瘤外，在小儿恶性肿瘤中占第三位。主要发生于婴幼儿，发病高峰在 2 岁以前，男孩多见。肿瘤发展迅速，早期就有转移，又是恶性肿瘤中最常见有退化趋向的肿瘤。

临床表现为贫血、低热、消瘦及体重下降。腹膜后神经母细胞瘤常为偶然发现的腹部无痛性包块，可因原发病转移而出现症状。患儿儿茶酚胺代谢不正常，血和尿 3- 甲氧基 -4 羟基杏仁酸（VMA）均增高，或出现高香草酸（HVA）增高或两者均增高。

（二）超声表现

1．发生于腹膜后肾旁间隙，大多数在肾上腺区内发现实性占位病变，其余则在椎旁交感神经链处。肿块的边界不清，神经母细胞瘤早期就突破包膜向外生长，故包膜多不完整，若浸润周围组织则界限轮廓模糊。

2．病变内部回声以不均分布的强回声为主，少数的肿瘤可表现为均匀的强回声，可相互融合。如伴有出血坏死时，可出现液性暗区，肿物呈不均质混合性回声，大的血肿有时表现为囊状，瘤体内分散强回声结构为钙化成分，部分后方伴声影。

3．如肿瘤来自肾上腺则肾被推下移；如来自交感神经链，则肾被推向外侧，出现肝肾或脾肾分离。肿瘤可侵犯肾，肿瘤破裂时沿腹膜后大血管迅速生长，超越中线，并包绕大血管。

4．彩色多普勒超声检查，肿瘤周边及内部有丰富的彩色血流信号，瘤内血管增粗增多，呈动脉频谱。有报道其动脉峰值血流速度为16～30cm/s，静脉流速为6～9cm/s。

（三）鉴别诊断

1．肾母细胞瘤的鉴别　神经母细胞瘤在肾外，肾母细胞瘤在肾内；肿瘤巨大难以辨认时，能否找到肾脏可作为认定神经母细胞瘤的重要依据；神经母细胞瘤随呼吸活动度小，内部以不均强回声为主，钙化灶分布于瘤体之中，大血管移位或被包绕；肾母细胞瘤的钙化多呈线粒状位于包膜，肿块一般不过中线。

2．神经节细胞瘤的鉴别　腹膜后的神经节细胞瘤位于脊柱两旁，生长缓慢的无痛性包块，位置固定，包膜完整光滑，无转移灶。

三、淋　巴　瘤

（一）概述

恶性淋巴瘤是起源于淋巴结或其他淋巴组织的恶性肿瘤，简称淋巴瘤，好发年龄为10～14岁，好发部位为颈部、腹部消化道、纵隔及周围淋巴结，以颈部最多。其主要特点是无痛性，进行性淋巴组织增生。

（二）超声表现

1．患病部位的淋巴结肿大，淋巴结为球形或椭圆形，L/S比例大多正常，长轴>短轴（图3-5-2），髓质的强回声变细甚至消失，淋巴结可相互融合。按其内回声分为四种类型：低回声型、强回声型、类无回声型、混合型。

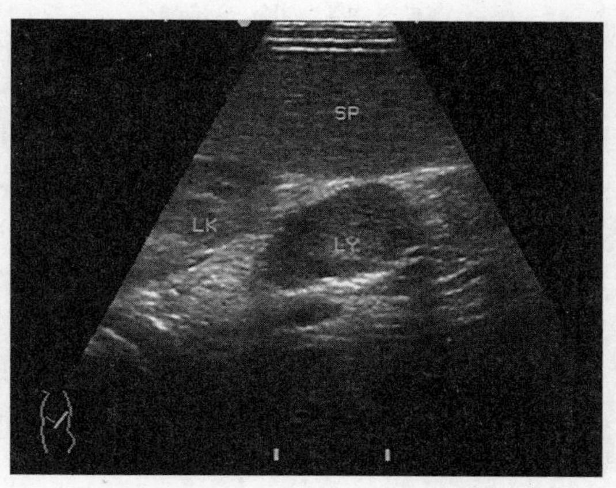

图3-5-2　脾门处淋巴结肿大

2．颈部恶性淋巴瘤可压迫及推移气管，或见肿瘤累及上腔静脉。纵隔恶性淋巴瘤可推移心脏。腹部的恶性淋巴瘤常可见右下腹淋巴结肿大，脾脏肿大，脾门附近多个淋巴结肿大或发生脾梗死声像图改变，大血管周围淋巴结肿大。

3．彩色多普勒超声表现为淋巴结内有丰富的血流信号，血管分布不规则，血管扭曲程度与恶性程度有一定关系，血管分布的走行越扭曲、越不规则，其恶性程度越大。频谱多普勒呈高速低阻，动脉血流的收缩期最大峰值流速为（21.73±10.3）cm/s，甚至更高，阻力指数小于0.7。

（三）鉴别诊断

1．淋巴结结核　有肺结核病史，亦可淋巴结原发感染，渗出型呈椭圆或分叶状低回声，亦可相互粘连成团，增殖型的有干酪坏死形成钙化灶，强回声后方伴声影。彩色多普勒表现淋巴结内多数无血流信号，周边血流包绕，频谱呈低速低阻。

2. 慢性淋巴结炎　正常小儿腹部大血管周围也可探及淋巴结，急性肠炎腹部可见多个肿大淋巴结，椭圆形、形态规则，多不融合，内部均匀低回声，抗感染治疗后缩小。

四、肝母细胞瘤

（一）概述

肝母细胞瘤是由胚胎性肝组织发生的恶性肿瘤，主要见于婴幼儿，发病高峰在 3 岁以前，男孩多于女孩，好发于肝右叶。

早期多无临床症状，逐渐出现贫血、消瘦、肝大、腹部包块，晚期出现黄疸、腹水、肝功能减退。

（二）超声表现

1. 肝脏增大，内回声不均，多于肝右叶可探及边缘界限欠清晰的局限性实质性回声团。早期一般呈类圆形，局限于一叶肝内，中晚期右叶包块可越过中线，呈分叶状或不规则状。可表现为等回声、低回声或不均质回声，肿瘤内出现坏死时，声像图显示其内不规则的无回声区，亦可见钙化灶的强回声伴声影。

2. 彩色多普勒超声表现为肿瘤周边和内部血流信号增加，血管走行不规则。肿瘤巨大产生压迫时，表现为相应血管变细、移位、狭窄，肝静脉内可出现瘤栓。

五、畸　胎　瘤

（一）概述

畸胎瘤是儿科三大常见肿瘤之一，发病率高，好发部位为身体中线及其旁结构，如腹膜后、纵隔、骶尾部、颈部、卵巢和睾丸。以骶尾部畸胎瘤多见，小儿发病为多，其中以新生儿与婴幼儿为最多，女性多于男性。

（二）超声表现

1. 骶尾部畸胎瘤　表现为尾骨后方明显突起，或骶骨前呈哑铃状。为圆形或椭圆形、分叶状或边缘不规则状，被膜光滑完整，混合性的内部结构为部分囊性及部分实性，囊性区内显示脂液分层现象，实质性为不均匀的强回声，多数病例中显示钙化结构，更多的钙化形状呈碎块状强回声伴声影。

当肿瘤为良性时，瘤体周围及内部见少量条棒状血流信号，当肿瘤组织恶变时，瘤体周围及内部见较丰富的血流信号，以动脉血流为主。

2. 腹膜后畸胎瘤　多位于腹膜后间隙的上部，脊柱旁一侧或原发于一侧向对侧延伸，跨越脊柱。肿块呈圆形、分叶状或不规则状，在肾上方、内侧或下方，亦可使肾移位。其被膜光滑完整，呈多房分隔，瘤内可见脂液分层，亦可见强回声后方伴声影，畸胎瘤虽有钙化，不能排除肿瘤已恶变。恶性者被膜不光整，肿瘤被膜外常出现转移性团状回声，可侵犯直肠及膀胱。

3. 卵巢畸胎瘤　肿物有清楚的边界、边缘、因被膜而有明确的轮廓线。肿物为囊性、实性及混合性结构。囊内因充液成分不同，有无回声（浆液、黏液），强回声（油脂）及脂液分层。实性的因成分不同可有中等回声团（如软组织）、强回声伴声影（如牙、骨、毛发）。成熟畸胎瘤与未成熟畸胎瘤在形态上的区别在于，前者囊性为主，后者实质性多见，彩色多普勒未成熟畸胎瘤内血流信号显示率明显高于成熟畸胎瘤。

4. 睾丸畸胎瘤 局限在一侧阴囊内，睾丸体积增大，被膜完整光滑，内部回声大部分为实性，亦可含部分囊性无回声区，瘤内可见强回声伴声影，病变累及部分或全部睾丸。

（三）鉴别诊断

1. 骶尾部畸胎瘤应与脊膜膨出、骶部隐性脊柱裂伴脂肪瘤鉴别 骶椎后弓一个或多个阙如，声像图可显示椎骨缺损，伴脊膜及脊神经膨出时显示该处为囊性无回声，内见强回声光带，挤压肿块见部分还纳至椎管内，缺损处见非均质强回声。

2. 腹膜后畸胎瘤与神经母细胞瘤鉴别 腹膜后神经母细胞瘤位于肾上腺区或交感神经链，肿瘤为实质性，内部以不均强回声为主，钙化散在分布于瘤体之中，大血管移位或被包绕。当出现坏死液化时见无回声区，无脂液分层现象。早期就发现远处转移。

六、淋巴管瘤

（一）概述

淋巴管瘤与血管瘤一样，也是脉管的先天发育畸形，属错构瘤范畴，好发于颈部、前胸和四肢，也可发生于纵隔、腹膜后及盆腔。分为单纯性淋巴管瘤、海绵状淋巴管瘤及囊状淋巴管瘤，小儿大网膜囊肿及肠系膜囊肿也属于此病。

（二）超声表现

1. 肿物处显示为多房或单房囊性占位病变，壁清晰，囊内液体为无回声。多房性囊肿结构可呈不规则排列，囊中可见分隔，多数囊腔断面成交错分布的管状结构。位于浅表部位的容易压缩变形。如合并感染或出血时，腔内可有散在的回声光点或光团，体位变化时有漂浮、移动。

2. 大网膜囊肿较肠系膜囊肿体积大，两者在声像图上没有明显的区别，呈圆形或椭圆形，囊壁薄，其内有分隔。

（三）鉴别诊断

1. 海绵状血管瘤 海绵状血管瘤与海绵状淋巴管瘤超声图像均有网格状或蜂窝状回声，海绵状血管瘤彩色多普勒见丰富的点状及短条状彩色血流信号，探头加压或减压动态观察，瘤内腔隙有明显可压缩性及复膨性，管状结构内有往返流动的彩色血流。

2. 囊性畸胎瘤 其也有光滑的被膜回声，但其压缩性不如淋巴管瘤。囊性畸胎瘤内有脂液分层现象，如瘤内发现部分实性，应考虑混合性畸胎瘤。

第二节 小儿腹部常见疾病的超声诊断

一、胆道闭锁

（一）概述

先天性胆道闭锁，我国的发病较西方为高，居世界之首，是新生儿期长时间梗阻性黄疸的最常见原因。以往多认为是先天性胆管发育异常，近年提出肝炎学说，认为与新生儿肝炎有关，是出生后不久出现的一种获得性疾病。病变可累及整个胆道，亦可仅累及肝内或肝外的部分胆管，其中以肝外胆道闭锁常见。发病率女性高于男性。

发病早，生理性黄疸不退，且进行性加重，大便呈陶土色、尿色深、肝脏增大，进一步发展致门静脉高压及脾大、腹水。

根据闭锁的部位不同，病理分六型：

Ⅰ型：肝管、胆囊、胆总管完全闭锁。

Ⅱ型：胆囊内含透明液体，其余胆管完全闭锁。

Ⅲ型：肝管闭锁，胆囊、胆囊管、胆总管与十二指肠相通。

Ⅳ型：肝外胆管正常，肝内胆管闭锁。

Ⅴ型：肝管及胆囊正常，胆总管闭锁。

Ⅵ型：肝管、胆囊、胆总管上段正常，胆总管下段闭锁。

（二）超声表现

根据闭锁的部位和病程超声表现不同。

1. 肝总管以上闭锁时，扫查不到正常的胆囊，仅在胆囊窝内见似胆囊样条索状高回声，中央无腔隙，肝门区未见胆总管回声，代之以与门静脉伴行的条索状高回声，闭锁近端见小的液性暗区。

2. 闭锁部位在胆总管以下时，闭锁远端胆管成条索状无管腔回声，闭锁近端见胆囊细小，壁厚，不光滑，胆汁透声差，部分胆总管可轻微扩张。

3. 闭锁位于胆总管下端时，闭锁以上的肝内外胆管扩张。

4. 肝大，回声增强，病程长者脾大、腹水、肝门区纤维条索增生，结构紊乱，肝内胆管壁随病程逐渐增厚，回声增强呈树枝状。

5. 彩色多普勒表现为肝动脉壁增厚，回声增强，血流速度加快，阻力指数增高。门静脉增宽，血流速度减慢。

（三）鉴别诊断

主要与新生儿肝炎鉴别，目前有学者认为本病为同一炎性病变的不同病理阶段，新生儿肝炎也可出现阻塞性黄疸的临床及声像图表现，但在增强的肝外胆管内可见无回声腔隙，肝肿大较轻，少有脾大，动态观察可见好转趋势。而胆道闭锁时阻塞性黄疸的临床及声像图表现为进行性加重，肝门部高回声团替代肝外胆管回声，胆囊较新生儿肝炎更小或根本无胆囊，肝明显肿大，脾大，追踪无改善。

二、先天性胆管扩张症

（一）概述

先天性胆管扩张症依据发生的部位不同，可分为三种：先天性胆总管囊状扩张症、先天性肝胆管囊状扩张症及复合型（两种同时存在）。由于胆管壁先天性薄弱所致，好发于胆总管的上部和中部。先天性肝胆管囊状扩张症可累及肝脏的叶或整个肝脏，扩张的胆管从肝实质向肝门部汇集，互相相通，内含胆汁，由于排泄不畅，可并发炎症、结石。先天性胆总管囊状扩张症以肿块、腹痛，黄疸为主要症状。

（二）超声表现

1. 肝外胆管囊状扩张症　在胆总管部位出现囊肿，多呈球形、椭圆形或纺锤形，囊壁清晰，较薄，囊腔呈液性无回声，内常有结石，可发现囊肿与近端肝管相通是最好的佐证。肝内胆管一般正常，胆囊往往被推移至腹前壁。

2. 肝内胆管囊状扩张症　囊肿沿左右肝管分布并与肝管相通，囊腔呈圆形或梭形透声暗区，亦可表现为节段性或较均匀的扩张，有时也可合并肝外胆管囊状扩张。

（三）鉴别诊断

胆总管囊肿需以肝门部的肝囊肿，网膜囊肿相鉴别，肝胆管囊状扩张需要与多囊肝，肝囊肿，多发肝脓肿鉴别。

三、先天性肥厚性幽门狭窄

（一）概述

先天性肥厚性幽门狭窄是由于幽门环行肌层肥厚、增生，使幽门管腔狭窄引起的不完全机械性梗阻。是新生儿常见病，占消化道畸形的第三位，多为第一胎足月正常婴儿，男孩发病多于女孩。

临床症状为出生后2～3天开始呕吐，进行性加重，常为喷射性，呕吐物不含胆汁，右上腹扪及橄榄形肿块为特有体征，早产儿幽门狭窄时呕吐多不典型，可为一般性呕吐。

（二）超声表现

1. 方法　于饮奶或饮水后，安静状态下取仰卧位和左侧卧位，先观察胃腔及贲门结构，然后右侧卧位，使胃内液充盈胃窦及幽门管，在腹中线偏右纵切，于右肾上极的前方，胆囊的下方可见幽门管横断面，旋转探头90°，显示幽门管长轴切面。

2. 诊断标准　正常小儿幽门肌管壁厚＜3mm，管长15mm。先天性肥厚性幽门狭窄时幽门肌厚≥4mm，幽门直径≥14mm，管长≥16mm。

3. 声像图表现　幽门管横断面表现为低回声均匀团块，为增厚的幽门肌层，其中央为强回声的管状结构，管腔狭小，内径＜2mm，偶可见气体通过。少数环行肌增厚不对称，或肌层厚度≥3mm，回声增强，局部肌壁蠕动消失。幽门及胃体扩张，壁增强，部分呈逆蠕动。

（三）鉴别诊断

1. 幽门痉挛　多为生后即出现呕吐，为间歇性，次数不定，程度轻无喷射状，超声示幽门管正常，管腔内见内容物通过。

2. 幽门前瓣膜　症状和体征同肥厚性幽门狭窄，超声胃腔扩大，幽门管壁正常厚度，管腔内容物移动受阻，X线造影为诊断依据。

3. 贲门痉挛　又称先天性巨食管症，超声表现饮水后食管扩张呈梭形，或烧瓶形，扩张下段食管呈鸟嘴或毛笔状狭窄变长，水通过受阻。

四、肠　套　叠

（一）概述

一部分肠管及肠系膜套进邻近的肠腔，引起梗阻症状者，称为肠套叠，为婴儿期最常见的急腹症，最高发病为4～10个月的婴儿，2岁以内发病率占80%，随年龄增加发病率减小，男性为女性的2～3倍，春季好发。

婴儿急性原发性肠套叠常见症状：阵发腹痛、呕吐、便血、腹内肿块。婴儿腹痛表现为哭闹不安，每次安静5～10分钟或数十分钟后又哭闹，发病3～12个小时开始便血，腹痛暂停时，腹部扪及腊肠样肿块。

（二）超声表现

1. 病变处可以探及肠套叠的特征性图像，声像图表现取决于探头声束与肠管套入轴的方向，可显示低回声团，短轴切面呈“靶环征”，斜切面呈假肾征；当套入阑尾、淋巴结等时，其中央为团状低回声，呈偏心性改变。

2. 间接征象 病变远端肠黏膜水肿，呈低回声，常合并肠梗阻的声像图表现，病变以上肠管有肠腔淤滞，腹腔有游离液体。

3. 彩色多普勒血流显示局部肠壁血流信号增加，缺血坏死时局部血流信号消失。

（三）鉴别诊断

1. 蛔虫性肠梗死 蛔虫团阻塞肠腔和肠扭转，当蛔虫在肠腔内聚集成团时阻塞肠腔形成梗阻，临床表现有阵发性腹痛，脐周围形成肿块并轻度活动。超声表现与肠套叠相似，肿块短轴切面呈圆形似靶环样回声团，肿块中央虫体呈粗大的强回声斑。

2. 肠重复畸形 多有消化道出血，肠套叠，肠梗阻，腹痛，呕吐，多被 X 线检出。超声探查腹腔长管状囊性肿块可作为本病诊断的重要依据。

（四）临床意义

超声不仅作为诊断肠套叠的方法，而且可在实时超声图像的监视下进行复位。可以预测流体静脉压灌肠复位术成功的可能性，若肠套叠的外层回声较低，内套肠管内有积液，彩色多普勒超声显示肠壁无血流信号，则提示肠壁缺血，复位的可能性较低。

五、小儿急性阑尾炎

（一）概述

急性阑尾炎是儿童期最常见的急腹症之一，患病率高，因小儿解剖、生理及智力发育上的特点，发病以学龄儿最常见。

儿童阑尾炎典型的临床表现有发热和脐周疼痛，随后疼痛局限在右下腹，伴有腹膜刺激征，右下腹可扪及压痛性包块。新生儿阑尾炎临床表现则为穿孔、腹膜炎或肠梗阻。2 岁以下的儿童，阑尾炎的腹痛很少局限化，手术前穿孔常见。

（二）超声表现

1. 小儿不同于成人，超声检查时大多能显示阑尾，阑尾呈蚯蚓或腊肠形肿胀，最大外径大于 6mm，阑尾壁厚大于 3mm，横断面呈双层环形，内层黏膜及外层浆膜为相对中强回声，黏膜下肌层为低回声。当黏膜溃疡、坏死时，内环回声中断或消失。

2. 化脓性阑尾炎阑尾腔增大，壁增厚且厚薄不均，其内可见脓液回声。坏疽性阑尾炎回声强弱不等，黏膜回声消失。肠石嵌顿于出口处时，阑尾末端增粗伴有腔内积液或积气。阑尾周围脓肿时表现为阑尾周围积液。

3. 新生儿阑尾炎超声检查时常表现为腹腔内炎性团块、腹腔内游离积液或肠梗阻。

4. 急性阑尾炎时，阑尾血流信号明显并增加，多普勒频谱显示阑尾管壁呈低阻搏动性频谱及连续静脉血流信号。坏疽性及慢性阑尾炎管壁无血流信号，周围组织血流信号明显增加，尤其对急性阑尾炎早期及外径 5～7mm 的阑尾炎，彩色血流有很大的诊断价值。

六、左肾静脉压迫综合征

（一）概述

左肾静脉压迫综合征也称胡桃夹现象或称胡桃夹综合征。指左肾静脉（LRV）汇入下腔静脉（IVC）的行程中，因走行于腹主动脉（AO）与肠系膜上动脉（SMA）之间受挤压而引起的一系列临床表现。本病多见于 6～13 岁的儿童，形体较瘦。表现无症状性直立蛋白尿，发作性或持续性血尿，血尿多在剧烈运动后或傍晚较明显。SMA 与 AO 夹角处脂肪和结缔组织增加或侧支循环建立，临床症状则缓解。

AO与SMA间的正常角度为45°～60°，当该角度变小时，LRV受挤压，静脉回流受阻引起肾静脉高压，LRV扩张，肾、输尿管静脉回流受阻，淤血的静脉系统与尿收集系统之间发生异常交通，或因肾盏穹隆部静脉窦壁变薄而破裂，导致非肾小球性血尿、直立性蛋白尿、腹痛和精索静脉曲张等。

（二）超声表现

1．方法步骤 空腹先检查双肾形态、结构无异常后，二维超声显示LRV通过AO与SMA间进入下腔静脉的图像，测量通过夹角前最宽内径、通过夹角处最窄内径，彩色多普勒检测扩张处和狭窄处血流速度。检查后，嘱患儿站立位或脊柱后伸位15～20分钟，再重复上述检查并测量。

2．诊断标准 仰卧时，左肾静脉狭窄的近端扩张，局部内径比狭窄部位内径宽3倍以上，脊柱后伸位15～20分钟后，左肾静脉受压明显，其扩张部内径与狭窄部位内径比增加，并达5倍以上，俯卧位15分钟后扩张减轻或消失。

3．彩色多普勒检测狭窄部血流信号变细，甚至消失，多普勒检测扩张部血流速度大于狭窄部，脊柱后伸15分钟后更加明显。

（胥 萍）

【参考文献】

1．贾立群，王晓曼．小儿肾母细胞瘤的超声表现．实用儿科临床杂志，2005，20（7）：661-663.

2．牛司华，李吉昌，徐卓东，等．超声与CT对肾母细胞瘤诊断价值．医学影像学杂志，2005，15（11）：971-973.

3．夏焙，吴瑛．小儿超声诊断学．北京：人民卫生出版社，2001.

4．黄国英，林其珊，钱蕾英．小儿临床超声诊断学．上海：上海科学技术出版社，2006.

5．王晓曼，贾立群．小儿神经母细胞瘤特殊Ⅳ期的超声诊断价值及特征．放射学实践，2006，21（8）：849-851.

6．刘文英，唐耘馒，胡廷泽，等．胎儿、新生儿和小婴儿肠套叠．中华小儿外科杂志，2002，23：65-66.

7．Mehta SV，im-Dunham JE. Ultrasonographic appearance of pediatric abdominal neuroblastoma with inferior vena cava extension. Ultrasound Med，2003，22（10）：1091-1095.

8．Kayama A，Futani H，Kyo F，et al. Usefulness of ultrasonography for early recurrent myositis ossificans. Orthop Sci，2003，8（2）：239-242.

第六章

浅 表 器 官

第一节 甲状腺病变超声诊断

一、甲状腺功能亢进

1. 甲状腺呈弥漫性、均匀性、对称性增大，增大可达 2～3 倍。峡部增大明显，可大于 1.0cm（正常为 0.4cm）。

2. 内部回声正常或稍强，光点增粗，呈密集点状分布。

3. 彩色多普勒见腺体内血流显著增多、增粗，并有搏动性彩色血流，呈现五彩缤纷，称“火海征”。甲状腺上动脉内径可增宽，常 > 0.2cm，Vmax 70～90cm/s，RI > 0.50。

4. 治疗后，甲状腺内血流减少，恢复正常表示病情好转。

二、单纯性甲状腺肿

1. 甲状腺弥漫性、对称性或不对称性增大，达正常的 3～10 倍，轮廓清晰，表面光滑，无结节状突起。甲状腺肿大明显时，可压迫气管和颈部血管。

2. 内部回声分布欠均匀或不均匀，早期可类似正常，病变发展时由于甲状腺内滤泡扩张，内充满胶质，表现为弥漫性的液性暗区。

3. 甲状腺肿病程长时，可形成腺瘤或囊肿。

三、甲 状 腺 炎

甲状腺炎有急性、亚急性（肉芽肿性）和慢性（淋巴性和硬化性）三种。其病因、病理及临床表现各不相同。

（一）急性化脓性甲状腺炎声像图特点

甲状腺肿大，边界模糊，欠清，内部回声明显减低，分布不均匀。压痛明显为其特点，脓肿形成则为无回声。

（二）亚急性甲状腺炎声像图特点

甲状腺对称性增大，疼痛明显，有压痛。腺体内为均质低回声区，低回声区大小及位置易变。甲状腺边界欠清，模糊，后壁回声增强。如病变仅局限于单侧，即单侧甲状腺肿大，常可见小结节状回声。CDFI 显示血流信号增多，呈点状或散在分布，无特异性。

（三）慢性淋巴细胞性甲状腺炎声像图特点

1. 甲状腺呈弥漫性、中度增大，前后径及峡部增厚明显。

2. 早期回声弥漫性减低，后期呈分隔或网格状，为腺体内纤维组织增生所致。

3. CDFI 亦可显示明显丰富血流似“火海征”，但血管内径扩张达 5～10mm，流速增加低于甲亢。

四、结节性甲状腺肿

1. 甲状腺呈不同程度增大，表面高低不平，其内有多个大小不等的结节，回声多为中等偏强回声，亦可为低回声，结节内可见强光斑及液性暗区，有的呈低回声，有的呈蜂窝状，有的呈多房性，变化较多，可增大，也可缩小。

2. 后期结节布满甲状腺，而不显示正常甲状腺组织，结节之间可见散在的点状或带状回声。

3. CDFI 常有多种表现：①结节内部和周围甲状腺组织血流稀少，类似正常甲状腺，有时结节内血流略有增加，常为静脉性多普勒频谱；②结节内血流明显增多，呈点状或线状血流，分布走向不规则，结节周围常有环形线状血流，主要呈静脉性多普勒频谱，也可有动脉性频谱；③多个结节时，在结节周围呈点状或线状血流，并在结节间穿越或绕行；④甲状腺上动脉有时可稍增宽；⑤有囊性变或出血时，内部无血流显示，周围可有环形线状血流。

五、甲状腺腺瘤

1. 瘤体位于甲状腺组织内，呈圆形或椭圆形，多为单发。

2. 内部回声可为低回声、等回声或略强回声，低回声多为滤泡性腺瘤，略强回声多为乳头状腺瘤。肿块边界整齐光滑，境界清楚，有包膜，其周边可出现“晕环征”。

3. 肿瘤较大时，可以囊性变。

4. 瘤体较大，气管向健侧移位。

5. CDFI 显示无病变甲状腺血流多无异常，病变周边处可见环状血流包绕，并有小分支进入病灶内。

六、甲 状 腺 癌

1. 癌瘤边界不规整，呈锯齿状或蟹足状，轮廓不整齐、境界不甚清楚。

2. 内部呈不均质低回声。

3. 癌瘤内可出现点状或簇状钙化，伴声影。

4. 病变内部有出血坏死时，可呈现多个散在的、大小不一的无回声区，囊性变时常液化不全。

5. CDFI 显示病变周边新生血流明显增多、增粗，走行方向不一，粗细不一；病变内部血流较为丰富，血流分布、走向均不规则，多呈动脉性频谱，流速明显增高，阻力指数较低，少数亦可增高。常可见动 - 静脉瘘现象。

6. 可见癌肿侵犯小血管，小血管内可形成癌栓。

7. 如有淋巴结转移，则可在颈部或气管旁探及增大淋巴结，内部大多血流丰富，并有高速动脉频谱。

8. 癌瘤侵犯喉返神经，可引起声带麻痹。

第二节 乳腺疾病超声诊断

一、乳腺正常声像图

正常成年女性乳腺声像图由浅至深依次为：皮肤呈一增强回声带，厚 2～3mm；皮下脂肪呈低回声，散在分布，境界不十分清楚；乳腺腺体厚 1.0～1.5cm，由腺叶、小叶及腺泡组成（包含脂肪和导管），腺体层呈中强回声带夹杂中低回声，排列整齐，层次结构清晰。腺体与皮肤连接处有一三角形韧带称库柏韧带。再往深层有胸大肌、肋骨及肋间肌，肋骨在横切时呈椭圆形衰减暗区，后方有声影。乳腺的大小差异很大，应注意以下三点：正常妇女的生理状态；检查时应与对侧乳房比较；乳房有无填充硅胶。

二、病理声像图

（一）乳腺炎声像图特点

1. 患侧乳腺腺体层明显增厚，肿块边缘局部增厚、界限不清，回声增强。局部有压痛。

2. 乳腺导管尤其是乳晕区主导管不同程度的扩张，扩张的导管内可见实性回声，为乳汁潴留的沉积物。

3. 形成脓肿时表现为腺体层内的不规则无回声区，内有沉积物回声，边界增厚，内壁凹凸不平。脓肿液化不全时，内部可见不均质回声团。

4. 急性乳腺炎的彩色多普勒表现无特异性。多数乳腺腺体内的血流信号轻度增加，形成脓肿时脓肿壁上可探及低速低阻的血流，与其他乳腺良性疾病的阻力指数相似，而低于乳腺恶性肿瘤的血管阻力，后者阻力指数一般较高。

（二）乳腺增生症声像图特点

乳腺增生症的超声表现分为三型：小叶增生型、纤维腺病型、纤维化型。

1. 纤维腺病型　此型最常见，表现为增生的小叶及腺泡形成的低回声区被增生的结缔组织形成的中强回声带分隔，呈蜂窝状结构，CDFI 显示腺体血流信号可正常或增加。

2. 小叶增生型　表现为乳腺腺体层增厚，回声减低，内部可见多个大小不等条索状或圆形低回声区，边界不清，可互相融合，乳腺导管可伴有扩张，CDFI 显示腺体血流信号正常或增加。

3. 纤维化型　此型常见于 40 岁以上的妇女，病程较长，表现为腺体层不厚，但回声增强，结构致密，无明显结节，CDFI 显示腺体血流信号减少。

（三）乳腺纤维瘤

乳腺纤维瘤是发生于乳腺小叶内纤维组织腺上皮的混合性瘤，常伴有乳腺增生性病变，可发生于各年龄阶段，尤以 20～40 岁女性最为常见。

1. 病灶形态规整，多为椭圆形，长轴与乳腺腺体平面方向平行，纵横比值小于 1。

2. 病灶多为低回声，回声均匀，边界清晰，多有完整包膜，部分包膜回声较强时，可有典型的侧方声影。

3. 发生囊性变时，内部可以出现液性暗区。

4. 病灶与皮肤及周围组织无粘连，探头加压时可有一定程度的压缩（前后径减小）（图 3-6-1）。

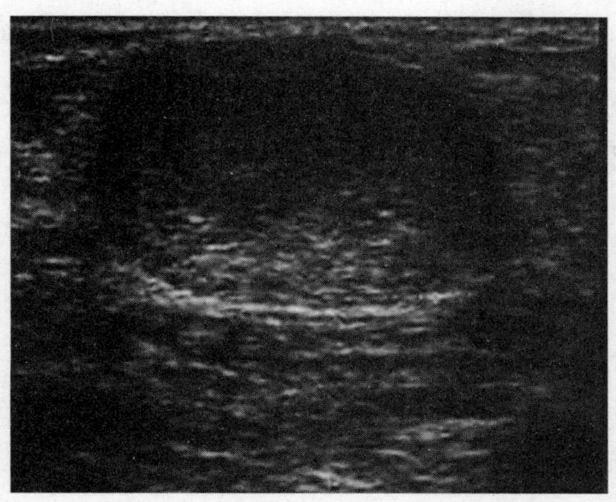

图 3-6-1 乳腺纤维瘤

（四）乳腺癌

根据乳腺癌的病理及组织学特性，分为：①乳头状导管癌：癌块常位于导管内，多为实性不均质低回声，外形不规则，边界不清，后方回声衰减，肿块里常常见到微钙化。②髓样癌：肿瘤多位于乳房的深部，体积一般较大，直径可达4～6cm，质地较软，圆球形，与周围组织界限清楚，内部呈等回声或部分无回声区，后方回声一般不衰减。后期可与皮肤粘连，早期易发生转移。③硬癌：癌块体积较小，质地坚硬，边界凹凸不平，境界不清，内部及后部回声明显衰减，恶性程度高，易早期发生转移。

1. 癌瘤边界不整，凹凸不平，无包膜，呈锯齿状或者蟹足状，向周围组织浸润，界限往往不清。

2. 内部多呈低回声，分布不均匀，少数呈等回声或者强回声。

3. 后方回声减低甚至消失。

4. 癌瘤中心有液性暗区或者坏死时，可见不均质回声或者无回声。

5. 癌瘤内的针尖样钙化被普遍认为是乳腺恶性肿瘤的特征，是由于恶性肿瘤影响局部钙磷代谢而形成。

6. 多数乳腺癌癌灶内可探及血流信号，血流信号的存在和多少似与病灶的大小无关。RI大于等于0.70具有一定的意义（图3-6-2）。

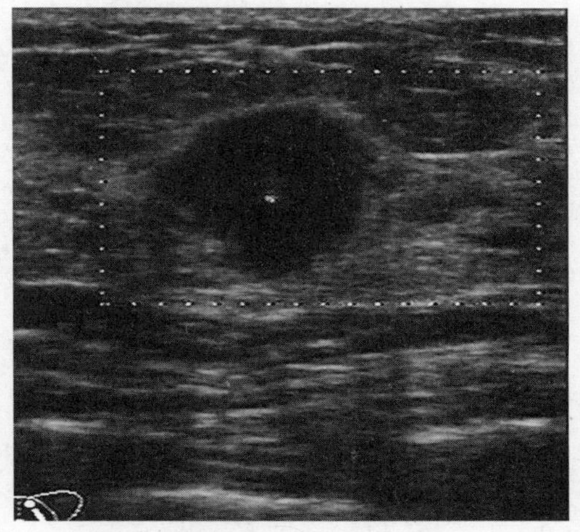

图 3-6-2 乳腺癌

（鲁虹霞）

【参考文献】

1. Yang WT, Metreweli C, Lam P, et al. Benign and malignant breast masses and axillary nodes: Evaluation with Color Power Doppler Ultrasound. Radiology, 2001, 220: 795-802.

2. Reinikainen H, Rissanen T, Paivansalo M, et al. B-mode, power Doppler and contrastenhanced power Doppler ultrasonography in the diagnosis of breast tumors. Acta Radiol, 2001, 42: 106-113.

3. Rizzatto G. Towards a more sophisticated use of breast ultrasound. Eur Radiol，2011，11：2425-2435.

4. 周永昌，郭万学. 超声医学. 第3版. 北京：科学技术文献出版社，1999.

5. 史景泉，陈意生. 现代外科病理. 北京：人民军医出版社，1998.

第四篇　心电图检查

第一章

心电图与临床

第一节　心电图概念及临床应用

一、心电图概念

心电学是心脏病学的一个分支，其主要研究心脏的电活动。经典的12导联心电图通过体表12个位置的探查电极记录心脏的电活动。心脏在机械收缩之前，首先发生电激动。在激动过程中产生的微小生物电流即心电，可经组织传导至身体表面各个部位。通过专用仪器和导联从身体表面的特定部位将一系列心电输入、放大并记录成连续的波状曲线即为心电图。心电图结合临床给予恰当的解释，为临床心电图。心电图主要是反映了心脏的电活动。

二、临 床 应 用

直到20世纪70年代中期，心脏病专家的临床诊断主要依靠：①临床病史；②体格检查；③胸片；④心电图；⑤其他实验室检查。此即Hawey WP提出的心血管病诊断的五指法则。

心电图历经一个多世纪的临床应用，至今经久不衰，仍是临床最主要、最有效的诊断技术与检查方法，是评价多种心血管疾病非常有效的非侵入性检查，除此尚无任何一项其他检查可与之相比。在遗传性心律失常的研究与诊治时代，心电图特别有助于检测基因相关的特异波形变化，从而提高临床诊断的准确性，有助于基因突变的筛查。在科技如此突飞猛进的时代，古老的心电学技术并没有过时。相反，心电图仍是心脏病最基本、最重要的诊断工具。至今仍是临床上常用的、简洁的、无创的心脏电生理检查方法之一，广泛应用于各级医院。

当今，心电图学已衍生出多种检测技术帮助心血管疾病的诊断和危险分层。由传统12导联心电图衍生的检查方法包括：

（1）改良的心电图。

（2）食管导联心电图。

（3）心电向量图（VCG）。

（4）心电图运动负荷试验。

（5）心肺代谢运动试验（CMET）或运动代谢试验。

（6）动态心电图或长程心电图记录。

（7）心电事件记录器（植入式 Holter）。

（8）晚电位：信号平均心电图（SAECG）或高分辨率心电图。

（9）心率变异性分析或 24 小时心率变异。

（10）微伏 T 波电交替（TWA）。

（11）TP-TE 间期（Tpeak-Tend 间期）。

（12）心率振荡（HRT）。

（13）心率减速力检测（DC 检测）。

（14）体表等电位图（BSPM）。

（15）希氏束电图等。

第二节　心电学领域进展

快速、准确地诊断急性心肌梗死并予及时治疗对预后至关重要。近年来，介入治疗的迅速发展使冠心病领域十分活跃，尤其是心肌坏死生化标记物检测的敏感，使临床诊断不足 1g 的心肌微梗死成为现实。心电图诊断也出现新的变化，在急性冠脉综合征的新概念中，将急性心肌梗死分为 ST 段抬高型和非 ST 段抬高型心肌梗死的分型。更有利于早期心肌梗死的干预治疗，以缩小梗死面积，降低死亡率。同时，随着冠心病介入技术的进展，对于梗死区对应心电图导联于闭塞冠脉之间的对应关系也有了更深刻的认识，使心电图对梗死相关血管的定位诊断价值得到大幅度的提高与进展。

对于室性心律失常或与此相关猝死的预测，除了传统的 Lown 分级、运动试验诱发、心室晚电位、心脏电生理检查等。近年来，长 Q-T 综合征、短 Q-T 综合征、T 波电交替、T 波形态双峰、J 波综合征、Brugada 综合征、婴儿猝死综合征、家族性病窦综合征、家族性房室阻滞、家族性房颤、预激综合征、心率振荡现象等心电图表现，是体表心电图预测恶性室性心律失常的新方法和新指标。另外，对于早期复极综合征也是新的认识，即包括正常变异外，少数早期复极变异与某些心脏疾患有关，诸如恶性室性心律失常及猝死、变异型 Brugada 综合征等。1745 年意大利学者拉内尔西克（Lanelsic）曾断言：“心脏疾病可由父母打上深深的烙印并传给下一代。”遗传性心律失常就是这种具有明显家族聚集性的遗传性疾病。特征为基因突变导致细胞膜离子通道的结构或功能异常，从而引发心脏电活动异常，多数不伴有心脏结构异常。主要包括：①长 QT 综合征；②Brugada 综合征；③儿茶酚胺敏感性多形性室速；④短 QT 综合征；⑤婴儿猝死综合征；⑥家族性病窦综合征；⑦家族性房室阻滞；⑧家族性房颤；⑨预激综合征等。

（刘尚武）

【参考文献】

1. 张莉. 21 世纪心电图在临床与科研中的作用. 临床心电学杂志，2008，17（6）：405.

第二章

心肌梗死心电图表现

第一节 急性心肌梗死演变特征和特殊类型心肌梗死特征

一、急性心肌梗死演变特征

（一）心电图表现

1．超急性期 ① R 波为主的导联的 ST 段呈凹面向上型抬高，形似马鞍状，在 rS 型导联 ST 段抬高始终呈凸面向上型；② T 波直立形态高大与抬高 ST 段融合；③无病理性 Q 波；④急性损伤阻滞；⑤持续时间常几小时（图 4-2-1）。

2．急性期 ①出现病理性 Q 波；② ST 段呈凸面向上型抬高；③ T 波呈正负双相，逐渐演变对称性倒置（图 4-2-2）。

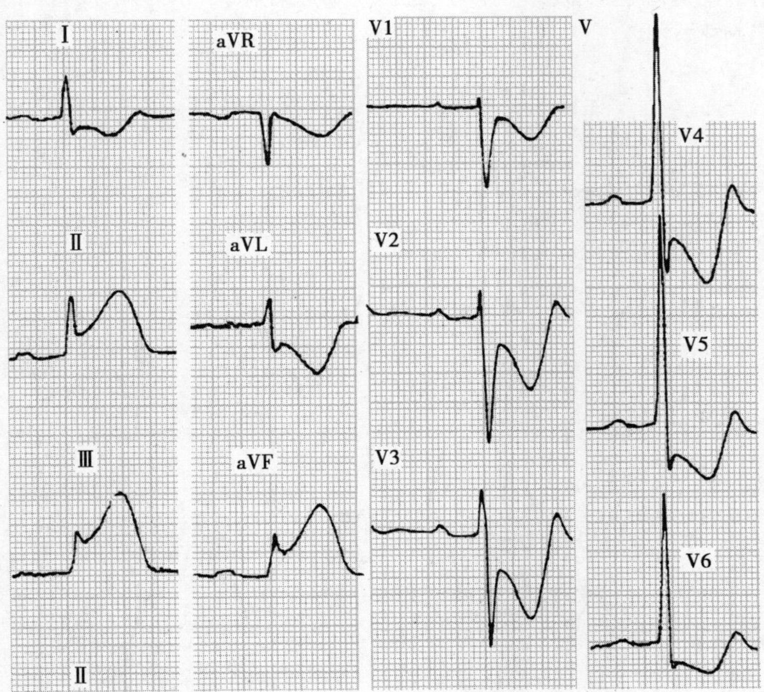

图 4-2-1 超急性期下壁心肌梗死

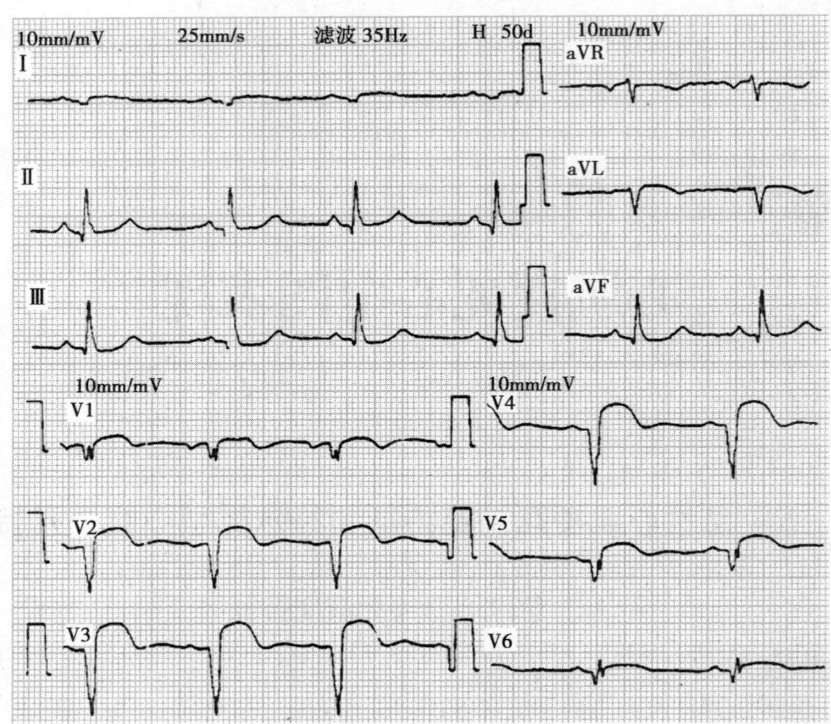

图 4-2-2 急性广泛前壁心肌梗死

3．近期 ①病理性 Q 波；② ST 段抬高下降或回复至近似正常水平；③ T 波倒置由深变浅趋于稳定；④急性期 3～4 周后（图 4-2-3）。

4．陈旧期 ①病理性 Q 波；② ST 段近似正常或轻微抬高；③ T 波直立或倒置；④急性期 3～4 个月后（图 4-2-4）。

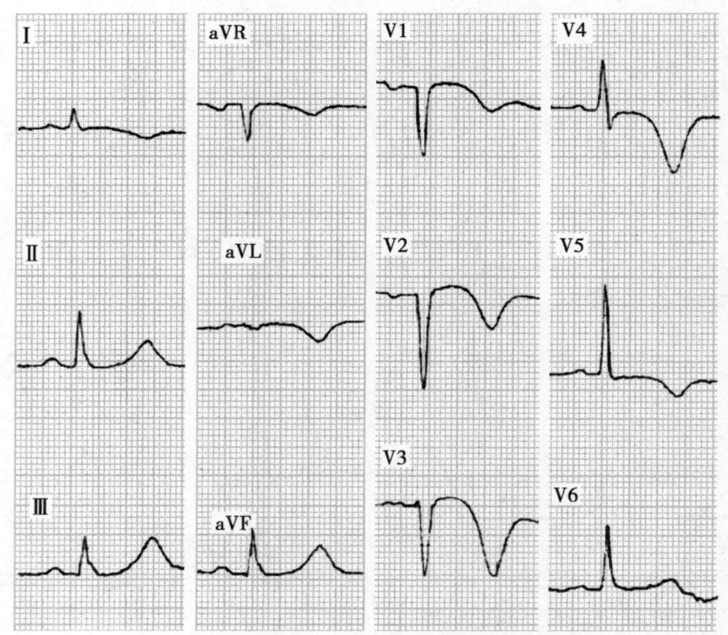

图 4-2-3 近期前间壁心肌梗死

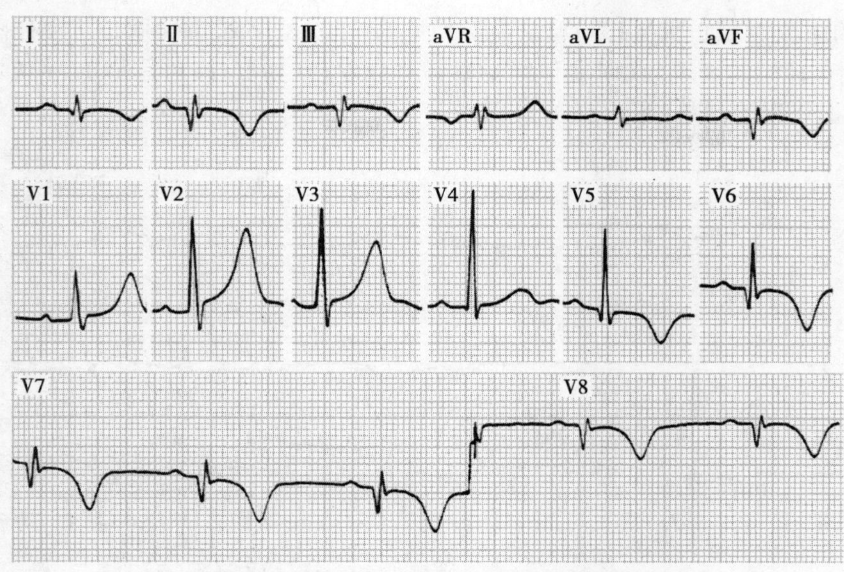

图 4-2-4　陈旧性下壁、侧壁及正后壁心肌梗死

5．心室壁瘤　①急性期梗死部位 ST 段及 T 波改变持续不恢复；② ST 段损伤型持续抬高 > 0.2mV，持续 2 个月以上。

（二）诊断中需注意的问题

1．超急性期心肌梗死亦称早期心肌梗死（发病后 1～3 小时）。超急性期 ST 段抬高可呈多种形态改变。ST 段抬高的同时，其对应导联或其他部位导联可出现明显的 ST 段压低，此时诊断线索及重点要以 ST 段抬高部位为主。超急性期 ST 段抬高与变异型心绞痛发作时相似，还需与早复极综合征、急性心包炎、迷走神经张力增高等原因鉴别（图 4-2-5）。

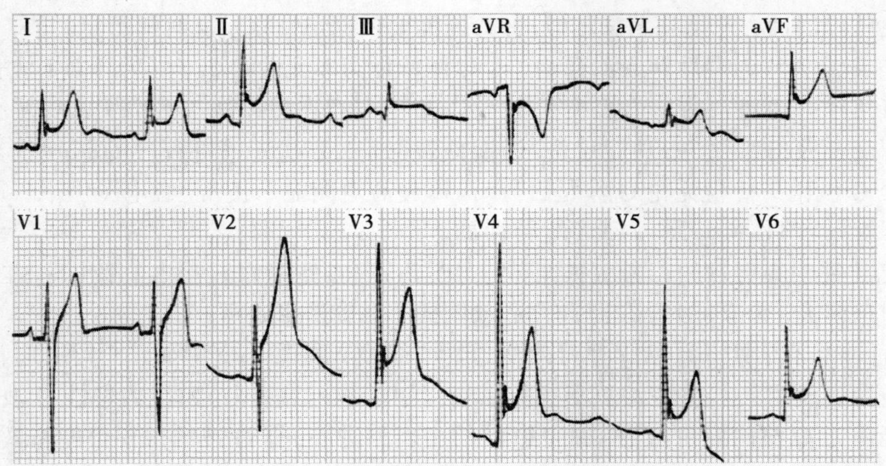

图 4-2-5　早期复极综合征

急性损伤阻滞表现 R 波增高，QRS 波时限延长，但需与发病前心电图对照方能显示。超急性期心电图改变在进入急性期之前部分病例心电图可趋于正常，但时间较短（数小时），动态观察则可避免漏诊。超急性期虽持续时间较短，但均为高危患者且充满危机，故早期诊断对临床干预术（介入及静脉、动脉内溶栓）对改善远期及预后有重要意义。

典型的超急性期心肌梗死图形是显而易见的，部分患者超急性期心肌梗死图形（特别是下壁）仅有轻微的表现，此时要仔细观察其对应导联（如Ⅰ、特别是 aVL 导联）的相应改变，以免作出错误的判断（图 4-2-6）。

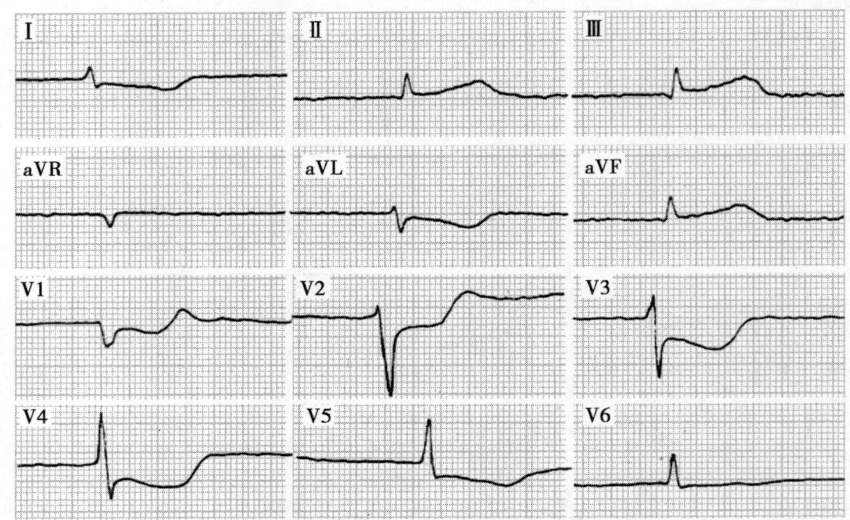

图 4-2-6　不典型的超急性期心肌梗死图形，注意 ST 段在Ⅱ、Ⅲ、aVF 导联轻微抬高，但在Ⅰ、aVL 导联，ST 段出现明显的对应性压低，提示为早期下壁心肌梗死

2．急性期亦称充分显示期，意为坏死型 Q 波、损伤型 ST 抬高及缺血型 T 波倒置特征并存，是继之趋急性期的演变过程的开始。此期梗死部位 T 波呈正负双向，实际上为 ST 段凸面向上抬高，此为酷似 T 波双向，随后 ST 段逐渐恢复，T 波由终末倒置转为整体倒置。

3．近期心肌梗死亦称亚急性期，其心电图特征主要为坏死型 Q 波及缺血型 T 波倒置。此期与某些陈旧性心肌梗死图形相似，故诊断需要依据急性期发病时间而定。

4．陈旧期亦称为慢性期或愈合期。心电图特征为坏死性 Q 波、梗死部位 T 波直立。但部分患者可伴有 T 波倒置。心肌梗死 12 个月以上仍存在持续性 T 波倒置常提示存在透壁性的心肌坏死及纤维化，心功能较差，远期预后也差。部分患者坏死性 Q 波可恢复至正常范围甚至 Q 波消失。但无论 Q 波是否异常，即使心电图显示正常，心电图仍报告原部位心肌梗死，这一点与临床一致，即诊断是终生的。

5．心电图对室壁瘤的诊断敏感性和特异性均不高，室壁瘤患者并非都出现 ST 段抬高，临床以前壁多见，其诊断主要依据超声心动图或心血管造影确定。

6．同时由于早期介入治疗亦可改变急性心肌梗死图形演变特征。一般心肌再灌注有效的心电图表现为：对 QRS 波群形态的影响：①仅有少数病例不出现病理性 Q 波，多数病例仍不能阻止 Q 波的发生，但能加速 Q 波的出现和进展；② Q 波的振幅可能减低，出现导联数目减少；③ QRS 波群的 R 波消失的范围小，形成 QS 型的几率下降，或消失的 R 波可以再现；④有效的心肌再灌注 2～6 个月后，原有病理性 Q 波消失的比例升高。对 ST 段的影响：①再灌注治疗开始后 2 小时内或相隔 30 分钟，ST 段抬高的幅度回降≥50%；②再灌注治疗后 ST 段回降＞2mm，或再灌注治疗 3 小时内，ST 段抬高的幅度回降＞25% 都属于 ST 段迅速回降。对少数患者，及时有效的再灌注治疗后，ST 段无变化或再抬高，属于再灌注性损伤。对 T 波的影响：①高大直立的 T 波幅度明显降低；②在 ST 段抬高导联的 T 波较快

(12～24 小时)出现倒置；③ T 波倒置的演变过程较快。心肌再灌注治疗后，各波的反应时间段明显不同。再灌注的初期(1.5 小时左右)，主要观察 ST 段抬高是否回降，而在随后的 12～24 小时则主要观察 T 波的变化(图 4-2-7)。

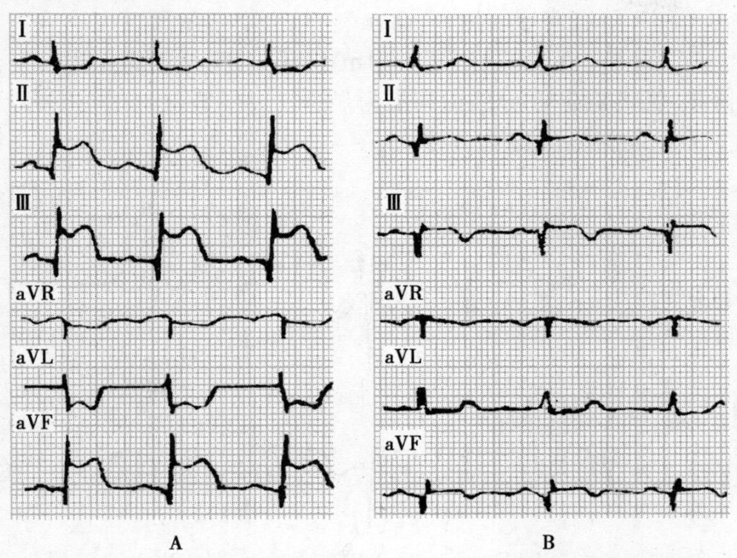

图 4-2-7　心肌再灌注心电胸痛 4 小时，冠脉造影为右冠中断闭塞

A：入院时心电图Ⅱ、Ⅲ、aVF 导联 ST 段抬高；B：急诊 PCI 术开通右冠后 3 小时，ST 段迅速下降，T 波开始倒置

7. 在急性心肌梗死诊断中，也要注意 aVR 导联的作用。在下壁 / 后壁急性心肌梗死中，有 V_5、V_6 导联 ST 段抬高，并有 V_1～V_3 导联和 aVL 导联 ST 段压低，如 aVR 导联 ST 段明显压低，提示其有更大范围的心肌缺血；若有 V_3R～V_5R 导联 ST 段抬高，则肯定伴有 aVR 导联 ST 段压低，表明是右冠状动脉阻塞。近年研究发现，当 V_4～V_6 导联和Ⅱ、Ⅲ、aVF 导联 ST 段压低，而 aVR 导联 ST 段抬高 >V_1 导联 ST 段抬高，高度提示左主干及左前降支有严重病变(图 4-2-8)。

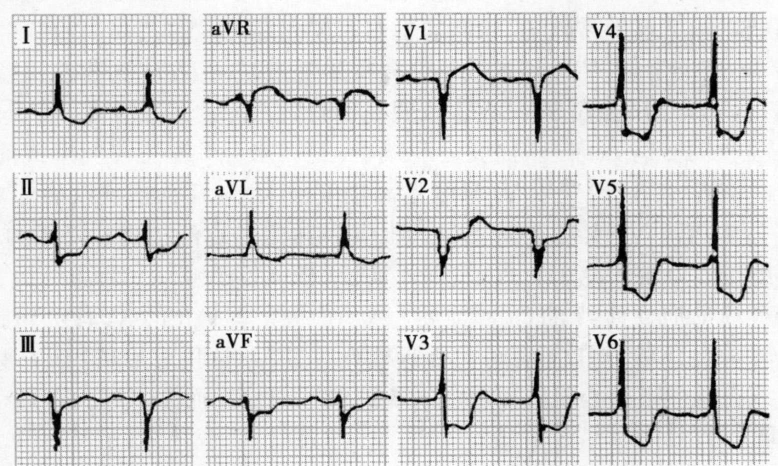

图 4-2-8　急性心肌梗死 aVR 导联的表现

aVR 导联 ST 段抬高 >V_1 导联 ST 段抬高，V_4～V_6 导联和Ⅰ、Ⅱ、aVF 导联 ST 段压低、冠脉造影显示左主干次全闭塞

二、右室梗死

（一）心电图表现

1．ST 段 V_3R～V_6R 等右胸导联抬高≥0.1mV，且有动态演变过程。

2．ST 段 V_1～V_4 或 V_1～V_6 导联抬高 $>$0.1mV，其中 ST 段抬高振幅自 V_1 导联开始至 V_4 或 V_6 导联逐渐降低，或 ST 段 V_1 导联抬高最为显著。

3．ST 段Ⅲ导联抬高振幅 $>$ST 段Ⅱ导联（图 4-2-9）。

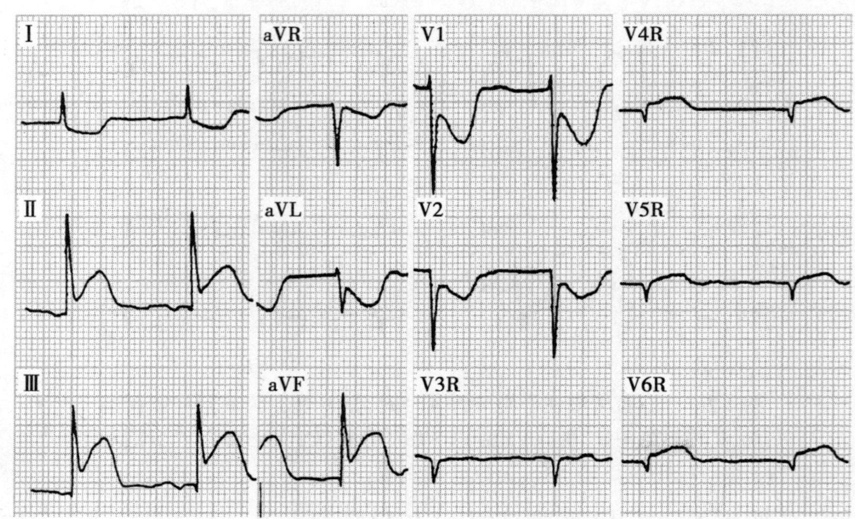

图 4-2-9 早期下壁心肌梗死并右室梗死

V_4R～V_6R 导联 ST 段抬高≥0.10mV

（二）有关诊断需注意的问题

1．单纯的右室梗死少见，大多数情况并发于左室心肌梗死，尤其在左室下壁及后壁心肌梗死时发生率最高，其他部位合并右室梗死相对少见。因此，在急性下壁及后壁心肌梗死时，左胸导联 ST 段上述异常改变，诊断急性右室梗死是可靠的。

2．右胸导联 ST 段抬高 V_4R 导联敏感性和特异性最高，但在大面积左室梗死合并广泛右室梗死时，$ST_{V5R、V6R}$ 抬高，而 $ST_{V3R、V4R}$ 改变则不明显。

3．急性右室梗死 $ST_{V1\sim V6}$ 导联幅度逐渐减小，是在未合并左室前间壁或前壁心肌梗死情况下的规律。前者 ST 段改变以 V_1 导联抬高幅度最大，随后依次逐渐降低，通常无异常 Q 波；后者 ST 段自 V_1～V_4 或 V_1～V_6 导联其抬高的幅度是逐渐抬高和降低的。通常是 ST 段 V_3、V_4 导联抬高最为显著，V_1 导联改变最不明显（图 4-2-10）。

4．急性前间壁心肌梗死其 $ST_{V1\sim V3}$ 抬高，邻近右胸导联 V_3R 的 ST 段亦可抬高，对诊断右室梗死缺乏可靠性。除非左室前间壁心肌梗死时 ST_{V1} 导联无抬高，而右胸导联 ST 段抬高 $>$0.1mv，或在急性下壁心肌梗死时，V_1 导联 ST 段抬高，而 V_2 导联 ST 段下移，为右室梗死的重要表现（图 4-2-10）。

5．由于右冠状动脉近端阻塞累及左室下壁的右侧，而回旋支阻塞累及下壁的左侧，因此，在急性下壁心肌梗死时，若 $ST_{Ⅲ}$抬高幅度 $>ST_{Ⅱ}$，则高度提示急性右室梗死，其诊断价值仅次于右胸导联 ST 段抬高（图 4-2-10）。

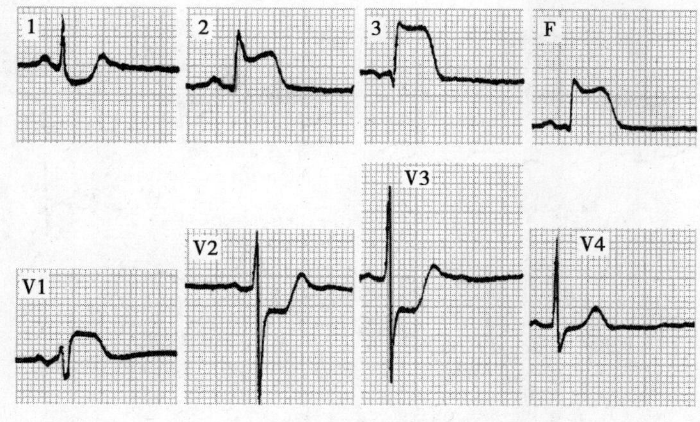

图 4-2-10　右室梗死

V_1 导联 ST 段抬高，而 V_2 导联 ST 段反而压低

6. 急性右室梗死累及较薄的右室游离壁，心电图仅表现为 ST 段改变，而不出现 QRS 波的明显改变，因为与肌层占优势的室间隔和左室游离壁相比，右室游离壁的激动是微不足道的。故单纯右胸导联异常 Q 波无助于诊断急性右室梗死（即心电图亦无陈旧性右室梗死的特异性表现），只有伴有右胸导联 ST 段动态改变方有意义。

7. 在急性前壁心肌梗死若有 aVR 导联 ST 段压低，提示病变累及右心室。

8. 急性右室梗死引起的右胸导联 ST 段抬高的心电图改变持续短暂，通常在发病的 10～24 小时特征性最为明显，随之很快恢复，因此强调早期描记，并必须附加 V_3R、V_4R、V_5R 及 V_7～V_9 导联，并作为急性心肌梗死心电图常规描记执行。

三、特殊类型心肌梗死特征

（一）ST 段抬高呈墓碑型改变

1. 心电图特征　①R 波消失，若 R 波存在时间 <0.04 秒，振幅极小，其后无切迹；② ST 段弓背向上与 R 波降支或 QRS/QR 波升支融合；③弓背状 ST 段峰值高于残存的 R 波；④弓背状 ST 段与 T 波升支融合（图 4-2-11）。

2. 机制　一般认为 ST 段抬高幅度主要为心外膜损伤程度所决定。急性心肌梗死处于一种超急性状态，ST 段早期改变呈现一种显著过早复极的动作电位，反映广泛、迅速且严重的心肌损害。

临床意义：Wimalaratna 1993 年报道 6 例，每例有 3 个或 3 个以上并发症，其中 4 例在发病 7 天内死亡。墓碑型 ST 段抬高常可见于广泛前壁或复合急性心肌梗死持续时间较短，很快过渡到充分显示期，在左前降支狭窄基础上发生多支冠状动脉病变。超急性期交感神经兴奋性极高，即使总外周阻力升高，脉压减少，导致泵衰竭心律失常，因此预后极差，并发症多，住院病死率高，是衡量心肌梗死后的一项独立标准。GUO 等总结临床特点：①左前降支冠脉 90% 阻塞；②左前降支病变多发生在冠状动脉近端；③缺血部位发生与前壁。

（二）巨 R 波型 ST 段抬高急性心肌梗死

1. 心电图特征　① RS 波群与 ST-T 融合，ST 段呈尖峰型抬高或 J 点消失，R 波下降支与 ST-T 融合形成一斜线下降，QRS 波群、ST-T 段类似三角形，呈峰尖、边直、底宽的宽波，酷似巨 R 波型；②缺血、坏死区域导联的 ST 段抬的最高，发生巨 R 波型，而与缺血、坏死区

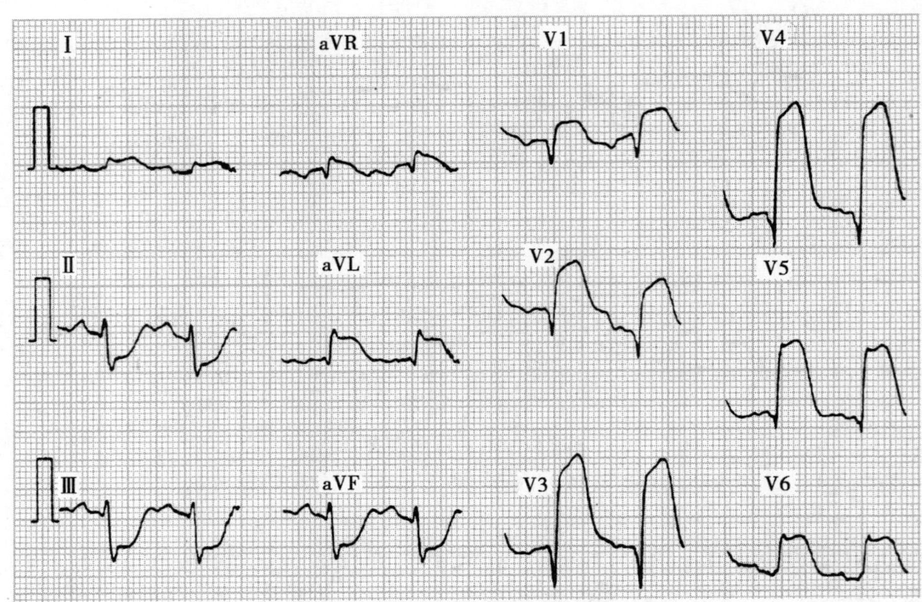

图 4-2-11 ST 段抬高呈墓碑型改变

域垂直描记的导联，ST 段改变最小，R 波电压改变最小或不变；③急性心肌缺血损伤时，R 波增高范围最大，须有事件前心电图对照；④ST 段抬高与 S 波减小成正比，凡 ST 段抬高最显著的导联其 S 波减小或消失；⑤QRS 波时限略增宽，Q-T 间期亦可较前延长（图 4-2-12）。

2. 发生机制 急性缺血致室内传导障碍有两种类型，一是缺血直接影响室内特殊传导系统——束支 - 分支阻滞；二是心肌内阻滞（梗死周围阻滞），即心肌缺血使心内膜至外层心肌传导迟缓，使 QRS 波群（R 波、RS 波改变）振幅、时限改变。一般认为是缺血或梗死区心肌以及周围心肌组织传导迟缓，主要是超急性期，急性损伤心肌组织传导缓慢，除极过程减慢，即使除极终末激动延迟，此种传导延迟现象为缺血周围阻滞，由于心肌组织尚未坏死，此时心电图仅记录到巨 R 波型 ST 段抬高，而无病理性 Q 波。其出现 R 波增高可能是由于终末心室除极向量被健康部分心室肌较早的除极部分所平衡或抵消所致。实质上，由于急性缺血损伤引起心室内传导延缓是影响 QRS 波电压的主要因素。

临床意义：1993 年 Madias 首次提出巨 R 波型 ST 段抬高常见于心肌梗死超急性期，尤其是前壁心肌梗死，偶见下壁及侧壁。巨 R 波心电图综合征临床常见于心肌梗死超急性期，是急性大面积心肌缺血极早期的特征性心电图改变。在急性心肌缺血的实验动物模型中常见，临床相对少见。亦可在不稳定型心绞痛、变异型心绞痛、运动负荷试验及经皮腔内冠状动脉成形术中等出现。

（三）急性心肌梗死心电图 J 波表现

1. 心电图特征 ①J 波或与 AMI 相关部位的导联出现的 J 波在短期内由高大逐渐变小、直至全部消失或部分消失的动态演变过程；②J 波伴随 ST 段抬高的形态为形成一个大弧形弓背向下型，像吊床样，伴高大的 T 波，基底部宽；③短期内有 ST-T 动态演变过程，ST 段回复至基线，当 J 波消失时其 ST 段抬高为倾斜向上型或弓背向上型，T 波进行性降低或倒置（图 4-2-13）。

2. 鉴别诊断 早期复极综合征（ERS）通常表现为心率偏慢、ST 段上斜型抬高并形成 J

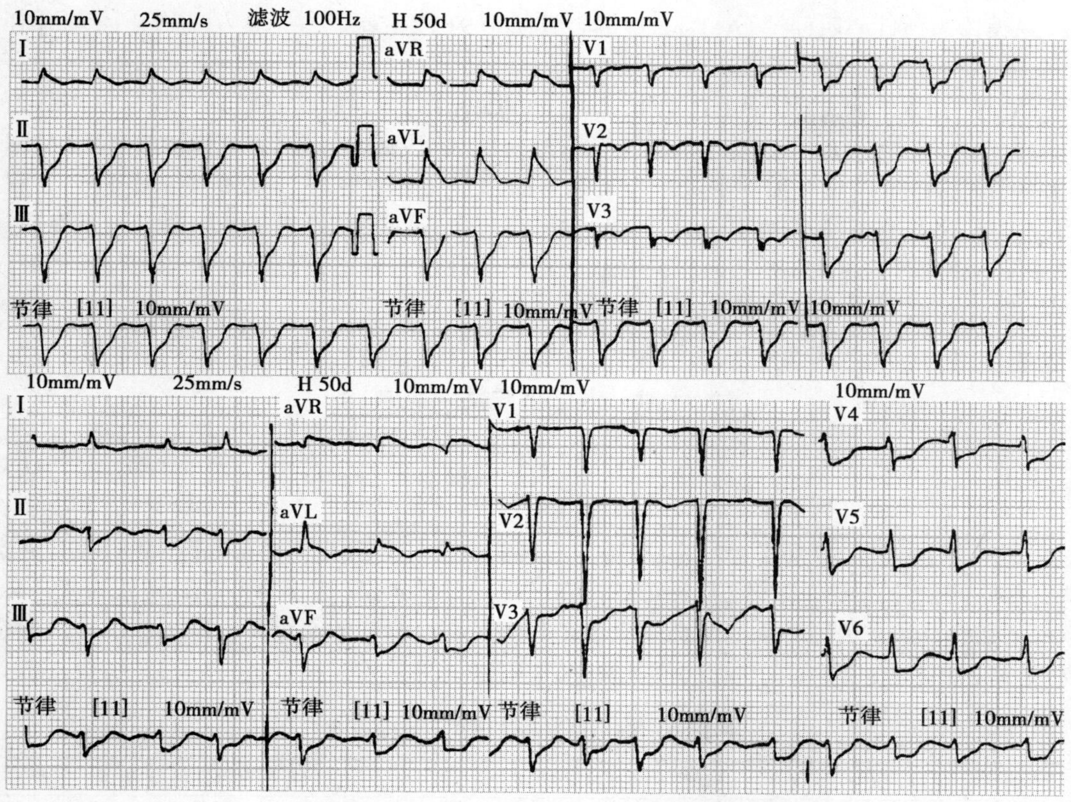

图 4-2-12 巨 R 波型 ST 段抬高急性心肌梗死

上图Ⅰ、aVL 导联 ST 段抬高呈巨 R 型，Ⅱ、Ⅲ、aVF、V_4～V_6 导联 ST 段压低类似 S 波，为早期心肌梗死的特殊表现；下图为 4 小时后心电图改变

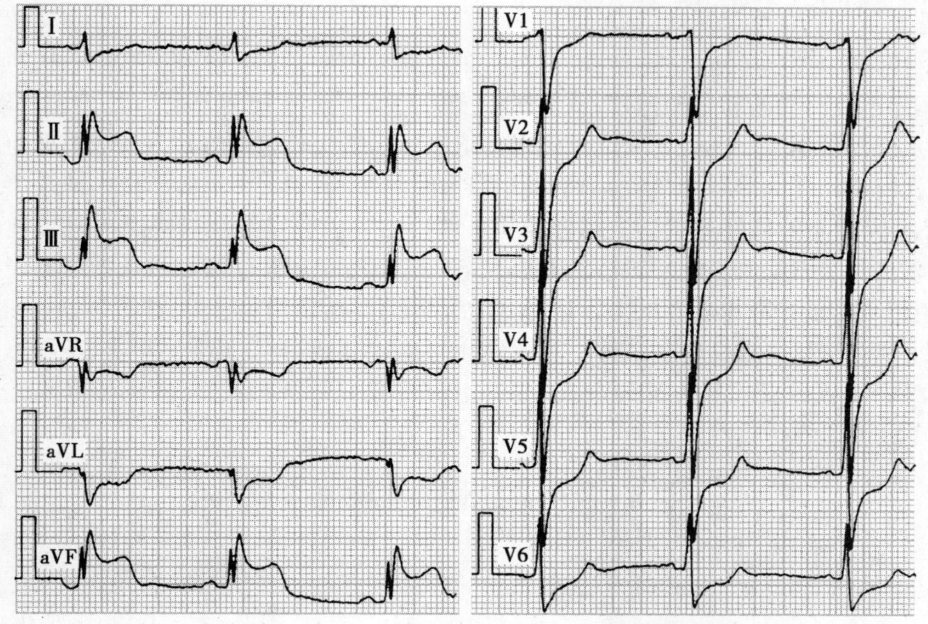

图 4-2-13 早期下壁心肌梗死心电图 J 波表现

Ⅱ、Ⅲ、aVF 导联 J 波高大，ST 段呈凹面向上抬高，Ⅰ、aVL 导联的 J 波明显压低

波，易误诊为急性心肌梗死（AMI）。早期心肌梗死ST段抬高形态一般为凹面向上或凸面向上型抬高，而出现J波罕见。

AMI与ERS的共同特征：ST段抬高时呈弓背向下型，但ERS在短期内较稳定，其形态出现J波的导联的ST段缩短，T波升支常与缩短的ST段融合，T波非对称性增高。AMI时J波的导联的ST段没有缩短形成一个大弧形的弓背向下型抬高，T波高大基底部宽，J波、ST-T均有动态演变过程，可出现R波进行性降低，甚至出现病理性Q波，ERS没有对应导联降低，AMI时的ST段有对应导联降低。重要的是严密观察心电图的ST-T、J波、R波的动态演变过程，结合胸痛史及TnT改变。

第二节 心肌梗死新概念

一、新的分类

2000年，欧洲心脏病学会（ESC）/美国心脏病学会（ACC）根据目前临床实践、流行病学研究和临床试验结果对急性心肌梗死作出新的更精确的定义，鉴于急性心肌梗死的新定义，欧洲心脏病学会/美国心脏病学会心电图工作组对心肌梗死的心电图标准也作了相应的定义（表4-2-1）。

表4-2-1 新的急性心肌梗死心电图标准

	进展性急性心肌梗死	确立的急性心肌梗死
导联	ST段抬高/mV	Q波时间/ms
V_1～V_3	≥0.2	任何Q波
其他（除aVR外）	≥0.1	≥30

注：心电图变化必须至少2个导联，且Q波深度≥0.1mV

新的标准中提出了进展性急性心肌梗死的概念。由于ST段抬高的急性冠状动脉综合征患者，如不及时诊断和干预治疗，大多数演变为Q波型心肌梗死，因此，心电图上出现ST段抬高并符合表4-2-1中ST段抬高的标准，结合心肌生化标记物的异常就应考虑为进展性急性心肌梗死。使大多数患者在早期即获得明确诊断并及时治疗，从而极大地改善患者的预后。ST段抬高的急性冠状动脉综合征和非ST段抬高的急性冠状动脉综合征，前者大部分为Q波心肌梗死，少部分为非Q波心肌梗死；后者大多为非Q波心肌梗死或不稳定型心绞痛。由于ST段抬高患者有的不出现Q波，而非ST段抬高患者有的出现Q波，因此Q波通常是回顾性诊断。故目前主张将心肌梗死分为ST段抬高的心肌梗死和非ST段抬高的心肌梗死，以ST段改变代替传统的Q波分类突出了临床早期干预的重要性，并以ST段抬高、压低及T波改变进行危险分层。

二、非ST段抬高急性心肌梗死诊断标准

1. 缺血性胸痛病史。

2. 心肌坏死血清标记物浓度的动态改变。

3. 心电图动态演变。其中心电图无病理性Q波及ST段抬高，但可有下列改变：除aVR导联外，任何一个或几个导联上J点后80ms的ST段压低1.0mm伴或不伴T波倒置，

在对应导联上无 ST 段抬高。T 波倒置呈对称性，深度 > 1.0mm，持续超过 24 小时。在两个以上的前壁或下壁导联上或Ⅰ、aVL 导联 J 点后 80ms 的 ST 段抬高 < 1.0mm，伴有对应导联的 ST 段压低。

由于 ST 段抬高心肌梗死存在血栓自溶及血管痉挛解除，相关血管重新开放率高，且其非梗阻性血栓以白血栓为主，故标准溶栓治疗常无益处，而需血运重建术，以改善远期预后。

三、ST-T 改变与心肌缺血

在心电图分析诊断中，最令人困惑及不易掌握的是 ST-T 改变，究竟是属于心肌缺血还是所谓心肌劳损？或是什么情况下才能诊断心肌缺血？这一方面说明依据 ST-T 形态改变类型不能确定病因的实际困难性，另外，传统的心肌缺血的诊断也使心电图的判断陷入了某些误区。实际上，绝大多数静态的 ST-T 改变涉及诸多因素，但不包括心肌缺血。一般来说，心肌缺血系指急性冠状动脉供血不足，且随着心绞痛发作时出现 ST-T 改变，其改变多为区域定位性的，症状缓解后，ST-T 亦随着恢复正常。相反，普遍的、无规律性或静态的 ST-T 改变往往不是心肌缺血的表现。从心电图角度看，仅在临床心绞痛发作时，或急性心肌梗死时出现的 ST-T 改变判断为心肌缺血才是明确可信的。因此，目前在大部分情况下，心电图依据持续性的 ST-T 改变诊断所谓“慢性冠状动脉供血不足”的基本原则才是结合临床的，即使如此，其结论亦是推测或是不真实的。

总之，特别指出的是，也是心电图诊断心肌缺血的一个原则：心电工作者和临床医师要充分认识到，急性冠状动脉供血不足心电图 ST-T 改变常呈动态变化，持续时间数分钟，且与临床缺血的心绞痛症状持续时间几乎一致。因此，症状性的（心绞痛发作）一过性 ST-T 改变，方能判断为急性心肌缺血。

在心电图表现为心室肥厚或临床有心室肥厚病因时，ST-T 改变解释为心肌劳损是恰当的。实际上除心脏本身疾病外，人体各组织器官的病变均可直接或间接地影响心脏，引起心肌损害，如肝部疾患，内分泌及代谢性疾病，结缔组织疾病、药物影响、电解质及酸碱平衡失调、中枢神经系统疾病、遗传性疾病、心肌淀粉样变性、变态反应性疾病、营养不良及进行性营养不良症、急性感染和休克等，在这种临床背景下 ST-T 均可出现相应改变。实际工作中，经常也可遇到的缺乏临床背景而不宜确定令人困惑的 ST-T 改变，对于这种情况，心电图可报告为“ST-T 改变”。

（刘尚武）

【参考文献】

1. Somrath L. The Electrocardiogralogy of coronary artrry disease，Blackwell Scientific Publication，1975.

2. Wimalaratna HSK. “Tombstoning ST sgment in AMI. Lancet，1993，243：496.

3. Menown IBA，Mackenzie G，Adgey AA. Optimizing the intial 12-lend electrocardiographic diagnosis of acute myocardial infarction. Eur Heart J，2000，21：275.

4. 中华医学会心血管病学分会，中华心血管病学杂志编委会，中国循环杂志编委会. 急性心肌梗死诊断和治疗指南. 中华心血管病学杂，2001，29(4)：710.

5. 郭继鸿. 慢性冠状动脉供血不足心电图概念的质疑. 心电学杂志，2003，22(1)：21-23.

6. 何秉贤. 值得重视的 aVR 导联的特殊作用. 心电学杂志，2005，23(1)：52.

7. 黄从新. 非缺血型 ST-T 改变. 临床心电学杂志，2001，10(1)：65.

8 . 吴杰. 心电图与急性冠脉综合征. 心电学杂志，2002，21（1）：72.

9 .Braunwald E，Antman EM，Beasley JW，et al. ACC/AHA Guidelines for the Management of Patients with Unstable Angina and Non-ST-segment Elevation Mycardial Infarction. A Report of the American College of Cardiology/American Heart Association Task Force on Practics Guidelines. J Am Coll Cardiol，2000，36：970.

10 . 吕安康，沈卫峰，戚文航. 心电图诊断心肌梗死的当今分析：急性心肌梗死早期不典型心电图表现. 临床心电学杂志，1999，8（1）：1-3.

11. 郭继鸿，林传骧，王思让，等. 心电学进展. 北京：北京医科大学出版社，2002.

12. 刘仁光，徐兆龙. 如何分析再灌注治疗后的心肌梗死心电图. 中华心律失常学杂志，2004，8（3）：314.

第三章

电解质紊乱与洋地黄中毒心电图表现

第一节 电解质紊乱

一、低钾血症

诊断标准：① U 波振幅增高，电压 > 0.20mV；② U 波≥同导联 T 波；③ T-U 波融合；④ Q-T 间期延长；⑤ ST 段下移，T 波低平或倒置；⑥可伴发心律失常（图 4-3-1，图 4-3-2）。

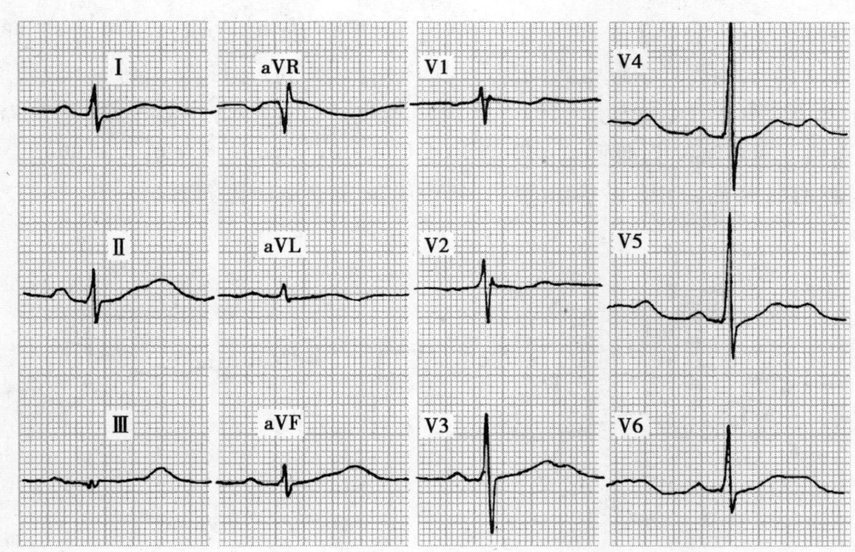

图 4-3-1 低钾血症

血钾 3.1mmol/L，T-U 融合

诊断需注意的问题：①上述指标中符合 1、2、3 中任何一条者可诊断。标准 4、5、6 条为非特异性改变，不能单独依据其诊断，只有同时出现异常 U 波方有相关意义，单独表现无诊断价值。出现 4、5、6 条或其中单项也不能报告低钾血症，只能报告具体改变供临床结合病史判断。②少数缺钾患者可出现高大 U 波，特别是 T 波低平或平坦时，其后高大 U 波可酷似高尖 T 波而误认为高钾血症（图 4-3-3）。③分析 U 波振幅是否异常，更重要的是 U 波与 T 波的比例，即 U≥T 或是否 T-U 融合则更有临床意义。④ U 波倒置与低钾血症的关系不

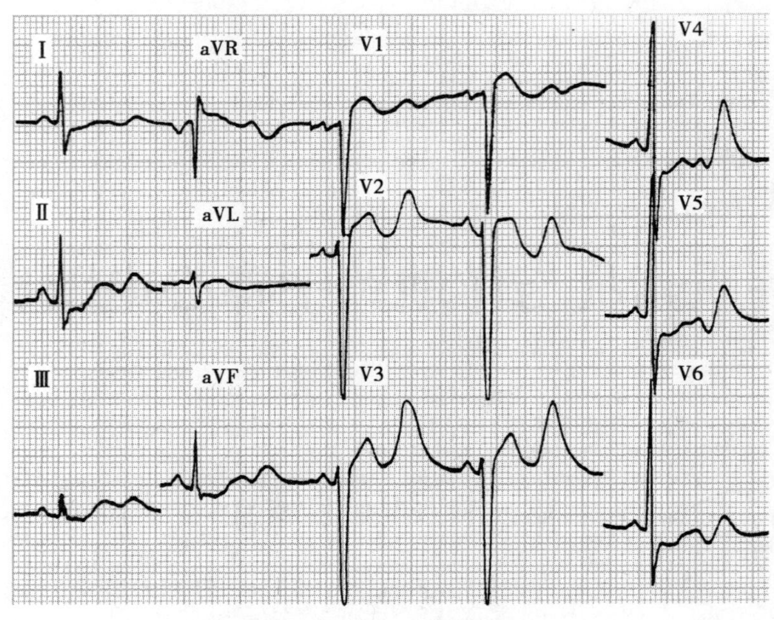

图 4-3-2 低钾血症

高血压，血钾 1.9mmol/L，U 波显著增高，且 > T 波

明确，U 波振幅增高可见于非缺钾病例，如奎尼丁和洋地黄作用，奎尼丁可引起 U 波增高和 Q-T 间期延长，而洋地黄可引起 ST-T 改变，其合并作用的心电图改变则为 ST 段压低、T 波低平及 U 波增高，形成 T-U 融合，酷似低钾血症表现。⑤在心动过缓时，U 波振幅通常也增高，部分完全性房室阻滞、脑血管意外患者可出现高大 U 波，与血钾关系不明确。⑥某些低钾血症可引起心脏阻滞、QRS 波振幅增高、肺性 P 波及 P 波时限延长。

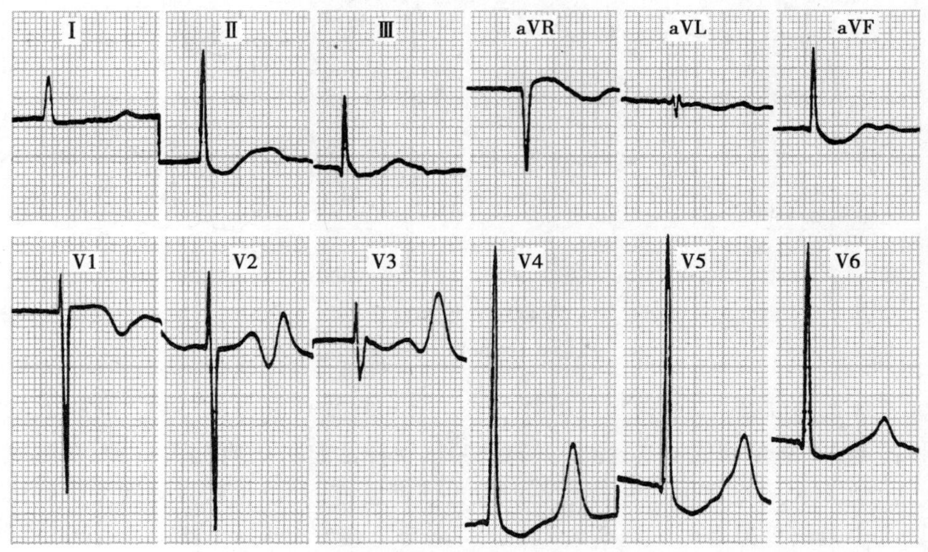

图 4-3-3 低钾血症

血钾 2.0mmol/L，出现高大 U 波，由于 T 波振幅低，高大 U 波酷似高尖 T 波，误认为高钾血症

二、高钾血症

诊断标准：① T 波形态高尖，双肢对称其基底部变窄；② P 波及 R 波振幅降低、QRS 波增宽、S 波变深；③ Q-T 间期缩短；④出现以传导阻滞为主的心律失常（图 4-3-4）。

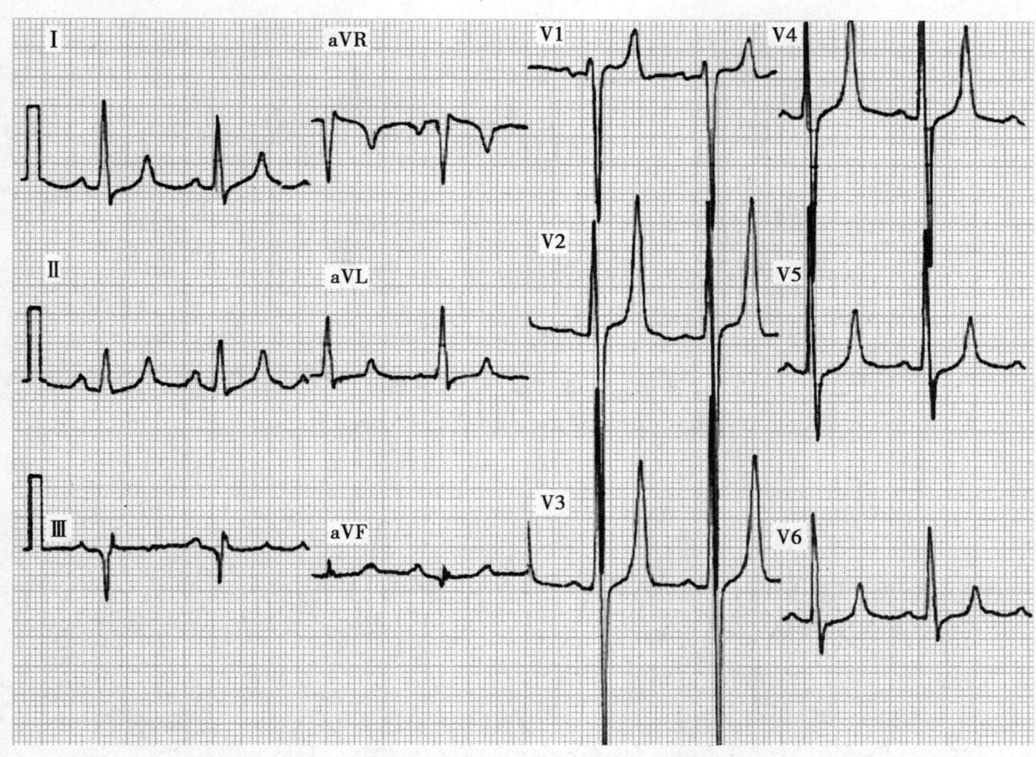

图 4-3-4　高钾血症

急性肾衰竭，血钾 6.7mmol/L

诊断中有关问题的说明：①高耸 T 波是高钾血症时心电图最早出现的特征性表现。T 波高耸在 V_2～V_3 导联特征最为明显。②高钾血症 Q-T 间期可缩短，亦可正常，若合并其他电解质失调（常见合并低钙血症）Q-T 间期可延长（图 4-3-5）。③血钾浓度逐渐增高时可出现不同阶段心电图特征改变，如 P 波低平、P-R 间期延长、QRS 波及 T 波进行性增宽等。随着 QRS 波增宽其 T 波失去尖锐转为宽大，特别是 QRS 波增宽甚至 > 0.20 秒时，其 QRS 波与 T 波不易区别（图 4-3-6）。④可发生房室阻滞、其中束支或 / 分支阻滞多见。⑤严重高钾血症可出现窦 - 室传导（或窦 - 室节律），是高钾血症特有的心电图表现，最终可导致心室颤动和心室停搏（图 4-3-7）。⑥ T 波高尖还可见非血钾增高的患者。通常在心动过缓时，T 波振幅高大，但形态表现为升支缓，降支陡，同时图形相对稳定（图 4-3-8）。⑦部分高钾血症可出现 ST 段抬高，多在 aVR 和 V_1 导联出现。临床静脉透析后 ST 段可恢复正常。这种 ST 段改变称为可透析性电流（图 4-3-9）。

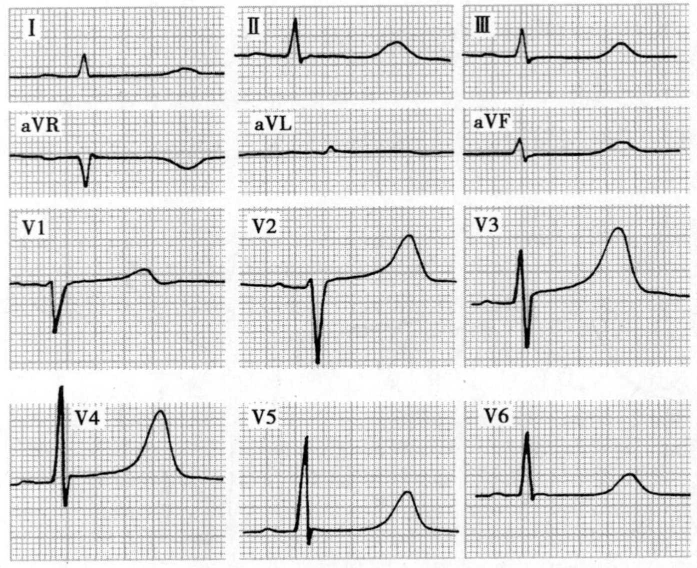

图 4-3-5 高钾血症并低钙血症

尿毒症，血钾 6.1mmol/L，血钙 1.8mmol/L

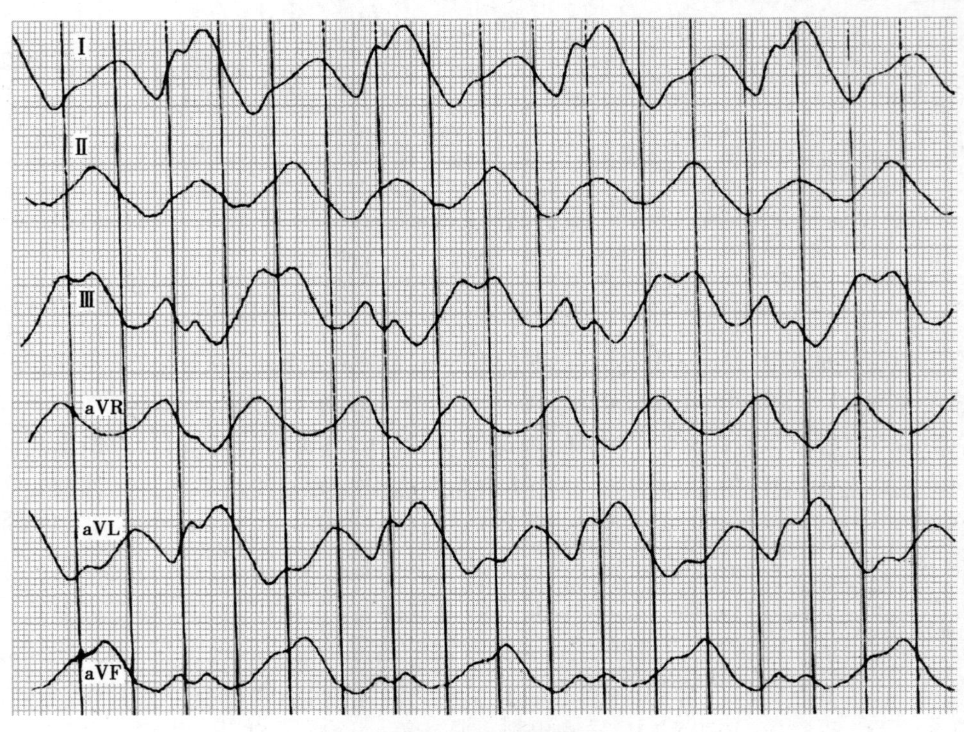

图 4-3-6 高钾血症

多发骨折，血钾 8.7mmol/L，QRS 波宽达 0.26 秒且与 T 波不易辨认

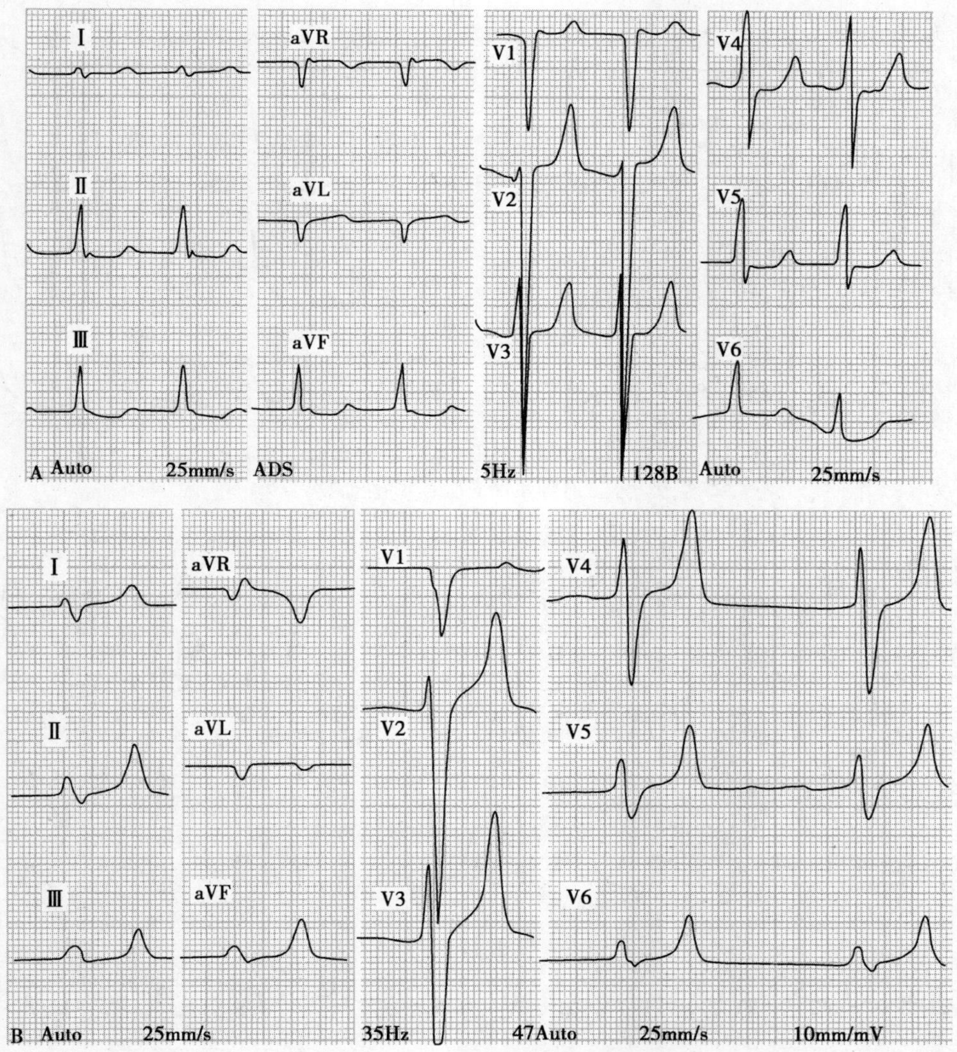

图 4-3-7　高钾血症并窦 - 室传导

A：血钾 6.7mmol/L，阵发性室上性心动过速；

B：血钾 7.1mmol/L，窦 - 室传导，其 QRS 波与图 A 相似

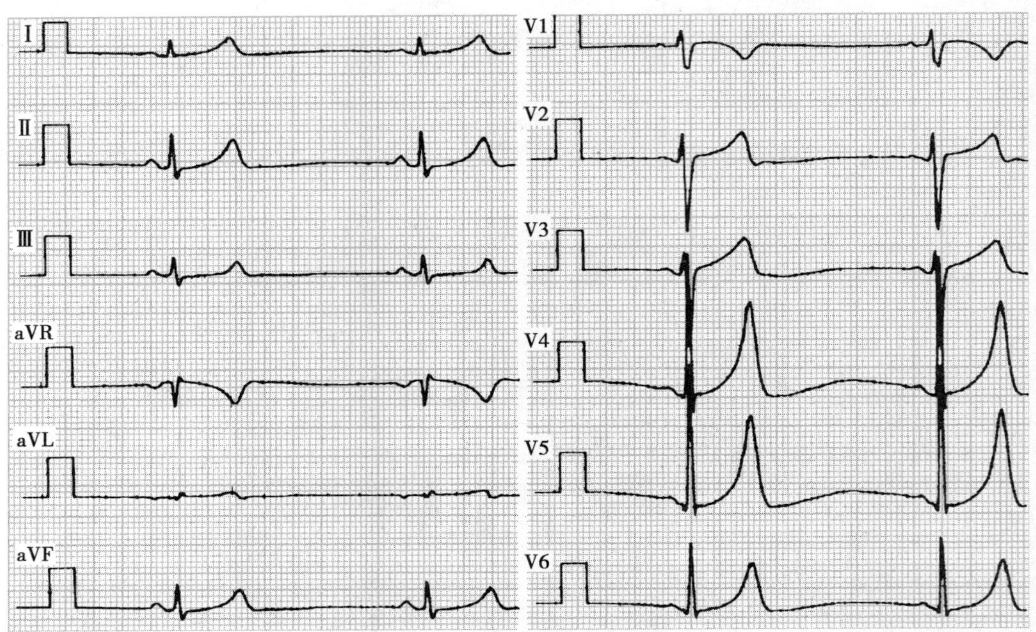

图 4-3-8 非血钾增高的 T 波高尖

健康男性，血钾 4.1mmol/L，窦性心动过缓

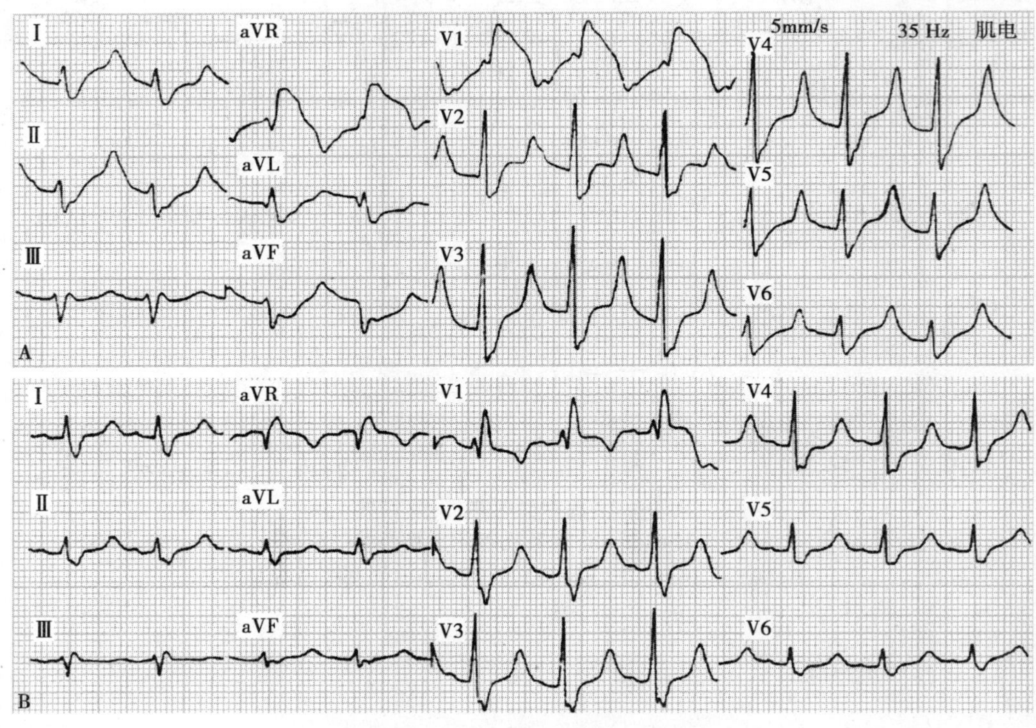

图 4-3-9 可透析性电流的 ST 段抬高

A：急性肾衰竭，血钾 7.2mmol/L，P 波振幅极小，心率 125 次 / 分，aVR、V_1 导联 ST 段下斜型抬高，T 波高尖，右束支阻滞，QRS 波 0.15 秒；B：血液透析后。aVR、V_1 导联 ST 段正常，T 波振幅明显降低，右束支阻滞，QRS 波 0.12 秒

三、低钙血症

1．诊断标准 ①ST 段时限延长；②Q-T 间期延长（图 4-3-10）。

2．诊断中有关问题的说明 ①ST 段时限延长通常可 >0.20 秒；②ST 段形态多呈缓慢上斜形或近似水平型改变，ST 段较少出现偏移，其后 T 波直立趋于对称；③Q-T 间期延长主要为 ST 段延长所致；④一般低钙血症对 T 波影响不大，但若合并高钾血症其 T 波可呈高尖型，这种表现临床上也较为多见（图 4-3-5）；⑤ST 段延长亦可出现于其他病因的患者。

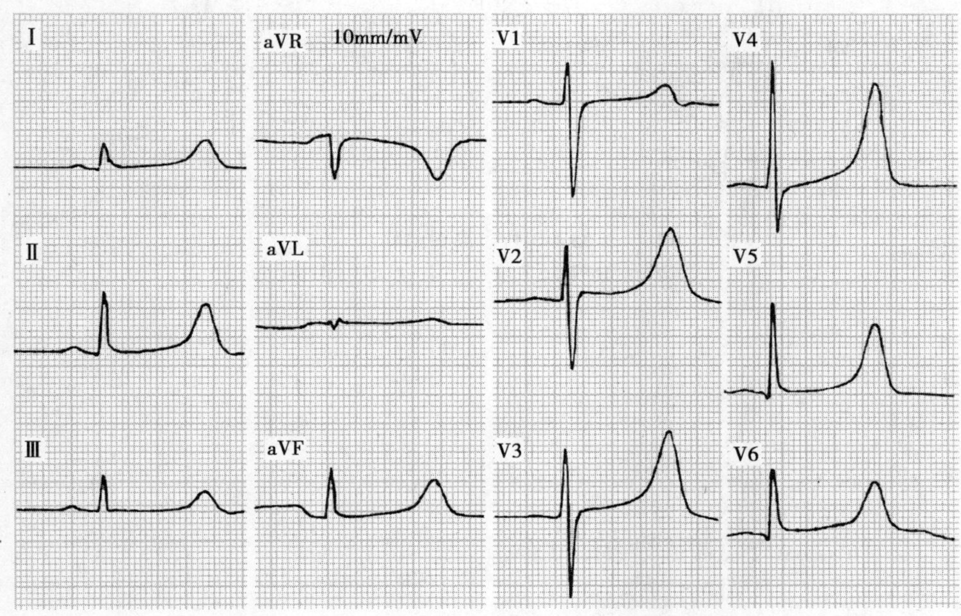

图 4-3-10 低钙血症

尿毒症，血钙 1.5mmol/L

四、高钙血症

（一）诊断标准

1．ST 段缩短或消失。

2．Q-T 间期缩短（图 4-3-11）。

（二）有关诊断问题的说明

1．高钙血症时 ST 段改变与洋地黄效应相似。

2．Q-T 间期缩短常由于 ST 段改变引起。

3．严重高钙血症时 QRS 波振幅可增高及出现 J 波。

Q-T 间期缩短临床较为少见，常见于洋地黄效应、高钙血症、高钾血症等。但部分危重症患者也可出现 Q-T 间期缩短（无以上因素），同时出现严重的缓慢性心律失常，常为临终心电图的表现（图 4-3-12）。

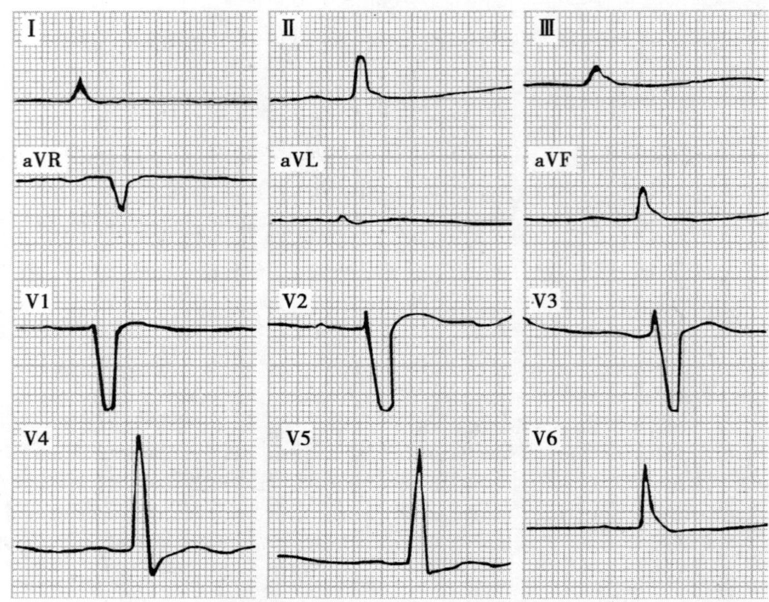

图 4-3-11 高钙血症

血钙 3.5mmol/L，ST 段几乎消失，QT 间期缩短

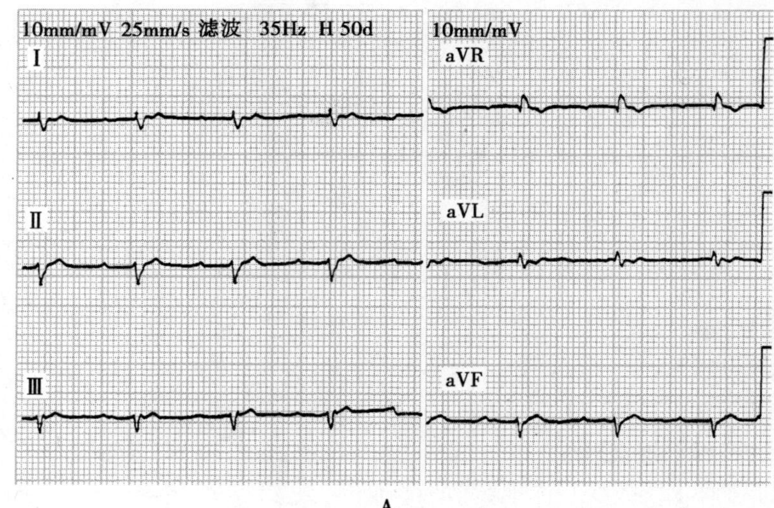

A

图 4-3-12 危重症 Q-T 间期缩短

A：病毒性心肌炎，血钙正常，反复黑矇时描记，P-R 间期延长，QT 间期缩短；

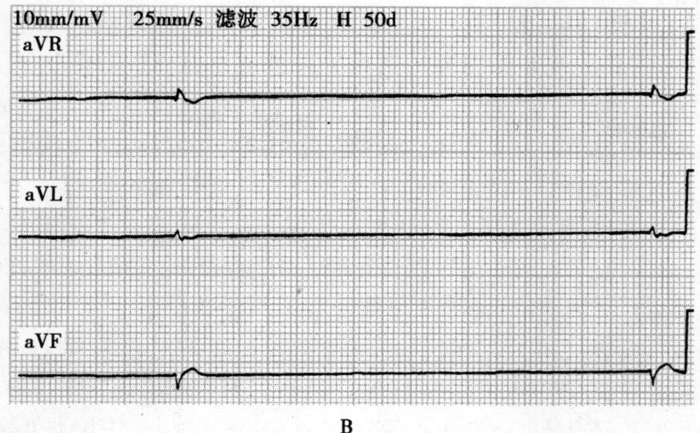

B

图 4-3-12　危重症 Q-T 间期缩短（续）

B：发生晕厥时记录，窦性停搏，出现电机械分离，QT 间期明显缩短

第二节　洋地黄中毒

一、洋地黄效应

（一）心电图表现

1. 在 R 波占优势导联，ST 段呈下斜型或呈凹面向上型压低，T 波呈低平，双向或倒置。

2. 在 S 波为主导联，ST 段呈凸面向上抬高，且与直立 T 波融合（图 4-3-13）。

3. Q-T 间期缩短。

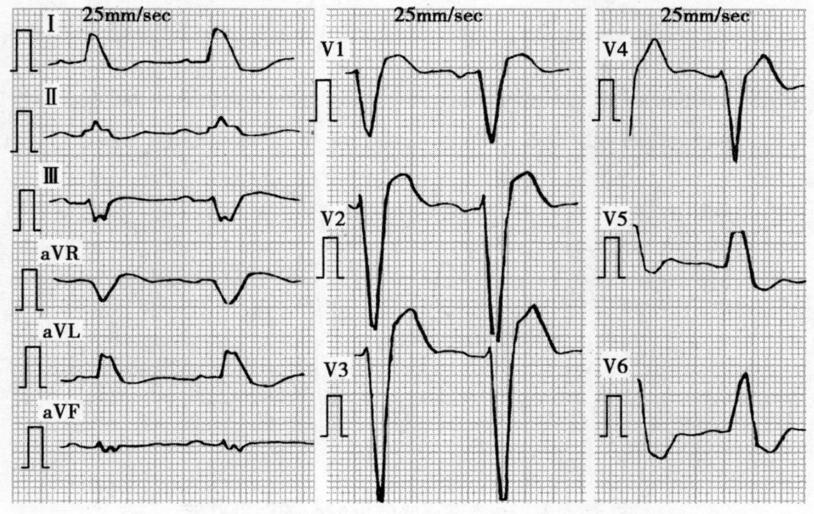

图 4-3-13　洋地黄效应

（二）有关诊断中需要注意的问题

1. 洋地黄效应（或洋地黄作用）的 ST-T 改变，表明临床正在应用或曾用过一定剂量的洋地黄类制剂，并非洋地黄的毒性反应。ST-T 改变持续时间的长短与洋地黄制剂品种及应

用方法等因素有关。慢作用制剂 ST-T 改变持续时间较长，在停药后一段时间仍可有特征改变，心电图诊断仍可成立。并非服用洋地黄药物就能显示其 ST-T 改变，其中有个体差异的因素。

2. 某些因素如心室肥厚、心肌缺血及药物、电解质影响，有时可出现类似洋地黄效应的 ST-T 改变，或以上因素的存在，使洋地黄效应的 ST 改变特征不典型。若使用洋地黄的患者，即使 ST-T 改变特征不典型，亦可依据临床提示"洋地黄效应"；而非洋地黄应用者或用药不详时，即便类似洋地黄效应的 ST-T 改变较为明显，亦不宜报告为"洋地黄效应所致的 ST-T 改变。"洋地黄效应的心电图表现必须结合临床作出诊断。

3. 一般洋地黄效应的心电图特点多表现或注重 R 波为主导联 ST-T 改变，而部分洋地黄效应可在负向波为主的导联（通常 V_1～V_3）表现为 ST 段抬高，酷似急性心肌损伤或急性心肌梗死图形。但特征为：① ST 段抬高的形态呈凸面向上，下降坡度较陡，与 ST 段压低导联形成镜面；②不伴有 T 波倒置，Q-T 间期轻微缩短；③停药后 ST 段很快恢复原态（图 4-3-14）。

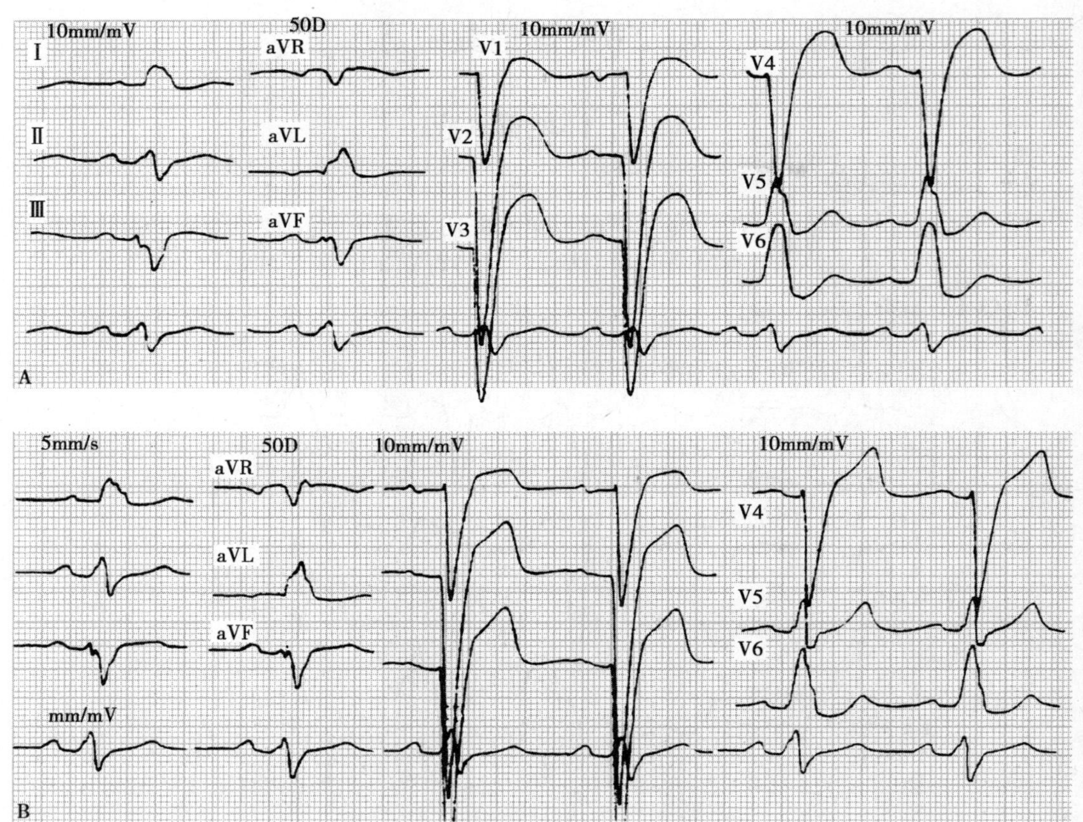

图 4-3-14 洋地黄效应酷似心肌损伤性改变

A：高血压，心衰。静脉注射毛花苷丙后记录，V_1～V_4 导联 ST 段类似凸面向上抬高，酷似急性心肌损伤样改变（心肌标记物无异常），在Ⅰ、aVL、V_5～V_6 导联 ST 段呈现洋地黄效应；B：停用洋地黄制剂后，V_1～V_4 导联 ST 段抬高呈继发性改变

二、洋地黄中毒的心电图特征

（一）洋地黄的兴奋性作用引起的心律失常

1. 室性期前收缩　在洋地黄中毒心律失常中最为多见，尤其是室性期前收缩二联律（包括在心房颤动出现）以及多源性，多形性室性期前收缩是重度的洋地黄中毒的表现（图4-3-15）。

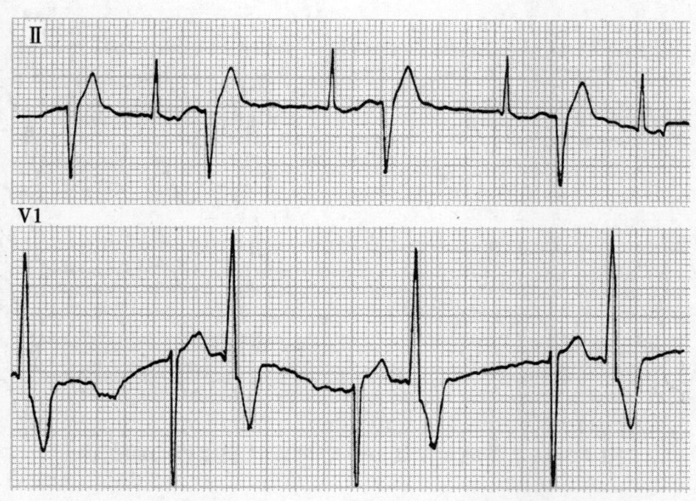

图 4-3-15　洋地黄中毒——心房颤动并室性期前收缩二联律

2. 室性心动过速　洋地黄中毒致室性心动过速也是重度洋地黄中毒的表现。室性心动过速可以是单形的，亦可出现多源、多形及双向性室性心动过速。双向性室性心动过速是洋地黄严重中毒的表现。

3. 双重性心动过速（dual tachycardia）　多表现为房性心动过速和非阵发性交界心动过速或双重性交接性心动过速。双重性心动过速几乎完全可以肯定洋地黄中毒。

4. 房性心动过速　可表现为房性心动过速伴二度房室阻滞、多源性或紊乱性房性心动过速等。房性心动过速伴二度Ⅰ型房室阻滞几乎可以肯定是洋地黄中毒，且预后较差。有作者认为多源性房性心动过速在洋地黄中毒中不多见，可能不是洋地黄中毒所致的心律失常。

5. 非阵发性交接性心动过速　特别是在心房颤动基础上合并非阵发性交接性心动过速、或伴有文氏型阻滞是最常见的洋地黄中毒心律失常表现，并对诊断洋地黄中毒具有很强的特异性。此种心律失常听诊不易确定，只有心电图证实，临床多见于老年患者（图4-3-16）。

6. 心房扑动　洋地黄中毒引起心房扑动非常少见，Breast认为在原有心房颤动或房性心动过速伴房室阻滞者，在应用洋地黄过程中转为心房扑动，应视为洋地黄中毒表现。

7. 心房颤动　亦较少见。在洋地黄应用中窦性心律转为心房颤动且伴室率缓慢，是洋地黄中毒较为可靠的依据。如果同时伴有室性期前收缩二联律，则可确定心房颤动是洋地黄中毒引起。原有心房颤动经洋地黄治疗后室率更快、多数是洋地黄中毒，但也应考虑有心房颤动合并预激综合征的可能，后者虽不是洋地黄中毒，但同样有危险性。

（二）洋地黄的抑制作用引起的心律失常

1. 窦性缓慢性心律失常（sinus bradycardia arrhythmia）　轻度洋地黄中毒表现为窦性心

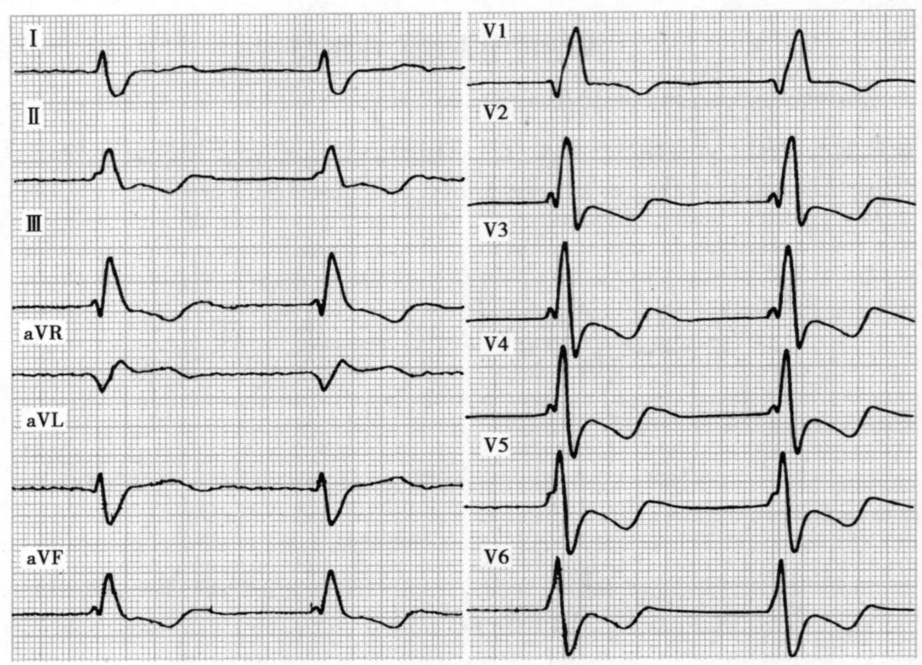

图 4-3-16 洋地黄中毒——非阵发性交接性心动过速

动过缓，在洋地黄应用过程中，成人心率突然慢至 50 次 / 分钟以下，婴儿心率突然降至 100 次 / 分钟以下，应考虑为洋地黄中毒可能。重度洋地黄中毒可引起窦性停搏及窦房阻滞。

2. 房室阻滞　在洋地黄化过程中出现一度房室阻滞肯定应视为洋地黄中毒的表现。二度Ⅰ型房室阻滞是洋地黄中毒时最常见的不完全性房室传导，可以在窦性心律时发生，亦可伴有房性心动过速，非阵发性心动过速。在应用洋地黄过程中，如出现 2∶1 房室阻滞，可能是文氏周期极短的特殊的文氏房室阻滞，应亦视为洋地黄中毒所致。在心房颤动基础上高度或三度房室阻滞常是洋地黄中毒性心律失常（图 4-3-17）。

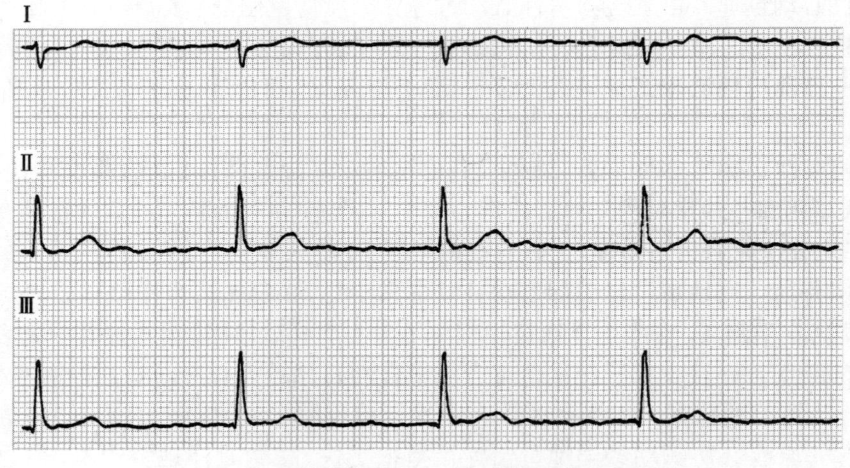

图 4-3-17 洋地黄中毒——心房颤动并房室阻滞

（三）洋地黄的兴奋和抑制的联合作用引起的心律失常

1. 房性心动过速伴文氏房室阻滞（图 4-3-18）。

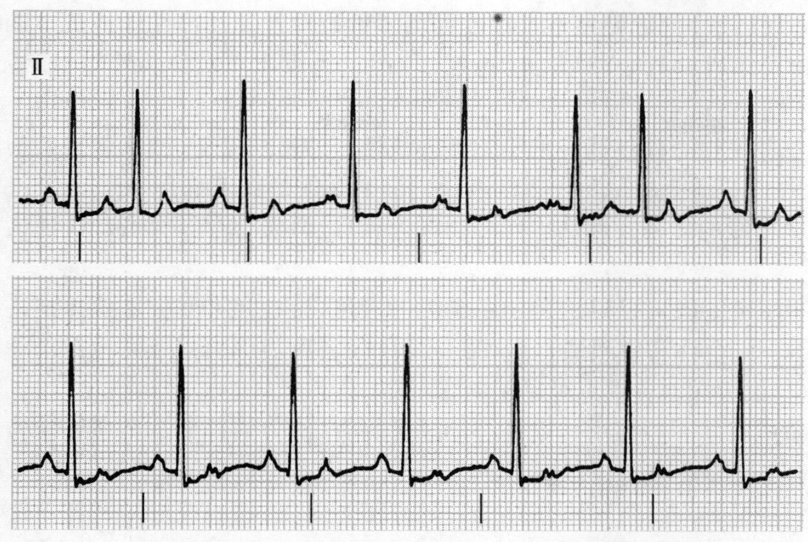

图 4-3-18 洋地黄中毒——房性心动过速伴房室阻滞

2. 心房颤动伴非阵发性交接性心动过速(图 4-3-16)。

3. 三度房室阻滞合并室性期前收缩。

4. 以下节律或频率变化应怀疑洋地黄中毒;①正常心率或快速心率转为心动过缓(房室阻滞等);②正常心率出现心动过速(房性或室性心动过速);③不规律的心律变为规则的心律(心房颤动并三度房室阻滞);④呈现有规律的不规则心律(二度房室阻滞等)。

(四) 有关诊断中需要注意的问题

1. 洋地黄中毒引起的心律失常是多种多样的,可以是单一的心律失常,亦可以在同一患者中出现几种心律失常并存。以上列举的心律失常在洋地黄中毒者中较为常见也较肯定。凡在洋地黄化患者中新近出现的心律失常,或原有心律失常的程序加重及在此基础上新近发生的心律失常,一般均视为洋地黄中毒的可能表现,其中可以包括少见的心律失常。

2. 洋地黄性心律失常心电图的诊断必须是确定临床应用洋地黄为前提,因为上述洋地黄特征性心电图表现,亦可是其他病因所致。临床停用洋地黄后,部分洋地黄性心律失常可以持续一般时间,在心律失常消匿前心电图仍诊断为洋地黄中毒。

三、非洋地黄中毒所致的心律失常

(一) 心电图表现

1. 并行心律,并行心律型心动过速。

2. 非阵发性室性心动过速(加速性室性自主心律)。

3. 阵发性交接性心动过速。

4. 二度Ⅱ型房室阻滞。

5. 束支及分支阻滞。

6. 完全性结下房室阻滞。

7. 窦性心动过速。

(二) 诊断中需要注意的问题

1. 室性并行心律容易与一般室性期前收缩相混淆,而室性并行心律型心动过速易误认为一般室性心动过速，问题是室性期前收缩与室性心动过速往往是洋地黄中毒的表现。而室性并行心律及室性并行心律型心动过速，一般认为系非洋地黄所致的心律失常，故在诊断时须认真区别。

2. 非阵发性室性心动过速多见于急性心肌梗死的最初诊断，通常认为其与洋地黄中毒无关，但也有作者报道为洋地黄中毒的表现。诊断必须与临床结合。

3. 与频率较缓的非阵发性交接性心动过速相反，阵发性交接性心动过速极少见于洋地黄中毒。

4. 二度Ⅰ型房室阻滞是洋地黄中毒常见的表现，而二度Ⅱ型房室阻滞则认为与洋地黄中毒无关。结下完全性房室阻滞也是如此。同时，各种类型束支阻滞也属于非洋地黄性心律失常，但也有报道洋地黄中毒可见于束支阻滞。

5. 洋地黄中毒能否直接引起窦性心动过速尚有疑问，有作者认为所谓窦性心动过速可能是房性心动过速的误诊。

（刘尚武）

【参考文献】

1. 黄宛. 临床心电图学. 第5版. 北京：人民卫生出版社，1998.
2. 黄伟民. 心律失常. 上海：上海人民出版社，1975.
3. 曹雪笠，贾志英，李金凤，等. “肺型”P波12例临床观察分析. 心电学杂志，1989，8(3)：158.
4. Helfant RH. Hypokalemia and Arrhythmia. Am J Med，1986，80：13.
5. 韩耀华，崔广根. 低血钾引起完全性左束支传导阻滞. 上海医学，1983，6(3)：177.
6. 刘尚武，杨成悌，辛楠，等. 低钾性束支阻滞的临床观察. 临床心电学杂志，1992，1(1)：63-64.
7. Reddy GV. Tall and pinked U waves in hypokalemis. Chest，1987，91：605.
8. Fish C. Reation electrolyte disturbance to cardiac arrhythmia. Cicrulation，1983，47：408.
9. 苏州医学院附院内科. 低钾引起心脏阻滞四例报告. 中华心血管病杂志，1979，7(1)：45.
10. 杨均国. 心律失常的近代概念. 上海：上海科学技术出版社，1990.
11. 李志安. 洋地黄中毒性心律失常. 临床心血管病杂志，1988，4(1)：59-61.
12. 石毓澍. 洋地黄引起的心律失常. 医学综述，1995，7(1)：2-5.
13. 朱力华，王开迎. 心电图题解. 第2版. 合肥：安徽科学技术出版社，1994.
14. 吴晔良，龚仁泰. 危重症心电图及临床处理. 合肥：安徽科学技术出版社，2003.

第四章

缓慢性心律失常心电图表现

第一节　窦性停搏和窦房阻滞心电图特征

一、窦性停搏

(一)心电图特征

1. 在窦性 P-QRS 波之后出现一个长 P-P 间期，此长 P-P 间期的时距计算不出与基础 P-P 间隔的倍数关系。

2. 长 R-R 间期中无 P 波，常以逸搏或恢复窦性心律结束一个停搏周期(图 4-4-1、图 4-4-2)。

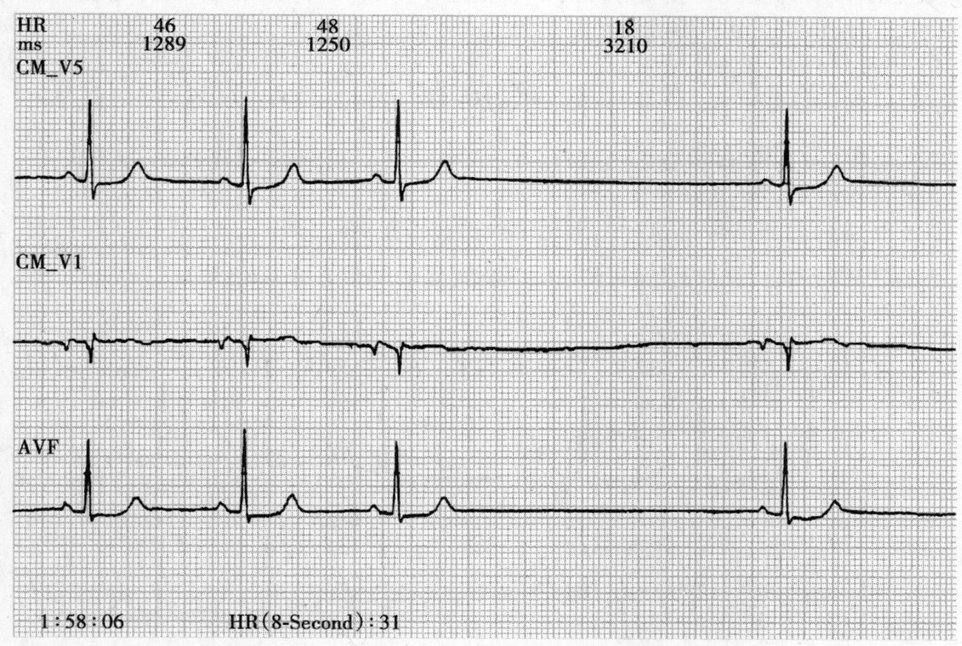

图 4-4-1　窦性停搏

(二)有关诊断中的问题

1. 窦性停搏亦称窦性静止，是指窦房结在某一时间内停止发放激动。按停搏程度和间期可分为：①轻度：停搏 1.5～1.9 秒；②中度：2.0～3.0 秒；③重度：>3.0 秒。

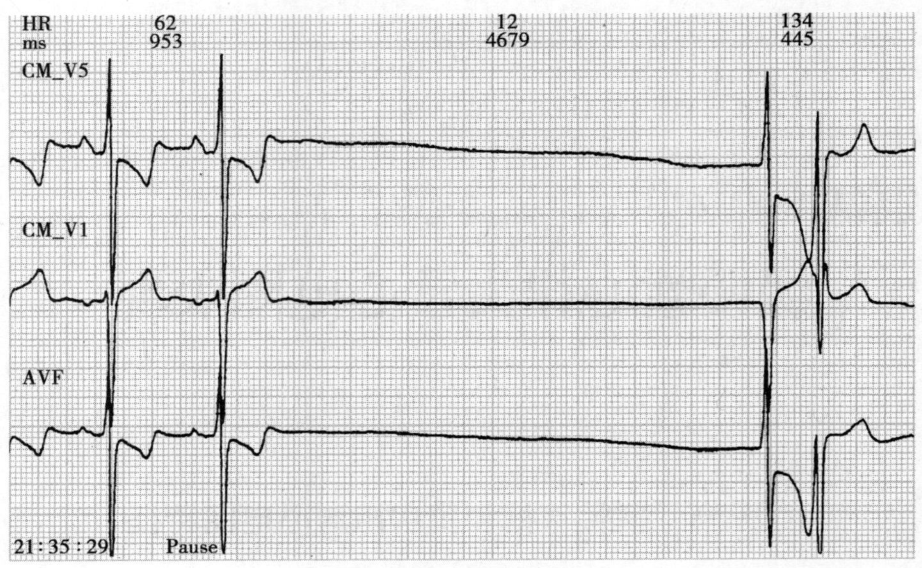

图 4-4-2 窦性停搏

2. 由快速性心律失常如心房颤动、心房扑动、室上性心动过速等造成的 P 波消失，不能诊断为窦性停搏。确定是心房静止（atrial standstill）或心房肌电麻痹（atrial muscle electric paralysis）后亦不能诊断为窦性停搏。

3. 心电图诊断为窦性停搏的情况中，可能包含一些三度窦房阻滞或有连续多次的传出阻滞的二度窦房阻滞。窦性停搏可间歇发生，亦可持续出现。

二、窦房阻滞

（一）二度Ⅰ型窦房阻滞

1. P 波为窦性。

2. P-P 间隔有规律性逐渐缩短，继以一个 P 波脱落而终止。

3. 脱落 P 波形成长 P-P 间隔小于基础 P-P 间隔的两倍（图 4-4-3）。

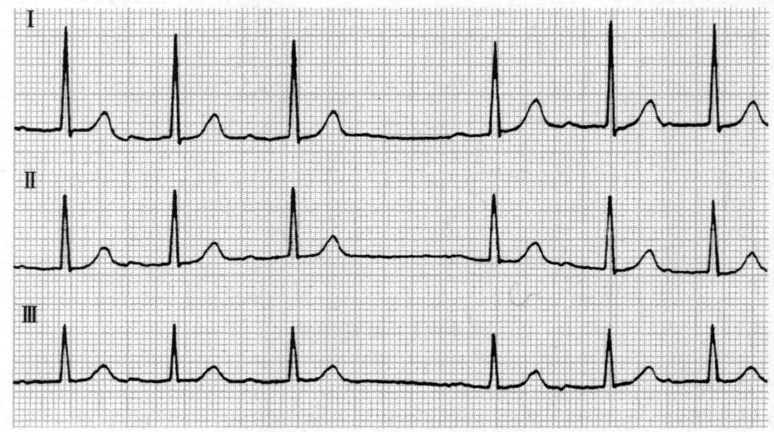

图 4-4-3 二度Ⅰ型窦房阻滞

（二）二度Ⅱ型窦房阻滞

1. P 波为窦性。
2. 系列规则的 P-P 间期中突然出现一个长 P-P 间隔。
3. 长的 P-P 间期是短 P-P 间期的整倍数（图 4-4-4）。

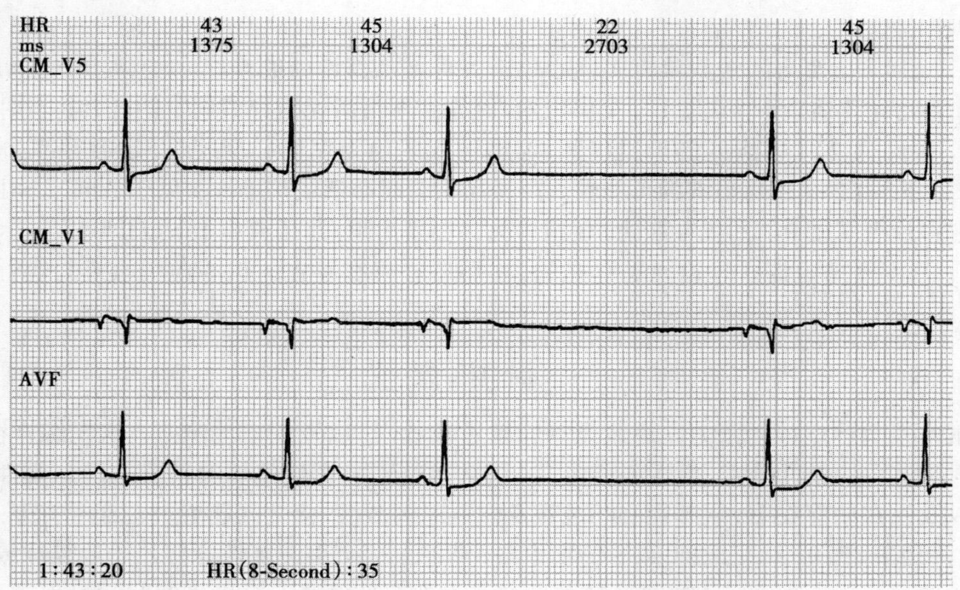

图 4-4-4　二度Ⅱ型窦房阻滞

（三）高度窦房阻滞

1. P 波为窦性。
2. 长 P-P 间期为基础 P-P 间期的三倍或三倍以上，呈 3∶1、4∶1 或 5∶1 传导比例（图 4-4-5）。

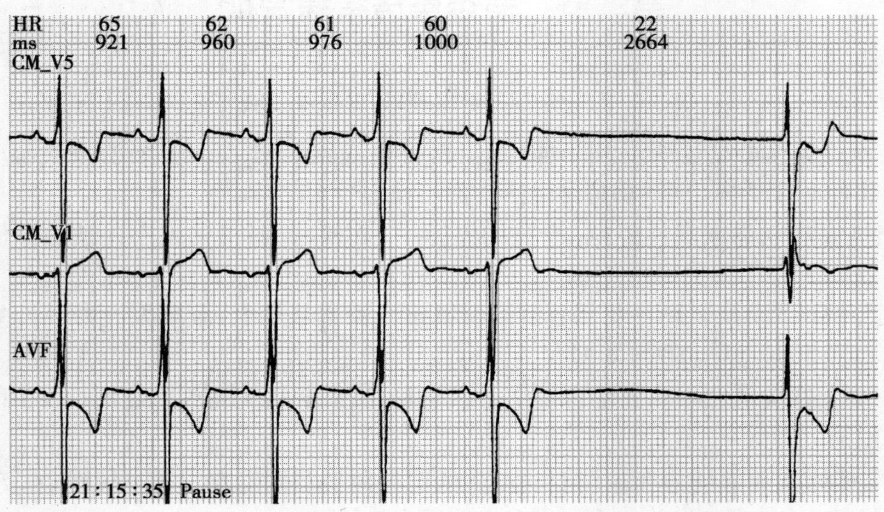

图 4-4-5　高度窦房阻滞

（四）有关诊断问题的说明

1. 窦房阻滞是指发生于窦房结和心房肌之间的传导阻滞。与窦性停搏有相似之处，但两者概念不同，不应混淆。

2. 二度Ⅰ型窦房阻滞多数可呈不典型的文氏现象，即P波脱落前，P-P间隔并非逐渐缩短，可相等，甚至延长，不应以此否定其诊断。重要的是长P-P间隔小于短P-P间期的两倍且有规律性。

3. 二度Ⅰ型窦房阻滞如伴有窦性心律不齐可增加其诊断的难度，尤其是儿童，可有明显的窦性心律不齐，酷似二度Ⅰ型窦房阻滞，区别在于后者无规律或固定的长P-P间期。

4. 单纯性2∶1窦房阻滞形式特殊，心电图仅表现为窦性心动过缓，过缓频率如在40次/分以下，有2∶1窦房阻滞的可能性。阿托品试验时心率成倍增快有助于诊断。2∶1的窦房阻滞在没有基础P-P间隔参照时，仅报告为二度窦房阻滞，不判定Ⅰ型或Ⅱ型。

5. 三度窦房阻滞在理论上是存在的，实际中亦确有存在。但心电图极难与窦性停搏鉴别。

三、临床意义

正常人有迷走神经张力亢进或颈动脉窦过敏者，可以发生窦性停搏。病窦综合征、冠心病、急性下壁心肌梗死、急性心肌炎、心肌病等是引起窦性停搏的常见病因。窦性停搏还可以发生在期前收缩、短阵性心动过速及快速电刺激后，多为短暂性并与超速抑制有关。另外，洋地黄、奎尼丁、乙酰胆碱等药物中毒、高钾血症可引起窦性停搏。压迫眼球或按摩颈动脉窦之后，气管插管及咽部受刺激后亦可出现窦性停搏。窦性停搏时间发生较长，逸搏又未及时出现，可引起头晕或晕厥，甚至发生阿-斯综合征。暂时性窦房阻滞常无症状，持续时间较长或反复发作的窦房阻滞可产生头晕、黑矇、晕厥，尤其是阻滞期间下级起搏点不能及时发生逸搏冲动或逸搏频率甚慢者。严重的窦性停搏或窦房阻滞者应安装心脏起搏器。

第二节　病态窦房结综合征

一、心电图特征

1. 持续性窦性心动过缓，心率<40次/分，亦可在40～50次/分之间，窦性心动过缓伴有明显的窦性心律不齐，反映窦房结电活动的不稳定性（图4-4-6）。

2. 出现窦房阻滞或窦性停搏，严重的停搏>3.0秒，同时可伴或不伴被动异位节律点替代。

3. 慢-快综合征，表现在窦性心动过缓或窦性停搏基础上，反复发生短阵性的房性心动过速或心房扑动-颤动（图4-4-7）。

4. 在室上性快速性心律失常自发终止或电复律后，表现为窦性停搏时间>3秒或出现二度窦房阻滞。

5. “双结病变”，表现为在窦性心动过缓或窦性停搏基础上发生频率缓慢（<35次/分）的交接性逸搏心律，亦可发生二度以上房室阻滞（图4-4-8）。

6. 窦房阻滞或窦性停搏同时伴有束支阻滞和房室阻滞（图4-4-9）。

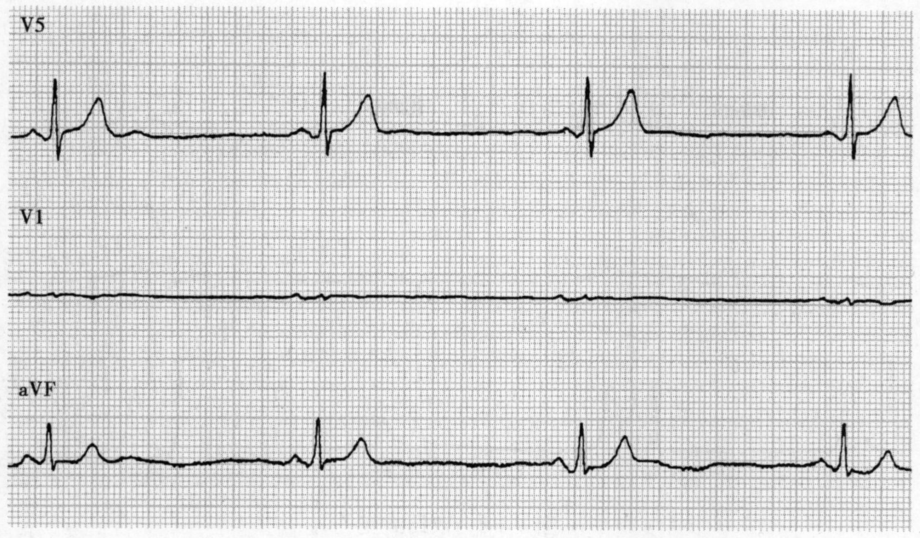

图 4-4-6　病态窦房结综合征

持续性窦性心动过缓，心率仅 34 次 / 分

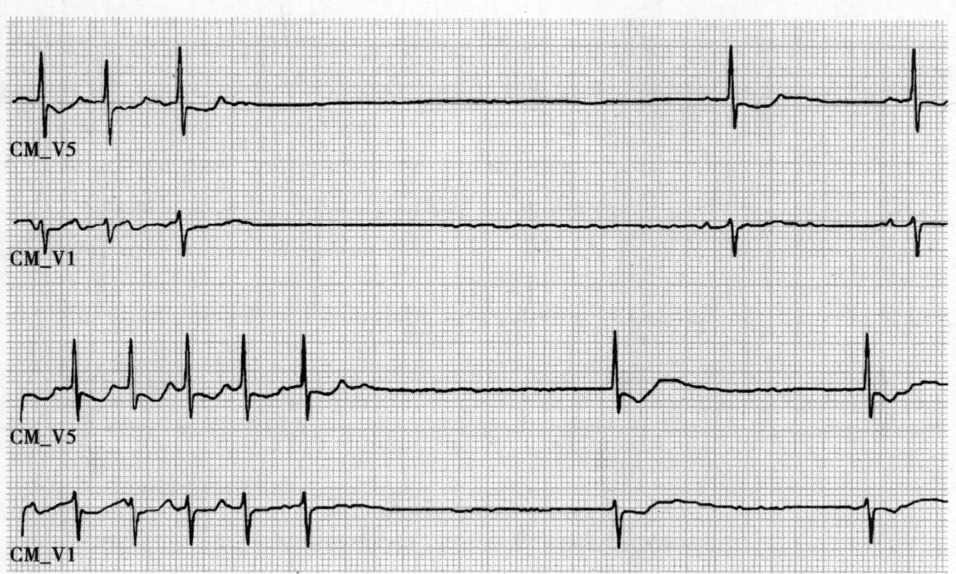

图 4-4-7　慢 - 快综合征

窦性心动过缓、窦性停搏并阵发性心房颤动

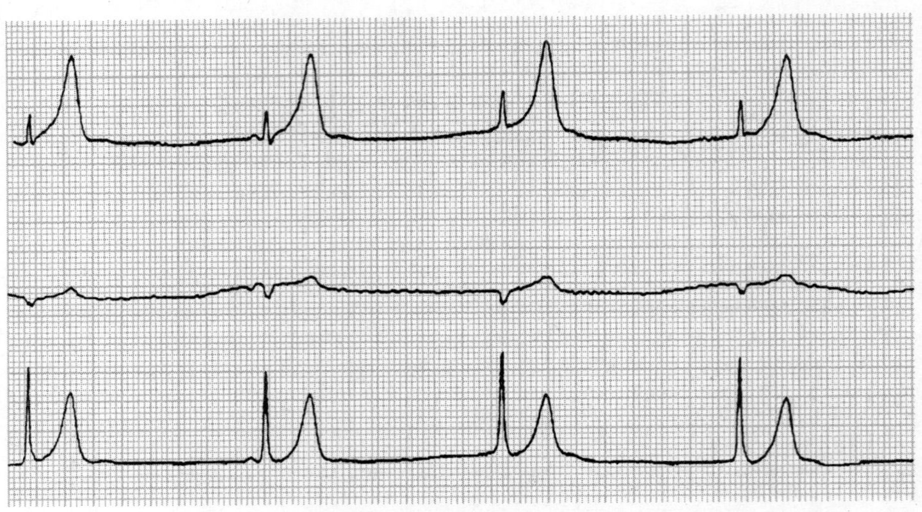

图 4-4-8 双结病变

持续性窦性心动过缓，心率 35 次 / 分，交接区逸搏心律频率仅 34 次 / 分

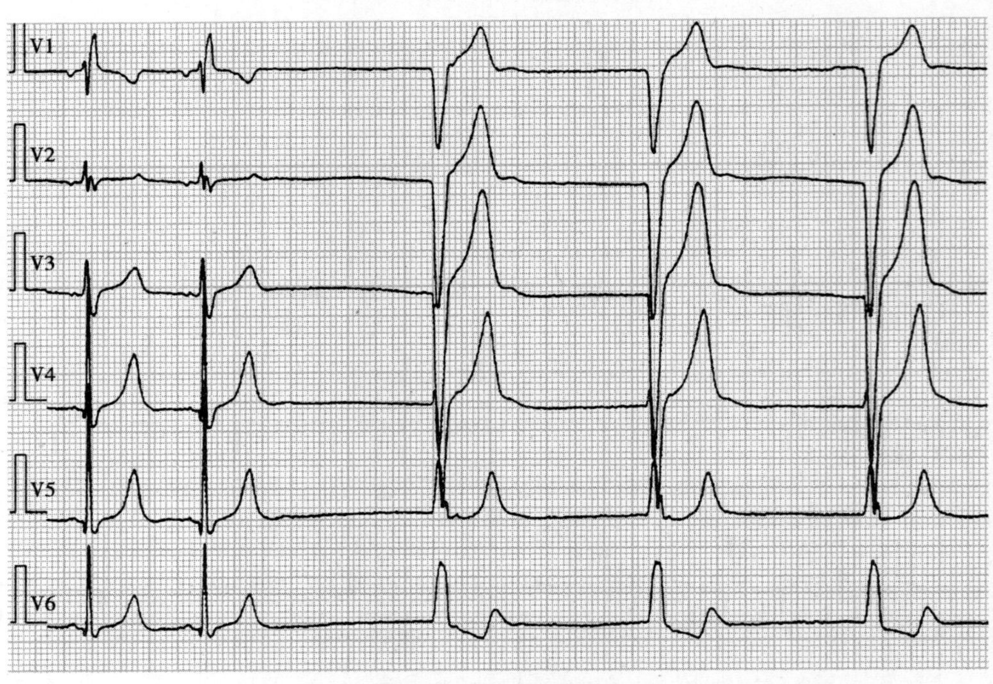

图 4-4-9 病态窦房结综合征

窦性停搏伴右束支阻滞，室性逸搏心律

二、诊断中应注意的问题

1. 病态窦房结综合征的诊断，充分显示了心电图特别是动态心电图描记术的优越性，同时，可以依据心电图特征，推断出窦房结受损程度及相关受累病变的部位。关于病态窦房结综合征临床有其诊断标准，其心电图表现可以是以上指标中单一的改变，亦可以是以上各种表现的联合，亦可能是存在某些特殊的现象（图 4-4-10）。

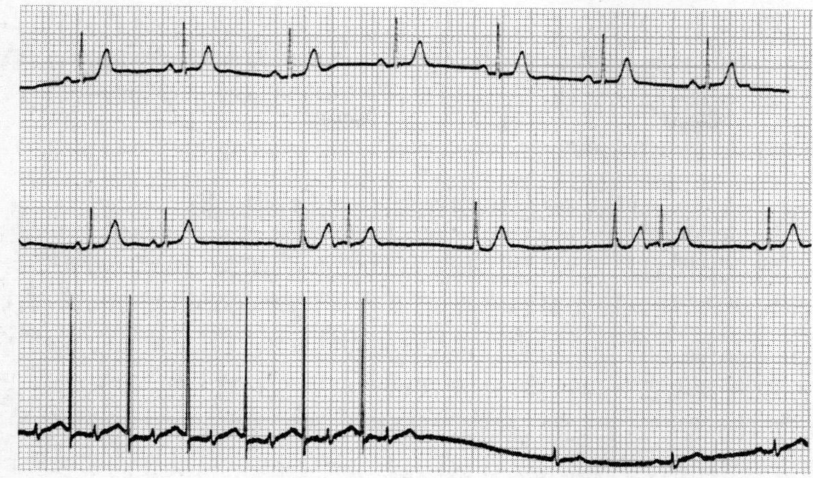

图 4-4-10 房性期前收缩后出现长间歇或发生窦性停搏

上两条Ⅱ导联为体表心电图：窦性心动过缓，心率 50 次 / 分，房性期前收缩后发生窦性停搏（6.6 秒），期间出现逸搏及逸搏 - 反复节律；第三条为食管心电图：SNRT 为 3410ms

2. 病态窦房结综合征可出现一些特殊的心电现象，如逸搏 - 夺获二联律、逸搏 - 反复二联律、逸搏 - 夺获 - 反复三联律、逸搏 - 反复 - 夺获三联律等（图 4-4-11）。

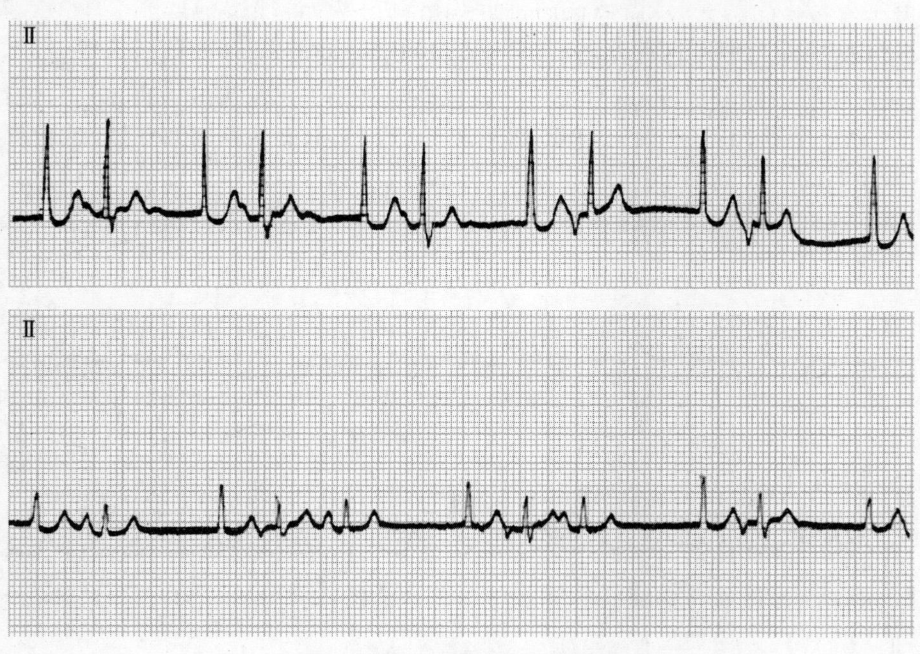

图 4-4-11 病窦的特殊心电现象

逸搏 - 夺获、逸搏 - 反复二联律、逸搏 - 反复 - 夺获三联律

三、临床意义

病窦综合征可由多种病因引起，老年人多为传导系统退行性病变，中年人或青年人多为心肌病和心肌炎，儿童多与家族性窦房结病有关。冠心病、高血压性心脏病、风湿性心脏病、先天性心脏病亦为其病因。此外，也可继发于全身性疾病，如结缔组织病、代谢性疾病，

少数为家族性窦房结病。病窦综合征的临床表现是多种多样的，常间歇性出现。可表现为头昏、全身乏力、消化不良、心悸、昏厥甚至抽搐。亦可出现间歇性少尿等心、脑、肾供血不足的临床表现，以至发生阿 - 斯综合征。缓慢性及快速性心律失常可引起或加重心衰及诱发或加重心绞痛。

四、病态窦房结综合征诊断标准

1. 符合下列心电图表现之一即可确诊：①窦性心动过缓≤40 次 / 分，持续时间 > 1 分钟；②二度Ⅱ型窦房传导阻滞；③窦性停搏 > 3.0 秒；④窦性心动过缓伴短阵心房颤动、心房扑动、室上性心动过速、发作停止时窦性搏动恢复时间 > 2 秒。

2. 下列心电图表现之一为可疑：①窦性缓慢心率≤50 次 / 分，但未达到上述标准者；②窦性心动过缓≤60 次 / 分，在运动、发热、剧痛时心率明显低于正常反应；③间歇或持续出现二度Ⅰ型窦房传导阻滞、结性逸搏心律；④显著窦性心律不齐，R-R 间期多次超过 2 秒。

第三节　继发于缓慢心律失常的节律

一、交接性逸搏

1. 发生在较长间歇之后（通常 R-R 间期 > 1.0 秒以上）的 QRS 波群。

2. QRS 波形态与窦性心律或基本室上性心律相同或有较小的差别。

3. QRS 波前后可无 P 波，或有窦性 P 波但亦与其无关，如 QRS 波前或后有逆行 P 波，常在Ⅱ、Ⅲ、aVF 倒置、aVF 中直立，P-R 间期常 < 0.12 秒，R-P 间期 < 0.20 秒，或隐藏在 QRS 波之中（图 4-4-12）。

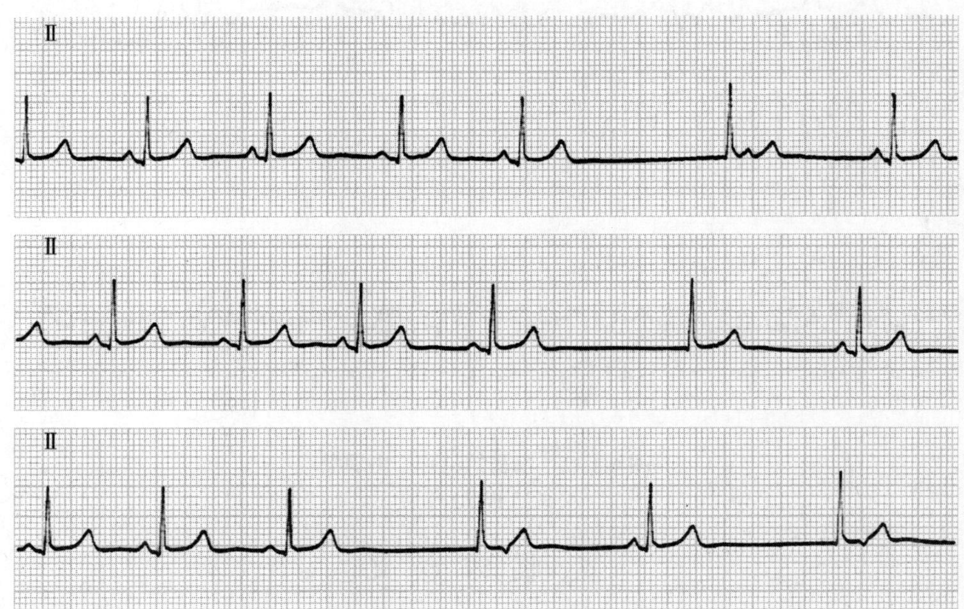

图 4-4-12　交接性逸搏

第一行 R6 为交接性逸搏，QRS 波后可见 P 波与其无关；第二行 R5 为交接性逸搏，无 P 波；第三行 R4 为交接性逸搏并伴有逆行 P 波

二、交接性逸搏心律

1．QRS 波群形态正常或同基本室上性。

2．R-R 间期匀齐，连续三次以上出现，心室率 40～50 次/分。

3．QRS 波前后可有无关 P 波，可有逆行 P 波或无 P 波（图 4-4-13）。

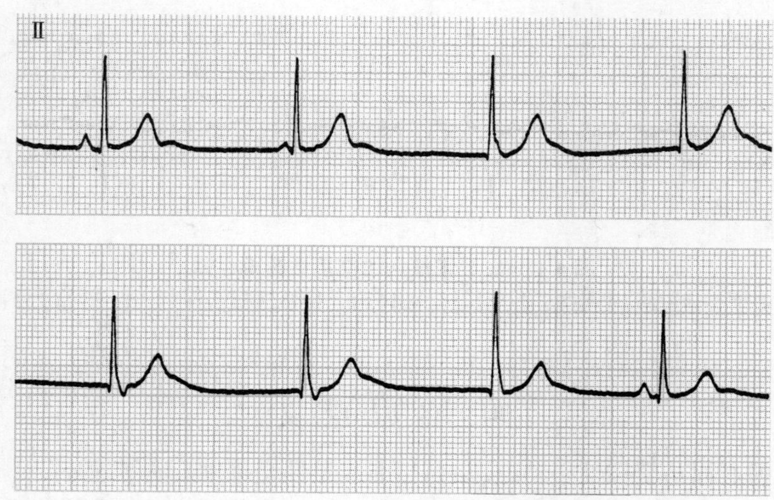

图 4-4-13　交接性逸搏心律

窦性心动过缓，心率 37 次/分，R2～R7 为交接性逸搏心律

三、有关问题的说明

1．交界性逸搏出现形式与期前收缩相反，最重要特征系迟晚发生，即心动过缓时在长间歇后延迟出现的被动性异位搏动称为逸搏。连续三次或以上的逸搏则为逸搏心律。

2．QRS 波形态正常是指原心室传导正常情况下，如基本心律呈束支阻滞，逸搏的 QRS 波亦呈相应宽大 QRS 波，对照基本心律的 QRS 波形态即可确诊。心室传导正常时，同一导联基本搏动 QRS 波与逸搏 QRS 波振幅可有高低差别。

3．交接性逸搏心律频率多在 40～50 次/分之间，但交界区自律性降低时，频率可慢于 40 次/分（图 4-4-14）。由于窦性心动过缓引起的交接性逸搏心律，其两者频率总是相近的。有学者将交接性起搏点分为两型：第一型起搏点位于希氏束近端，频率在 45～60 次/分之内；第二型起搏点位于希氏束内，频率在 35～45 次/分之内，给予阿托品后心率无明显变化。

4．交接性逸搏心律中经常出现联律心律，一般以二联律形式多见，即逸搏后紧随一个与其相似的 QRS 波，R-R 之间可有窦性 P 波，或有逆行 P 波，或无 P 波。QRS 波组合为成对出现酷似期前收缩二联律。

5．窦性心动过缓伴交接性逸搏心律，常可出现房室分离，即 P 波与 QRS 波无关，且两者频率相近，P 波不能下传达心室，属于生理性干扰，与病理性房室阻滞概念完全不同，初学者辨别是至关重要的。

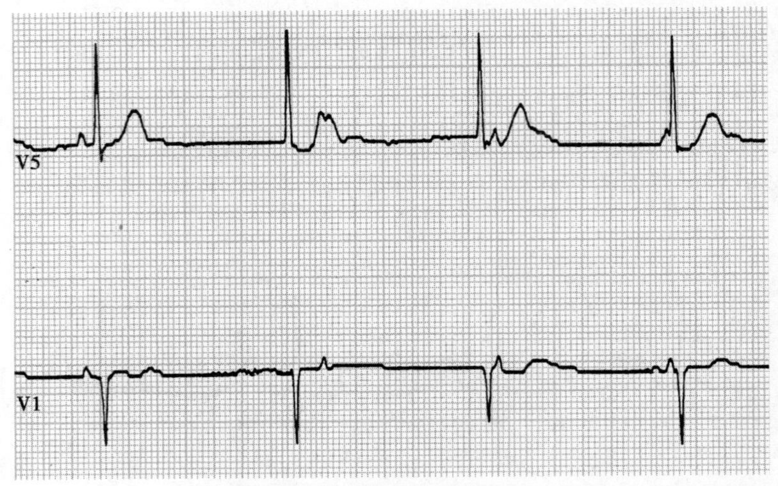

图 4-4-14 频率缓慢的交接性逸搏心律

窦性心动过缓，心率 35 次 / 分，R2～R4 为交接性逸搏心律频率仅 33 次 / 分

四、临 床 意 义

交接性逸搏心律与交接性心动过速（包括非阵发性交接性心动过速）虽同属于交接性心律，但两者发生机制截然不同，交接性心动过速属于主动性搏动，逸搏属于被动性搏动，是继发于缓慢性心律后出现的一种节律。多在窦性心动过缓，窦性停搏、房室阻滞及期前收缩后引起过长间歇时发生，即避免心室停搏。因而本身显然是一种生理性、保护性的心律，其临床意义取决于诱发因素，即引起逸搏心律的原因可能具有病理性。

（刘尚武）

【参考文献】

1. 陈新，孙瑞龙，王方正. 临床心电生理学和心脏起搏. 北京：人民卫生出版社，1997.

2. Chung EK. Principles of cardiac arrhythmias. 2nd. Willams &Wilkins，1977.

3. 中华心血管病杂志编委会. 心律失常治疗对策. 中华心血管病杂志，1993，21（1）：5-10.

4. 黄宛. 临床心电图学. 第 5 版. 北京：人民卫生出版社，1998.

5. 刘忠铭. 病窦综合征的认识过程及心电图表现 // 郭继鸿. 心电学进展. 北京：北京医科大学出版社，2002：235-240.

6. 汪康平. 病态窦房结综合征. 心电学杂志，2003，22（4）：198.

7. 杨钧国，李治安. 心律失常的近代概念. 上海：上海科学技术出版社，1992.

8. 吴晔良，龚仁泰. 危重症心电图及临床处理. 合肥：安徽科学技术出版社，2003.

第五章

快速性心律失常心电图表现

第一节　窄 QRS 波心动过速和宽 QRS 波心动过速心电图诊断思路

一、窄 QRS 波心动过速

窄 QRS 波心动过速是指 QRS 波时限≤100ms 的心动过速，除房室旁路引起的房室折返性心动过速的折返环涉及心室外，其他均起源于希氏束或希氏束以上，临床称为室上性心动过速。

（一）房室结折返性心动过速

1. 心电图特征

（1）慢快型：① QRS 波起源于室上性，心率 150～200 次 / 分，R-R 间期匀齐；②逆行 P 波位于 QRS 波其后，在Ⅱ、Ⅲ、aVF 导联倒置，V_1 导联直立；③ R-P 间期＜70ms；④常由房性期前收缩诱发，期前收缩的 P-R 间期明显延长（图 4-5-1）。

（2）快慢型：① QRS 波起源于室上性，心率 100～150 次 / 分，心律整齐；②逆行 P 波位于 QRS 波之前，在Ⅱ、Ⅲ、aVF 导联倒置，在 V_1 导联直立；③ P-R 间期短，R-P 间期长＞70ms；④可以不需要房性期前收缩激发。

2. 有关诊断中需注意的问题

（1）慢快型室上性心动过速，临床多见。为经房室结慢通道前传，快通道逆传（双路径）。其逆行 P 波多位于 QRS 波Ⅱ、Ⅲ、aVF 导联终末部类似 s 波，或在 V_1 导联出现 r′ 波，类似 rSr′ 型，心律恢复正常后，上述 s 波或 r′ 波即消失（图 4-5-1）。更多情况下，整齐的 QRS 波前后无 P 波线索可寻，或 P 波重叠于 QRS 波群之中（图 4-5-2）。

（2）快慢型室上性心动过速，也是房室结折返，在成人中少见，儿童中发生率较高。激动系经快道前传，慢道逆传。P 波在 QRS 波之前，距前一次 QRS 波较远（R-P 长＞70ms），而接近后一次的 QRS 波。

（3）如出现 R-R 间期长短交替发生的窄 QRS 波心动过速，提示除了房室结折返，还有旁路的参与。

（4）室上性心动过速的 QRS 波（R）起点与起后的心房波（P′ 波）起点之间的间期为 R-P 间期。当 R-P 间期≥P-R 间期的 50%，或 R-P 间期≥P-R 间期时，属于长 R-P 间期室上性心动过速。可能表现为长 R-P 间期的室上性心动过速有：窦房折返性心动过速、房性心动过速、

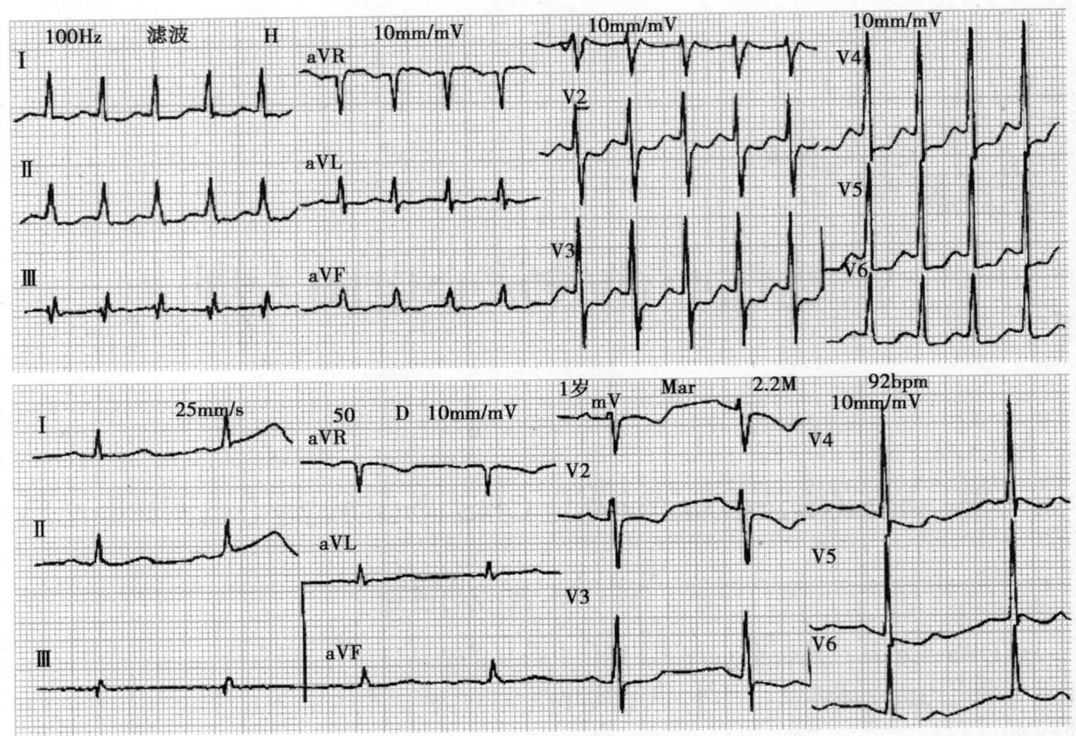

图 4-5-1 房室结折返性心动过速

上图 R-R 间期相等，心率 187 次 / 分，Ⅱ、Ⅲ、aVF 导联 QRS 波终末“S”波及 V_1 导联 r′ 波为逆行 P 波（R-P＜70ms）；下图恢复心律后，“S”波及 r′ 波消失

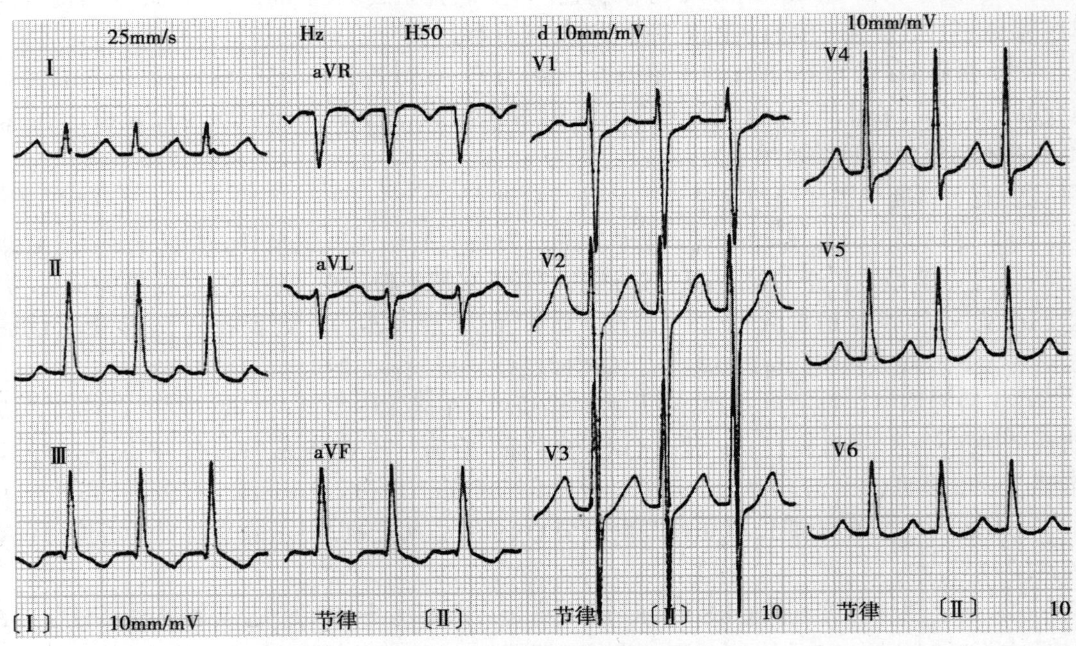

图 4-5-2 室上性心动过速

R-R 间期相等，心率 170 次 / 分，无逆行 P 波的痕迹

快慢型房室结折返性心动过速、持续性交接区反复性心动过速、心房扑动（2∶1）等。另外某些长 P-R 间期的室上性心动过速可表现为无休止性心动过速（Gallavardin 型心动过速），即持续存在，或在心动过速之间偶见几个窦性搏动，或动态心电图心动过速超过总心搏数的 50% 以上。这种无休止性心动过速与快慢型房室结折返心动过速及房性心动过速特征相似，可导致心动过速型心肌病。

（5）体表心电图明确区分室上性心动过速的类型较为困难，需依赖于电生理检查证实。但需要说明的是，不能忽视体表心电图对窄 QRS 波心动过速诊断与鉴别诊断的重要价值。体表心电图对心动过速临床诊断价值的高低，更多取决于临床医师及心电工作者对心律失常发生机制的认识水平和心电图的综合分析能力。

（二）房室折返性心动过速

1. 心电图特征

（1）心室率在 200 次 / 分左右，心室节律绝对整齐，QRS 波形态正常或呈束支阻滞图形。

（2）P 波Ⅱ、Ⅲ、aVF 导联倒置，R-P 间期 > 70ms，R-P < P-R 间期。

（3）房室 1∶1 传导，QRS 波电压交替。

（4）不合并房室阻滞（图 4-5-3）。

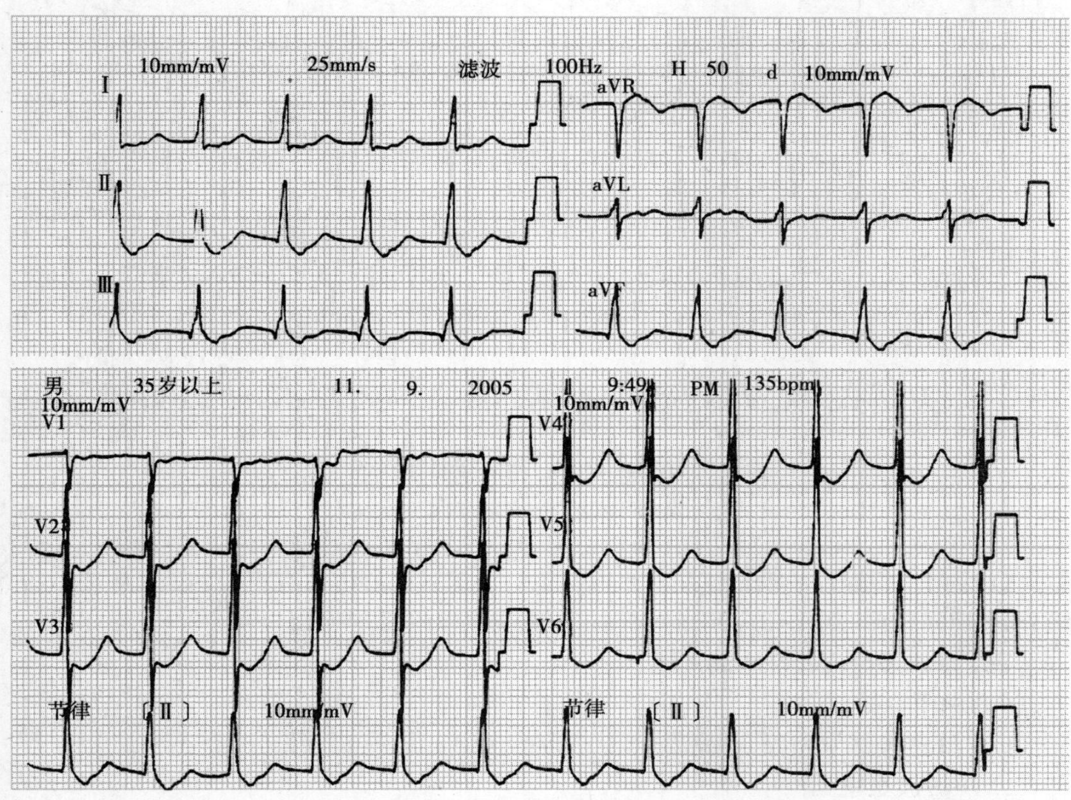

图 4-5-3　室上性心动过速

房室折返性心动过速 R-P > 70ms

2. 有关诊断中需说明的问题

(1) 顺向型折返性心动过速，心房和（旁道）心室均参与了折返环。房室结、希氏束充当了折返环的顺向（前传）传导支，旁道附加束作逆向室房传导，构成大折返，这种心律失常可常因一个期前收缩突然发作或终止。临床多见。

(2) 顺向折返时，QRS 波形态多数正常，少数呈束支阻滞图形，一般多呈右束支阻滞图形，但心动过速发作时不会合并房室阻滞。

(3) 顺向性心动过速中，Ⅰ导联出现倒置 P 波，可提示预激为左侧旁道。

(4) QRS 波群电压交替改变，是顺向型心动过速的特征性表现（图 4-5-4）。

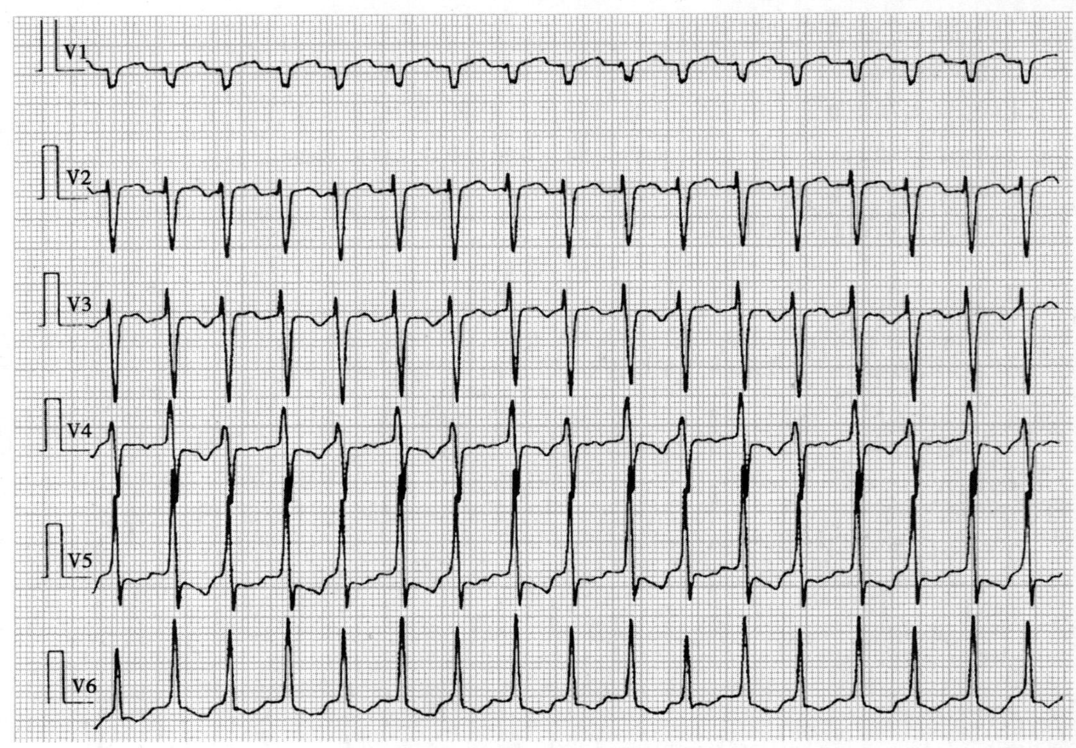

图 4-5-4 室上性心动过速

QRS 电交替提示为房室折返性心动过速

(5) 顺向型折返性心动过速与房室结折返性心动过速心电图有相似之处。顺向型折返性心动过速发作前心电图常无预激特征的表现，原因为隐匿性预激。

（三）非阵发性交接性心动过速

1. 心电图特征

(1) R-R 间隔基本相等，心室率 70～130 次 / 分。

(2) QRS 波呈室上性。

(3) P 波与 QRS 波无关，呈房室分离，心房率与心室率相近或室率快于房率。

(4) 多与窦性心律并存，常有窦性夺获（图 4-5-5）。

2. 诊断中有关问题的说明

(1) 非阵发性交接性心动过速频率较少超过 100 次 / 分，但可小于 70 次 / 分，在 60 次 /

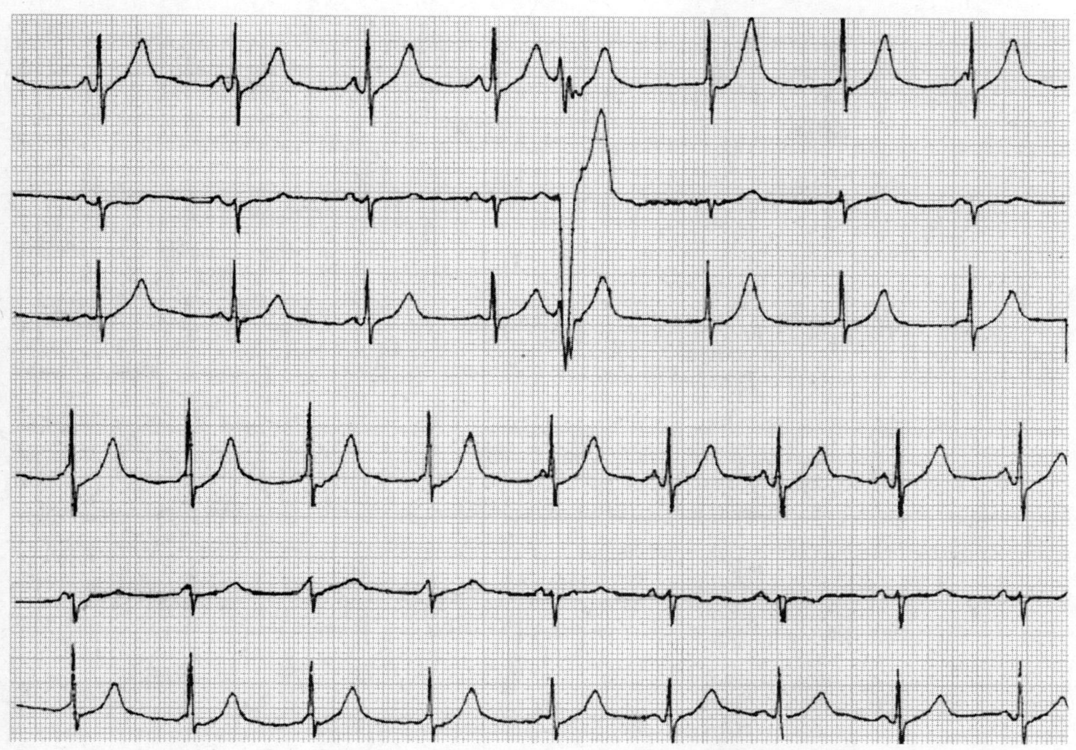

图 4-5-5　非阵发性交界性心动过速

开始为窦性心律，68 次 / 分，室性期前收缩后发生非阵发性交界性心动过速，73 次 / 分，P 波与 QRS 波无关，倒数 R4 恢复窦性心律

分以上。

（2）QRS 波形态正常除非本身伴有束支或分支阻滞。

（3）由于交接性与窦性频率接近，故两种心律可间歇交替出现，即心室在单位时间内分别由窦房结和交界区控制，特别是存在窦性心律不齐时易出现，这是非阵发性交接性心动过速很重要的特征（图 4-5-6）。

（4）该心动过速可分为两种形式，一种是有无相关窦性 P 波（房室分离）或无 P 波；一种为伴有逆行 P 波的 QRS 波群。前者多有临床意义，后者多见于正常人（图 4-5-7）。非阵发性心动过速引起房室分离（P 与 QRS 无关）的原因是异位起搏点自律性增高所致，不能诊断房室阻滞。

（5）非阵发性交接性心动过速亦可在心房颤动时发生。

（6）非阵发性心动过速并非指发作和终止不是突然的，因其频率在窦性频率范围内，而与经典室上性心动过速频率不同，故称所谓“非阵发性”，其实这种心动过速可具有时隐时现的阵发性质，只是尚未能给予更为恰当的命名。也有称之为“加速性交界性自主心律”。

3．临床意义　非交接性心动过速本身不产生明显的临床症状及体征，对血流动力学影响也不大。但其原因几乎总见于心脏病患者，如冠心病、急性心肌梗死（下壁多见），急性心肌炎、急性风湿热、洋地黄中毒、慢性肺部疾患合并感染，心力衰竭及低钾血症等。非阵发性心动过速心电图多为暂时性预后较好的心律失常，随着原发病的好转而消失。

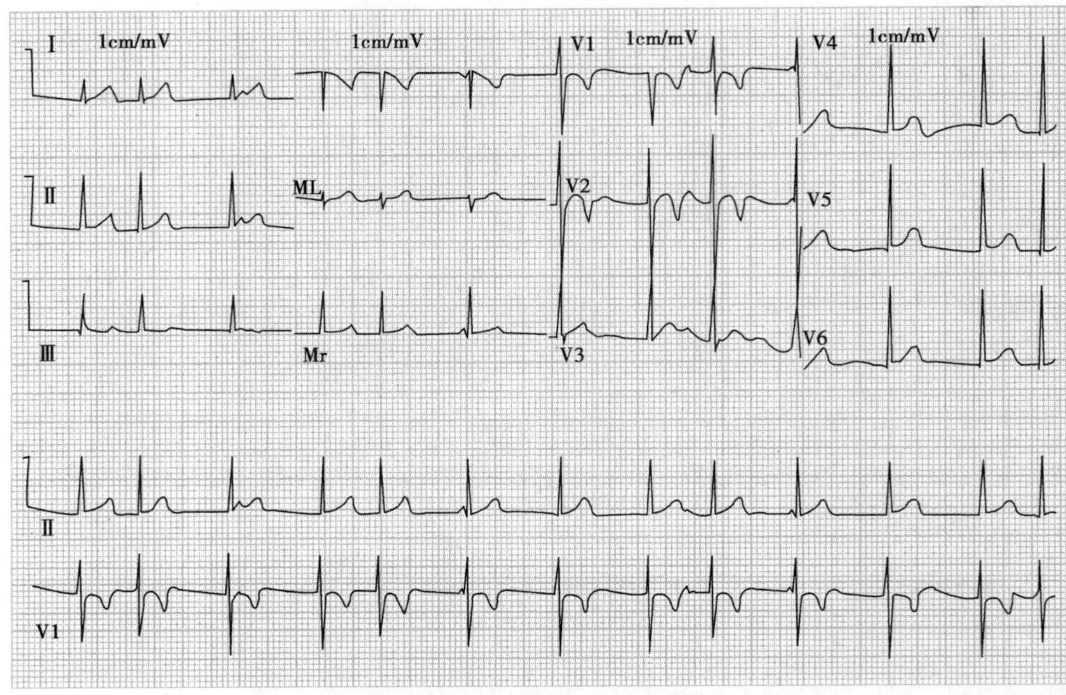

图 4-5-6 非阵发性交界性心动过速的特征

非阵发性交界性心动过速，心率 78 次 / 分，R2.R5.R9 为心室夺获

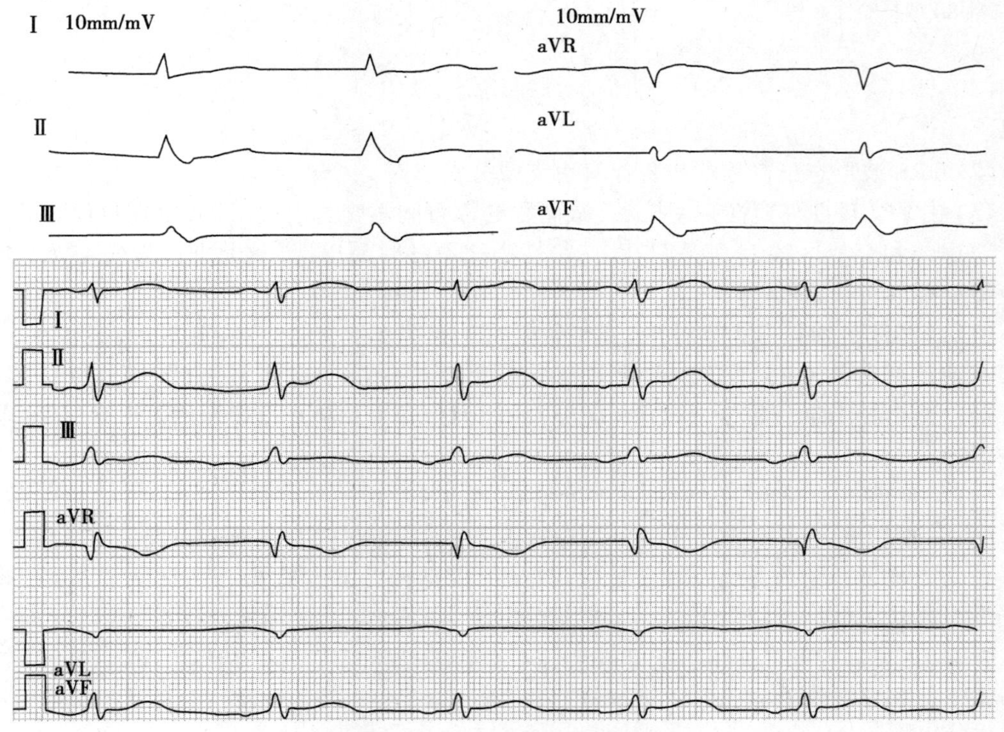

图 4-5-7 非交速的两种形式

上图：逆行 P 波位于 QRS 波之后，心率 75 次 / 分；下图：逆行 P 波位于 QRS 波之前，心率 70 次 / 分

二、宽QRS波心动过速

宽QRS波群心动过速（wide QRS complex tachycardia）一般指QRS波时限＞0.12秒，频率＞100次/分的心动过速。是临床常见的心血管急症，可由心肌梗死、心肌病、心肌炎、电解质紊乱及药物（洋地黄、奎尼丁、胺碘酮等）中毒等多种不同原因引起，亦可见于健康青年人。

分类：

（1）室性心动过速。

（2）室上性心动过速

1）室上性心动过速伴室内差异传导。

2）室上性心动过速伴束支阻滞。

3）室上性心动过速为房室折返心动过速（经肯特束、马海姆纤维）等。

（一）室性心动过速

1．5～6个或以上连续快速的宽大QRS波群，心室率140～180次/分。

2．QRS波时限≥0.12秒，形态可呈单行单形、多形等。

3．R-R间期可相等或不等（图4-5-8）。

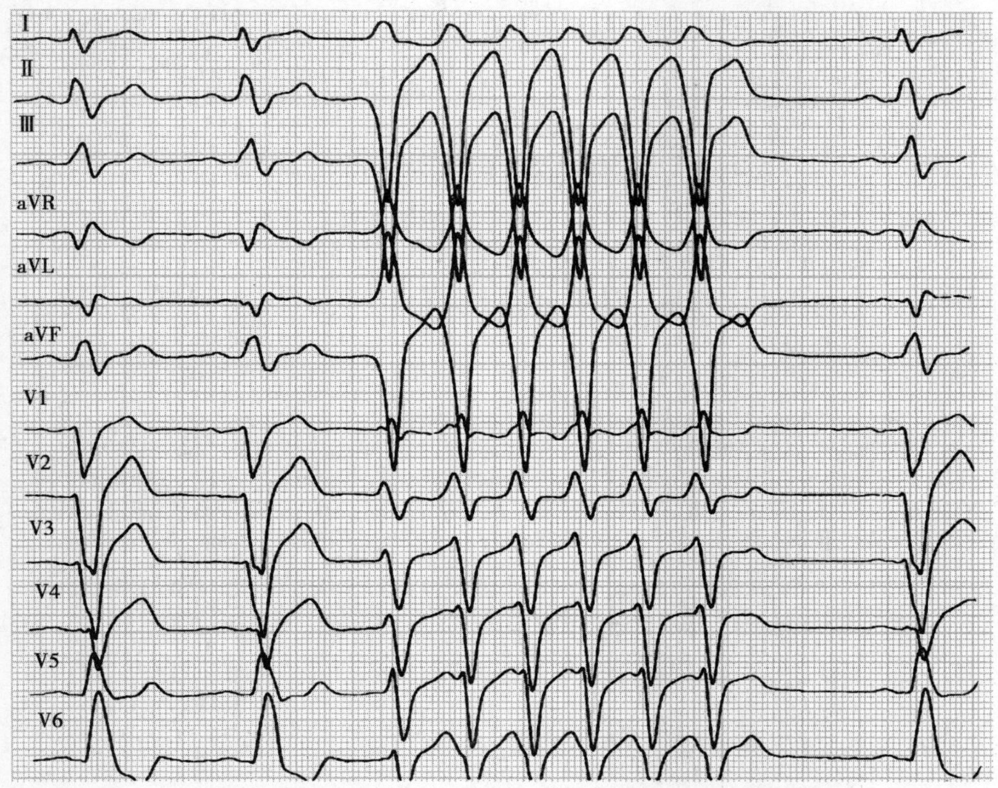

图4-5-8　室性心动多过速，室性期前收缩并室性心动过速

（二）尖端扭转型室性心动过速

1．Q-T间期延长型　诊断条件：①连续出现宽大畸形QRS波，常由长联律间期（500～

700ms）的室性期前收缩诱发，R-R 间隔不规则，室率 200～250 次 / 分；② QRS 波极性及振幅呈进行性改变，QRS 波围绕等电位线上下扭转其方向；③发作时间持续数秒至 10 余秒，可自行终止；④终止或长间歇后显示 Q-T 间期延长，T 波或 U 波增宽、增大（巨大 T 波倒置）；⑤发作期间基本心律通常缓慢（图 4-5-9）。

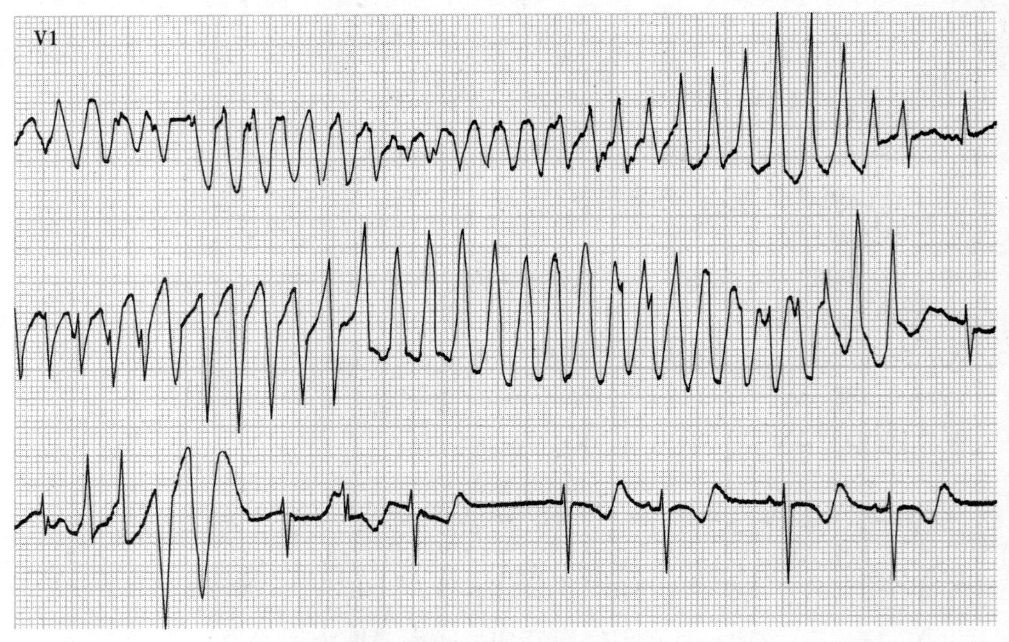

图 4-5-9　尖端扭转型室性心动过速 Q-T 间期延长型

2．Q-T 间期正常型　诊断条件：①基本心律时无 Q-T 间期延长及 T/U 波变化；②无长联律间期室性期前收缩诱发现象；发作期间基本心律可非常缓慢（图 4-5-10）。

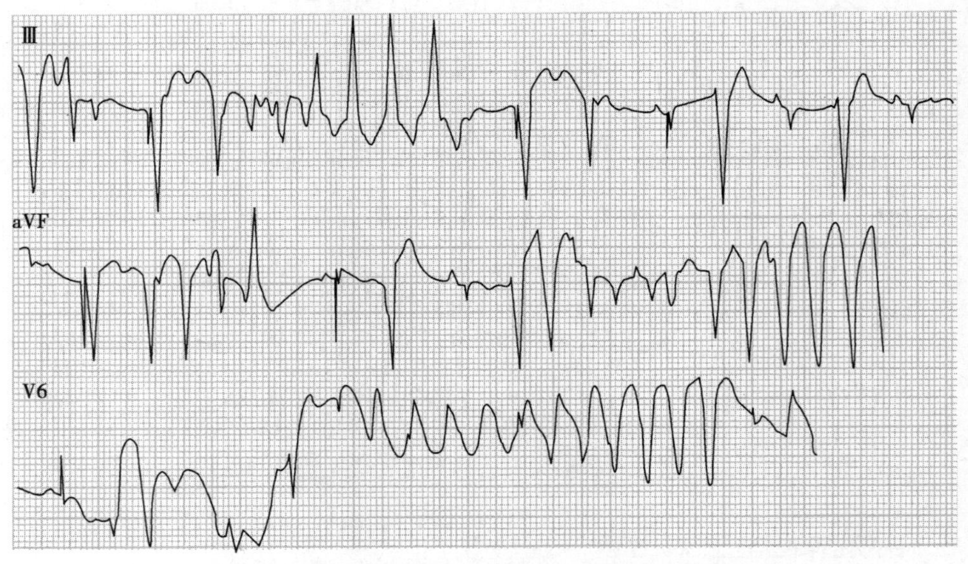

图 4-5-10　尖端扭转型室性心动过速 Q-T 间期正常型

3．联律间期极短型　诊断条件：①发作时呈尖端扭转型室性心动过速特征；②诱发室性心动过速的室性期前收缩联律间期极短（280～320ms），期前收缩常出现在 ST 段终末或 T 波起始；③基本心律的 T 波和（或）U 波形态正常，Q-T 间期也正常（图 4-5-11）。

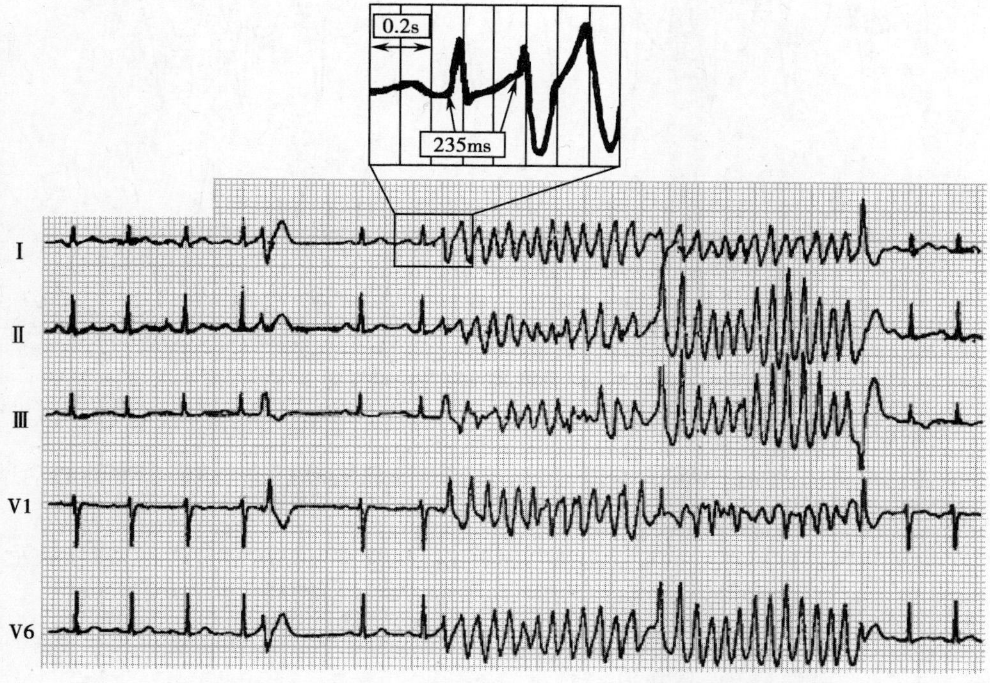

图 4-5-11　尖端扭转型室性心动过速——联律间期极短型

4．诊断中有关问题的说明

（1）尖端扭转型室性心动过速即"torsade de pointes"为世界文献沿用最初的该型心动过速的法文名词。

（2）尖端扭转型室性心动过速亦称之为"多形性室性心动过速"（polymorphic ventricular tachycardia，PVT）尚无统一定义。依据北美起搏与点生理学会（North American Society）1985 年建议标准为基础，可做如下限定：在任何心电图记录导联显示室性心动过速连续变化的 QRS 波形态，节律不规则，频率大于 200 次 / 分，并持续 10 个心动以上者。

（3）该型 QRS 波形态"扭转"特征并非在每一个导联上均可见到。可能仅在某一导联中显示。由于室率快，QRS 波形态变异，易误认为心室颤动。因此需要多个导联、最好多导联同步记录观察。

（4）正常 Q-T 间期型的室性心动过速可有典型扭转现象，Q-T 间期延长伴发 QRS 波形态变异的室性心动过速时，有时可无尖端扭转形态。

（5）有学者将尖端扭转室性心动过速分为两种类型：A 型 R on T 现象，即无 Q-T 间期延长，由联律间期极短的室性期前收缩诱发；B 型 R on T 现象，Q-T 间期延长。

（三）非阵发性室性心动过速

1．心电图表现

（1）QRS 波形态具有室性的特征。

（2）频率 60～130 次 / 分，R-R 间隔大致相等。

（3）常与窦性心律交替出现，可有室性融合波（图 4-5-12）。

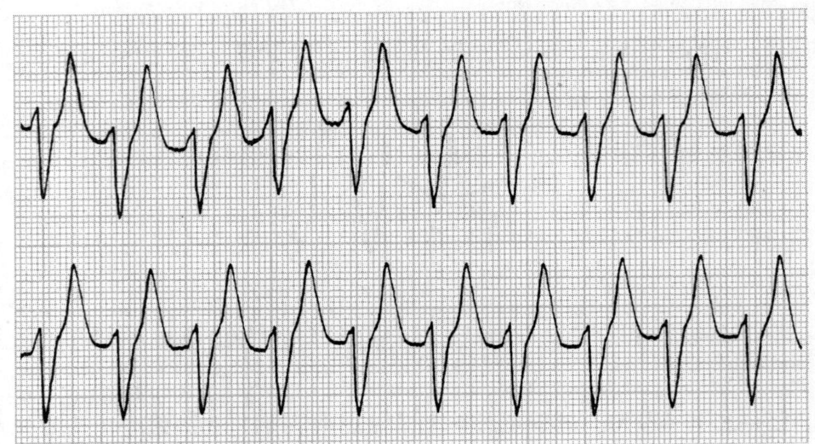

图 4-5-12 非阵发性室性心动过速

2. 诊断中有关问题的说明

（1）其命名尚有：加速型室性自搏心律、自搏性室性心动过速、缓慢型室性心动过速、急性心肌梗死室性自搏心律（尤其是下壁心肌梗死）。

（2）由于非阵发性室性心动过速与窦性频率相近，故常可见房室分离、心室夺获及不同程度 QRS 形态的室性融合波，其出现与消失易受窦性频率快慢的影响（图 4-5-13）。

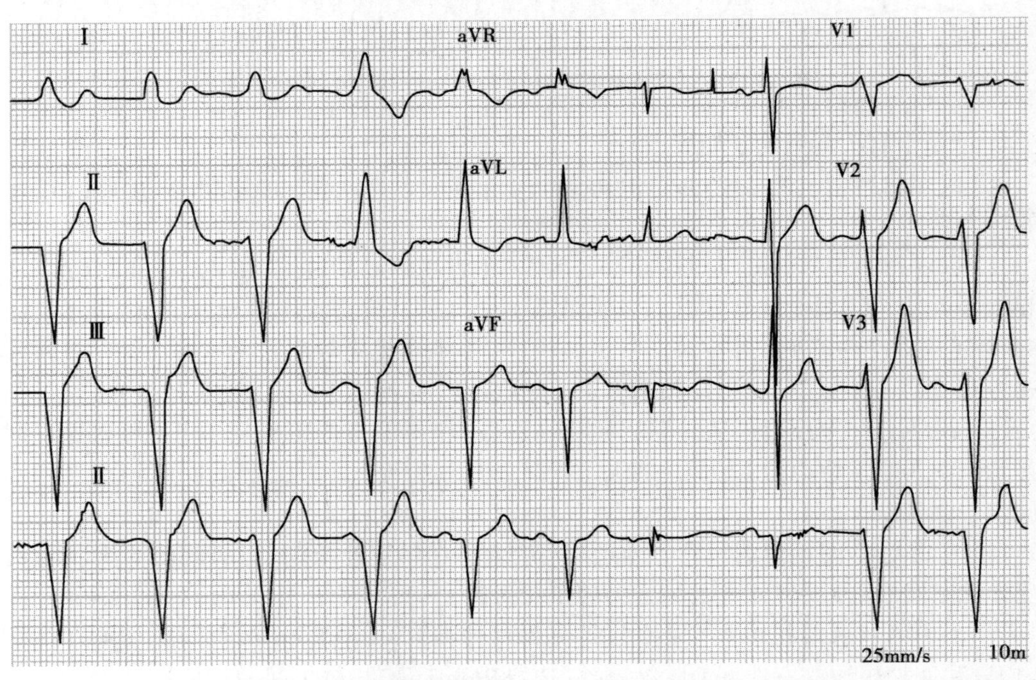

图 4-5-13 非阵发性室性心动过速及室性融合波，R5 ~ R7 为不同程度的融合波，R8 为窦性搏动

（3）另外，某些心脏起搏器的频率定在 60～100 次 / 分，而心室起搏脉冲信号甚小（特别是双极起搏），其宽大 QRS 波形态类似非阵发性室性心动过速，这点需注意区别（图 4-5-14）。

（4）在 ST 段抬高的急性心肌梗死溶栓过程，通常可见这种类型室性心动过速。

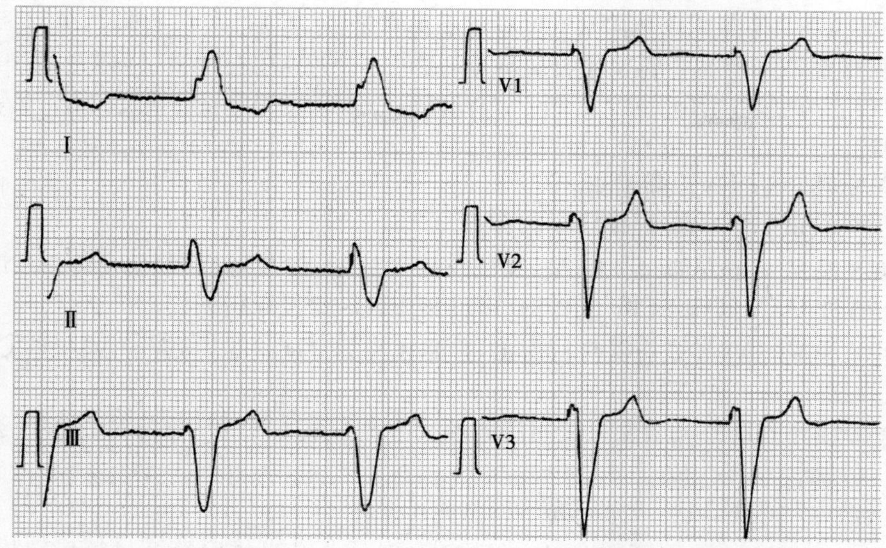

图 4-5-14　心室起搏心律类似非阵发性室性心动过速，双极起搏，脉冲信号极小，频率 75 次 / 分，酷似非阵发性室性心动过速

（5）部分持续性单形室性心动过速、或室上性心动过速伴宽 QRS 波（室内差异传导、束支阻滞）发作终止后，或人工心室起搏出现间歇自身搏动时，其基本或自身心律的 T 波可出现暂时性倒置，其中Ⅱ、Ⅲ、aVF 及 V_4～V_6 导联多见。宽 QRS 波心动过速持续时间愈长，T 波改变持续时间亦愈长。这种现象一般与 T 波的电张调整有关，不能提示心肌病变（图 4-5-15）。

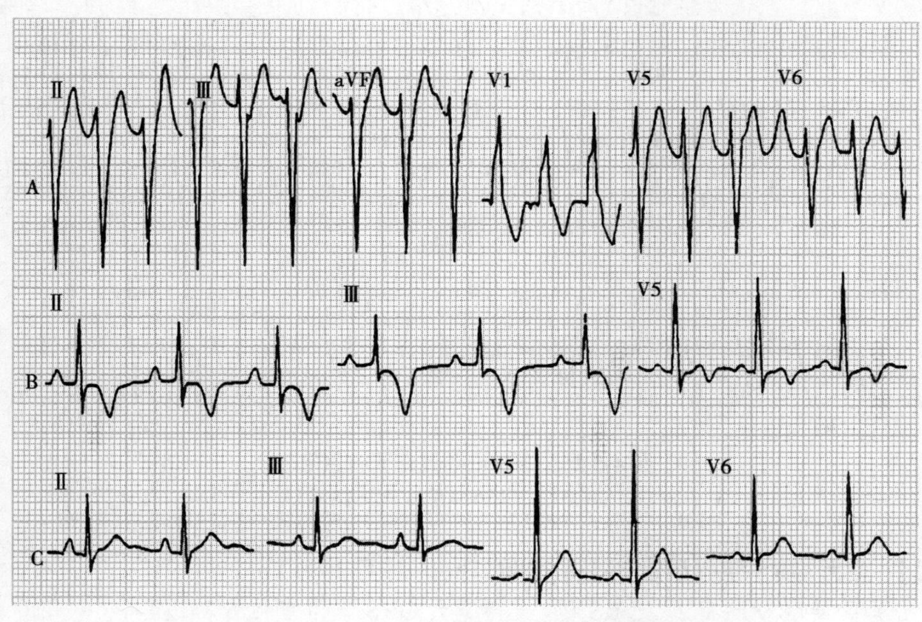

图 4-5-15　T 波电张调整心电图表现

A. 室性心动过速；B. 终止后 T 波倒置；C. 3 天后 T 波正常

3. 室性心动过速的临床意义　室性心动过速属于一种严重的心律失常。偶见正常健康人，但大多数发生于器质性心脏病患者。其主要病因为冠心病、特别是急性心肌梗死的早期发生率较高且有很大的危险性。高血压性心脏病、心肌病、急性心肌炎、Q-T延长综合征、并发室壁瘤的陈旧性心肌梗死也是常见的病因。另外，电解质紊乱、洋地黄中毒、锑剂等药物中毒也可引起。还可见于外科手术、麻醉、冠状动脉造影、心导管检查、安装心脏起搏器等过程。

（四）室性心动过速诊断思路

1．P波与QRS波无关，出现房室分离。

2．QRS波V_1导联呈Qr型，Rs型、R型或Rr′型（$R>R'$兔耳型）双相及单相波形。

3．QRS波V_5、V_6导联呈Rs型$R/S<1$、qRS型、QS型及qR型。

4．QRS波V_1～V_6导联均以R波为主（排除预激综合征A型）或V_1～V_6导联QRS波均以负向波为主。

5．QRS波形态既不符合左束支阻滞图形又不是右束支阻滞图形特征。QRS波形态明显挫折或呈丑征。

6．RS波电轴在无人区，电轴−90°以上（图4-5-16）。

7．出现室性融合波，或在宽QRS波心动过速中，发生心室夺获或反复搏动其QRS波形态为正常，支持室性心动过速。

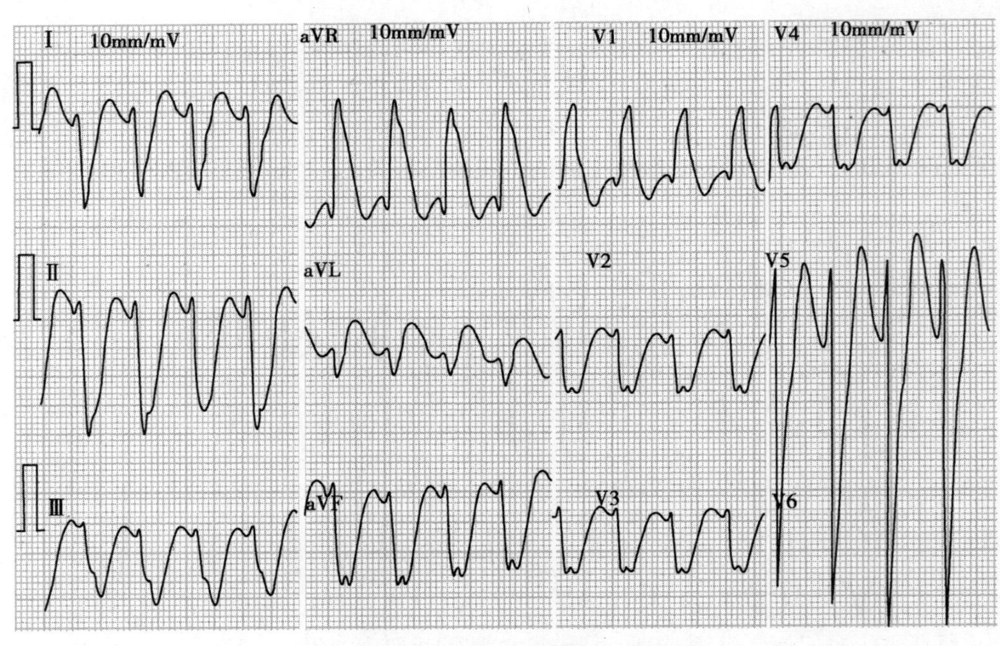

图4-5-16 室性心动过速无人区电轴

电轴为−156°，位于无人区

【附】 宽大QRS波心动过速鉴别诊断（Brugada等1991）

1．心前区导联V_1～V_6均无RS型、支持宽大QRS波为室性心动过速。

2．心前区导联如出现RS型、RS间期＞100ms，高度提示室性心动过速。

3．宽大QRS波心动过速伴有房室分离提示为室性。

4．QRS波V_1、V_2及V_6导联是否呈现室性心动过速特征（图4-5-17）。

以上是Brugada等根据电生理检查结果，分析了宽大QRS波心动过速起源部位，并为

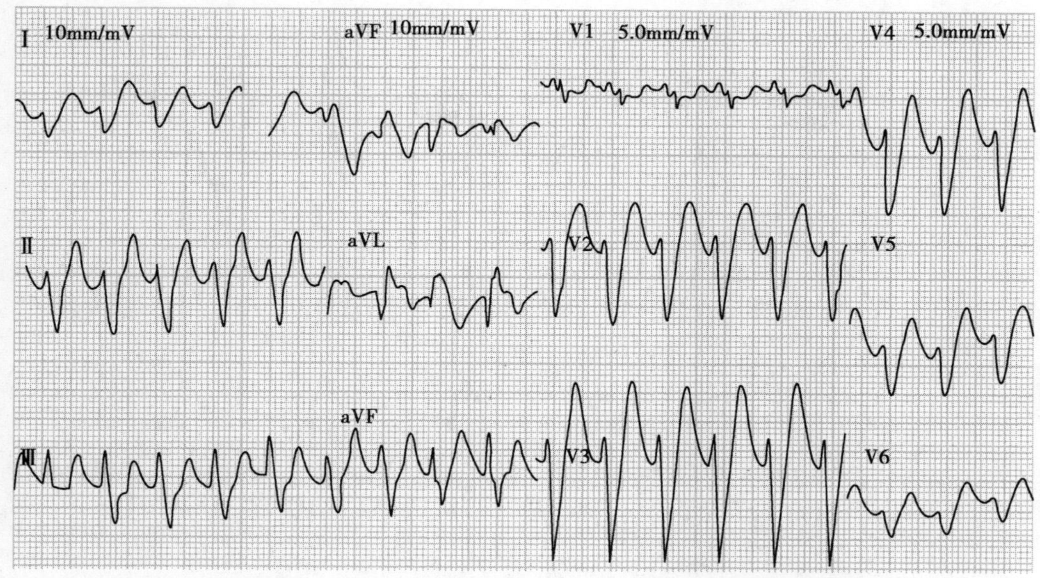

图 4-5-17　室性心动过速的特征，QRS 波同向性，$V_1 \sim V_6$ 导联主波均向下

其鉴别诊断提出了判断步骤，共分四步：

1. 如果心前区导联有一个或一个以上的导联 QRS 波不是 RS 型，即诊断为室性心动过速（可不进行下一步）。

2. 若心前区导联的 QRS 波均呈 RS 型，且 RS 间期（指 R 波起始至 S 波的最低点）>100ms，即可诊断为室性心动过速（不再进行下一步分析）。

3. 如果确定存在房室分离，室性心动过速即可诊断（亦不再进行下一步）。

4. 如果心前区导联 V_1、V_6 的 QRS 波形符合室性的形态标准，即 V_1 导联为 RS 型，RS 间期 >70ms，V_6 导联 QRS 波起始为正向波（rS 型），而且 R/S<1，即可诊断为室性心动过速。

需要说明的是，预激综合征所产生的宽 QRS 心动过速按 Brugada 标准均将符合室性心动过速，其假阳性率为 100%，特别是 RS 间期 >100ms。因此该标准不适用于预激性宽 QRS 心动过速与室性心动过速的鉴别诊断（图 4-5-18）。在原有束支阻滞者误诊为室性心动过速的假阳性率仅为 1.4%。因此，Brugada 标准适用于原有束支阻滞者伴室上性心动过速，而且准确性很高。另外，有人主张 RS 间期 >70ms，诊断室性心动过速较为恰当。

Marriott 列举了 5 项室性心动过速误诊的原因，对诊断很有价值：①认为室性心动过速一定伴有明显的血流动力学障碍；②依靠单一导联（Ⅱ导联）进行诊断；③依靠房室分离诊断室性心动过速；④相信室性心动过速是一种不规则的心律失常；⑤不了解或忽略 QRS 波形态对室性心动过速的诊断。

宽 QRS 波心动过速诊断新流程 Vereckei 方案（2008）：

第一步：是否存在房室分离，如何存在则诊断室性心动过速。

第二步：观察 aVR 导联起始是否为大 R 波，如果呈 R 型或 RS 型则诊断室性心动过速，如果呈 qR 型不能诊断室性心动过速。

第三步：QRS 波是否符合束支或分支阻滞图形，如不符合则诊断为室性心动过速。

第四步：测量心室初始激动速度（Vi）与终末激动速度（Vt）之比，Vi/Vt≤1 诊断为室性心动过速。

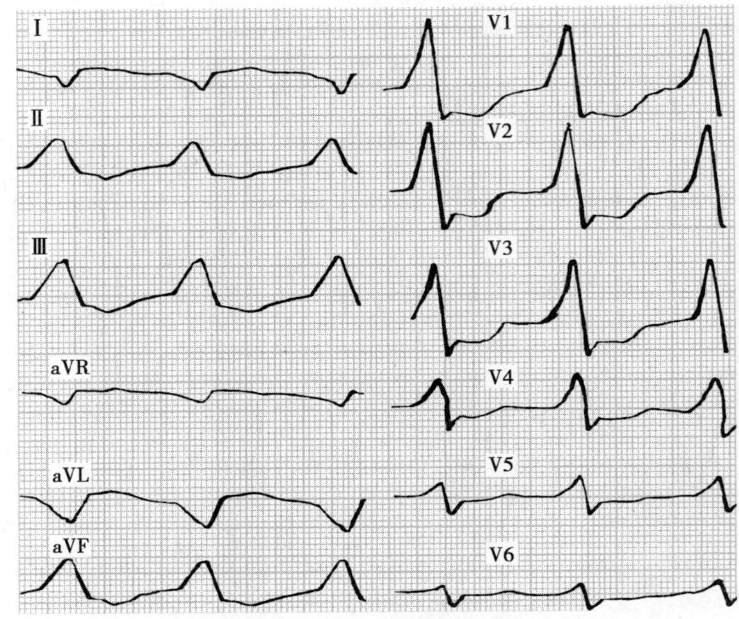

图 4-5-18 宽 QRS 波心动过速的鉴别

本图为预激并室上性心动过速，按 Brugada 诊断标准 RS 间期 > 100ms，易误诊为室性心动过速

应用 Vereckei 需注意：

1．心动过速频率过快时，可以造成 QRS 波起点与终点无法确定，此时不易应用此法。

2．该方案不适用于束支折返性心动过速、分支型室性心动过速及房束旁路性心动过速等。

3．aVR 导联 R 型这一指标，对于诊断源于右室的室性心动过速无效。

宽 QRS 波应用多项指标或新指标时注意特异性都有局限性 Welles 和 Toplo 指出的那样，任何一项指标都有“例外情况”避免变为诊断的“陷阱”。

（五）恶性室性心律失常

恶性室性心律失常是指致命性心律失常，它包括：①心室率 230 次 / 分的单形性室性心动过速；②心室率逐渐加速的室性心动过速有发展成心室扑动或心室颤动的趋势；③室性心动过速伴有严重的血流动力学障碍，如低血压、休克、左心衰竭；④多形性（含扭转型及长 Q-T 间期综合征）室性心动过速发作时伴晕厥；⑤特发性心室扑动或心室颤动（异常 J 波、Brugada 综合征）；⑥过缓型室性心律。临床特点为阿 - 斯综合征发作，此类心律失常发生于器质性心脏病患者，如冠状动脉事件，包括急性或陈旧性心肌梗死、急性冠状动脉综合征、各种心肌病、包括右室发育不良，长 Q-T 间期综合征、各种心脏病所致的心脏扩大、低心排出量状态等。而无心脏病或电生理异常证据者则极少发生。

（六）室上性心动过速伴室内差异传导

1．心电图特征

（1）心率：室上性心动过速频率常超过 180 次 / 分。

（2）心室律：节律非常匀齐。

（3）QRS 形态：多呈典型右束支阻滞图形，即 V_1 呈 rsR′ 型，V_5、V_6 呈 qRS 型三相波。

(4) QRS 波时限：常<0.14 秒。

(5) QRS 波额面心电轴多在正常范围(图 4-5-19)。

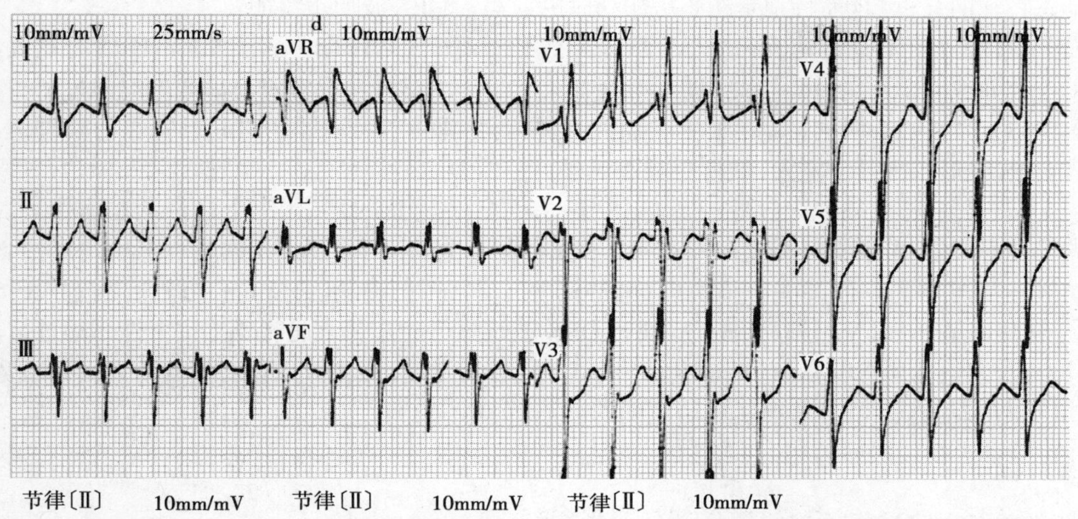

图 4-5-19 室上性心动过速伴室内差异传导，心率 158 次/分，QRS 波宽大，呈右束支阻滞图形

(6) Welens 依据心内心电图提出右束支阻滞型室性心动过速诊断指标：① V_1 导联呈单向 R 或双向 qR、QR、RS 型；② V_6 导联呈 rS、QS、qR 型。Kindwall 提出左束支阻滞型室性心动过速诊断指标：① V_1 或 V_2 导联初始 r 波增宽>30ms；② V_6 导联有任何 Q 波；③ V_1 或 V_2 导联 S 波降支有切迹(图 4-5-20)。

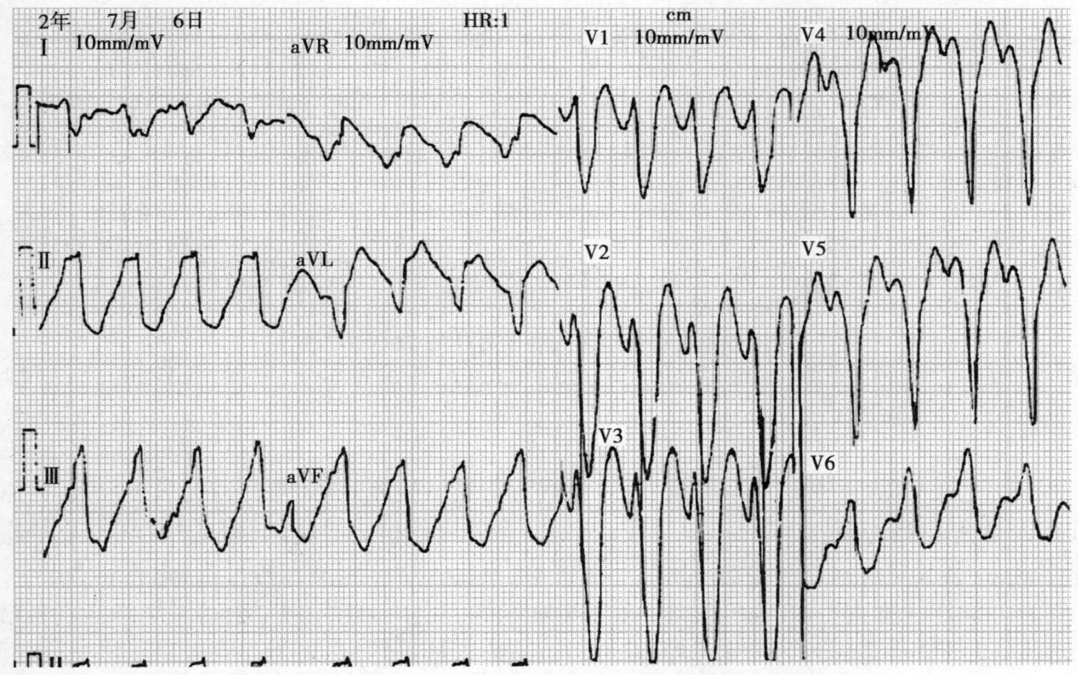

图 4-5-20 左束支阻滞型室性心动过速

V_1、V_2 导联 r 波>30ms，电轴右偏，是左束支阻滞型室性心动过速特征表现

2. 有关诊断中需要注意的问题

（1）室内差异传导与室性异位搏动鉴别诊断的标准很多，但重点应放在对 QRS 波整体形态特征的分析判断，特别是在心房颤动时更依赖于 QRS 波形态特征。

（2）室上性心动过速发作时伴室内差异传导相对少见，室上性心动过速伴 QRS 波宽大，其中合并束支阻滞者并不少见，即本身存在束支阻滞。这种情况对照前后心电图即可证实。

（3）严重的心肌病、高钾血症，抗心律失常药物作用等特殊原因引起的室性心动过速，其 QRS 波形态可异常宽大，时限也显著延长。

（4）对于心电轴无人区鉴别宽 QRS 波的起源，需注意的是，因室上性心动过速伴室内差异传导（左、右束支及分支阻滞图形）不会出现心电轴位于无人区，这一点上确定室性心动过速是可靠的。但某些心肺疾患（肺心病等），本身由于右室肥厚其心电轴可在无人区、V_1 导联可呈 R 型，V_5 导联 R/S＜1，同时 QRS 波时限可能延长。此时发生室上性心动过速，其 QRS 波整体形态特征（包括心电轴）极似室性心动过速。因此，依据心电轴无人区判断宽 QRS 波心动过速，需要参照基础心电图的特征（图 4-5-21）。

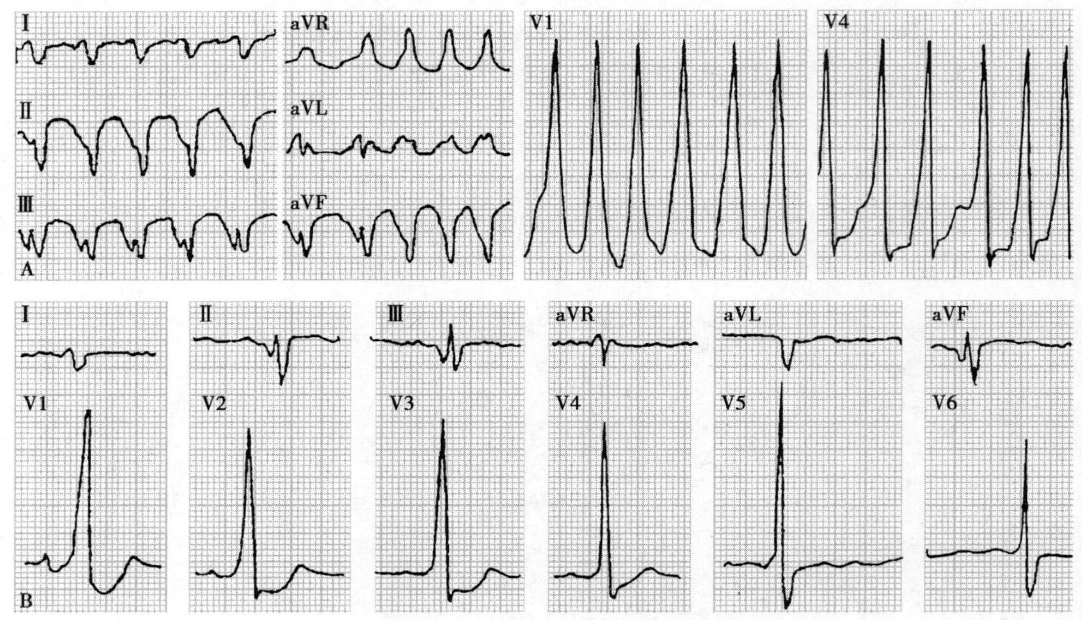

图 4-5-21 心电轴无人区与宽 QRS 波心动过速

A. 风湿性心脏病，预激并心动过速，宽 QRS 波电轴为无人区，极似室性心动过速；B. 恢复心律后，表现为 A 型预激综合征，电轴亦指无人区

（5）宽大 QRS 鉴别诊断应尽量以 12 导联为背景做整体分析，首先应记录 V_1～V_6 导联和涉及宽大 QRS 波心电轴的标准导联，特别注意并应该指出的是，传统的长程Ⅱ导联心电图对宽大 QRS 波或心动过速的识别是非常困难，甚至不能作出基本的判断（图 4-5-22）。

（6）发作性宽大 QRS 波心过速，应该与发作前心电图对照分析，心动过速终止后应常规描记 12 导联心电图。因为宽 QRS 波心动过速可以是室性，也可为伴室内差异传导，或原有左束支阻滞。室上性心动过速是否存在束支阻滞只能与发作前后图形对照作出诊断。

（7）实际工作中，往往有一种现象，对室性期前收缩的认识及诊断有信心，而对宽 QRS

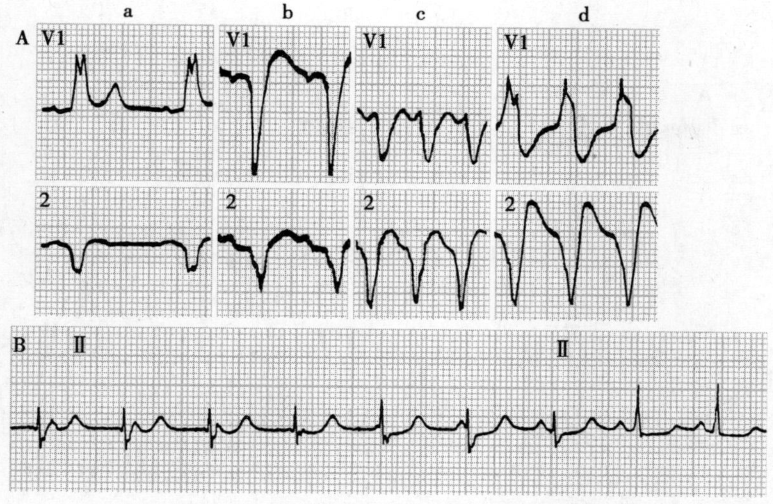

图 4-5-22　Ⅱ导联与宽大 QRS 鉴别诊断的局限性

A 中 a.b.c.d 的宽 QRS 波分别为右束支阻滞，左束支阻滞，源于右室的室性心动过速。但在Ⅱ导联的 QRS 波形态均为相似，显示出Ⅱ导联的弱点；B 开始 6 个心搏似非阵发性交接性心动过速，分析发现 R7 为室性融合波，实际上是室性心动过速，显示出Ⅱ导联的局限性

波心动过速的鉴别却举棋不定，主要是对平时所见的室性期前收缩 QRS 波形态特征特点“熟视无睹”。因此，对室性期前收缩各种 QRS 波特征的认识，对以后所遇到的鉴别诊断是非常实用和经济的。

3．室内差异传导的临床意义　室内差异传导是一种生理性阻碍，可见于正常亦可见于器质性心脏病患者，本身无重要的临床意义，总是继于其他原发的传导系统病理性或功能性紊乱。室内差异传导的临床意义主要是容易误诊为室性异位搏动，而给临床治疗带来误导。如将室内差异传导误诊为室性期前收缩或室性心动过速，或将洋地黄中毒引起的室性期前收缩或室性心动过速误诊为室内差异传导，均可引起严重后果甚至可危及生命。另外，可依据室内差异传导某些特征性改变，如发生较晚的期前收缩也出现室内差异传导图形或室内差异传导呈左束支阻滞图形，可提示束支潜在的原发性病理改变。需要指出的是，尽管室内差异传导大多属于心室干扰现象，但它不能提示心室本身传导系统不存在病变。

（七）房室折返心动过速（经旁路前传）

1．心电图特征

（1）QRS 波形态宽大，起始呈预激波，R-R 间隔整齐，心室率 150～240 次 / 分。

（2）P 波Ⅱ、Ⅲ、aVF 导联倒置，R-P 间期 > P-R 间期。

（3）房室 1∶1 传导，不合并房室阻滞（图 4-5-23）。

2．有关诊断中需说明的问题

（1）经旁路下传形成的房室折返性心动过速为逆向型，也属于心脏内大折返，旁道充当顺向（前传）传导角色，有三种类型：①旁道与房室结、希氏束之间折返（多见型）；②旁道与旁道折返，见于多旁道病例，房室结和希氏束处于旁观状态；③ Kent 氏束与 Mahaim 氏束之间的折返，可产生与逆向型折返性心动过速相同的心电图表现，临床少见。

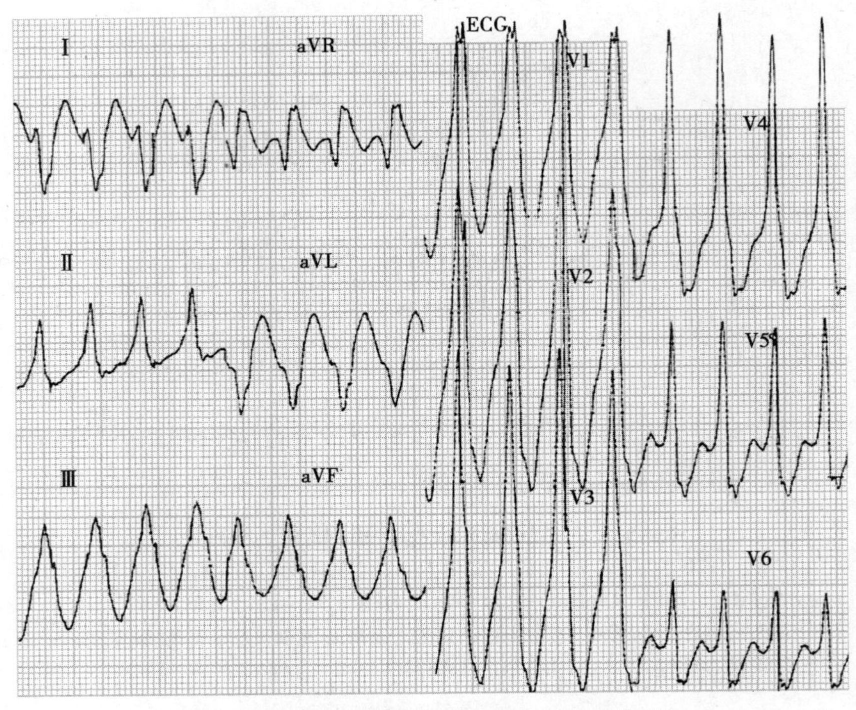

图 4-5-23 房室折返性心动过速（经旁路前传）

QRS 波宽大，酷似室性心动过速，但起始迟缓呈预激波并见逆行 P 波，R-P＞70ms，为经旁路前传的房室折返性心动过速

（2）逆向型折返性心动过速发作前，心电图可显示预激图形，发作时 QRS 波形态一般与发作前相似，快速宽大 QRS 波酷似室性心动过速。逆向型折返性心动过速是一种有潜在危险性的心律失常，少数情况下可能演变为心室颤动。

（3）逆向型房室折返性心动过速常伴有宽大 QRS 波，似与房室结折返性心动过速易于鉴别，但房室结折返性心动过速有时可出现室内差异传导，而形成宽 QRS 波的心动过速。房室折返和房室结折返性心动过速概念不同，两者鉴别是必要的。

（4）由于 QRS 波宽大，其逆行 P 波往往隐藏在其中，通常很难辨认。

第二节 心房扑动和心房颤动电图特征及进展

一、心 房 扑 动

（一）诊断条件

1. P 波消失，代之间隔均匀，形态相同的锯齿扑动波（flutter wave，FL）频率在 250～300 次 / 分之间。

2. FL 波可倒置、直立或双向。

3. QRS 波形态及呈室上性。

4. R-R 间隔可因房室传导关系出现快而规则（2∶1）慢而规则（4∶1）或快慢交替（2∶1～4∶1）等（图 4-5-24）。

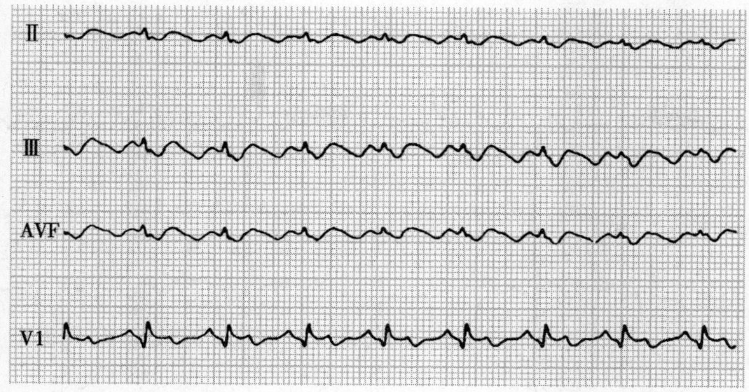

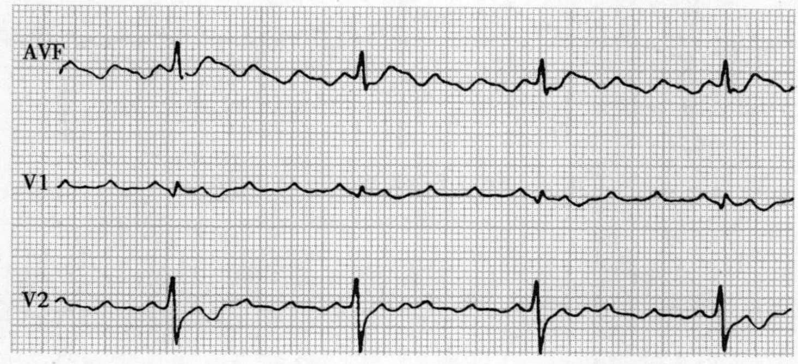

图 4-5-24　心房扑动

上图为 2∶1 下传；下图为 4∶1 下传

（二）诊断中有关问题的说明

1. FL 波在Ⅱ、Ⅲ、aVF 导联呈负向（形态锐角较多），频率在 240～340 次 / 分之间为Ⅰ型心房扑动，几乎均可用程控调搏法转复为窦性心律。FL 波在Ⅱ、Ⅲ、aVF 导联直立（形态圆凸较多），扑动频率在 340～420 次 / 分之间为Ⅱ型心房扑动（少见），需要注意的是，某些瓣膜病变的心房扑动等频率可减慢至 200 次 / 分左右，并以 2∶1 形式下传心室。起搏治疗对其无效。两型有时可转换，Ⅰ型扑动频率者低于Ⅱ型。

2. QRS 波形态多为正常，也可伴有室内差异传导、束支阻滞、预激综合征而呈现宽大 QRS 波，需与室性心动过速区别。

3. 在规则的 FL 波中，出现不规则的 AFL 波，或 F 波振幅不一，其频率不同，R-R 间期亦不相等。有人称之为不纯性心房扑动，实际上为心房颤动的不典型表现。另外有一种特殊 F 波形态的心房扑动，其特征为在同一导联（通常多见 V_1 导联）的 F 波振幅较为一致，F-F 间期也较匀齐，但 F 波的极性可逆转，即 F 波的方向发生周期性变化，F 波围绕基线上下扭转，称之为尖端扭转型心房扑动。临床多见于风湿性心脏病，可能奎宁丁、洋地黄药物有关（图 4-5-25）。

4. P 波消失及出现 FL 波虽为心房扑动主要诊断，但有时窦性心律亦可与心房扑动交替存在，通常为基础心律为窦性，伴有房性期前收缩引起短阵连续 FL 波，一般持续时间极短（数秒）并很快转为窦性心律且反复出现（图 4-5-26）。近年有学者认为这种现象可能属于肌袖性房性心律失常（myocardial sleeve mediated tachyarrhythmia）。

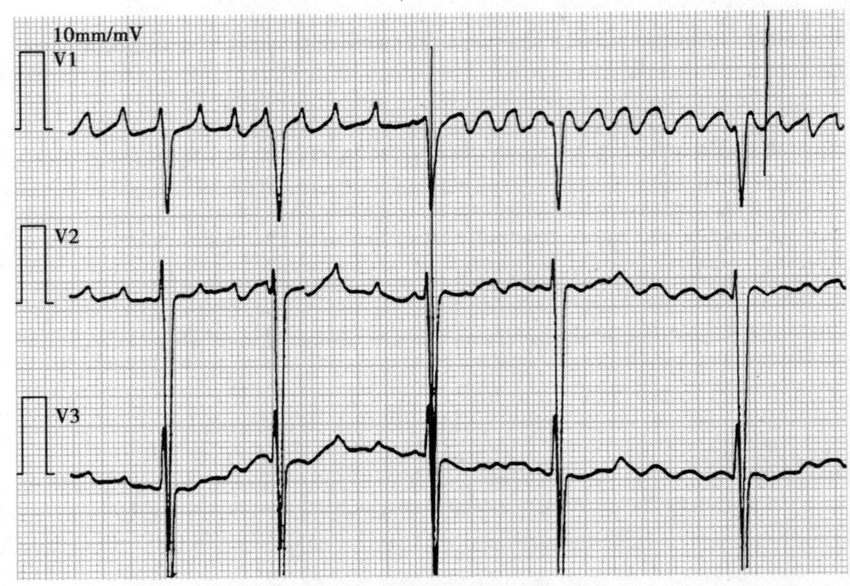

图 4-5-25 尖端扭转型心房扑动

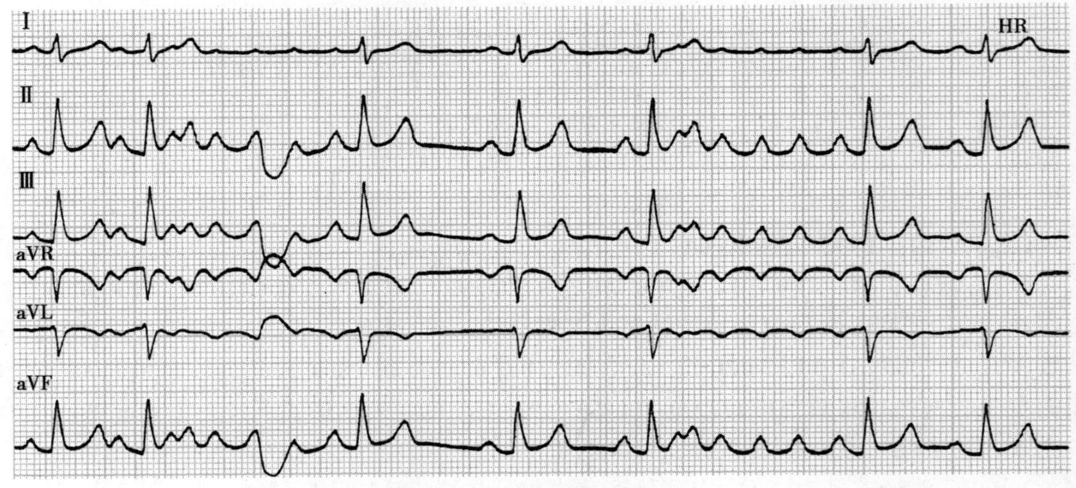

图 4-5-26 短阵心房扑动

持续时间极短的心房扑动

5. 心房扑动 1∶1 下传甚为少见，其 QRS 波酷似室上性心动过速，若经旁路前传可貌似室性心动过速甚至心室扑动（图 4-5-27）。

6. 心房扑动时房率通常为 300 次 / 分，房室传导为 2∶1，心室率大多数为 150 次 / 分左右。因此当心室率为 150 次 / 分左右时，应该考虑到心房扑动 2∶1 传导的可能。或有心房扑动的迹象时（T-P 段模糊或消失），心室率为 150 次 / 分左右往往是一个有力的佐证（图 4-5-28）。2∶1 传导的心房扑动，为每两个 F 波只下传心室一次，引起一个 QRS 波。有时未下传的 FL 波隐藏在 R 波之中，只显示一个下传的 F-QRS 波群或误认为窦性心动过速或房性心动过速。有时 FL 波可落后 QRS 波前后互相重叠，易误认为系 QRS 波形态异常（图 4-5-29）。

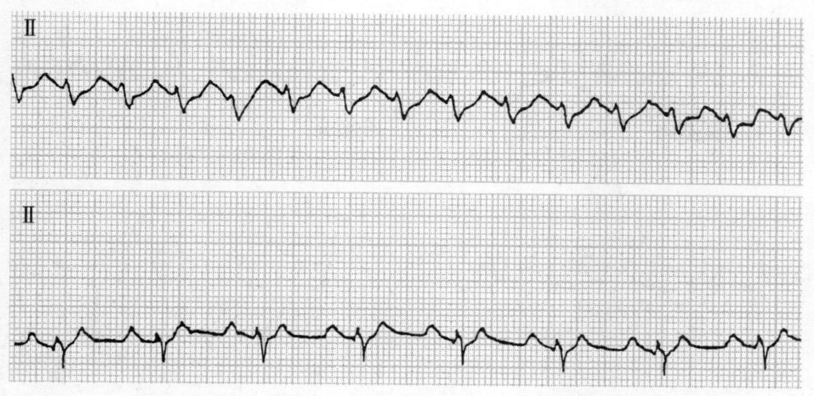

图 4-5-27　心房扑动 1∶1 下传

第一行酷似室上性心动过速，心率 230 次 / 分；复查（第二行）为心房扑动 2∶1 下传，心房率恰为 230 次 / 分，证实心室率为 230 次 / 分的心律为心房扑动 1∶1 下传

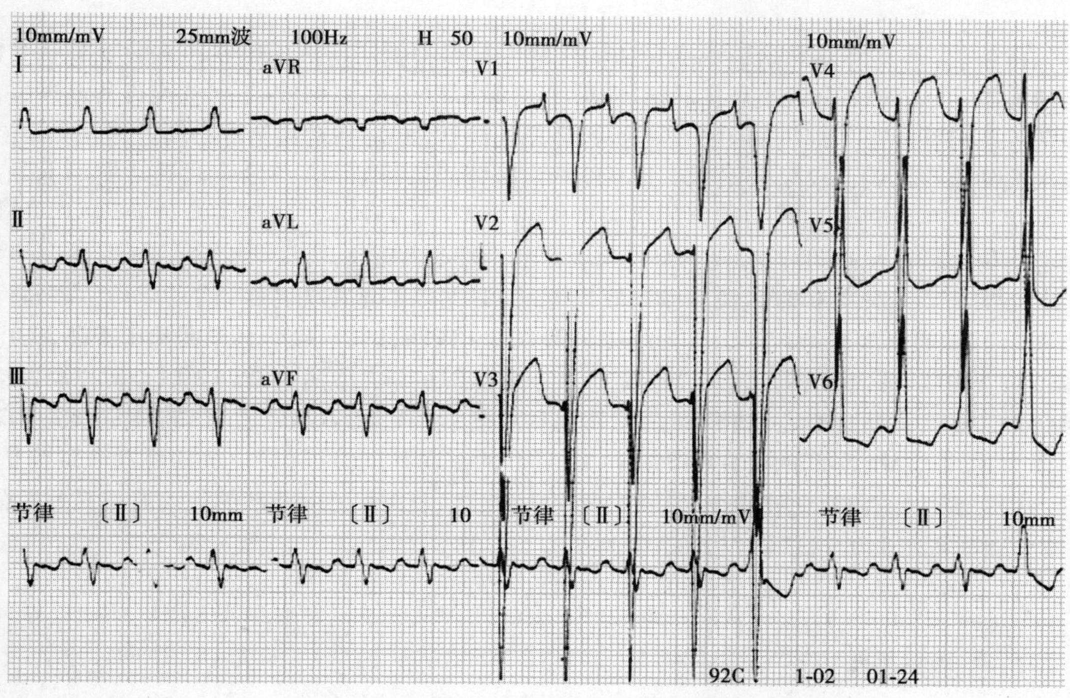

图 4-5-28　心房扑动 2∶1 下传的特征

心房波在 V_1 导联明显，居中于 R-R 间期，肢导联有扑动的线索，心室率约 150 次 / 分；这类心房扑动未下传的心房波往往隐藏在 QRS 波之中

（三）心房扑动的临床意义

心房扑动临床少见，正常人很少发生，尤其是持续的心房扑动总是提示心脏器质性病变。风湿性心脏病（尤其是二尖瓣狭窄或心衰所致左房扩大），冠心病和高血压性心脏病是引起心房扑动的最常见的病历。此外，急性心包炎、甲亢、心肌病、心肌炎、慢性肺心病、病窦综合征、预激综合征、先天性心脏病以及心脏外科手术、心导管检查、低钾血症、脑血管意外等均可引起心房扑动。

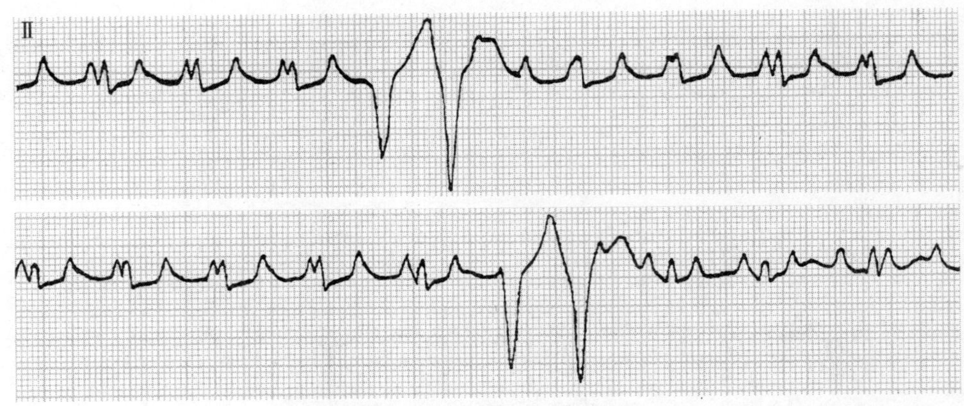

图 4-5-29 心房扑动 2∶1 下传的特征

QRS 波呈“M”型，无明显 P 波似心动过速，但在室性期前收缩后 P 波显露 2∶1 下传，280 次 / 分，QRS 波形态正常

传统上，心房扑动和房性心动过速的区分主要是根据心房波的频率。多数文献认为，心房频率在 240 次 / 分以上者为心房扑动，心房频率在 240 次 / 分以下者为房性心动过速，但随着心房扑动电生理机制的研究和折返环路的确认，心房扑动和房性心动过速在频率上有很大的重叠。因此仅仅依据频率并不能严格区分心房扑动和房性心动过速。实际上，心房扑动和房性心动过速均为规则的快速房性心律失常，从电生理机制的角度看，心房扑动是心房内大折返性心动过速，是一种特殊类型的房性心动过速。

心房扑动的分类和命名长期以来较为混乱，有的以心电图为特征，有的以电生理特性为主，因此，有必要进行统一。且为临床医师和电生理医师共同接受。根据临床特征、心电图特点及电生理研究结果，建议将心房扑动分为典型和非典型两大类。典型心房扑动包括顺钟向和逆钟向折返性心房扑动两类，其频率常在 240～350 次 / 分之间，顺钟向心房扑动表现为Ⅱ、Ⅲ、aVF 导联的负向扑动波和 V_1 导联的正向扑动波；逆钟向心房扑动表现为Ⅱ、Ⅲ、aVF 导联的正向扑动波和 V_1 导联的负向扑动波。非典型心房扑动的扑动波与典型者有差异，频率常在 340～433 次 / 分。

二、心房颤动

（一）诊断条件

1. P 波消失，出现振幅大小不同，形态各异、间期不等的波，频率在 350～600 次 / 分，AF 波间无等电位线。

2. QRS 波群呈室上性，R-R 间期绝对不等，心室率常 <180 次 / 分（图 4-5-30）。

（二）诊断中的有关问题

1. 上述第 1 条为必须条件，因心房颤动合并束支阻滞，室内差异传导等，其 QRS 波可宽大，或合并三度房室阻滞其 R-R 间期亦可相等。

2. 心房颤动时平均心室≤100 次 / 分称为缓率型；心室率在 100～180 次 / 分称为快速型，所谓快速型心房颤动，系指室率而言而非房率。建议用“心房颤动伴快速性心室反应”代替“快速型心房颤动”。

3. 部分心房颤动的“AF”波在常规导联上非常纤细甚至无显示（描记食管导联对此作

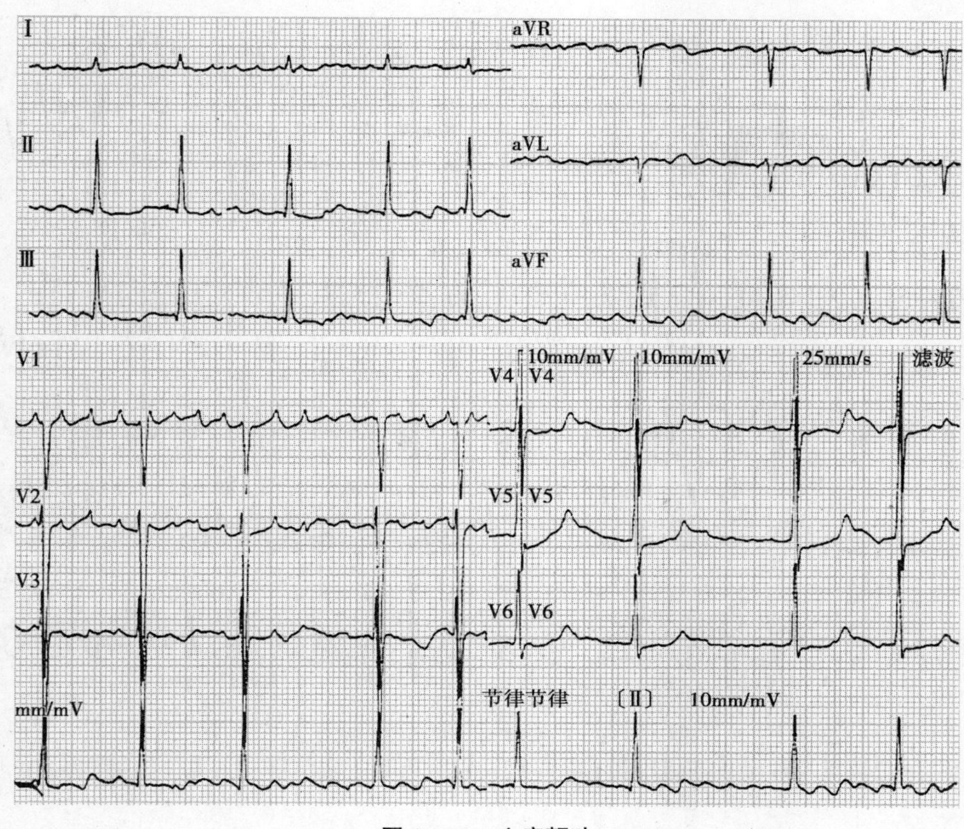

图 4-5-30　心房颤动

出明确的诊断)，但依据 R-R 间期绝不等表现诊断仍可成立。当室率极快时，R-R 间隔不等误差甚小，可酷似室上性心动过速，但仔细测量 R-R 间期仍不相等(图 4-5-31)。

4. 心房颤动多伴有 ST-T 改变，可以为心室肥厚、神经体液等因素束支阻滞、药物(洋地黄)、电解质紊乱、预激综合征、神经体液等因素引起。

5. QRS 波群宽大畸形　快速的心室反应或心室率在 180 次 / 分以上，QRS 波起始部可见预激波，应考虑预激综合征合并心房颤动。

6. 原心房颤动心电图表现其 R-R 间期突然转为整齐，应考虑：①如有窦性 P 波，为转复正常心律；②如由"AF"波改变为"AFL"波，提示转为心房扑动伴固定的房室传导；③如"AF"波依然存在，多系合并房室传导阻滞。

7. 心房颤动合并二度房室阻滞的表现及如何诊断，目前尚存异议。心房颤动时由于交接区连续的隐匿性传导，故可出现较长的或 > 1.5 秒的 R-R 间期，此种现象既往认为存在二度房室阻滞，目前主张不宜依据单纯偶发的 R-R 间期 > 1.5 秒来判断合并二度房室阻滞，这种情况若在夜间出现更无肯定性诊断。对洋地黄治疗的患者，不能判断洋地黄中毒，也不能作为房颤复律的禁忌证。若平均心室率减慢(< 50 次 / 分)，其间连续频繁出现且缓而匀齐的 R-R 间隔，报告中提示心房颤动合并房室阻滞。实际上心房颤动时其 R-R 间期连续缓而匀齐，即使 R-R 间隔 < 1.5 秒，亦有重要的临床意义，可诊断为二度或高度房室阻滞。

8. 伪差也可在个别导联造成酷似"AF"波，可依据其 R-R 间隔是否与正常心律相等或多导心电图机同步辨认。

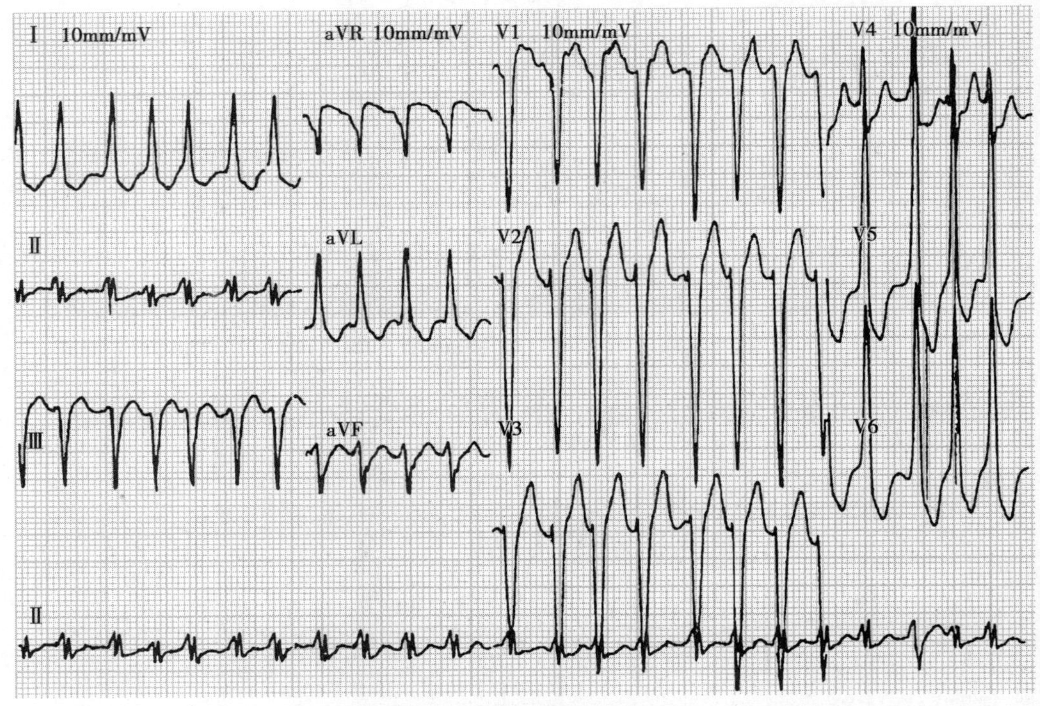

图 4-5-31 心房颤动伴快速性心室反应

心室率约 200 次 / 分，似心动过速，但 R-R 间期不规则，为心房颤动伴快速性心室反应的特征表现

9．心房颤动合并三度房室阻滞，一般心室率缓而匀齐，≤50 次 / 分，而不是平均心室率，多为交界性逸搏心律(图 4-5-32)。但有时可出现快而匀齐(70～100 次 / 分)，多为非阵发性交界性心动过速，亦可为非阵发性室性心动过速，常是洋地黄中毒引起的房室阻滞及异位自律增高所致。

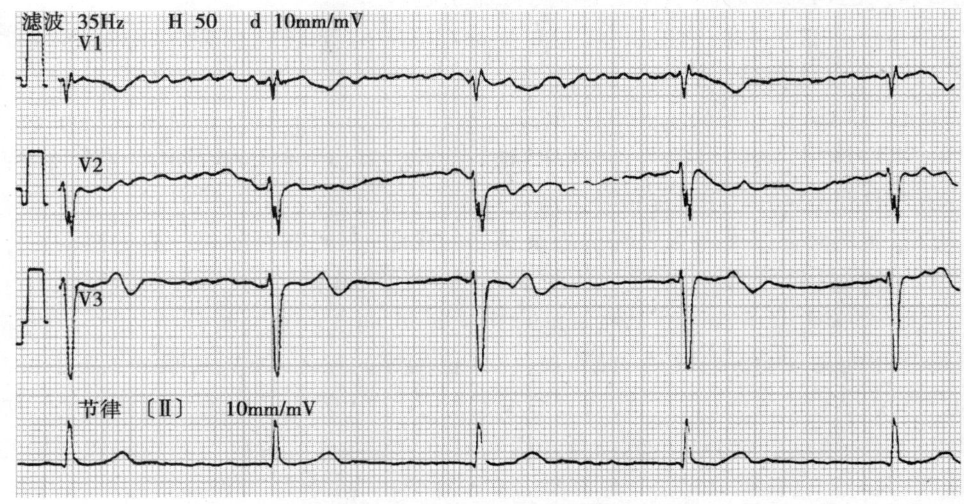

图 4-5-32 心房颤动合并三度房室阻滞

R-R 间期相等，心室率 45 次 / 分，为交接性逸搏心律(房室阻滞所致)

10. 应用计算机解释心电图时，由于不能识别 P 波及不规则节律可能导致计算机作出心房颤动的错误的诊断（图 4-5-33）。

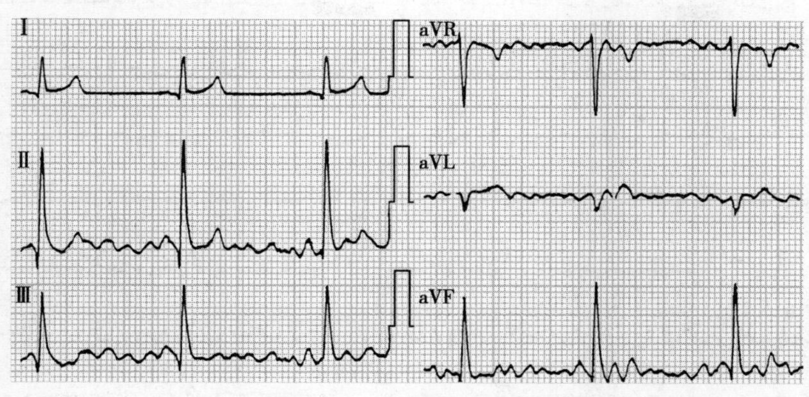

图 4-5-33　伪差性心房颤动

患者肌电干扰，酷似颤动波（Ⅰ导联无干扰显示 P 波），计算机诊断为心房颤动

（三）临床意义

心房颤动临床多见，随着年龄的增加，发病率也升高，最常见于风湿性心脏病、冠心病、甲亢、高血压性心脏病、心肌病、缩窄性心包炎、先天性心脏病等。以上情况几乎均伴有窦房结的损害、缺血以及心房肌病理性改变，以及存在心房负荷过重，房内传导迟缓或左房扩大。在心房颤动中，约 5% 的患者无心脏病证据，过量的饮酒、吸烟、情绪激动、疲劳等是常见的诱发因素。洋地黄中毒可引起心房颤动（约占 10%），预激综合征亦可引起心房颤动，40 岁以上的急性心房颤动患者中，以冠心病最为常见。心房颤动患者心室率缓而匀齐，提示可能存在房室阻滞或已恢复窦性心律，如果心室率 >200 次 / 分时，则要提示合并预激综合征的可能性。

三、心房颤动心电图新概念

1. 心房颤动与无人区电轴　心房颤动时，当偶尔出现或提前发生的宽大 QRS 波的电轴位于无人区（−90°～±180°），可确定其为室性期前收缩而不是心房颤动伴室内差异传导（图 4-5-34）。

2. 心房颤动与二联律法则　指某些期前收缩易出现于长的心动周期后，这种期前收缩引起的长间歇又易于下一个期前收缩出现。如此重复形成期前收缩二联律。在二联律法则上，房性期前收缩二联律容易引起心房颤动（图 4-5-35）。

3. 心房颤动与长短周期现象　近年发现，阵发性心房颤动与心动的长短周期现象有关。对于阵发性心房颤动或心房扑动的反复发生，是一个重要的启动机制。在电生理检查及动态心电图检查中证实了这一点。

4. 心房颤动与恶性室性心律失常　近年研究认为，心房颤动可直接引起严重的临床事件，引发恶性室性心律失常和猝死（图 4-5-36）。特别是快速心室率的心房颤动。

心房颤动心电图表现本身识别并不困难，重点和难点是心房颤动合并室内差异传导与室性异位搏动的鉴别诊断，心房颤动合并房室阻滞的诊断以及心房颤动合并预激综合征的诊断。

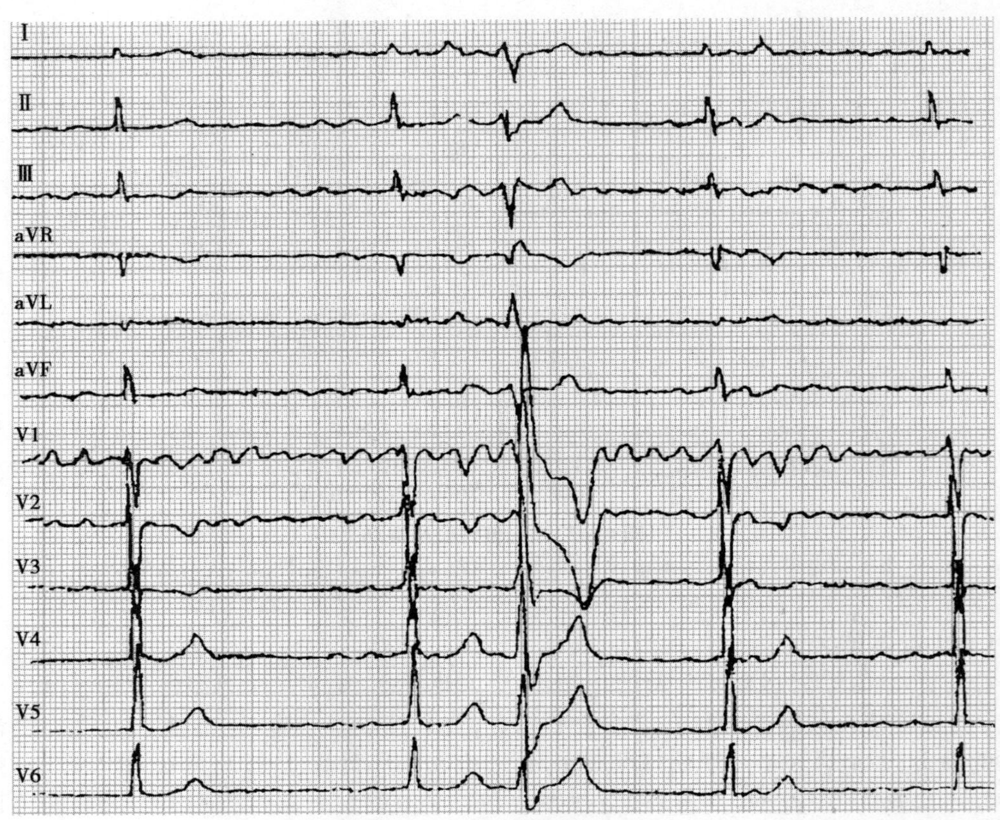

图 4-5-34　心房颤动与无人区电轴

心房颤动，心电轴正常。出现一个宽大 QRS 波，依据其电轴位于无人区，为室性期前收缩而不是室内差异传导

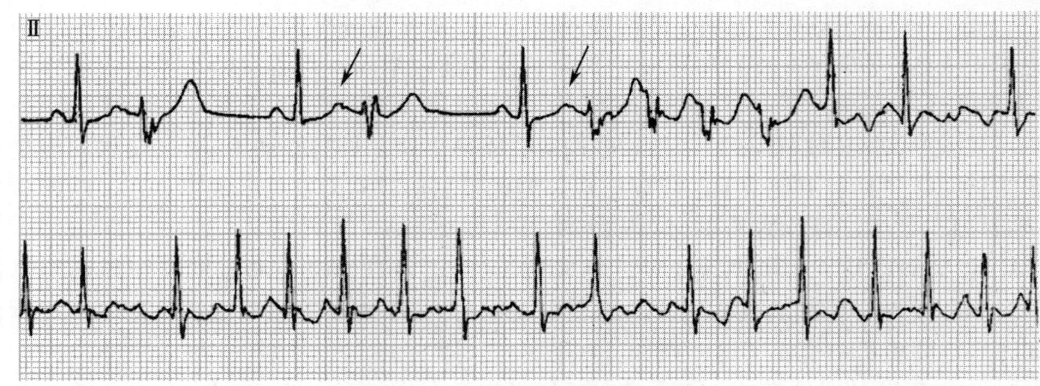

图 4-5-35　心房颤动与二联律法则

房性期前收缩二联律，形成长短周期诱发心房颤动

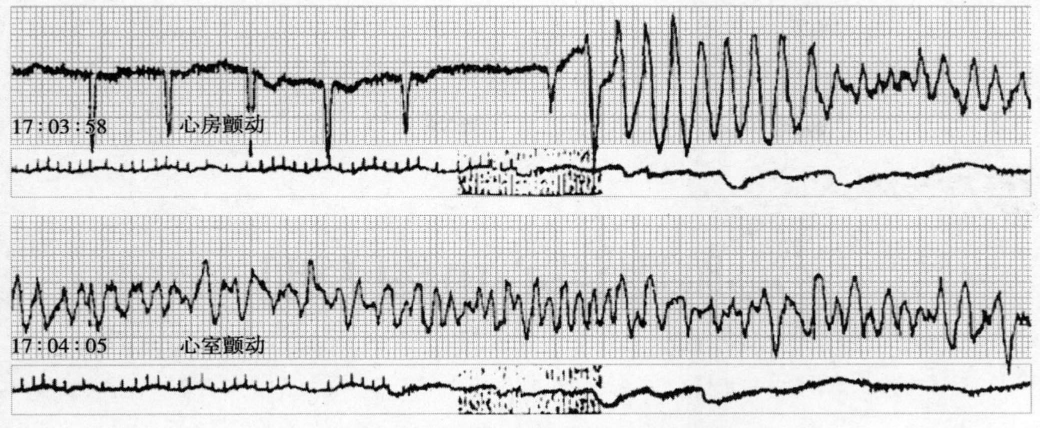

图 4-5-36　心房颤动蜕化为心室颤动

心房颤动，在长 R-R 周期后出现室性期前收缩并诱发心室颤动

（刘尚武）

【参考文献】

1．Schamroth L. The disorders of cardiac rhythm. Blackwell，Oxford，1971.

2．石毓澍．临床心律学．天津：天津科学技术出版社，1994.

3．Brudaga P，Brudga J，Mont L，et al. A new approach to the differential diagnosis of A regular tachycardial with QRS complex. Circulation，1991，83：1694.

4．张文搏，黄元铸．心动过速的诊断治疗．北京：科学技术文献出版社，1993.

5．杨钧国，李治安．心律失常的近代概念．上海：上海科学技术出版社，1992.

6．马长生．体表心电图对窄型 QRS 心动过速的鉴别诊断．临床心电学杂志，1995，4（1）：13.

7．马长生，董建增．窄 QRS 心动过速的鉴别诊断 // 马长生，盖鲁粤，张奎俊，等．介入心脏病学．北京：人民卫生出版社，1998.

8．中华心血管病杂志编委会．心律失常对策．中华心血管病杂志，1993，21（1）：5-10.

9．Kalbfleisch SJ，Atassi RE，Calkins H，et al. differentiation of paroxysmal narrow QRS complex tachycadias using the 12-lead electrocardiogram. JACC，1993，21：85.

10．郭继鸿．室速的体表心电图诊断．临床心电学杂志，2000，9：121.

11．杨钧国．静息心电图预测恶性室性心律失常．临床心电学杂志，1999，8（3）：179.

12．郭继鸿．心房颤动时的心电现象．心电学杂志，2003，22（3）：179-182.

第六章

心脏阻滞心电图表现

第一节 房室阻滞

一、一度房室阻滞

(一)诊断标准

1. P 波为窦性，均能下传心室形成完整 P-QRS 波。
2. P-R 间期固定延长>0.2 秒；
3. P-R 间期超过相应心率 P-R 间期最高值(图 4-6-1)。

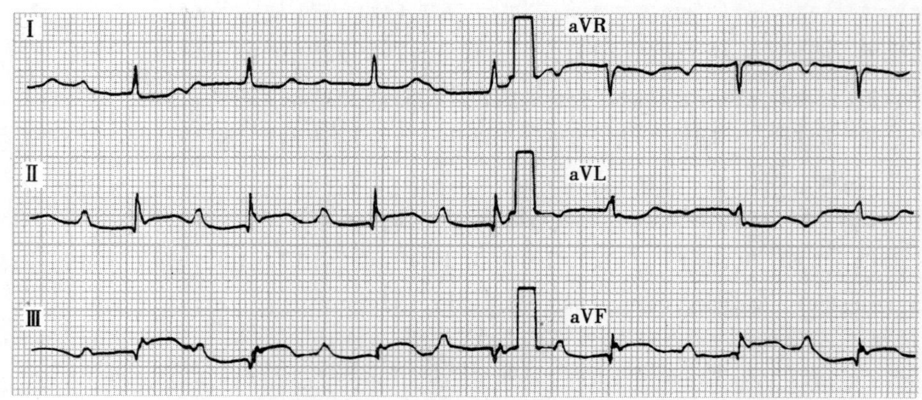

图 4-6-1　一度房室阻滞

急性下壁心肌梗死，P-R 间期 0.34 秒

(二)有关诊断需要说明的问题

1. 一度房室阻滞，P-R 间期延长常在 0.21～0.40 秒。由于房内、希氏束或希氏束以下传导迟缓早产的一度房室阻滞，其 P-R 间期延长多不明显，故当 P-R 间期显著延长>0.40 秒时，多提示阻滞位于房室结内。

2. P-R 间期正常不能否定一度房室阻滞的存在，如同一患者在前后两次描记心电图中，如果心率无明显变化而 P-R 间期前后两次增加了 0.04 秒，即使 P-R 间期总体在正常范围，实际上已存在一度房室阻滞。

3. 一度房室阻滞 P-R 间期延长主要以 P-R 段延长为主，当由于 P 波增宽造成 P-R 间期延长（P-R 段不延长）应诊断为一度房室阻滞并心房阻滞。

4. P-R 间期延长并非都是病理性一度房室阻滞，如干扰性 P-R 间期延长常见于房性期前收缩或间位性期前收缩的参与。房室结双路径时慢路径下传、迷走神经张力增高引起的卧位时 P-R 间期延长（立位或活动后正常）等，均不是一度房室阻滞。

5. 应该明确由于心房、房室结、希氏束或双侧束水平内的传导延迟均可造成 P-R 间期延长。如 QRS 波形态正常，最常见的阻滞部位在房室结或希氏束内。少数情况可能是由于希氏束远端或双侧束水平内的传导延迟的结果。P-R 间期延长伴束支阻滞特别是左束支阻滞时，双侧束水平阻滞的可能性较大，但也可能是不同水平面的阻滞。

6. 老年人 P-R 间期一般较长，部分可达 0.21 秒，特别是在心率偏慢时，诊断时应慎重。

（三）临床意义

一度房室阻滞可见于健康人，但更多是见于心脏病患者。如风湿性心脏病，急性心肌炎、风湿热、急性心肌梗死（下壁）及洋地黄中毒是常见病因。一度房室阻滞往往是儿童急性风湿热时出现最早而且最常见的一个体征。某些药物如洋地黄、奎尼丁、普鲁卡因胺、胺碘酮、维拉帕米及 β- 受体阻滞剂等，代谢障碍、酸碱平衡失调及电解质紊乱均可引起一度房室阻滞。

一度房室阻滞趋于稳定，一般无重要的临床意义。部分一度房室阻滞与体位改变有关，可无心脏病证据。急性下壁心肌梗死引起的一度房室阻滞可发展为三度房室阻滞，但多为暂时性，预后较好。而急性前壁心肌梗死伴一度房室阻滞常发展为二度Ⅱ型甚至三度房室阻滞，预后较差。总之，位于房室交接区，特别是希氏束及希 - 浦氏系统的一度房室阻滞可能发展为三度房室阻滞，临床上应重视。

近年提出的 P-R 间期过度延长综合征是一个新病症，系心脏的电和机械活动匹配不良或同步不良，进而导致心功能不全的临床综合征。其表现为：①心电图 P-R 间期过度延长 > 350ms；②心功能不全的临床表现及二尖瓣反流的体征；③超声心动图相应所见；④没有心功能不全的其他原因存在（图 4-6-2）。

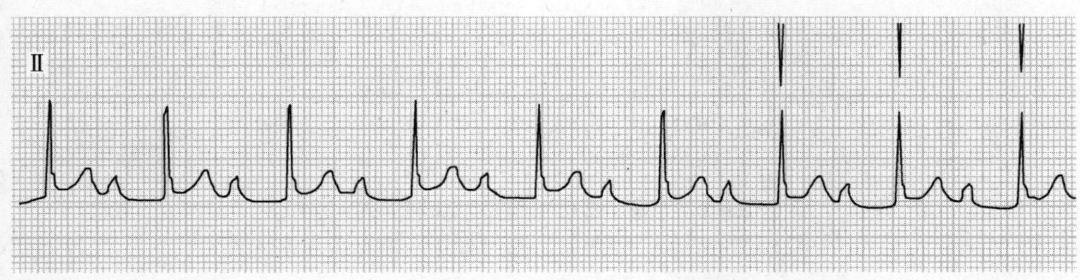

图 4-6-2 一度房室阻滞

P-R 间期过度延长综合征，P-R 间期长达 0.40 秒

二、二度房室阻滞

（一）二度Ⅰ型房室阻滞

1. 诊断条件 ① P 波为窦性，P-P 间隔相等；② P-R 间期逐渐延长，直到 P 波不能下传心室而发生 QRS 波脱落；③ QRS 波脱落前 R-R 间隔逐渐缩短；④脱落后的第 1 个 P-R 间期

最短；⑤脱落后长 R-P 间隔小于脱落前短 R-R 间隔两倍；⑥ QRS 波形态正常，房室传比例可固定或多变（图 4-6-3）。

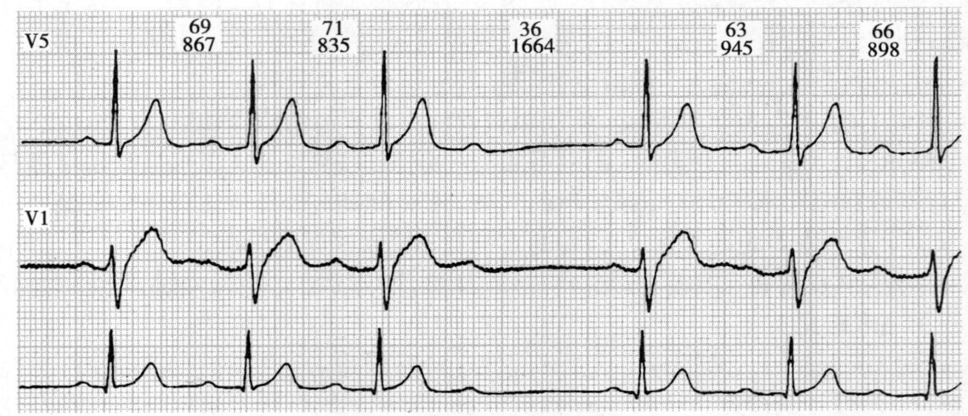

图 4-6-3 二度Ⅰ型房室阻滞

2. 诊断中的一些问题 ①具备 1、2 项诊断即可成立；②二度Ⅰ型（Mobitz typl Ⅰ），亦称为文氏现象（wenckebach phenomenon）；③以上条件为二度Ⅰ型房室阻滞典型文氏现象，实际中非典型文氏现象远较典型文氏现象多见（图 4-6-4）；④房室传导比例可呈 2∶1、3∶2、4∶3……等。2∶1 意为 2 个 P 波仅下传心室一次，其中一个 QRS 波脱落，3∶2 为 3 个 P 波下传心室两次，也为一个 QRS 波脱落，其他依此类推，同一份心电图中传导比例可固定亦可转换；⑤房性心动过速伴二度Ⅰ型房室阻滞虽可能有生理性阻滞的因素，但临床预后不良；⑥二度Ⅰ型房室阻滞在长间歇后可出现 4 相束支或分支阻滞，提示存在不同水平面的阻滞；⑦二度Ⅰ型房室阻滞较二度Ⅱ型、二度Ⅰ型阻滞远为多见，两者治疗及预后均不同，同时出现的几率很低，心电图诊断需明确阻滞类型；⑧房室结双路径也是造成二度Ⅰ型房室阻滞不典型文氏现象的常见原因（图 4-6-5）。

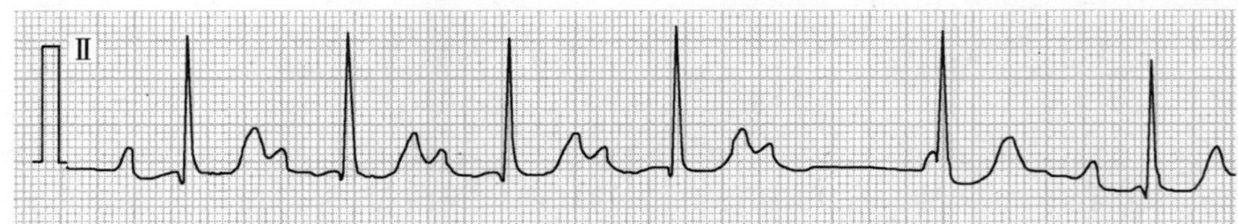

图 4-6-4 二度Ⅰ型房室阻滞不典型文氏现象

P-R 间期非进行性缩短，以逸搏结束一次文氏周期

（二）二度Ⅱ型房室阻滞

1. 诊断条件 ①窦性 P 波，P-P 间隔相等；② P-R 间期固定，突然出现 P 波不能下传心室；③阻滞后长 R-R 间隔通常为阻滞前短 R-R 间隔整倍数；④ QRS 波群形态正常或异常（图 4-6-6）。

2. 诊断中需注意的问题 ①必须具备第 2 条指标。②报告二度Ⅱ型房室阻滞，必须严格遵照 Mobitz 当初的诊断定义，即 QRS 波脱落前、后的下传搏动中，其 P-R 间期必须是恒定的。心电图判断二度Ⅰ型和二度Ⅱ型房室阻滞最重要的标志是心搏脱落前 P-R 间期是否

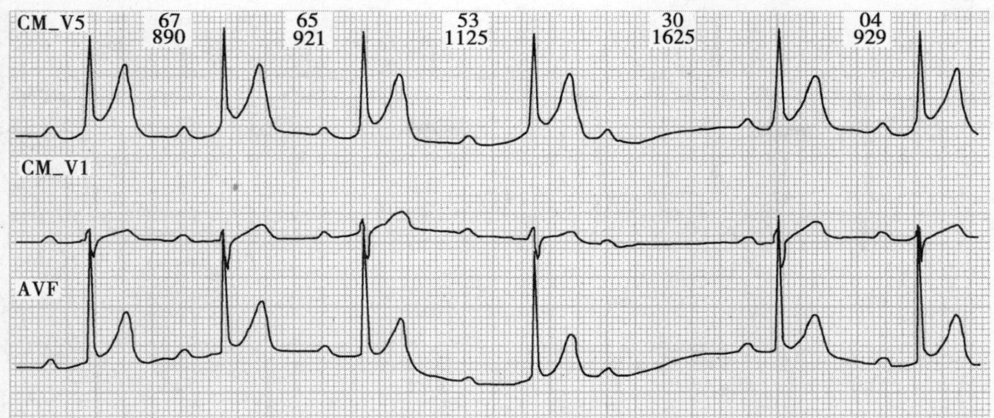

图 4-6-5　不典型文氏现象

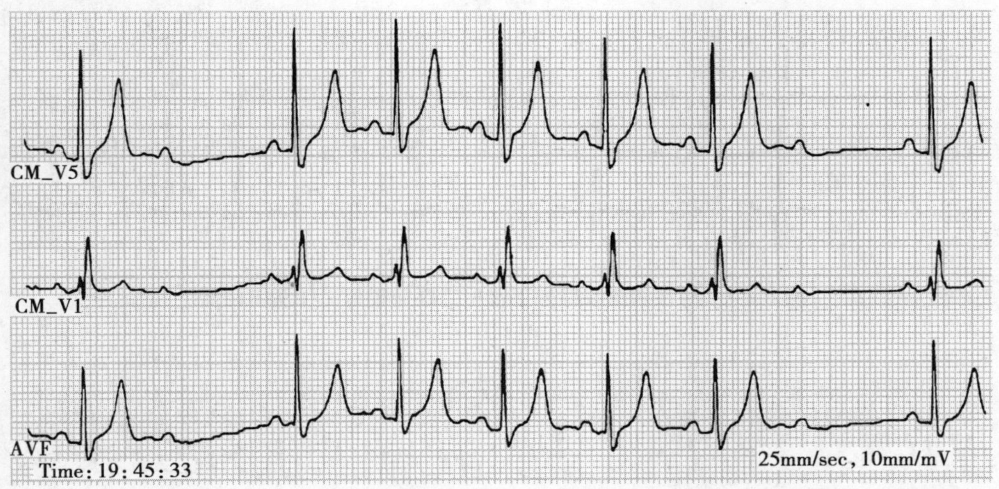

图 4-6-6　二度Ⅱ型房室阻滞

右束支阻滞，QRS 脱落前 P-R 间期固定

固定。③临床二度Ⅱ型房室阻滞较为少见，希氏束电图证实其阻滞部位几乎均在希氏 - 普肯耶系统内，故 QRS 波形态常呈束支阻滞图形（图 4-6-6）。因此，心电图识别出二度Ⅱ型房室阻滞对临床是至关重要的，心电图正确诊断后，则不需要作希氏束电图检查。④持续 2∶1 房室阻滞，有时被阻滞的 P 波重叠其前搏动 T 波之中，可易误认为窦性心动过缓；二联心搏房性期前收缩未下传可酷似 2∶1 房室阻滞（图 4-6-7）。⑤隐匿性交接性期前收缩（concealed junctional extrasystole）可造成貌似一度或二度房室阻滞。⑥二度Ⅱ房室传导阻滞伴宽 QRS 波形，可提示对侧束支水平阻滞。如二度Ⅰ型房室传导阻滞伴束支阻滞图形，可提示不同水平面阻滞。即房室阻滞与束支阻滞。

3．2∶1 房室阻滞形式较为特殊，可能为二度Ⅰ型房室阻滞，亦可为二度Ⅱ型房室阻滞，一般仅诊断为二度房室传导阻滞。如同时有完整文氏现象出现，可视为二度Ⅰ型房室阻滞（图 4-6-8）；若下传的 QRS 波形态呈束支阻滞图形，则可能是二度Ⅱ型房室阻滞的表现（图 4-6-6）。

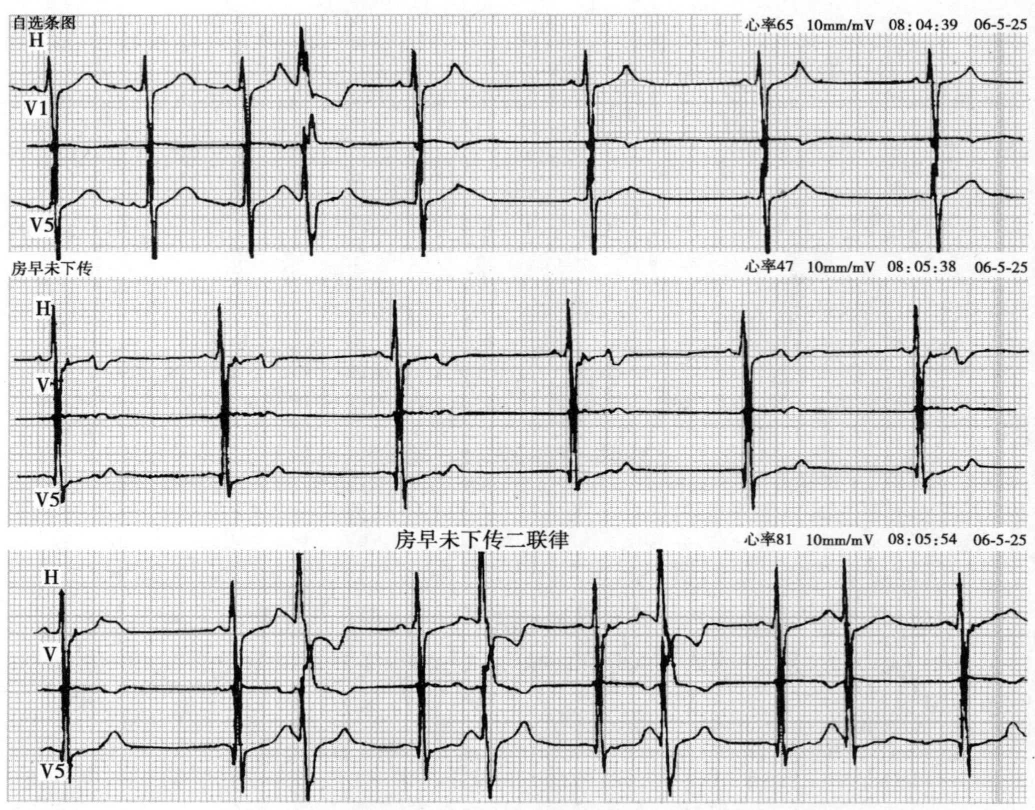

图 4-6-7 房性期前收缩未下传呈二联律酷似 2∶1 房室阻滞

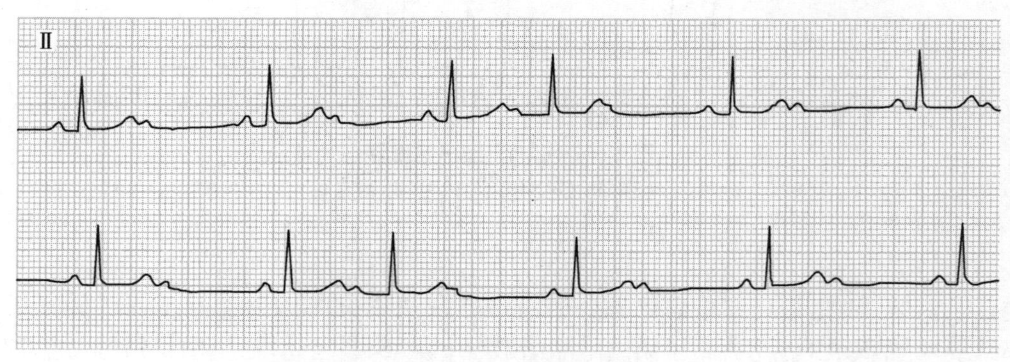

图 4-6-8 二度Ⅰ型房室阻滞(2∶1～3∶2 传导)

二度房室阻滞 2∶1 下传时，同时有文氏现象存在提示 2∶1 阻滞，亦为二度Ⅰ型房室阻滞的表现形式

4. 在二度Ⅰ型房室阻滞中，基础 P-R 间期可能已经延长，说明交接区或其他部位已存在病理性改变，应该同时诊断一度房室阻滞。

(三) 二度房室阻滞的临床意义

二度Ⅰ型和二度Ⅱ型房室阻滞有着不同的临床意义。Ⅰ型房室阻滞较为常见。可以由生理因素所致，如迷走神经兴奋、心房率明显增快，多为暂时性很少引起症状。Ⅰ型房室阻滞临床可见于急性可逆或自限性疾病，常由洋地黄中毒、急性感染(急性风湿热、猩红热、白喉、病毒或细菌感染)、高钾血症、奎尼丁中毒所致。急性心肌梗死尤其是下壁梗死常可引起二度Ⅰ型房室阻滞，但多为一过性表现。因大多数二度Ⅰ型房室阻滞的阻滞部位在房室交界区，故很少发展为双侧束支阻滞，并发阿 - 斯综合征少见，多能恢复正常传导，预后良好，一般不需要安装心脏起搏器。

二度Ⅱ型房室传导阻滞临床多为器质性心脏病所致，无生理因素。可见于急性心肌梗死，特别是前壁心肌梗死、冠心病、高血压性心脏病、心肌病、心肌炎、传导系统退行性病变，一些急性感染、药物中毒及心脏手术亦可引起。Ⅱ型房室阻滞的阻滞部位多数在房室结以下易发展为双侧束支阻滞，预后不良。交界区很少发展为双侧束支阻滞，并发阿 - 斯综合征少见，多能恢复正常传导，预后良好。一般不需要安装心脏起搏器。

二度Ⅱ型房室传导阻滞临床多为器质性心脏病所致，无生理因素。可见于急性心肌梗死特别是前壁心肌梗死、冠心病、高血压性心脏病、心肌病、心肌炎、传导系统退行性病变，一些急性感染、药物中毒及心脏手术亦可引起。Ⅱ型房室阻滞的阻滞部位多数在房室交界区以下与双侧束支阻滞有关，常为高度或三度房室阻滞的先兆，亦易发生阿 - 斯综合征，临床常出现眩晕、昏厥及抽搐。Ⅱ型房室阻滞预后差，多需安置心脏起搏器。

三、高度房室阻滞

(一) 诊断条件

1. 窦性 P 波，P-P 间隔相等。
2. 房室传导比例在 3∶1 或 4∶1 以上。
3. QRS 波形态正常或异常(图 4-6-9)。

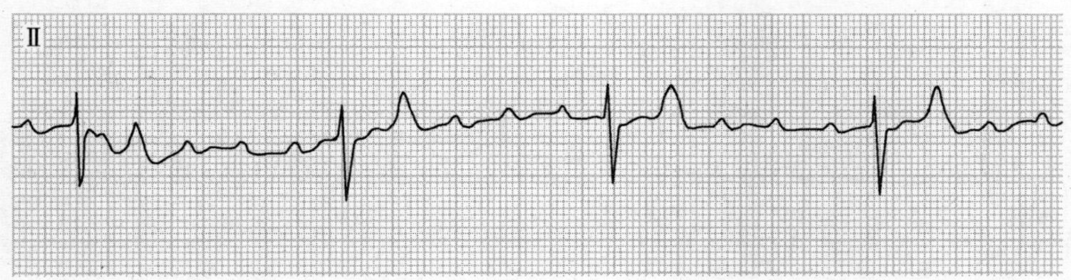

图 4-6-9 高度房室阻滞(5∶1 传导)
房室以 5∶1 比例传导，心室率显著缓慢(30 次 / 分)

(二) 诊断中的有关问题

1. 高度房室阻滞是介于二度房室阻滞和完全性房室阻滞之间的一种阻滞类型，实际上可能是严重二度Ⅱ型房室阻滞的表现。一般高度房室传导每 3 个或 4 个 P 波中(3∶1、4∶1)有一个 P 波可下传心室。如果绝大部分 P 波发生阻滞仅有个别 P 波能下传心室(心室夺获)，貌似完全性房室阻滞，这种现象称为几乎完全性房室阻滞(almost complete AV block)。

2. 心房扑动时其房室传导比例可呈 3∶1 或以上，此种情况不能诊断为高度房室阻滞，心房颤动时大部分 R-R 间隔缓而匀齐，心室率 <60 次 / 分，仅见少数提早出现 QRS 波下传心室，可诊断为高度房室阻滞。

3. 房室 3∶1 传导，同时也出现文氏型房室传导呈 3∶2 阻滞，这种 3∶1 房室比例不宜诊断为高度房室阻滞，实际上是顿挫型二度Ⅰ型房室阻滞呈 3∶2 传导(图 4-6-10)。

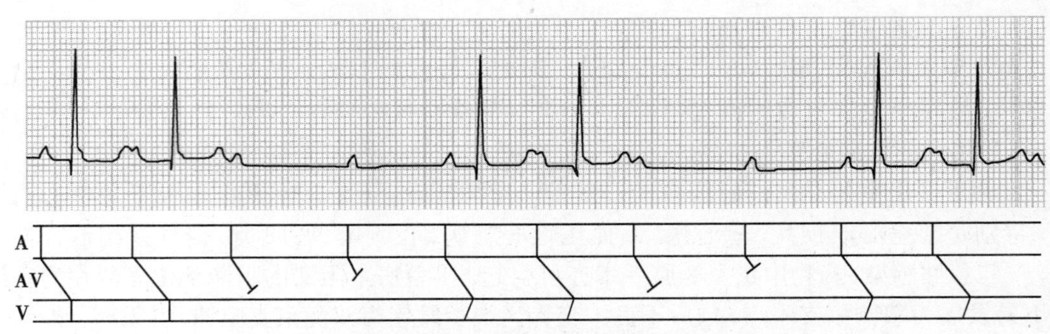

图 4-6-10 顿挫型二度Ⅰ型房室阻滞呈 3∶2 传导

二度Ⅰ型房室阻滞中，同时出现 3∶1 下传，不能视为高度房室阻滞，而是文氏现象的特殊表现

4. 需要注意的是，心电图上真正意义上的高度房室阻滞很少见，多数情况下是，在二度房室阻滞（2∶1 传导、文氏现象等）基础上发生的房室隐匿性传导所致。

四、三度房室阻滞

（一）诊断条件

1. P 波与 QRS 波无关，P-P 间期相等，P-R 间期不固定。
2. 心房和心室呈各自频率活动，心房率大于心室率。
3. 心室率缓慢，R-R 间期相等。
4. QRS 波形态正常或异常（图 4-6-11）。

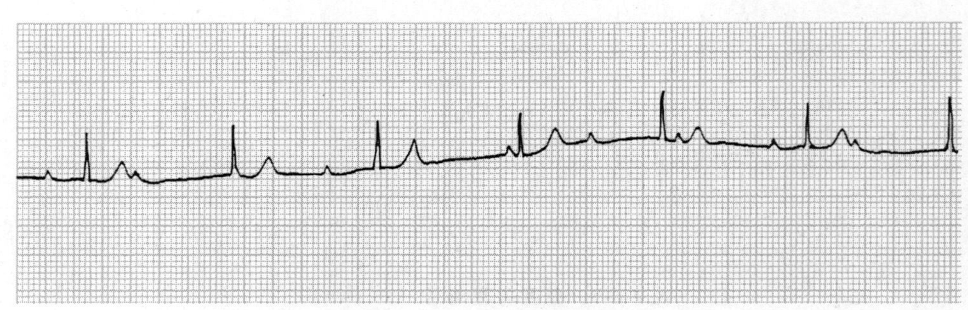

图 4-6-11 三度房室阻滞

P 波与 QRS 波无关，心房率约 95 次 / 分，心室率 60 次 / 分，交接性逸搏心律

（二）诊断中有关问题的说明

1. P 波与 QRS 波无关，可以理解为心房波（包括心房扑动、心房颤动等房性异位心律）与心室波没有关系，即心房可由窦房结或心房控制，而心室可由交接区或其以下部位控制。P-P 间期一般匀齐，但也可不齐，通常表现为包含或紧邻 QRS 波前后的 P-P 间期较不包含 QRS 波的 P-P 间期要短，类似 P-P 间期成对出现（图 4-6-12）。这种表现可能与钩拢现象有关。

2. 心房颤动时虽无 P 波，但可依据缓慢规的心室反应（R-R 间期相等）作出三度房室阻滞的诊断（图 4-6-12）。心房扑动并三度房室阻滞的前提是扑动波与心室波无关（F-R 间期不固定）。

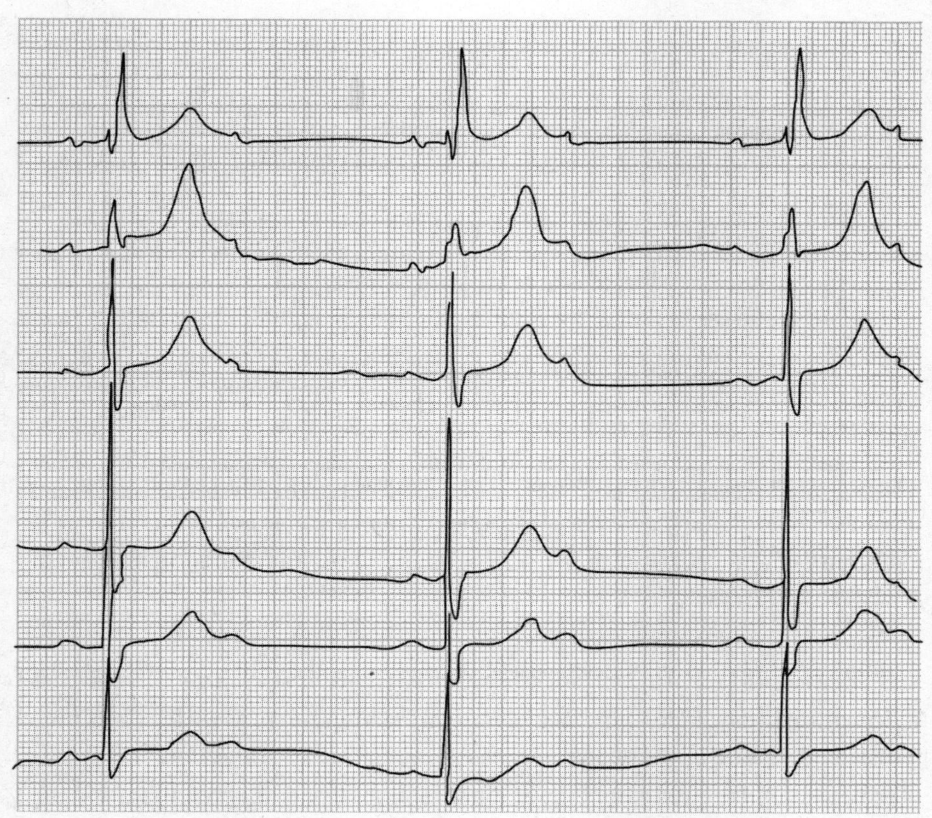

图 4-6-12　三度房室阻滞——钩拢现象

P-R 间期不等，紧邻 QRS 波前后的 P-P 间期（P1～2、P3～4、P5～6）较短（0.68 秒）；而远离 QRS 波前后的 P-P 间期（P2～3、P4～5）较长（0.94 秒）

3. 三度房室阻滞绝大多数情况下，心房率大于心室率，即 P 波数目多于 QRS 波，也是作为与干扰性房室分离区别的重点。但如存在明显窦性心动过缓伴三度房室阻滞，其心房率则可慢于心室率，因此 P 波与 QRS 波无关属病理性还是生理性，关键视 P 波位于 QRS 波不同部位而定，只要 P 波落在 R-R 间期任何部位下传受阻，而不是紧邻 QRS 波前后受阻，即使心房率慢于心室率，也可以判断为病理性阻滞所致（图 4-6-13）。因此，依据心房率大于心室率为阻滞，心室率快于心房率为干扰的鉴别并不可靠，也过于简单。另外，仅凭完全性房室分离诊断三度房室阻滞也是不可靠的，现强调必须具备 3 个条件：①心房率不能太快，一般要求 <135 次 / 分，若 >135 次 / 分，出现的房室分离，很可能是生理性不应期引起的功能性改变，一般不能诊断房室阻滞；②缓慢心室率的 R-R 间期应当≥窦性频率周期的 2 倍，当 R-R 间期 < 窦性频率周期的 2 倍时，很可能是 2∶1 房室阻滞引起的干扰性房室分离；③心室率要足够慢，一般 <45 次 / 分，诊断三度房室阻滞较为可靠。

4. 三度房室阻滞时，QRS 波形态主要取决于阻滞的部位，阻滞部位若位于希氏束近端，为窄 QRS 波即交接性逸搏心律控制。但本身存在束支阻滞，交接性逸搏形态可宽大。若阻滞部位位于希氏束远端或有双侧束支阻滞，则 QRS 波宽大为室性逸搏心律。当然，宽大 QRS 波也可以是不同水平面的阻滞，即交接区与束支或分支均有阻滞（交接性逸搏形态呈束支阻滞图形）。

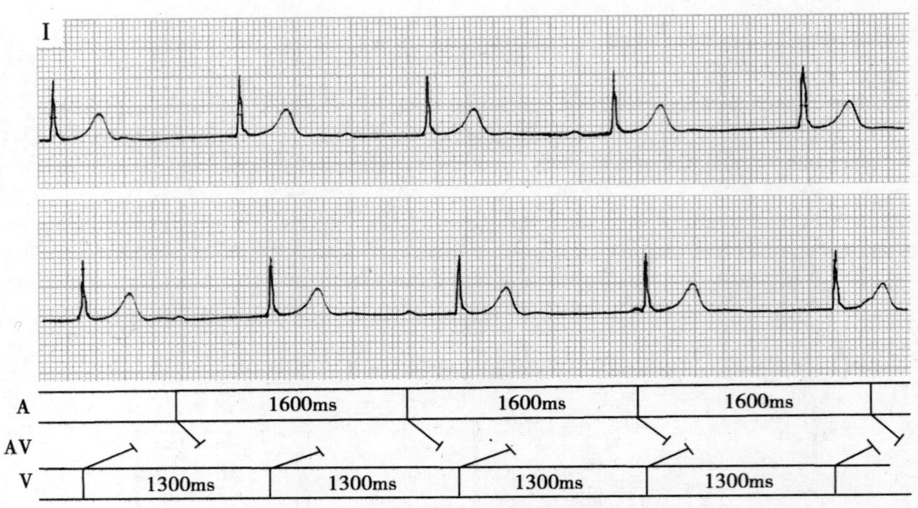

图 4-6-13 三度房室阻滞(心房率慢于心室率)

P 波与 QRS 波无关，心房率仅 37 次 / 分，心室率 45 次 / 分，窦性频率明显缓慢，同时存在房室阻滞，为“双结病变”

5. 三度房室阻滞时，交界性逸搏心律心室率多在 40～50 次 / 分，而室性逸搏心律心室率可慢至 25～40 次 / 分，但依频率快慢判断其起搏部位尚不可靠，因部分交界性逸搏心律的频率也可十分缓慢并接近室性频率。

6. 三度房室阻滞中，出现提早发生的 QRS 波最多的机会是心室夺获，期前收缩相对少见。判断心室夺获要注意：①心室夺获的 R-R 间期必须短于逸搏心律的 R-R 间期；②心室夺获的 P-R 间期必须 > 0.12 秒（图 4-6-14）。

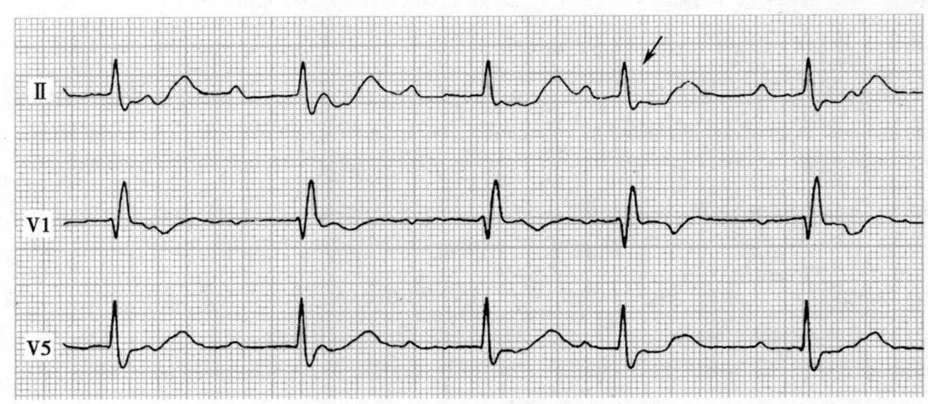

图 4-6-14 三度房室阻滞——心室夺获

三度房室阻滞并右束支阻滞，第 4 个心搏下传心室，为心室夺获

7. 在三度房室阻滞中，还可见心室率较交界性逸搏心律稍快的一种节律，频率一般在 70 次 / 分以上，即所谓非阵发性交接性心动过速。表明房室交界区双重病变（传导异常及自律性增高）。这种情况难于排除干扰性因素对房室传导的影响，故不宜诊断为三度房室阻滞，可能既有干扰性因素也有病理性阻滞，属于混合性房室分离。可提示为“一定程度的房室阻滞伴非阵发性交接性心动过速，形成完全性房室分离”（图 4-6-15）。

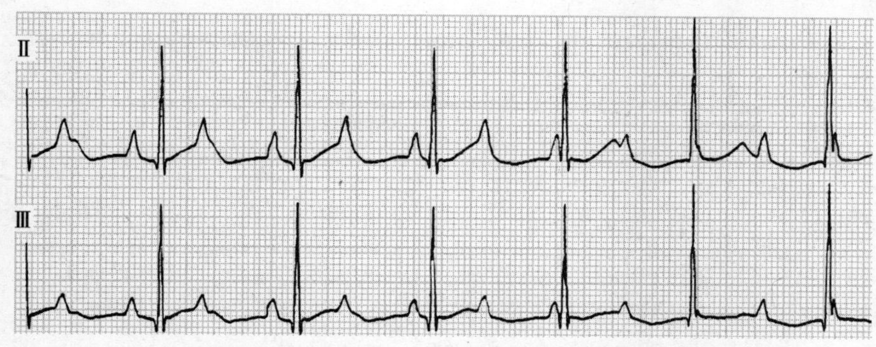

图 4-6-15　完全性房室分离伴非阵发性交接性心动过速

P 波与 QRS 波无关，心房率 143 次 / 分，心室率 74 次 / 分

（三）临床意义

三度房室阻滞临床常见症状有心悸、乏力、头晕、胸闷气短及突然发生昏厥、意识丧失及抽搐。常见病因有冠心病、心肌病、心肌炎、风湿性心脏病、感染性心内膜炎、霍奇金病、甲状腺功能亢进、黏液性水肿以及各种原发性心脏传导系统阻滞亦可由于药物中毒及电解质紊乱引起，常为暂时性。三度房室阻滞预后主要取决于基础病因及阻滞部位。急性感染、急性下壁心肌梗死引起的三度房室阻滞持续时间短，阻滞部位较高，预后较好。而器质性心脏病引起者持续时间长，不易恢复，预后差，特别是急性前壁心肌梗死合并三度房室阻滞，尤其是从二度Ⅱ型房室阻滞转变为三度房室阻滞时，由于心室逸搏心律不稳定，易发生心室颤动或心室停搏，预后很差。先天性三度房室阻滞，因常无心肌病变，故多无明显症状，预后亦好。

房室阻滞是临床较常见的一种心律失常，一般心电图传统概念是用房室阻滞“度”来代表阻滞的程度的，即只是将房室传导比例作为评价阻滞严重程度的指征。但实际上一度房室阻滞可能系希氏 - 普肯耶纤维即水平面较低的病变所致。而三度房室阻滞则可以是房室结病变引起，两者预后不同。因此心电图工作者应该明确，房室阻滞中划分的“度”不能明确反映阻滞的部位，实际上阻滞的部位则更具重要的临床意义。

五、阵发性房室阻滞

（一）心电图表现

1. 窦性搏动下传时多呈束支阻滞图形。

2. 当 P-P 间期延长或缩短超过阻滞临界值时，便突然出现连续的 P 波下传阻滞，即发作性阵发性房室阻滞。

3. 阻滞后可形成较长时间的心室停搏，随着 P-P 间期周长的变化可恢复房室传导，或直到逸搏的出现，才能恢复房室传导。

4. 阻滞发作前多伴有单侧束支或双侧分支阻滞图形等（图 4-6-16）。

（二）有关诊断需要注意的问题

1. 阵发性房室阻滞多在频率减慢时发生，心率增快时出现的阵发性房室阻滞，虽然在动物实验中很容易因传导系统缺血或损伤所复制，但临床极少发生这种现象。

2. 3 相阵发性房室阻滞可发生于心脏传导系统的任何部位，而 4 相阵发性房室阻滞的发生部位在希 - 普系统，尤其在希氏束以下更常见。少数阻滞部位在希氏束近端。位于希 - 普系统的时相性阵发性房室阻滞，P-R 间期表现为“全或无”现象，即无一度或二度房室阻

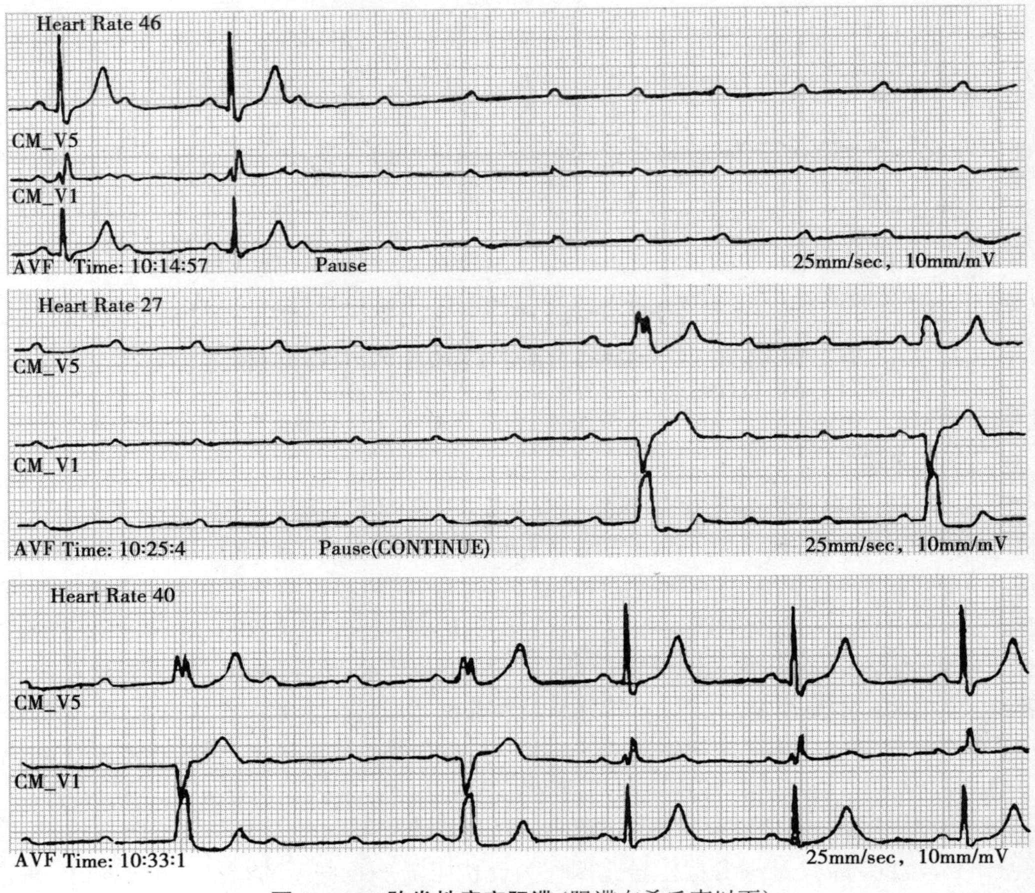

图 4-6-16 阵发性房室阻滞（阻滞在希氏束以下）

在完全性右束支阻滞基础上，突然发生连续的 P 波受阻不能下传心室，直至出现室性逸搏后方恢复房室传导

滞过渡，直接发生阵发性房室阻滞。

3．阵发性房室阻滞与常见的三度房室阻滞的不同之处在于，前者阻滞部位多在希氏束以下，阻滞发作时逸搏不能及时出现，以致形成较长的心室停搏，最后往往以出现室性逸搏而恢复房室传导。

4．发生阵发性房室阻滞之前，房室传导一般正常或呈 1∶1 的 P-R 间期逐渐延长，阻滞发作时，在连续不能下传的 P 波的过程中，逸搏往往不能预期出现，表明各级起搏点弥漫性病变损伤，故不能及时启动或需一定的时间。

5．阵发性房室阻滞的发生亦可与频率发生变化无关，此不属于 3 相或 4 相型阻滞，偶尔阻滞在房室交接区发生（图 4-6-17）。

6．阵发性房室阻滞，几乎均与室内传导系统的弥漫性病变有关，预后不良，是安装永久起搏器的指征。

（三）临床意义

阵发性房室阻滞临床多见于器质性心脏病，病变部位一般在希 - 普系统，由于阻滞平面低，多数同时伴有束支或分支阻滞，亦是一种双侧束支阻滞的表现形式。阻滞发作时可出现心室停搏，临床可有心悸、头晕甚至晕厥表现，部分病例可发生阿 - 斯综合征。

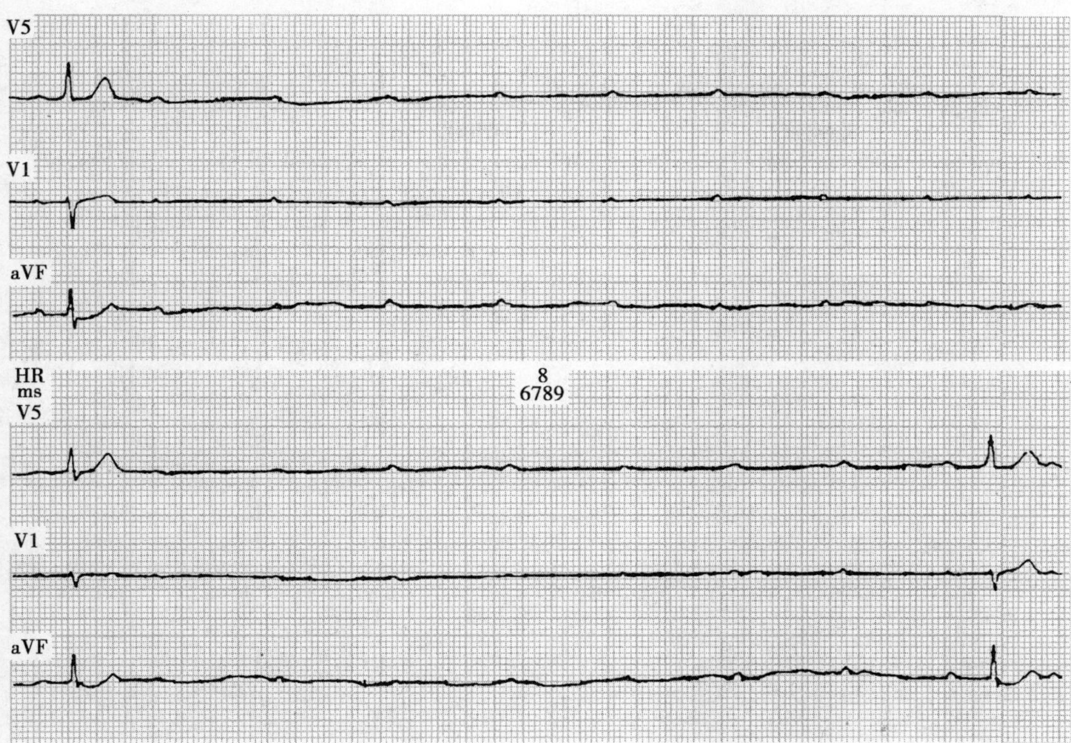

图 4-6-17　阵发性房室阻滞（阻滞在房室交接区）

QRS 波形态正常，P-P 间期相等，P 波连续未下传，持续约 6.7 秒后恢复房室传导

第二节　心 室 阻 滞

一、完全性右束支阻滞

（一）诊断条件

1．起搏点为窦性或室上性，P-R 间期≥0.12 秒。

2．V_1、V_2 导联 QRS 波呈 rsR′ 型或宽大切迹的 R 波，QRS 波Ⅰ、V_5、V_6 导联 S 波宽钝。

3．QRS 波时限≥0.12 秒。

4．ST 段 V_1、V_2 导联压低，T 波倒置（图 4-6-18）。

（二）有关诊断需要注意的问题

1．完全性右束支阻滞在窦性心律时诊断较明确，在异位心律时除非异位心律 QRS 波形态与窦性心律 QRS 波形态一致，方可作出诊断，因为室性异位心律及室上性心律伴室内差异传导亦可出现相似图形。

2．完全性右束支阻滞 V_1 导联可呈 rR′ 型，R 型，起始部分有微小切迹。但 V_1 导联呈 R 型右束支阻滞可能是右室肥厚的表现。

3．V_1 导联呈 rsR′ 型（三相图形），V_5 或 V_6 导联可呈 qRs 型（三相图形），但也可呈 Rs 型，不影响诊断。QRS 波终末部分（S 波或 R 波）宽钝是其表现的另一个重要特征。

4．ST V_1、V_2 下移或 T 波倒置，是指 ST 段下斜型下移，T 波非对性倒置为其继发性改变。

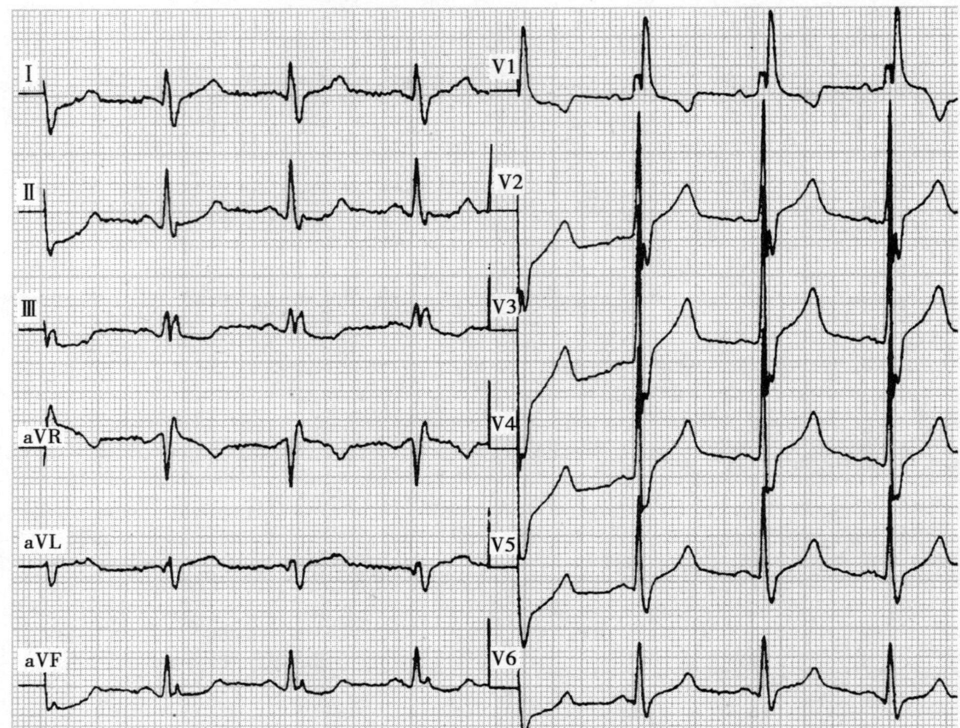

图 4-6-18 完全性右束支阻滞

5. 不完全性右束支阻滞临床远较完全性多见，但在 V_1 或 V_2 导联 QRS 波呈 rSr′ 型，T 波直立则可能为正常变异，而非右束支阻滞，多见于青少年。有时 V_1 或 V_2 导联出现 J 波而貌似右束支阻滞（图 4-6-19）。

6. 右束支阻滞可持续出现，亦可呈间歇性或一过性变化（transient），亦可出现与频率快慢有关的束支阻滞（rate-dependent）等特殊传导形式。右束支阻滞并室上性心动过速发作时，需与室性心动过速区别。

7. 右束支阻滞可单独存在，亦可合并心室肥厚，心肌梗死，预激综合征等其他心律失常。右束支阻滞 QRS 波时限如≥0.14 秒，往往提示合并器质性心脏病（图 4-6-20）。右束支阻滞合并前壁心肌梗死时起始 r 波消失，V_1、V_2 导联可呈 qR 型，不能诊断右室肥厚。

8. 近年来，有一种特殊类型的右束支阻滞图形引起人们关注，即在 V_1～V_3 导联 ST 段呈马鞍形或尖峰下斜型抬高，部分患者可发生室性心动过速和心脏猝死，即 Brugada 综合

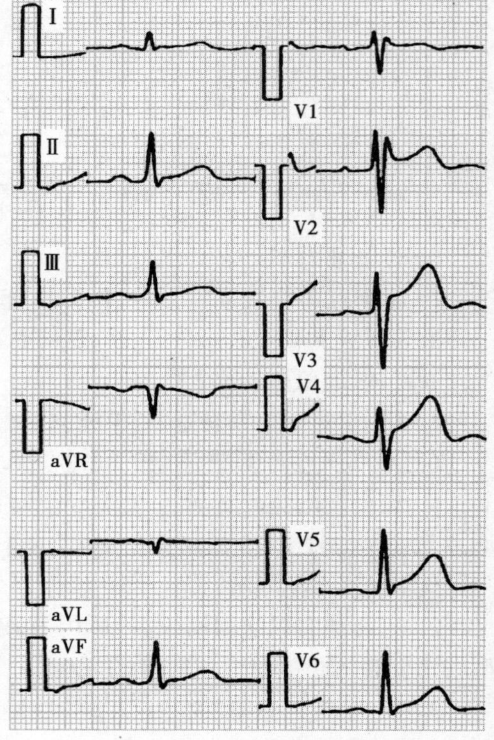

图 4-6-19 J 波——酷似右束支阻滞

V_1、V_2 导联出现 J 波，酷似 rSr′ 型

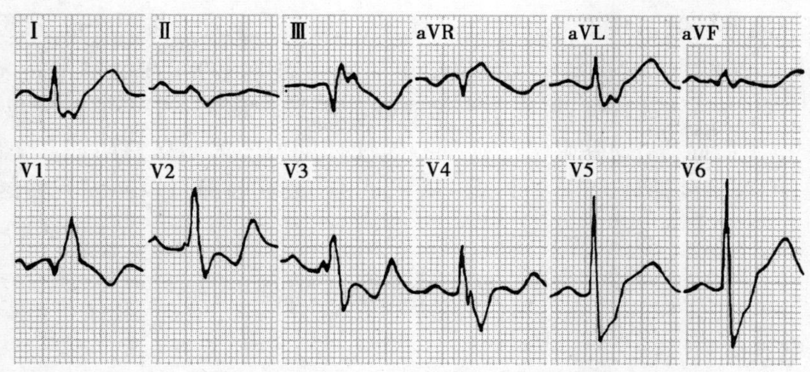

图 4-6-20　完全性右束支阻滞

心肌病，QRS 波时限达 0.18 秒

征。这是一种常染色体遗传性疾病，而非真正意义上的右束支阻滞，应引起心电医师的重视（图 4-6-21）。

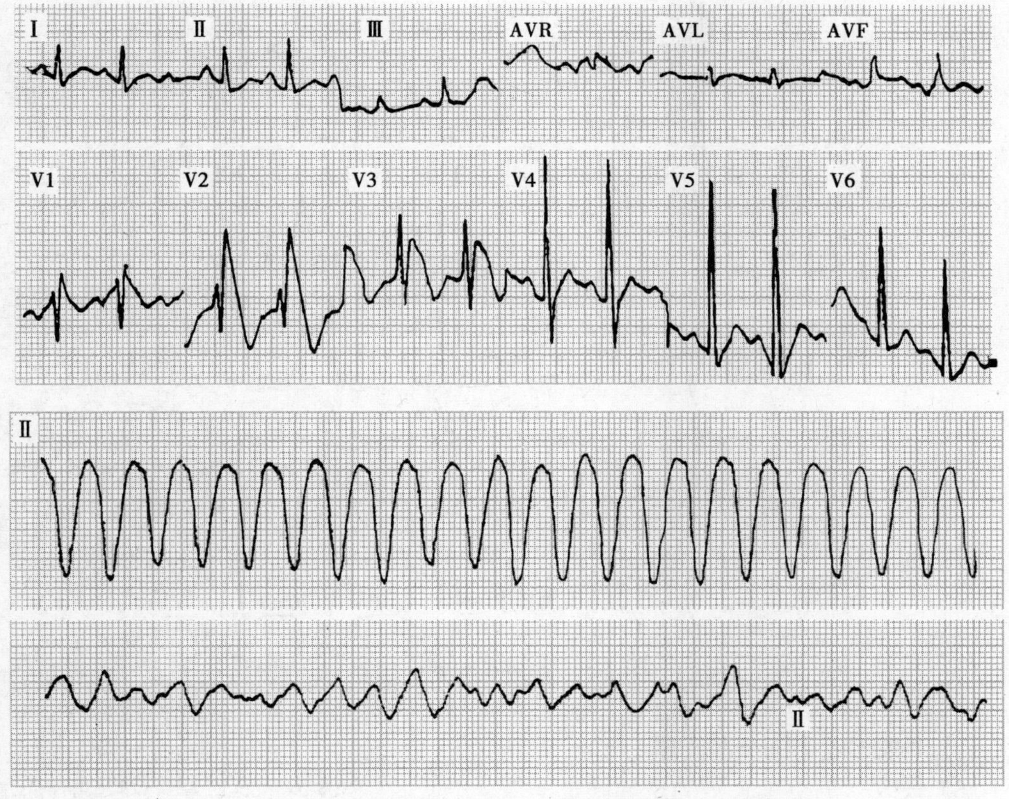

图 4-6-21　Brugada 综合征

上图：V_1～V_2 导联呈尖峰型抬高形成高大 J 波，类似右束支阻滞表现；下图：发生心室扑动及心室颤动

（三）临床意义

右束支细长，容易发生阻滞，临床较为常见，可见于正常人，尤其是儿童和青年，但以不完全性右束支阻滞多见。先天性心脏病出现不完全性右束支阻滞多由于右室容量负荷过重牵拉右束支所致。完全性右束支阻滞常见于先天性心脏病、冠心病、风湿性心脏的病、急性

心肌梗死、慢性阻塞性肺部疾患、肺栓塞、心肌炎、心肌病、原发性束支纤维化等。也可见于右心导管检查及心脏手术的损伤。无明确心脏病证据的单纯性右束支阻滞常无重要意义。既往心电图正常的人突然出现右束支阻滞常有病理因素。急性下壁心肌梗死出现右束支阻滞为短暂性的，预后尚好，如并有广泛前壁心肌梗死则可能为永久性阻滞。单纯性右束支阻滞进展为三度房室阻滞较左束支少见。业已证实，束支阻滞可以是先天性的，与基因突变有关。

二、完全性左束支阻滞

（一）诊断条件

1. V_1 导联呈宽大而深的 rS 或 QS 波，Ⅰ、V_5、V_6 导联呈宽阔、顶端粗钝的 R 波。

2. QRS 波时限≥0.12 秒。

3. R 波为主的导联 ST 段下移，T 波倒置，以 S 波为主的导联 ST 段抬高，T 波直立（图 4-6-22）。

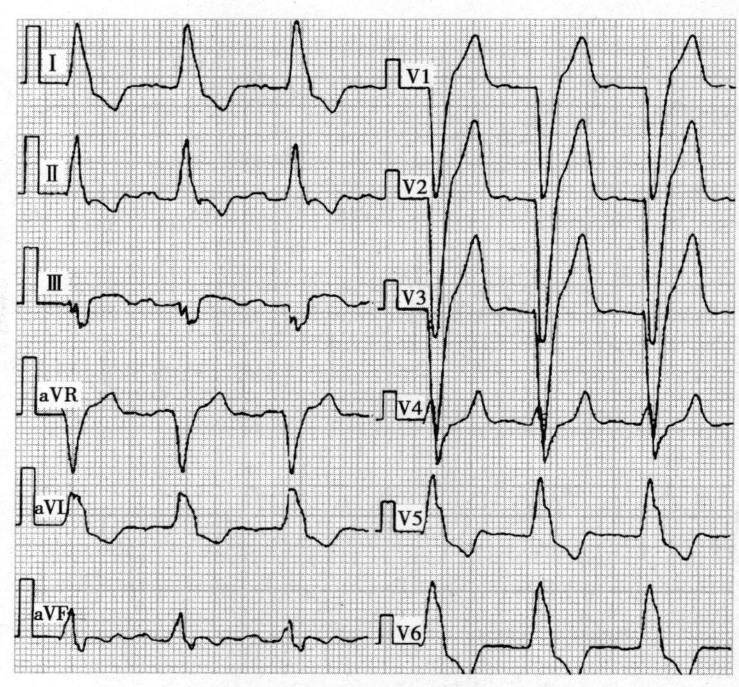

图 4-6-22 完全性左束支阻滞

（二）有关诊断中的一些问题

1. ST 段改变是指在 R 波为主导联呈下斜型压低，在 S 波为主导联呈上斜型抬高，T 波改变是指 R 波为主导联呈非对称性倒置，在 S 波为主导联呈非对称性直立，此为继发性改变，不能诊断为心肌缺血。如 ST 段在 R 波为主导联呈水平型下移或呈抬高可提示心肌缺血或损伤，同时，T 波在 R 波为主导联，尤其是Ⅰ、V_5、V_6 导联呈对称性直立或倒置，或在 S 波为主导联（V_1、V_3）T 波倒置或对称性直立，可提示原发性 T 波改变。

2. 完全性左束支阻滞在Ⅰ、V_5、V_6 导联肯定无 q 波，如出现 Q 波，即便 QRS 波形态切迹或时限延长，也不能诊断为左束支阻滞，在 aVL 导联可出现 q 波或 Qr 波，但不影响诊断。

3．心电轴正常亦可左偏或出现左前分支阻滞图形，完全性左束支阻滞同时出现左前分支阻滞图形，对此有不同的解释，左束支阻滞合并电轴左偏与否与左前分支病变程度有关尚不明确，其机制也不清楚。一般仅注明心电轴左偏，不宜作出左前分支阻滞的诊断（图 4-6-23）。

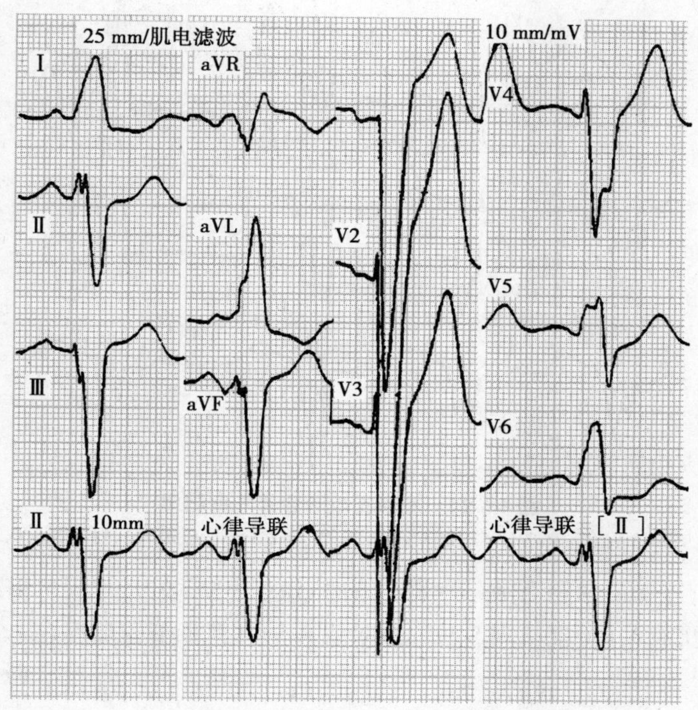

图 4-6-23　完全性左束支阻滞

类似左前分支阻滞图形，V_5～V_6 导联出现 S 波

4．V_1、V_2 导联 QRS 波往往出现 R 波极小的 rS 型，所谓 R 波极小，是指 R 波振幅＜0.1mV，R 波时限＜0.02 秒，也可出现 R 波递增不足，甚至可出现 QS 型，易误认为前间壁心肌梗死。若在 V_3～V_5 导联 S 波升支出现切迹，则可能是诊断伴有前间隔心肌梗死的指标，这种心电图表现也称为 Cabrera 征。部分完全性左束支阻滞在 V_5、V_6 导联可出现 S 波，其原因不明确，可能与右室传导迟缓有关，但不宜作出右室肥厚的诊断（图 4-6-23）。

5．几乎每例左束支阻滞都具备电压增高，其中大部分情况是 V_1、V_2 导联 S 波振幅明显增大，而 V_5、V_6 导联 R 波并不增高，但电压之和均超过正常，仅凭此项指标不能诊断左心室肥厚。

6．左束支阻滞合并左室肥厚与电压增高无明显相关，与心电轴左偏关系也不大，较好相关性的条件是 QRS 波的时间，即≥0.16 秒可提示伴左室肥厚。某些左束支阻滞本身可能就是一种左室扩张或肥厚类型的表现，特别是扩张型心肌病。

7．左束支阻滞合并左室肥厚诊断标准尚未统一，实际诊断有其困难性。总之，诊断中掌握一个原则：QRS 波群振幅显著越大，QRS 波时限越长，合并左室肥厚的可能性越大（图 4-6-24）。

8．左束支阻滞合并右室肥厚，心电图几乎不可能判断是否存在。左束支阻滞合并心电轴右偏十分罕见，Nikolic 等指出，左束支阻滞合并心电轴右偏为充血性心力衰竭、扩张型心

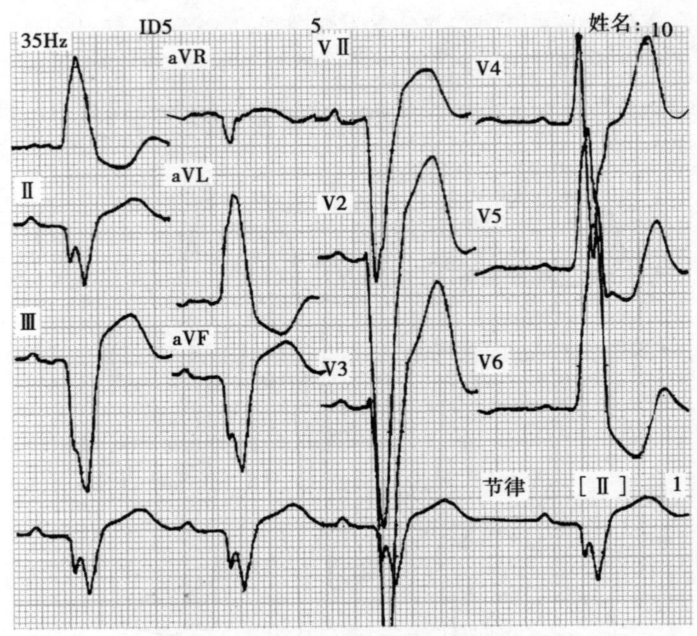

图 4-6-24　左束支阻滞合并左室肥厚

RⅠ+SⅢ=3.5mV，RaVL=1.8mV，SV_2+RV_6=7.3mV，QRS 波时限宽达 0.20 秒

肌病的特征表现（图 4-6-25）。另外，左束支阻滞 QRS 波 V_5 或 V_6 导联可出现 RS 型，可能与左束支阻滞的类型有关，不能依据 S 波的振幅或 R/S<1 判断右室肥厚。

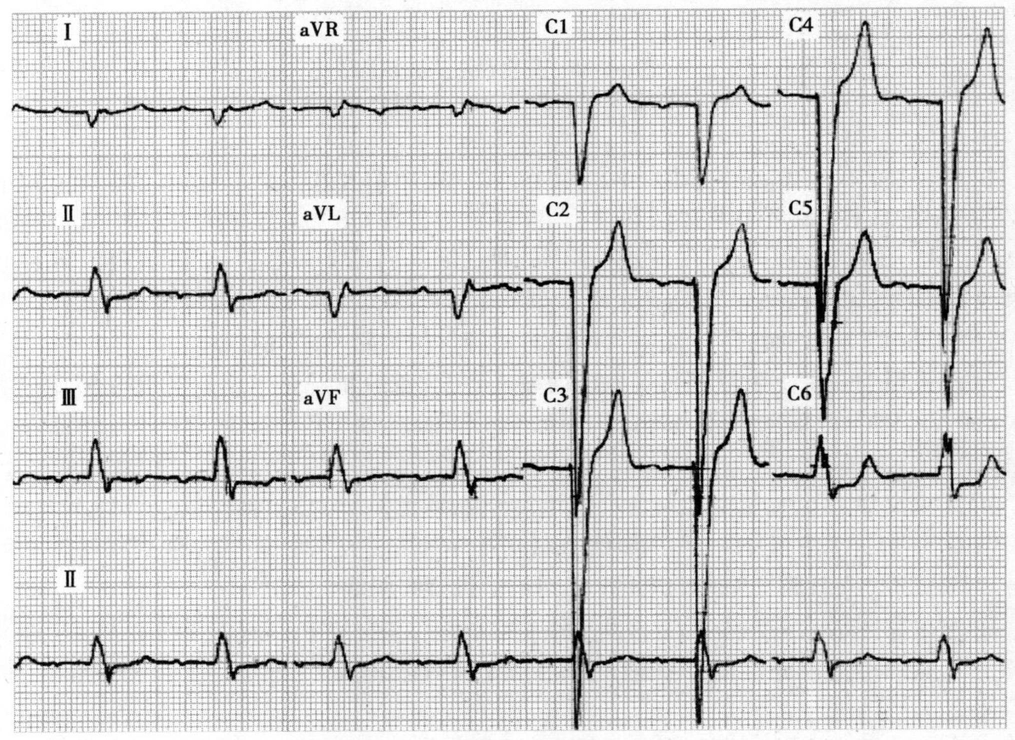

图 4-6-25　左束支阻滞并电轴右偏

心肌病患者，心脏扩大，心衰Ⅲ度

（三）临床意义

左束支阻滞临床远较右束支阻滞少见，几乎均有器质性心脏病，正常人较为罕见。常见病历是冠心病、急性心肌梗死、高血压性心脏病、主动脉瓣病变、心肌病、风湿性心脏病、甲亢性心脏病、梅毒性心脏病、Lev's 病、Lenegre's 病等，亦可见于心脏创伤、高钾血症及奎尼丁、胺碘酮、普罗帕酮等药物毒性作用。发生完全性左束支阻滞往往是提示心肌有弥漫性病变，阻滞常持续或永久存在，易发展为更为严重的传导障碍，预后不良。

附：左束支阻滞合并急性心肌梗死诊断条件（GUSTO-I 试验）

①与 QRS 波群主波同一方向的 ST 段抬高＞1.0mm；② V_1～V_3 导联 ST 段压低＞1.0mm；③与 QRS 波群主波异向的 ST 段抬高＞5.0mm。

注：诊断条件中的与 QRS 波群主波同一方向，是指 R 波为主的导联，而与 QRS 波群主波异向，是指 S 波为主的导联。

附：左束支阻滞合并左室肥厚诊断标准（Klein）

① Rv_5+Sv_1＞45mm；②左室肥厚伴 QRS 时间＞0.16 秒，两者均具备，可诊断左束支阻滞合并左室肥厚。

三、左前分支阻滞

（一）诊断条件

1. 额面 QRS 波电轴左偏 -30°～-90°。

2. QRS 波Ⅰ、aVL 呈 qR 型，Ⅱ、Ⅲ、aVF 呈 rS 型，R_{aVL}＞R_1。

3. QRS 波时限正常或＜0.11 秒（图 4-6-26）。

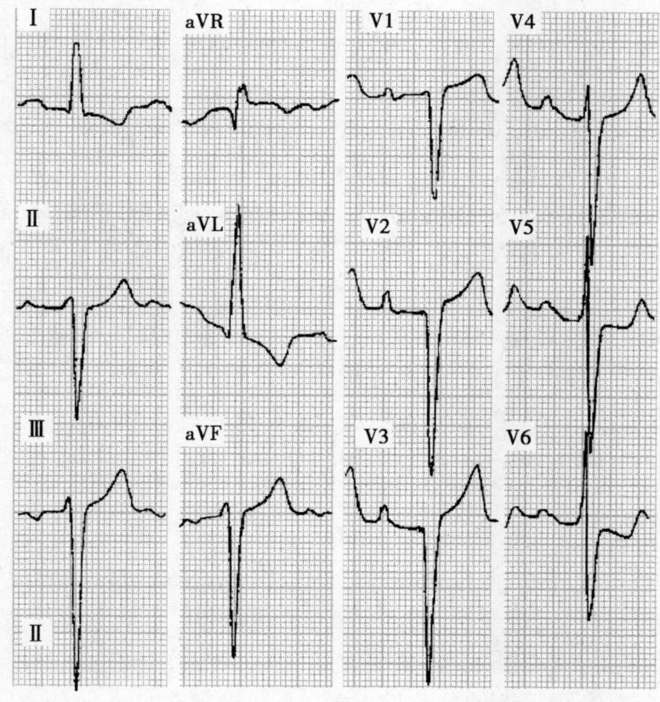

图 4-6-26 左前分支阻滞表现

（二）有关诊断中需要注意的问题

1. 左前分支阻滞亦称左前半阻滞，但后者名称已予摒弃。

2. 心电轴左偏达到 −45° 诊断可靠，如心电轴为 −30°，而肢导联 QRS 波特征改变不典型，（如Ⅱ导联呈 RS 型，而非 rS 型）不宜诊断。有人认为不完全性左前分支阻滞心电轴可在 0°～−30° 之间，但这种情况不易与其他电轴左偏因素区别。当心电轴达到 −90° 或以上时，需要与假性电轴左偏（pseudo axis deviation）或 $S_{Ⅰ}S_{Ⅱ}S_{Ⅲ}$ 综合征鉴别（图 4-6-27）。单纯左前分支阻滞心电轴极少达到 −90°，合并完全性右束支阻滞时，Ⅰ导联 S 波加深，可导致心电轴达到 −80°～−90°。

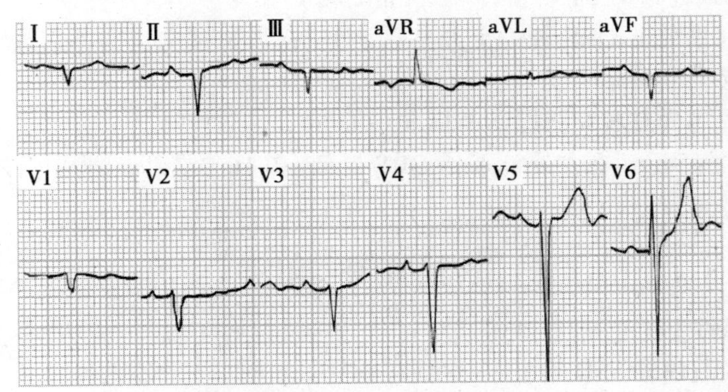

图 4-6-27 $S_{Ⅰ}S_{Ⅱ}S_{Ⅲ}$ 综合征

Ⅰ、Ⅱ、Ⅲ导联呈 rS 型，$S_{Ⅱ}>S_{Ⅲ}$，电轴 −110°

3. 肢导联 QRS 波电压极低时，心电轴左偏不真实，诊断应慎重。

4. 下壁肌梗死合并左前分支阻滞，QRS 波Ⅱ、Ⅲ、aVL 可呈 QS 波，但亦可能是广泛下壁心肌梗死的表现，心电向量图可鉴别诊断。

5. 部分左前分支阻滞，V_1、V_2 导联可出现 q 波即 qrS 型或 qRS 型，酷似心肌梗死图形，但 ST-T 无相应表现，作 LV_1、LV_2 导联 Q 波可消失（图 4-6-28）。

6. 左前分支阻滞由于向部分 QRS 波 V_5、V_6 导联 S 波加深，R/S≤1、aVR 导联 Q≥1，不能据此诊断右室肥厚。附加 HV_5、HV_6 导联 S 波可变小。V_5 导联 q 波在前分支阻滞时亦可消失。

7. 左前分支阻滞可在窦性心律出现，亦可在心房颤动及频率缓慢的室上性心律时发生，但室性异位心律或心室起搏器出现的左偏不能诊断为左前分支阻滞。

8. 心电轴左偏的原因：①左前分支阻滞；②左室肥厚；③广泛性下壁心肌梗死；④左前分支阻滞合并下壁心肌梗死；⑤预激综合征；⑥肺气肿；⑦高钾血症；⑧右室心尖起搏；⑨正常变异等。

（三）临床意义

左前分支阻滞偶可见于正常人，但最常见于冠心病，特别是 50 岁以上的患者，左前分支阻滞也可见于高血压病、心肌炎、心肌病、风湿性心脏病、主动脉瓣病变、先天性心脏病以及进行性心肌营养不良症、心脏术后、高钾血症等。发生在急性心肌梗死前的左前分支在梗死时，不增加结下型房室阻滞的危险性、急性心肌梗死合并在前分支阻滞发展为更为严重的传导阻滞少见。肺心病患者出现典型左前分支阻滞，则提示合并冠心病。不伴器质性

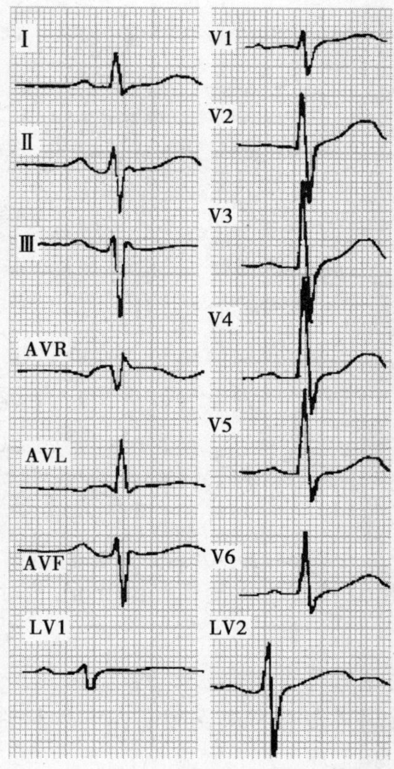

图 4-6-28　左前分支阻滞酷似心肌梗死

V_1、V_2 导联呈 qrS 型，将 V_1、V_2 电极降低一肋间（LV_1、LV_2）q 波消失

心脏病患者出现左前分支阻滞预后良好。左前分支阻滞易与右束支阻滞同时出现，部分左前分支阻滞可掩盖下壁心肌梗死 QRS 波特征。

四、左后分支阻滞

（一）诊断条件

1. QRS 波电轴右偏介于 90°～120°之间。

2. QRS 波Ⅰ、aVL 呈 rS 型，Ⅱ、Ⅲ、aVF 呈 qR 型。

3. QRS 波正常，时限 <0.11 秒（图 4-6-29）。

（二）有关诊断中的一些问题

1. 诊断左后分支阻滞，必须除外右室肥厚，慢性肺部疾患等，正常青少年及体型瘦长者亦不适合此诊断，因左后分支阻滞和其他原因引起的心电轴右偏可高度重叠。不采用“左后半阻滞”的诊断名词。

2. 心电轴右偏虽在 90°～120°之间，但右偏程度在 110°左右时诊断较可靠，超过 120°则为肯定。

3. 如合并下壁心肌梗死，Ⅱ、Ⅲ、aVF 导联 q 波可宽大 0.04 秒，QRS 波亦可增宽至 0.12 秒，为既往所称下壁梗死周围阻滞（inferior peri infarction block）的心电图表现。

4. 心电图可以诊断左室肥厚合并左前分支阻滞，但右室肥厚不能同时诊断左后分支阻滞，尽管理论上是存在的，但实际上两者无法鉴别。

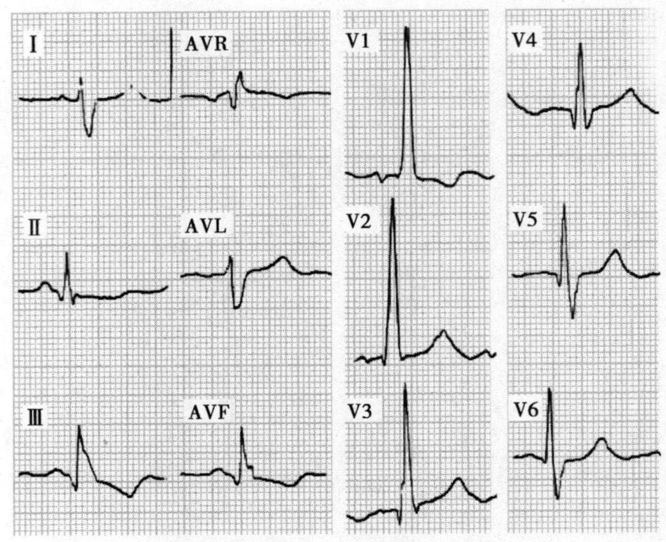

图 4-6-29 左后分支阻滞

陈旧性心肌梗死（下壁、前壁），电轴右偏 +110°，同时并右束支阻滞

5. 需要注意的是，单纯的左后分支阻滞极少见，临床几乎见于急性冠状动脉事件（心绞痛发作、急性心肌梗死等），或同时合并右束支阻滞。在这种临床背景下诊断左后分支阻滞是可信的，也是电轴右偏的主要原因。

6. 左室肥厚出现心电轴右偏，左后分支阻滞的可能性极小，更多原因是双侧心室肥厚的表现。

7. 左后分支阻滞，同左前分支阻滞或其他束支阻滞一样，可持续出现，亦可间歇性发生，尤其是一过性呈现上述特征时，诊断则是肯定的（图 4-6-30）。

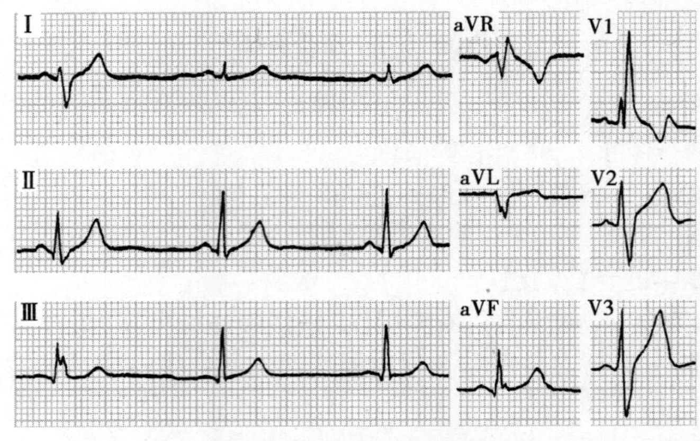

图 4-6-30 间歇性左后分支阻滞

间歇性左后分支阻滞（电轴右偏 +120°）并右束支阻滞

（三）临床意义

左后分支阻滞临床很少见。因左后分支纤维粗而短，同时接受左冠状动脉后降支和右冠状动脉前降支双重供血，故不易受损阻滞，一旦出现则表现病变严重，如合并右束支阻

滞，很容易发展为三度房室阻滞，特别急性心肌梗死时更为如此。左后分支阻滞几乎均有明确的病因，最见原因是冠心病、心肌梗死、高血压病、心肌病、室内传导系统退行性病变（Lenegre 病）。其预后较左前分支阻滞差。

五、右束支阻滞合并左前分支阻滞

（一）诊断条件

1．肢导联呈现左前分支阻滞图形，胸导联出现右束支阻滞特征。

2．QRS 波限 0.12 秒或以上（图 4-6-31）。

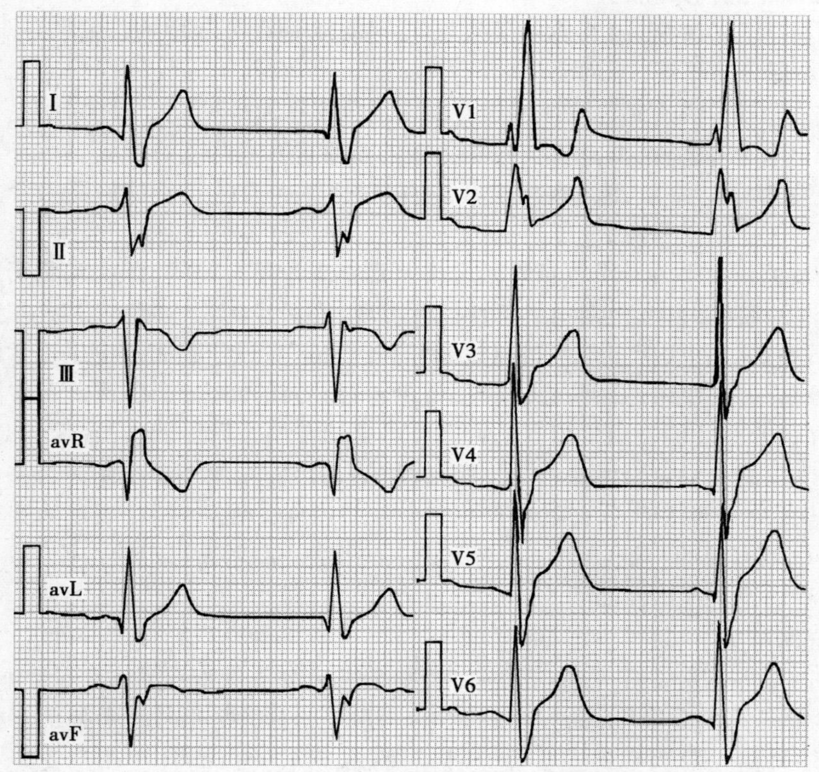

图 4-6-31 右束支阻滞合并左前分支阻滞

（二）诊断中的有关问题

1．右束支阻滞合并左前分支阻滞系双分支阻滞的一个类型。

2．部分右束支阻滞合并左前分支阻滞在Ⅰ、aVL 导联可呈 qRs 型，（Ⅱ）、Ⅲ、aVF 导联可呈 rSr′ 型。

3．由于Ⅰ导联出现 S 波，其绝对值变小，额面 QRS 电轴左偏可较单纯左前分支阻滞显著甚至可接近 −90°。

（三）临床意义

右束支阻滞伴左前分支阻滞是临床常见的一种类型，两者的出现与传导系统和室间隔的解剖特点，以及同源供血有关。其发生是室间隔和左室前壁心肌纤维化或坏死的表现。急性心肌梗死尤其是前间壁心肌梗死易使右束支与左前分支同时受损。常见病因有冠心病、高血压病、心肌病、室内传导系统退行性病变等。不伴有严重心脏病变的右束支阻滞伴左前分支阻滞，一般预后较好，仅有少数患者发展为三度房室阻滞。

六、右束支阻滞合并左后分支阻滞

（一）诊断条件

1. 肢导联呈现近似左后分支阻滞图形，胸导联出现近似右束支阻滞特征。

2. 心电轴右偏在 110°～120° 以上。

3. QRS 波时限≥0.12 秒（图 4-6-29）

（二）诊断中的有关问题

1. 必须排除右心室肥厚，慢性肺部疾患，前侧壁心肌梗死等所致心电轴右偏的因素，方能诊断合并左后分支阻滞。

2. 右束支阻滞合并左后分支阻滞较合并左前分支阻滞少见。

3. 临床上右束支阻滞并心电轴右偏，更多的时候是右室肥厚的表现。

4. 右束支阻滞合并 S_{I}、S_{II}、S_{III}综合征（心电轴所谓无人区），不能诊断为合并左后分支阻滞。

5. 左束支阻滞合并左前分支或左后分支阻滞在理论是可能的，但在动物实验方面尚未获得此种阻滞的模型，其心电图也缺乏特征性表现，同时也无法诊断，尤其是左束支传导阻滞合并心电轴右偏，在实际工作中可以说是“百年不遇”。近年临床及电生理学研究发现左束支传导阻滞合并心电轴左偏与心电轴正常患者有不同的临床意义，因此在实际报告中或尚未证实之前，至少注明左束支阻滞是否合并心电轴左偏。另外，尽管有学者提出，当不完全性左后分支阻滞合并完全性左前分支阻滞时，可出现完全性左束支阻滞合并心电轴左偏的图形，而当不完全性左前分支阻滞合并完全性左后分支阻滞时，则表现为完全性左束支阻滞合并心电轴右偏的特征。但也仅为理论上的推测，实际无肯定的结论，故目前心电图不易作出此种理论上推测性诊断。

（三）临床意义

右束支阻滞左后分支阻滞临床少见，特别是左后分支有双重供血，本身不易受损，因此两者同时出现的机会很少，若发生通常有广泛前壁心肌梗死引起中隔部和左后分支区域明显病变，且易发展为心室三支完全性阻滞，预后较差。而且往往是安装心脏起搏器的指征，临床上常见病因为冠心病、糖尿病、心肌病、高血压等、室内传导系统退行性病变等。

七、三分支阻滞

（一）诊断条件

1. 不完全性三分支阻滞　①右束支阻滞、左前分支阻滞合并 P-R 间期延长或部分 QRS 波漏搏；②左前分支阻滞、左后支阻滞（分支型左束支阻滞）同时并 P-R 间期延长或部分 QRS 波漏搏；③交替或间歇出现右束支阻滞、左前分支阻滞或左后分支阻滞（图 4-6-32）。

2. 完全性三分支阻滞：① P 波与 QRS 波无关，出现三度房室阻滞；② QRS 波形态宽大畸形，时限＞0.12 秒；③心室率 30～40 次 / 分（图 4-6-33）。

（二）有关诊断的一些问题

1. 不完全性三分支阻滞以右束支阻滞、左前分支阻滞合并 P-R 间期延长最为常见。右

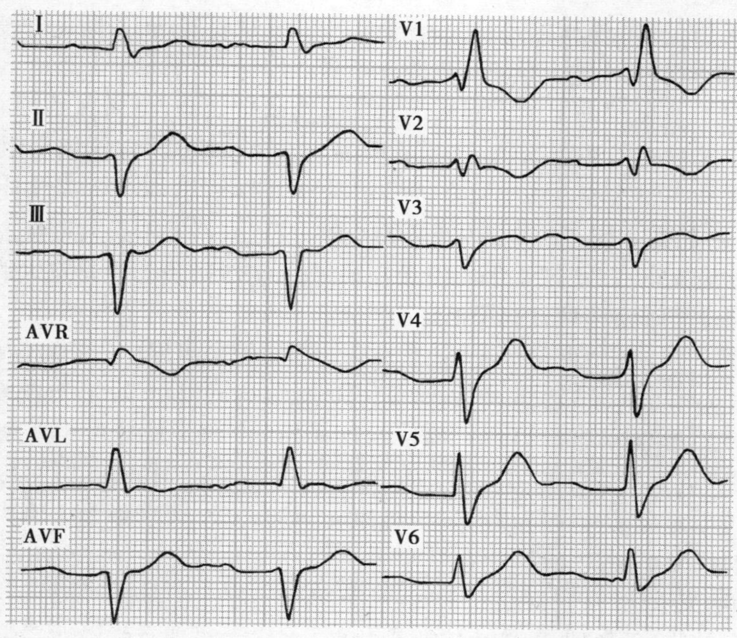

图 4-6-32　不完全性三分支阻滞

右束支阻滞合并左前分支阻滞，P-R 间期延长，提示左后分支阻滞

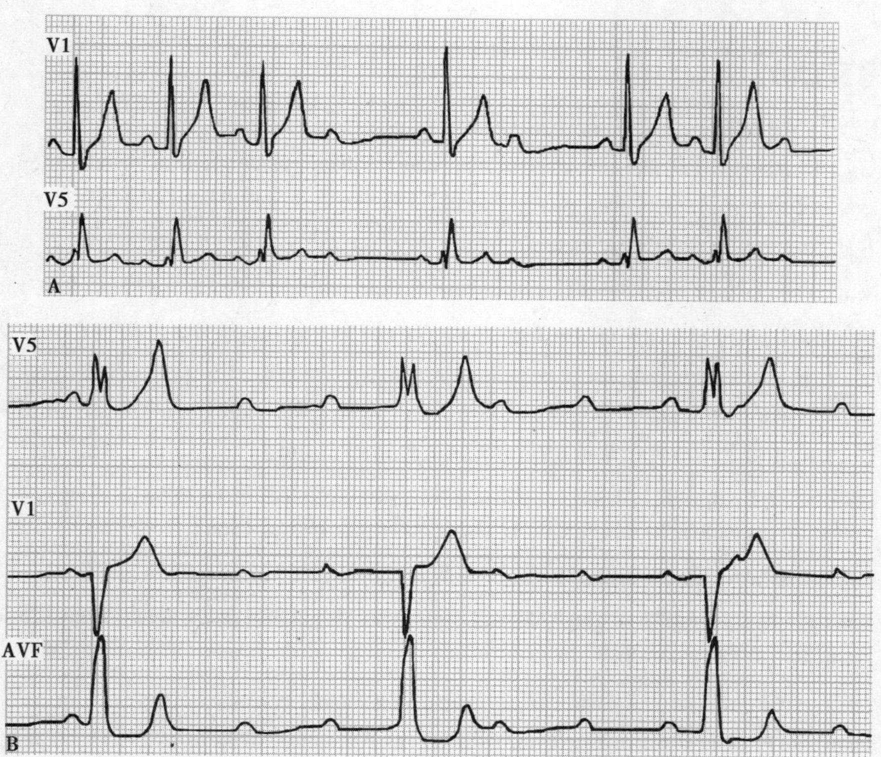

图 4-6-33　完全性三分支阻滞

A：右束支阻滞合并二度Ⅱ型房室阻滞（双侧束支阻滞）；

B：心室三分支完全性阻滞，出现三度房室阻滞及室性逸搏心律束支阻滞合并分支阻滞并伴 P-R 间期延长或部分 QRS 波脱落，可诊断为一度房室阻滞或二度房室阻滞，并要提示为不完全性三分支阻滞所致。

2. 完全性三分支阻滞与双侧支阻滞所致的三度房室阻滞，两者区别困难，实际上双侧束支阻滞也属于三分支阻滞的范畴，左束支阻滞与右束支阻滞（双侧束支阻滞），以及室内三分支阻滞不可能在同次心电图上呈直接显示各自阻滞特征，如同时发生阻滞其表现均为三度房室阻滞，而起搏点均在心室，故逸搏的 QRS 波宽大。但希氏束近端发生三度房室阻滞同时伴有一侧束支阻滞（不同水平面阻滞），逸搏的 QRS 波形态也是宽大的。因此临床所见的三度房室阻滞可涉及多种发病机制。

3. 需要注意的是，所谓束支阻滞，并非意味该束支解剖组织学的断裂，尽管动物实验分别切断左、右束支后可出现相应阻滞图形，但根据临床病理组织学，心电图表现及电生理研究证明有关心室阻滞的病理生理概念，实际上远非如此单纯。临床电生理家 M.E.josephson 认为，当心电图发现束支或分支阻滞时，最好视为该束支传导时间较其他分支相对延长，而不是完全不能传导。至于完全性或不完全性束支阻滞之分，可理解为一侧束支传导时间较对侧束支延迟的程度不同。

（三）临床意义

三分支阻滞的临床意义与双侧束支阻滞相似，多表示患者有弥漫性心肌病变、冠心病、高血压病、各种心肌病和糖尿病是其常见病因，不完全性三分支阻滞往往是发生三度房室阻滞的先兆，由于阻滞部位低，易发生心室停搏，常需安装心脏起搏器。

（刘尚武）

【参考文献】

1. 黄伟民. 心律失常. 上海：上海人民出版社，1977.

2. Chung EK. Princip of cardiac arrhythmias.Baltimore：Williams & Wilkns Pub. Third edition，1988.

3. 任在镐. 变率性传导阻滞. 临床心电学，1992，1（1）：78.

4. 张文搏，徐成斌，强瑞春. 如何分析心律失常. 北京：人民卫生出版社，1983.

5. 刘尚武. 三度房室传导阻滞表现为心房率慢于心室率. 中国循环杂志，1995，10（6）：715.

6. 黄伟民译. Ⅱ°和阵发性房室传导阻滞的评价. 国外医学心血管疾病分册，1977，4（2）：106.

7. 吴宁，范伟，金兰. 房室结内径路正向传导的一些电生理特性. 中华心血管病杂志，1987，14（6）：222.

8. 赵荣瑞. 心电图的电生理学基础. 太原：山西人民出版社，1983.

9. 杨钧国，李治安. 心律失常的近代概念. 上海：上海科学技术出版社，1992.

10. 张文搏，伊兆璨，刘传木. 心电图精萃. 北京：科学技术出版社，1995.

11. 陈新. 临床心律失常学. 北京：人民卫生出版社，2000.

12. Denes P. Demonstration of dual AV nodal pathway in patients with paroxysmal supraventricular tachycardia. Criculation，1973，48：549.

13. 颜和昌，庄亚纯. 4 相束支传导阻滞. 上海医学，1980，3（1）：35.

14. Chung EK. Pricipls of Cardiac Arthythmias. 2nd ed，Williams & Wilkins，1977.

15. 何秉贤，华泽惠. 束支传导阻滞的认识过程及评价. 心电学杂志，2002，40（21）：247.

16. 赵易. 相性传导阻滞. 心电学杂志，2001，20（2）：111.

17. 王浩. 心房颤动伴四相左束支传导阻滞. 中国循环杂志，1990，5（4）：193.

18. 王进. 心电图诊断左束支阻滞并左室肥厚. 心电学杂志，1998，17(3)：156.

19. Nikolic G，Marriott，HJ. Left bundle branch block with right axisdeviation：a marker of congestive cardiomyopathy. J Electyocardial，1985，18：395.

第五篇　核　医　学

核医学总论

核医学(nuclear medicine)的定义：是研究核技术在医学领域应用及其理论的一门学科，是用放射性核素诊断、治疗疾病和进行医学研究的医学学科。

核医学包括的内容：在我国核医学分为实验核医学和临床核医学两大部分，实际上两部分的内容相互联系是不能截然分开的。

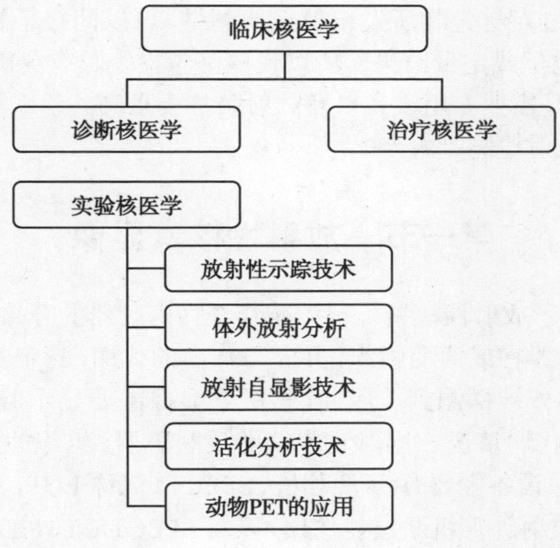

第一章 诊断核医学

核医学领域的各种诊断技术和实验研究的精髓是放射性核素示踪技术。放射性核素示踪技术就是选择适当的核素标记到所要研究的物质分子上，将其引入生物体内，参与体内的代谢和转化过程，通过对标记物所发出射线的测量，可以间接了解所研究物质在体内的动态过程，得到定性、定位或定量结果。所以说核医学检查具有灵敏度高、准确性好、合乎生理状态的优点，缺点是需要专用设备以及放射防护要求高。诊断核医学包括放射性核素显像、功能测定、体外放射检测等内容。

第一节 放射性核素显像

核医学显像就是显示放射性核素标记的药物在体内脏器的分布图，放射性药物能够特异地分布于体内特定的器官或病变组织，并参与体内的代谢，标记在放射性药物上面的核素能够发出射线而在体外被探测到。因此，核医学显像主要显示器官和病变组织的形态、位置、大小以及功能和代谢情况。同时它也能够反映脏器、组织的解剖结构，但图像不如CT清晰。核医学的显像设备主要有：γ照相机、SPECT（简称ECT，单光子发射计算机断层显像仪）、PET（正电子发射计算机断层显像仪）以及SPECT/CT、PET/CT、PET/MRI等近年发展起来的融合技术和融合机。目前使用的γ照相机比较少，PET设备昂贵普及率不高，而SPECT几乎全国各地大医院都有。核医学显像虽然能做各脏器显像，但最具优势的是神经系统显像、心脏显像、骨骼系统显像和内分泌系统显像。

一、神经系统显像

随着医学影像设备的不断涌现和更新，尤其是计算机断层扫描（computerized tomography，CT）、磁共振成像（magnetic resonance imaging，MRI）在临床的广泛应用，使传统核医学脑显像受到了严峻挑战，但新的核素显像技术及显像剂的开发与成熟，使人们对神经系统疾病的诊断从形态学定位上升到功能变化的研究。当前核素脑显像已从单纯的脑血管异常的诊断，进入到脑血流灌注的定量分析、脑局部代谢的测定及受体分布的评价等多方面的功能判断。近年来随着PET、PET/CT、SPECT/CT设备陆续进入临床使用，实现了两类影像技术的同机融合，发挥了各自的优势，克服各自的不足，使核医学能做更多神经系统的研究工作，为人们从分子水平了解大脑的生理、病理活动，研究大脑的认知或思维过程创造了有利条件，被越来越多医师和患者所认识和接受。核医学神经系统显像包含的内容较多：脑血流灌注显像、脑代谢显像、脑受体显像、放射性脑血管动态显像、脑脊液间隙显像、脑肿瘤显像等。本教材主要讲述脑血流灌注显像，因为该检查在临床应用较为广泛，其他显像受仪器和患者的限制较多。

（一）原理

应用不带电荷的脂溶性、小分子的胺类化合物的脑显像剂，可以自由通过正常的血 - 脑屏障（blood-brain barrier，BBB），被脑组织摄取。脑显像剂一旦被脑组织摄取立刻失去脂溶性并转变成带有电荷的亲水性化合物，不能再反向扩散出 BBB，因而能较长时间滞留在脑内。一般认为显像剂在脑组织内的聚集量和局部脑血流（regional cerebral blood flow，rCBF）量成正比，因此应用 SPECT 进行图像采集和重建处理获得断层影像，根据局部脑组织放射性分布情况来反映局部脑血流量。由于血流灌注与脑功能密切相关，ECT 脑血流灌注显像又称为脑功能显像。当局部脑组织发生病变时，病灶局部血流灌注增多或减少，在显像图上可见放射性分布增高区或减低区，通过分析图像可以为神经系统疾病提供有价值的信息。

（二）方法

^{99m}Tc-ECD（^{99m}锝 - 双半胱乙酯）是一种非常理想的脑显像剂。静脉注射后依靠单向被动扩散通过血 - 脑屏障，进入脑组织后 30 分钟即达到高峰，脑与头面部软组织的放射性本底低，显影图像清晰。成人静脉注射显像剂后 10 分钟进行显像；受检者平卧在检查床上，头部保持外眦与外耳孔连线垂直于地面直到检查结束。使用 SPECT 采集图像，结束后计算机进行图像处理重建获得横断面、矢状面和冠状面图像。

（三）正常图像

正常人的两侧脑结构及放射性的高低是基本对称的，而大脑额、颞、顶、枕叶灰质的放射性分布明显高于白质和脑室，呈现放射性浓聚区。基底节、丘脑、脑干、小脑皮质的放射性也高于白质，呈团块状浓集影。放射性较高的部位脑细胞功能、代谢活跃，血流丰富。脑白质、脑室系统血流量低，放射性分布也明显较低，能够清楚看到大脑纵裂、外侧裂、顶枕裂和中央沟（图 5-1-1）。

（四）适应证

1. 缺血性脑血管病的诊断、血流灌注和功能受损范围的评价。
2. 癫痫致痫灶的定位诊断、鉴别诊断。
3. 痴呆的诊断与鉴别诊断。
4. 评价颅脑损伤后或其手术以后脑血流灌注与功能情况。
5. 精神和情感障碍性疾病的功能损伤定位及辅助诊断。

（五）临床应用

1. 急性脑血管病变　如短暂性脑缺血发作（transient ischemic attack，TIA）和可逆性缺血性神经功能缺损（reversible ischemic neurologic deficit，RIND），SPECT 的血流灌注显像可以发现患者脑血流的异常部位，在早期诊断、鉴别诊断、疗效观察及预后评估方面有重要价值。SPECT 脑血流灌注显像能灵敏的检出 TIA 或 RIND 缺血病灶，表现为相应区域血流减低区（示踪剂分布稀疏区），可以是单发或多发，多呈圆形。诊断灵敏度受血管病变程度和发作时间影响，病变重发作时间长，检查的阳性率高。由于 TIA 多为一过性血管痉挛引起，一般无脑组织结构的改变，所以 CT、MRI 无异常表现（图 5-1-2）。

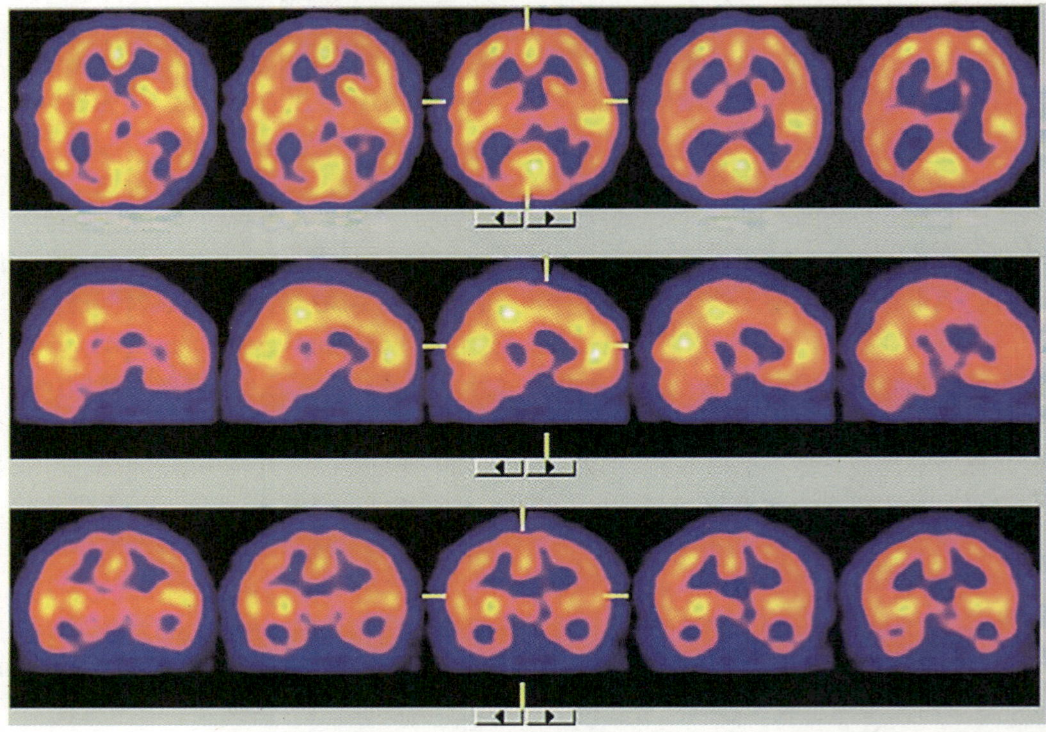

图 5-1-1 正常人 SPECT 脑血流灌注断层图（^{99m}Tc-ECD）

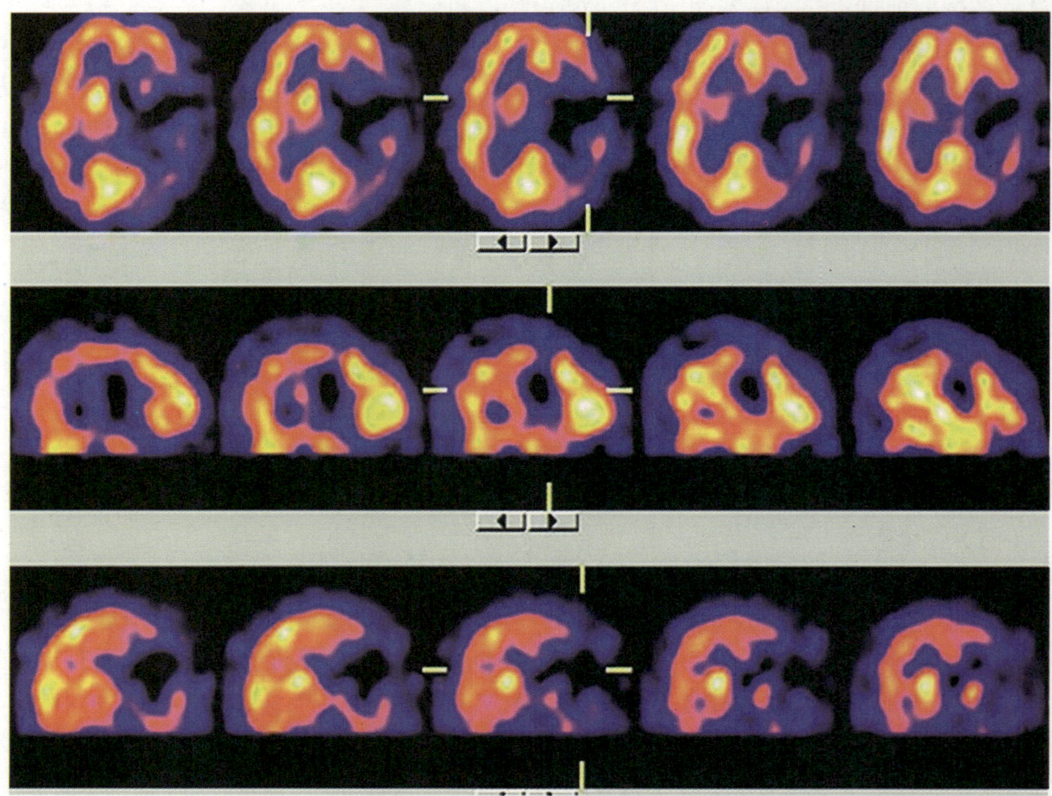

图 5-1-2 TIA（左颞叶、顶叶皮质呈放射性分布稀疏缺损区）

2. 急性脑梗死　SPECT 脑血流灌注显像在发病 6～24 小时之内已呈现阳性结果，主要表现为：放射性缺损区，脑梗死部位由于血流中断，血流支配区域无放射性摄取而呈稀疏缺损状；缺血半影区和“盗血”现象，在脑梗死放射性缺损部位的周边往往存在部分放射性减低区，所以 SPECT 显示的病变范围比 CT、MRI 的要大。

3. 癫痫　癫痫发作间期 SPECT 脑显像，病灶多呈放射性减低区域，提示发作间期病灶部位局部脑血流（rCBF）减少，以颞叶、额叶和顶叶多见。发作期或发作后期 SPECT 脑显像，可以看到局部发作病灶放射性分布增强，提示局部脑血流明显增加（图 5-1-3）。

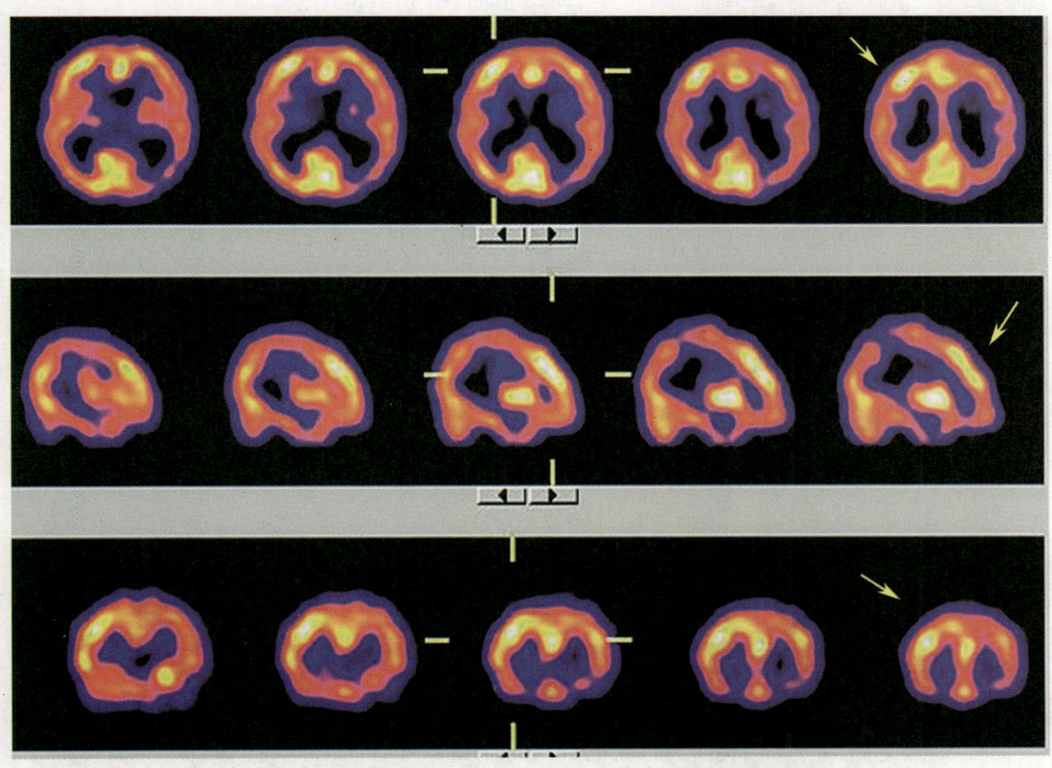

图 5-1-3　癫痫发作期（右侧额叶圆形放射性分布增强）

二、心血管系统显像

核素心肌显像以其无创、简便、安全地显示心肌血流、代谢和心功能为特点，是现代心血管疾病诊断和研究的重要手段。心肌灌注显像与负荷试验评价心肌缺血，与心肌葡萄糖代谢显像评价心肌活性等临床应用，可以为心脏疾病的诊断、治疗及对预后的评估提供其他诊断方法不可取代的重要价值。心血管核医学的内容很多，本教材主要介绍心肌灌注显像。任何原因导致冠状动脉功能与形态的异常以及心肌本身的损害，如冠状动脉狭窄及心肌本身病变时，其血流量及心肌的灌注将会发生相应改变，其储备功能降低，临床上导致心肌缺血。应用 SPECT 心肌灌注显像及其负荷试验可以达到早期诊断的目的。

（一）原理

利用正常或有功能的心肌细胞选择性摄取某些显像药物，其摄取量与心肌局部冠状动脉血流量成正比，而且心肌细胞摄取显像剂依赖于细胞本身功能或活性。SPECT 进行心肌显像时，正常或有功能的心肌显影良好，坏死及缺血心肌则不显影或影像变淡，从而达到了解心肌供血情况和诊断心脏疾病的目的。因此，心肌灌注显像不仅能准确反映心肌局部的血流情况，而且也是反映心肌细胞存活与否的重要标志。

运动或药物负荷试验的目的是测试冠状循环随着心脏血流需求不断增加的适应能力以及是否诱发心肌缺血。正常人冠状动脉血流有较强的储备能力，负荷试验后冠脉的最大血流量增加，心肌收缩功能增强，显像剂摄取增多。而在冠脉狭窄时，静息时缺血区的心肌仍能维持血供，但在负荷状态下却不能增加血流灌注，使缺血心肌与正常心肌显像剂的分布差异增大，提高对病变的检出率，同时还能鉴别缺血病变是否可逆。

（二）方法

常用的ECT显像剂有 ^{201}Tl（铊）和 ^{99m}Tc-甲氧基异丁基异腈（^{99m}Tc-MIBI）等。静脉注射显像剂后SPECT进行断层采集，应用心脏专门断层处理软件进行三维重建，获得左心室心肌短轴、水平长轴和垂直长轴断层图像。

（三）正常图像（图5-1-4，图5-1-5）

心脏的长、短轴影像形态各不相同，短轴断层影像是垂直于心脏长轴从心尖向心底的依次断层影像，第一帧图像为心尖，最后一帧为心底部，影像呈环状，该层面能较完整的显示左室各壁及心尖的情况；心脏的长轴断层影像均类似于马蹄形，水平长轴断层是平行于心脏长轴由膈面向上的断层影像，能较好地显示间壁、侧壁和心尖；而垂直长轴断层是垂直于上述两个层面由室间隔向左侧壁的依次断层影像，可显示前壁、下壁、后壁和心尖。左心室心肌的各断面影像，除心尖区和左心室基底部显像剂分布稍稀疏外，其余各壁分布均匀，边缘整齐。

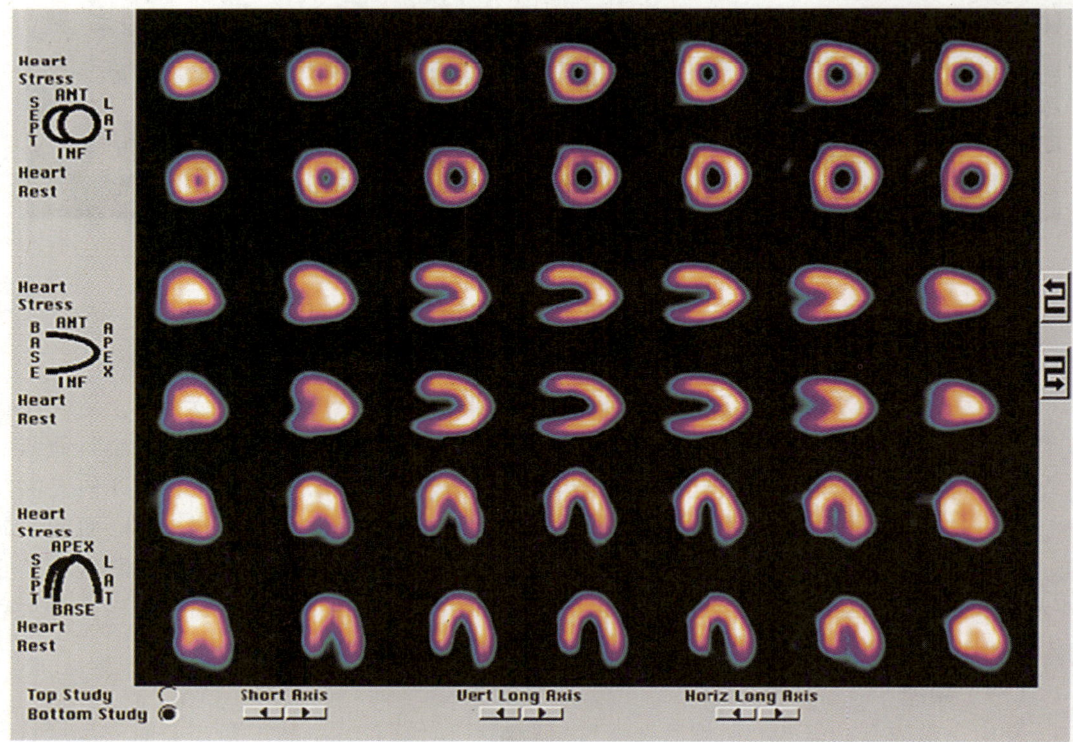

图5-1-4　正常心肌灌注显像静息、负荷三个断面的图像

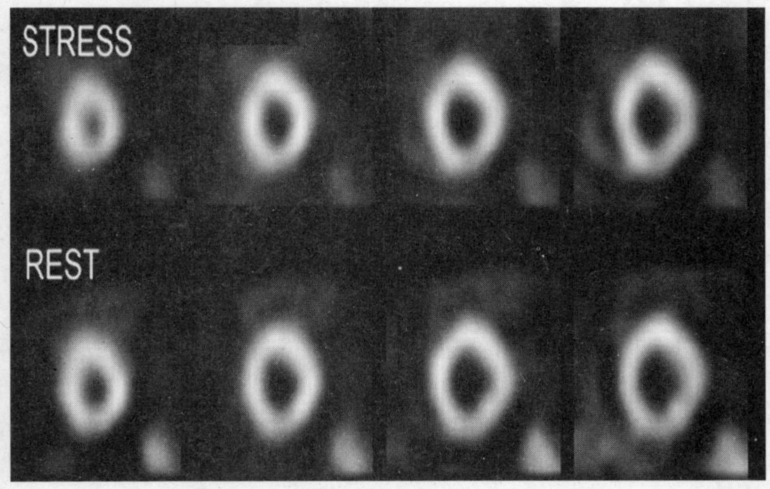

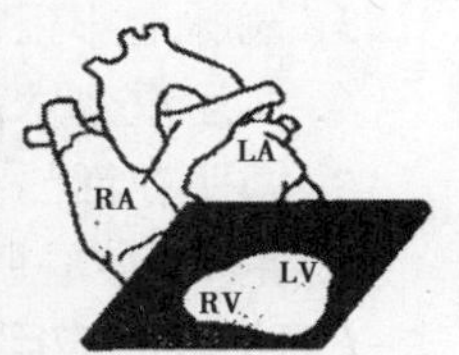

图 5-1-5a　正常短轴心肌显像图片（右边是模式图）

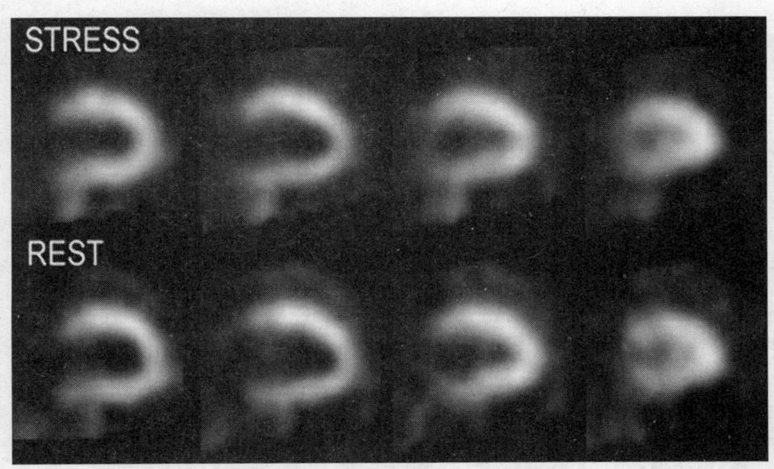

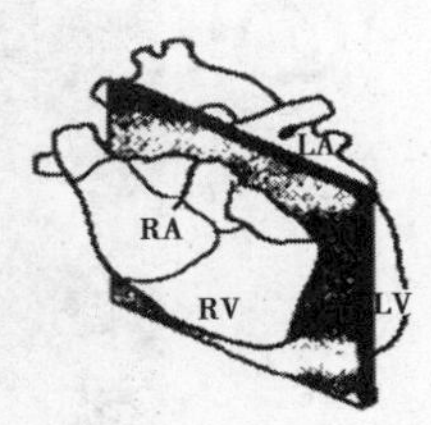

图 5-1-5b　正常垂直长轴心肌显像图片（右边是模式图）

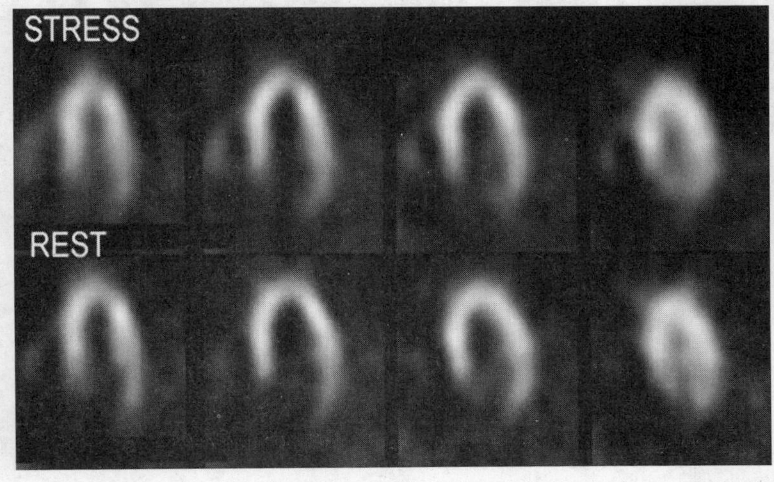

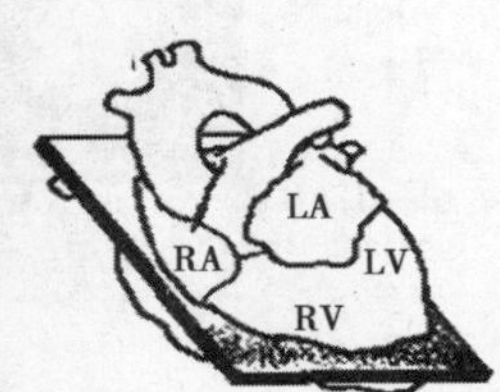

图 5-1-5c　正常水平长轴心肌显像图片（右边是模式图）

（四）适应证

1. 心肌缺血的诊断，估价心肌缺血的部位、范围及程度。

2. 心肌梗死的定位诊断，判断梗死的范围及程度。

3. 冠脉造影正常，怀疑有小血管异常致心肌缺血的判定。

4. 血运重建术前后的评价、疗效判断及术后再狭窄的监测等。

5. 心肌存活的测定。

6. 室壁瘤、心肌疾病的辅助诊断。

（五）临床应用

1. 冠心病心肌缺血的诊断　心肌显像对冠心病心肌缺血诊断具有独特的价值，其灵敏度和特异性可达到90%左右，并能大致提示冠状动脉病变的部位和范围，明显优于心电图等检查。心肌缺血患者，运动和药物负荷心肌显像时，冠状动脉病变的心肌区呈放射性分布稀疏或缺损，而静息或再分布显像该部位有充填或分布正常，提示为可逆性心肌缺血改变（图5-1-6）。

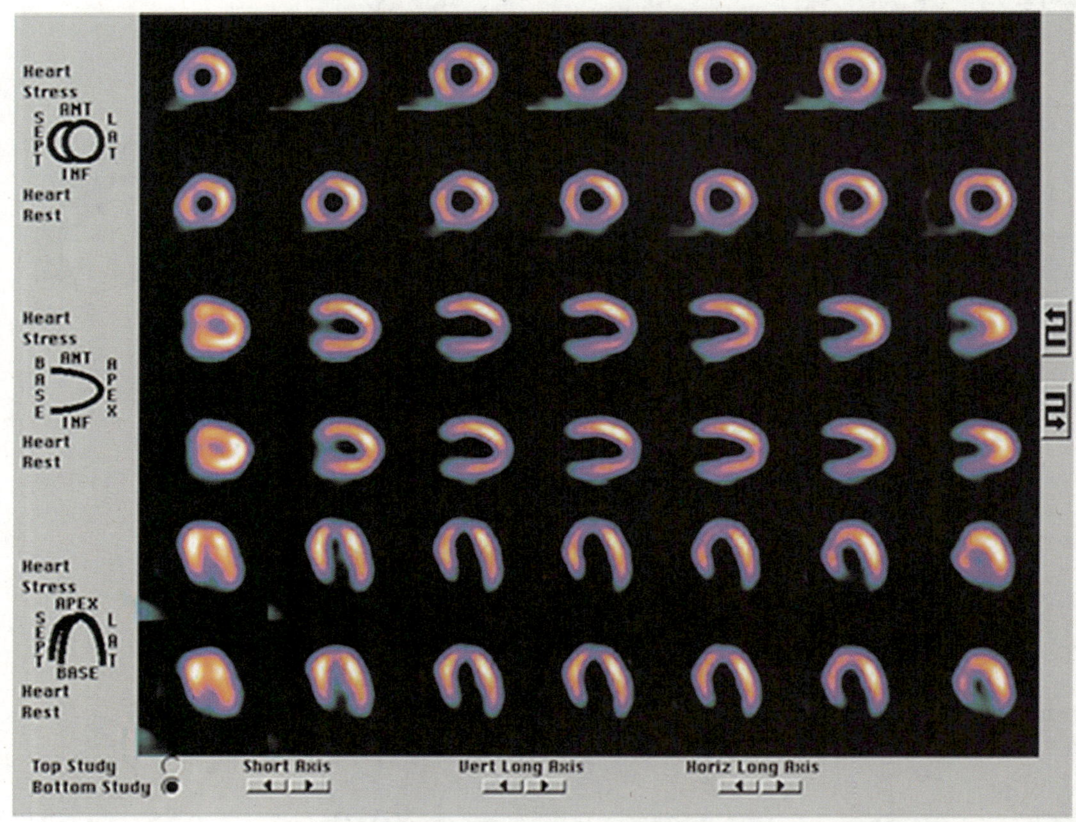

图5-1-6　左心室心尖、下壁、后壁心肌缺血的心肌显像图

2. 心肌梗死的评价　对于临床症状和常规检查不典型的心肌梗死或已经确诊的心肌梗死需要进一步了解病变范围、侧支循环建立情况及其心肌细胞是否存活等可采用心肌灌注显像。心肌梗死时，典型的影像变化为运动或药物负荷影像梗死心肌均为分布缺损，而

静息或再分布影像该区域无充填或再分布，呈固定性缺损病灶。急性心肌梗死为负荷试验的禁忌证，只能做静息显像（图 5-1-7）。

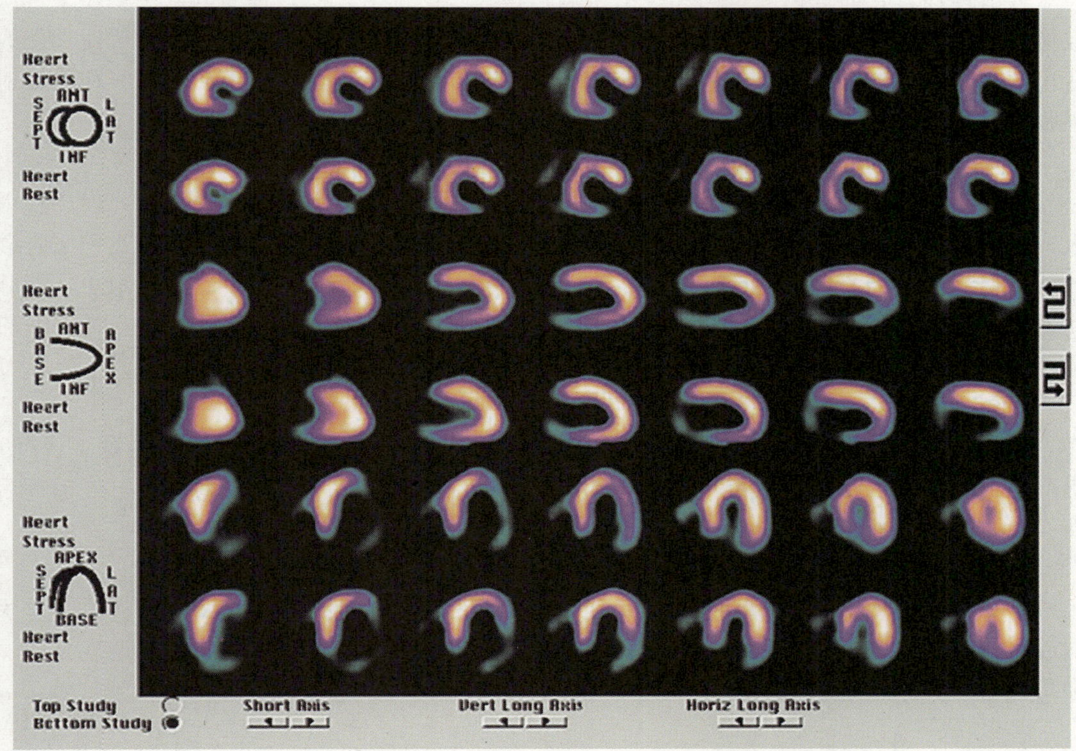

图 5-1-7　左心室侧壁、下壁、后壁心肌梗死的心肌显像图

3. 缺血性心脏疾病治疗后的疗效评估　心肌灌注显像定量分析和负荷试验是评价冠心病疗效的首选方法。目前已较广泛的应用于定量评价冠状动脉搭桥手术、经皮穿刺腔内冠状动脉成形术（percutaneous transluminal coronary angioplasty，PTCA）、体外反搏等治疗前后以及药物治疗前后心肌血流量的变化。冠状动脉血运重建治疗之后出现的胸痛是否为心源性的，或与心脏无关，两者的区别非常重要。术后进行运动心肌灌注显像并与手术前结果比较，可以获得血管再通术后血流动力学是否成功的信息。

4. ^{18}F-FDG（^{18}F- 氟代脱氧葡萄糖） PET 心肌代谢显像估价心肌活力　PET 心肌葡萄糖代谢显像可准确、灵敏判断心肌细胞的存活，是目前评价心肌活力最可靠的无创性检查方法。当心肌灌注缺损区 ^{18}F-FDG 摄取正常或增高时，提示心肌细胞存活；而血流灌注缺损区 FDG 代谢显像无显像剂摄取，则提示心肌坏死。通常把心肌灌注显像与葡萄糖代谢显像结合起来分析，并根据两种显像匹配与否判断心肌活性。在两种显像方法中一般有三种类型：一是血流与代谢显像心肌的显像剂分布均匀，提示为正常；二是血流灌注减低，而葡萄糖利用正常或相对增加，这种血流 - 代谢不匹配模型在有心室功能障碍的患者，是心肌存活的有力证据；三是局部心肌血流与葡萄糖的利用均减低，呈两者匹配图像，为心肌瘢痕和不可逆损伤的标志。有报道两种显像呈不匹配的患者，接受了血运重建治疗后随访中死亡率明显低于药物治疗者，提示缺血区心肌存活者血运重建治疗仍是有效的治疗手段；而缺血区心肌无活性的患者，采用两种方法治疗的死亡率无差别。

三、骨骼系统显像

放射性核素骨显像诊断骨骼和关节疾病是核医学的优势之一。骨显像的特点在于一次成像就可了解全身骨骼状况，能够显示骨骼形态、血供和代谢情况。由于血流、代谢功能改变出现在形态结构改变之前，因此骨显像探查骨关节疾病的灵敏度很高。与 X 线相比辐射吸收剂量更低，且无检查禁忌证。

（一）原理

骨骼是由有机物和无机盐组成的，无机盐的主要成分是羟基磷灰石晶体，其表面积很大，全身骨骼相当于一个巨大的离子交换柱，通过离子交换和化学吸附两种方式完成骨骼的代谢更新。利用骨骼的这一特性，常用的显像剂为二膦酸盐类化合物（^{99m}Tc-MDP），静脉注射后与骨无机盐羟基磷灰石晶体发生离子交换、化学吸附等沉积在骨骼内，当局部血流量增加或成骨细胞活跃时，可聚集更多的显像剂，因此可特异地显示骨骼影像。

（二）方法

常用 ^{99m}Tc 标记的亚甲基二膦酸盐（^{99m}Tc-MDP），它在体内较为稳定，血浆清除率快，骨摄取迅速，2～3 小时骨摄取百分比约为 50%。受检者不需要特殊准备，静脉注射显像剂后 2～4 小时内进行检查。

（三）正常图像

全身骨骼显像清晰，放射性分布左右两侧呈均匀性、对称性分布。扁平骨和长骨骨骺端放射性聚集较多，而密质骨如长骨干放射性聚集较少。肋骨清晰是显像剂标记良好和显像条件适当的标志（图 5-1-8）。

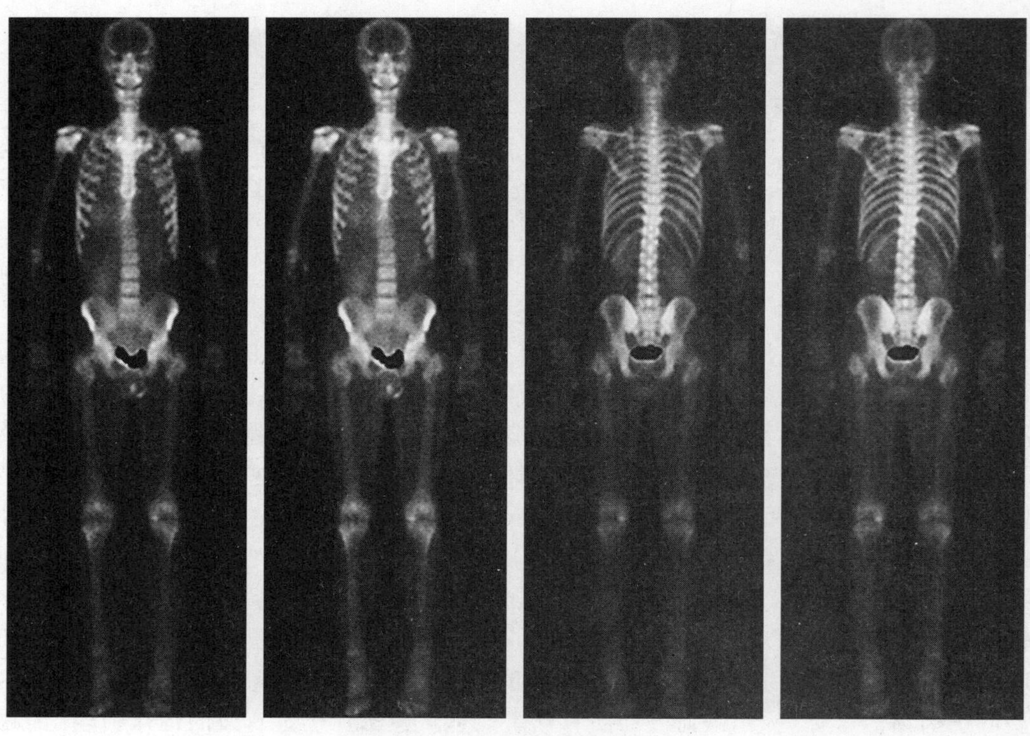

图 5-1-8 正常全身骨显像

（四）骨显像适应证

1．早期发现肿瘤骨转移病灶，或怀疑有骨转移灶，骨显像予以进一步确定。

2．评价不明原因的骨痛。

3．已知原发骨肿瘤，检查其余骨骼受累情况及转移灶。

4．肺癌、乳腺癌、前列腺癌等肿瘤患者治疗前分期和治疗后定期随访。

5．各种骨代谢性疾病的诊断。

6．股骨头坏死的早期诊断。

7．观察移植骨的血供和存活情况。

（五）临床应用

1．早期诊断骨转移瘤　恶性肿瘤常发生骨转移，以肺癌、乳腺癌、前列腺癌、鼻咽癌等最为常见。骨显像对转移性骨肿瘤的诊断有很高的灵敏度，比X片或CT可提前3～6个月发现骨转移灶，是早期诊断骨转移瘤的首选方法。临床上为了早期诊断骨转移灶，肿瘤患者应常规做全身骨显像，这对于患者的临床分期、治疗计划、评价疗效和随访都有重要价值。骨显像表现主要有以下三种形式：

多发、无规律放射性浓聚灶，是骨转移瘤最常见的典型表现。大部分病灶以中轴骨为主，但也可以转移到四肢骨远端；病灶可以是点状、圆形、片状、条状、团块状等。这种类型多发生前列腺癌、肺癌、乳腺癌、结肠癌、胃癌、鼻咽癌等。但要注意多发的浓聚灶不可一概诊断为骨转移，鉴别要点是详细了解病史、分析异常病灶的分布类型（图5-1-9）。

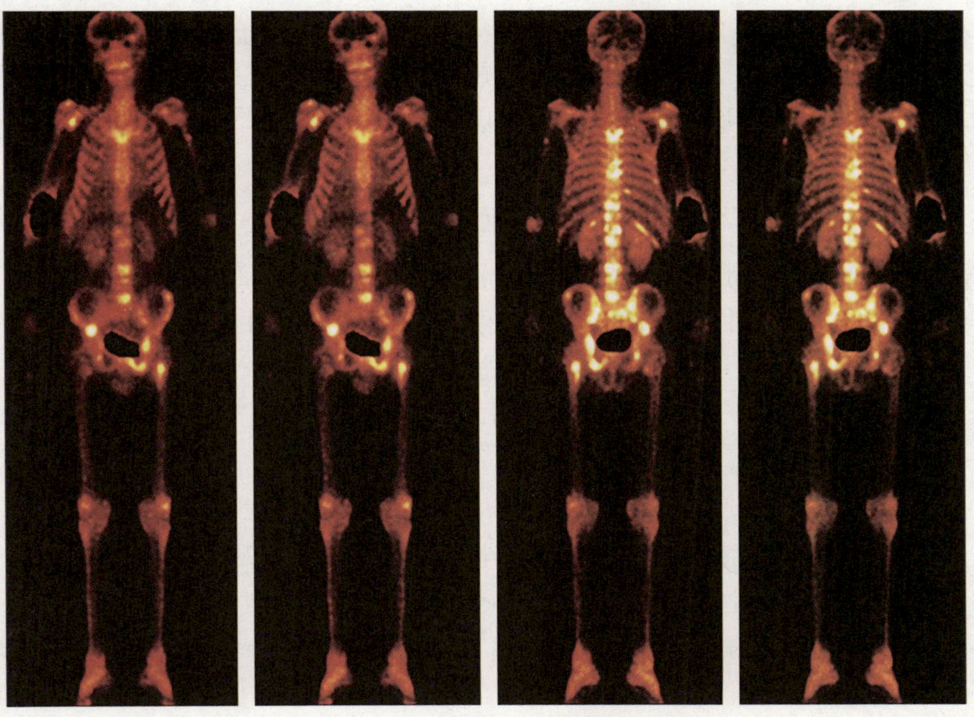

图5-1-9　肿瘤广泛骨转移图像

放射性浓聚与放射性稀疏缺损并存，主要发生在溶骨性和成骨性反应同时存在的恶性肿瘤，如肺癌、乳腺癌、胃癌、鼻咽癌、消化道恶性肿瘤等。

多发放射性缺损区（“冷”区）较少见，主要见于溶骨性转移破坏为主的肿瘤如肾癌、消化道肿瘤、多发性骨髓瘤、甲状腺癌、子宫癌、皮肤鳞癌等。

2．各种骨代谢性疾病的诊断　骨代谢性疾病是指由内分泌与营养代谢功能障碍所引起的骨代谢异常的一组疾病的总称。常见的病因有甲状旁腺功能亢进症、肾性骨营养不良、骨质疏松症、佝偻病、骨软化症、畸形性骨炎（Paget 病）、肺性肥大性骨关节病等。骨显像本身是反映骨组织代谢的变化，因而对代谢性骨病临床诊断有十分重要的价值。

骨质疏松早期，由于骨转换增加，颅骨摄取放射性增加，呈“帽状”改变，病情严重者骨骼放射性普遍减低，骨与软组织对比度差，椎骨轮廓不清，骨折时有局灶性的放射性浓聚。

Paget 病多见于中老年人，男性较多。常为多骨病变，脊柱和骨盆是最容易受侵犯的部位。全身骨显像可见受损骨有非常明显的放射性摄取，亦可表现为整个颅骨和一侧骨盆受累。

原发性甲状旁腺功能亢进症患者，表现典型的骨显像特点是：全身骨骼显影异常清晰，放射性对称性浓聚；颅盖骨“帽状”浓聚、下颌骨放射性增强；肋骨呈串珠样改变；胸骨“领带征”；肾脏甚至不显影等“超级骨显像”特征。

肺性肥大性骨关节病骨显像有其特征性图像是四肢长骨，尤其是下肢皮质呈对称性放射性摄取增高，称为“双轨征”。

第二节　体外放射分析

体外分析技术主要是利用放射免疫分析（radioimmunoassay，RIA）方法或其派生的相关技术，在体外进行体内物质含量的定量分析测定。主要用来测定患者血清或其他体液样品内激素、生物活性物质和药物浓度等。该类技术的特点是灵敏度高、特异性强，精密度高，因而广泛用于临床和科学研究的很多领域。

一、原　理

放射免疫分析（RIA）的基本原理是利用放射性标记的抗原和非标记的抗原同时与限量的特异性抗体进行竞争性免疫结合反应。这种竞争结合反应可用下式表示：

$$
\begin{array}{ccc}
{}^{*}Ag + Ab & \longleftrightarrow & {}^{*}Ag\text{-}Ab + {}^{*}Ag \\
+ & & \\
Ag & & \\
\updownarrow & & \\
Ag\text{-}Ab + Ag & &
\end{array}
$$

*Ag：放射性核素标记抗原；Ab：特异性抗体；Ag：非标记抗原；

*Ag-Ab：标记抗原 - 抗体复合物；Ag-Ab：非标记抗原 - 抗体复合物

因 *Ag 与 Ag 两者的免疫活性完全相同，对 Ab 具有同样的亲和力。当同一反应体系中时 *Ag 和 Ab 为恒量，若 *Ag 和 Ag 的总量大于 Ab 上的有效结合位点时，*Ag 与 Ag 进行竞争结合反应，此时，*Ag-Ab 的形成量随着 Ag 量的增加而减少。即 Ag 量的增加将抑制 *Ag 与 Ab 的结合，游离的 *Ag 量相应增加，*Ag-Ab 的形成量则减少。因此，测定 *Ag-Ab 或 *Ag 的量即可推算出被测的 Ag 量（图 5-2-1）。这种现象称为竞争结合反应，是 RIA 的定量基础，可以用标准曲线来表示。

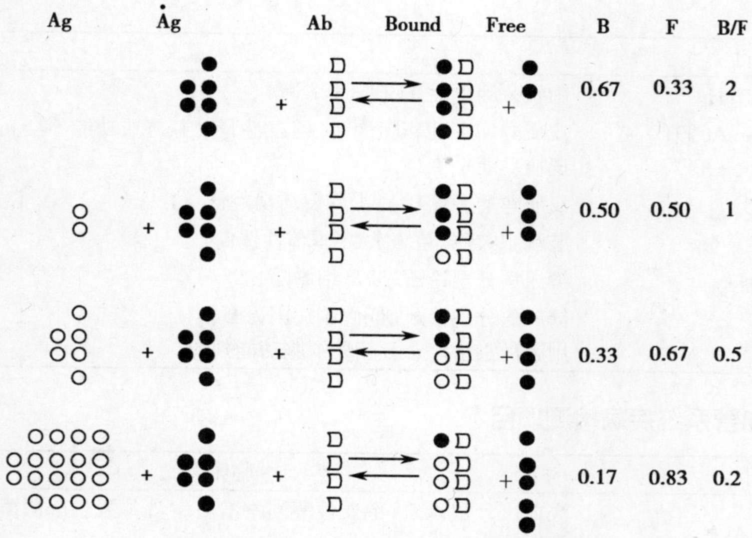

图 5-2-1　RIA 竞争反应原理示意图

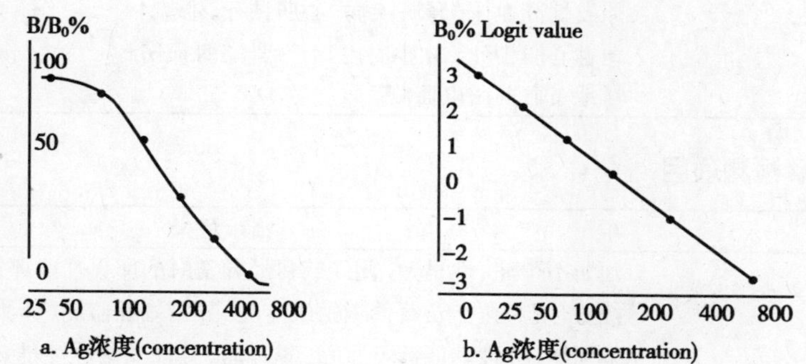

图 5-2-2　标准曲线

a. 以 $B/B_0\%$ 为纵坐标的标准曲线　b. 以 $B_0\%$ Logit 为纵坐标的标准曲线

在相同的实验条件下，测得被测样品 Ag 的 B% 或样品 /$B_0\%$ 的浓度与标准曲线对照，即可查出被测样品 Ag 的浓度。

二、临 床 应 用

（一）内分泌代谢系统疾病检测项目

项目	临床意义
总甲状腺素(TT_4)	甲亢↑；甲减↓
总三碘甲状腺原氨酸(TT_3)	同上
游离甲状腺素(FT_4)	甲亢↑；甲减↓。结果不受 TBG 影响
游离三碘甲状腺原氨酸(FT_3)	同上
促甲状腺激素(TSH)	原发性甲减↑；继发性甲减↓；甲亢↓
抗甲状腺球蛋白抗体(TGAb)	慢性淋巴细胞性甲状腺炎↑
抗甲状腺微粒体抗体(TMAb)	同上
促甲状腺素受体抗体(TRAb)	Graves 病↑

续表

项目	临床意义
甲状旁腺激素（PTH）	甲状旁腺功能亢进↑；甲旁减↓
肾上腺皮质激素（ACTH）	皮质醇增多症病因诊断、继发性肾上腺皮质功能不全↓；原发性肾上腺皮质功能不全↑
皮质醇（cortisol）	皮质醇增多症↑；肾上腺皮质功能低下↓
生长激素（GH）	肢端肥大症、巨人症↑；垂体性侏儒↓
胰岛素（insulin）	糖尿病分型诊断，胰岛细胞瘤↑
C肽（C-peptide）	糖尿病分型诊断，低血糖病因诊断 用胰岛素治疗患者胰岛细胞功能判断

（二）心血管系统疾病检测项目

项目	临床意义
肾素（RA）	高血压分型诊断；继发性醛固酮增多症↑；原发性醛固酮增多症↓
血管紧张素Ⅰ、Ⅱ	同上
醛固酮（Ald）	原发性醛固酮增多症↑；肾性高血压↑；肾上腺皮质功能减退↓
心钠素（ANF）	原发性高血压、肾脏疾病、心肌梗死、心衰↑
肌红蛋白（Mb）	急性心肌梗死（24小时内）↑↑；骨骼肌损伤↑
地高辛（digoxin）	洋地黄血药浓度监测

（三）性激素检测项目

项目	临床意义
雌二醇（E2）	判断不孕症、性早熟，闭经或月经异常时的卵巢功能评价
黄体酮（P）	妊娠↑观察排卵及黄体酮生成情况；异常妊娠监测、卵巢黄体功能评价
促卵泡激素（FSH）	鉴别闭经、性功能低下原因；垂体瘤、真性及假性性早熟辅助诊断
促黄体生成激素（LH）	同上
泌乳素（PRL）	垂体泌乳素瘤特异性诊断、特发性溢乳症
睾酮（T）	判断性功能、真性男性性早熟、多囊卵巢综合征、睾丸间质细胞瘤诊断
绒毛膜促性腺激素（β-HCG）	诊断妊娠指标，葡萄胎、绒癌监测

（四）肿瘤标志物检测项目

项目	临床意义
甲胎蛋白（AFP）	原发性肝癌↑；胎儿发育情况监测
癌胚抗原（CEA）	消化道肿瘤、肺癌、乳腺癌↑
CA50	胃肠道恶性肿瘤↑
CA125	卵巢上皮细胞癌、胃肠道恶性肿瘤↑
CA199	肝癌、胰腺癌、消化性肿瘤↑
CA153	乳腺癌↑
前列腺特异抗原（PSA）	前列腺癌↑诊疗后定期观察

注：上述表格中之所以没有写正常值，是因为各地及各医院测定所用方法不同有相对不同的正常值，现在各家医院化验单都附有正常值范围，并且给异常值打出标记

第二章

放射性核素治疗

放射性核素治疗是利用射线产生的电离辐射生物效应达到对病变的治疗作用。放射性药物高度选择性地聚集在病变组织或细胞，这些组织和细胞能够主动摄取放射性药物，核素发出的射线对病变组织进行密集照射，产生电离辐射生物效应，达到毁坏或抑制病变，而对正常组织的损伤比较小。

第一节　内分泌疾病的治疗

一、甲状腺功能亢进症（甲亢）

是机体代谢亢进为主要表现的一组内分泌疾病总称。以 Graves 病（GD）最常见，目前较为认可的治疗方法有 ^{131}I（^{131}碘）、抗甲状腺药物（ATD）和手术治疗。使用 ^{131}I 治疗甲亢 60 年以来，国内外大量的临床病例证实该方法安全简便、疗效确切、复发率低、并发症少、适应证广、治疗费用低，已成为治疗甲亢的主要方法之一。

（一）治疗原理

甲状腺有高度选择性摄取和浓聚 ^{131}I 的能力，^{131}I 在甲状腺内衰变发射出 β 射线对甲状腺发挥内照射治疗作用。其射程短，基本上被甲状腺组织所吸收而对周围正常组织影响较小。射线辐射生物学效应使部分甲状腺组织功能受到抑制或破坏，甲状腺激素合成和分泌减少，因而被称为“不开刀的手术”。

（二）适应证

1. Graves 甲亢患者。
2. 对抗甲亢药物过敏，或药物疗效较差，或治疗后多次复发患者。
3. 手术后复发的青少年甲亢患者。
4. 甲亢伴白细胞、血小板减少的患者。
5. 甲亢伴房颤或合并桥本甲状腺炎摄碘增高的患者。

（三）禁忌证

1. 妊娠和哺乳期妇女。
2. 急性心肌梗死患者。
3. 严重肝肾功能障碍的患者。

（四）治疗前准备

1. 禁食含碘的药物和食物3～4周，测定甲状腺吸 ^{131}I 率和有效半衰期（effective half life，TEFF）。

2. 常规查甲状腺激素、血及尿常规、心电图、肝肾功。

3. 可通过甲状腺显像、超声波检查及触诊，正确估算甲状腺重量。

4. 重度甲亢患者，给予对症综合治疗。

5. 患者治疗前的知情告知；如可能出现的近期、远期反应、注意事项，以及可能出现的并发症等，应自愿签署治疗知情同意书。

（五）^{131}I 治疗量的确定

1. 按每克甲状腺实际吸收放射性活度计算给药，公式如下：

$$剂量（Bq或\mu Ci）=\frac{计划量（Bq或\mu Ci/g甲状腺组织）\times 甲状腺重量（g）}{甲状腺最高（或24h）摄{}^{131}I率（\%）}\times 100$$

2. 下列情况应增量　①甲状腺较大和质地较硬者；②病程长、年龄大、长期服用抗甲状腺药物治疗效果不佳者；③有效半衰期较短者。

3. 下列情况应减量　①病程短、未经药物治疗、年轻人、甲状腺不大的患者；②有效半衰期较长；③前一次 ^{131}I 治疗后症状明显改善，但未痊愈者。

（六）治疗反应及处理

1. 早期反应　^{131}I 治疗后多数患者无任何不适，少数患者可在服 ^{131}I 后1～2周内出现轻微反应，如：乏力、食欲缺乏、口干、恶心、头晕；少数患者出现皮肤瘙痒或皮疹、甲状腺局部出现轻微压痛、发痒、有胀感等。一般不需要特殊处理或仅需临时对症处理，随后迅速减轻。极个别患者，会有甲亢危象出现，按内科治疗甲亢危象方法处理。

2. 晚期反应

（1）早发甲减，指治疗后一年内发生的甲状腺功能减退，发生率约为6%，是射线对甲状腺直接作用的结果。多发生在 ^{131}I 治疗后2～6个月内，多数患者为一过性甲减，症状较轻，6～9个月内自行缓解。给予甲状腺素激素替代治疗，应定期随访观察其功能变化，待其恢复。

（2）晚发甲减，一年后发生的甲低称为晚发甲减。其发病率每年以2%～3%递增，及时给予甲状腺素激素替代治疗。

二、^{131}I 治疗分化型甲状腺癌

甲状腺乳头状癌和滤泡性癌又被称为分化型甲状腺癌（differentiated thyroid carcinoma，DTC），肿瘤组织中既有乳头状癌又含滤泡性癌的为混合癌。手术切除是治疗甲状腺癌的主要手段，“手术＋^{131}I 治疗＋甲状腺激素抑制”是目前多数学者认为最佳DTC综合治疗方案，可降低复发和转移的发生率以及死亡率。

（一）治疗原理

术后残留甲状腺组织能够摄取 ^{131}I，^{131}I 在去除残留甲状腺组织的同时，也消除了隐匿的微小DTC病灶及复发和转移灶。在给予大量 ^{131}I 之后，癌组织受到足够量的β粒子照射可被有效抑制或破坏。

（二）适应证

所有 DTC 患者术后有残留甲状腺组织，其摄 ^{131}I 率大于 1%，甲状腺显像甲状腺床有残留组织显影者，均应使用 ^{131}I 去除残留甲状腺组织。

（三）禁忌证

妊娠和哺乳患者；术后创口未愈合者；WBC 在 3.0×10^9/L 以下的患者；肝肾功能严重损害的患者。

（四）治疗方法

1. 患者的准备

（1）忌碘 3～4 周，以提高甲状腺残留组织摄取 ^{131}I。

（2）停止服用甲状腺片（或 T_4）4～6 周。如为新近手术者，可于手术创伤痊愈后 4～6 周，^{131}I 治疗。

（3）测定甲状腺激素和相关抗体含量，尤其 TSH、Tg、TgAb；拍胸片、心电图、血常规、肝功能和肾功能检查。

（4）测甲状腺摄碘功能或行甲状腺和全身 ^{131}I 显像（必要时可给予 TSH）。

2. 给药方法和 ^{131}I 剂量的确定

（1）一般空腹口服一次给药。

（2）^{131}I 剂量根据 DTC 转移灶的部位确定：甲状腺床的复发病灶和颈部淋巴结转移者，可给予 ^{131}I 3.7～5.55GBq（100～150mCi）；肺转移者 5.55～7.4GBq（150～200mCi）；骨转移者 7.4～9.25GBq（200～250mCi）。

3. 甲状腺激素抑制治疗　^{131}I 治疗后应尽快给予患者服用甲状腺激素并长期服用。一是替代作用纠正甲低；二是外源性甲状腺激素可抑制体内 TSH 的分泌，进而抑制 DTC 细胞生长。

4. 疗效评价和预后　一般在 ^{131}I 治疗后 3～6 个月进行复查，复查前禁碘、停甲状腺激素 4～6 周。常用的监测指标：

（1）甲状腺球蛋白（Tg）测定：血清中的 Tg 来源于功能性甲状腺组织，受 TSH 调节。DTC 患者经完全去除甲状腺后，血中的 Tg 应完全消失或处于极低水平。Tg 的变化是 DTC 复发或体内存在转移病灶的敏感指标。在不停用甲状腺激素的情况下，如 Tg 小于 1.0μg/L，提示复发或转移的可能性极小；如 Tg 大于 10μg/L，应考虑停用甲状腺激素进一步检查。当 Tg 水平明显升高，提示 DTC 复发或体内存在 DTC 转移灶。

（2）TGA：TgA 与 DTC 病灶的存在及活动状况有一定关系，TgA 水平降低或消失，是预后良好的因素之一。

（3）^{131}I 全身显像：治疗后随访一般在 3～6 个月之间进行，^{131}I 全身显像如发现转移灶摄 ^{131}I 功能明显降低或完全消失，或发现转移灶数目比治疗前减少，为治疗有效。与治疗前比较发现有新转移灶，或转移灶数目增加，则为无效或加重。

5. 随访和重复治疗　DTC 患者在前一次治疗后 3～6 个月，如随访未发现功能性病灶，则 1 年以后随访；1 年后仍为阴性，则 2 年后再随访；2 年后随访阴性，以后可每 5 年随访 1 次。每次随访应同时进行常规检查。

如随访时 ^{131}I 显像发现有异常浓聚灶和（或）Tg 异常升高，则应进行再次 ^{131}I 等治疗，直到转移灶完全消失为止。两次治疗间隔时间的长短决定于有足够的时间让前一次治疗达到最大疗效，又要给予患者机体有足够的恢复时间。

第二节 骨转移瘤的放射性核素治疗

一、原 理

许多肿瘤到了中晚期都可能发生骨转移，以肺癌、乳腺癌、前列腺癌患者最多见。70%以上的骨转移患者有骨痛症状，甚至伴有顽固性骨痛。利用放射性药物治疗或缓解骨转移疼痛，有效率达 80% 以上。用于治疗的核素药物都是亲骨性的，在骨转移病灶或骨肿瘤部位有较高浓聚。利用放射性药物发射的 β 射线对病灶进行照射，达到缓解疼痛、杀伤肿瘤细胞和提高患者生活质量的目的。该治疗的优点是方法简单，疗效肯定，副作用少。

二、适 应 证

1. 转移性骨肿瘤并伴有骨痛患者。

2. 骨显像显示骨转移性肿瘤病灶异常放射性浓聚。

3. 恶性骨肿瘤因种种原因未能手术切除或手术后有残留癌肿，且骨显像有较高放射性浓聚灶的患者。

4. 白细胞≥3.0×10^9/L，血小板≥80×10^9/L。

三、禁 忌 证

1. 近期 6 周内进行过细胞毒素治疗的患者。

2. 化疗和放疗后出现严重的骨髓功能障碍者。

3. 骨显像仅见溶骨性冷区，且呈空泡者。

4. 严重肝肾功能损害者。

脊柱破坏伴病理性骨折和截瘫的患者以及晚期经历多次放疗、化疗疗效差者，应慎重考虑后用药。

四、治 疗 方 法

均采用静脉注射，以下两种是目前临床使用最多并且疗效比较好的药物。

1. 氯化锶（^{89}Sr） ^{89}Sr 是一种发射纯 β 射线的放射性核素，半衰期为 50.6 天。静脉注射成人一般为 111～148MBq（3～4mCi）/ 次。重复治疗间隔至少 3 个月以后。

2. ^{153}Sm-EDTMP ^{153}Sm 的半衰期为 46.3 小时，既发射 β 射线又发射低能量的 γ 射线。静脉注射成人一般为 22.2～37MBq/kg 体重。重复治疗间隔 4 周左右。

3. 患者准备

（1）停用化疗或放疗至少 6 周。

（2）治疗前应查骨显像，X 射线检查，血常规，肝肾功能检查。

（3）患者可在门诊或住院治疗，治疗前书写病历，签署知情同意书。

五、用药后反应

多数患者用药后无明显不良反应，部分患者出现恶心、呕吐；腹泻或便秘；皮疹或发热，偶有过敏所致支气管痉挛，可给予对症处理。部分患者可能有白细胞、血小板一过性下降，对症处理后恢复，不可逆性骨髓抑制极为罕见。

第三节 放射性核素敷贴治疗

核素敷贴治疗在临床上主要用于皮肤疾病，优点是治疗方法简便，患者无痛苦，疗效确定，副作用小。尤其对皮肤草莓状毛细血管瘤和瘢痕疙瘩治疗效果明显优于激光、冷冻等其他治疗方法。

一、原 理

用于敷贴治疗的放射性核素一般是产生纯 β 射线的核素，同时具有足够长半衰期，所产生的 β 射线具有足够能量。将这种核素制成敷贴器作为外照射源，并紧紧贴于病变部位，通过 β 射线电力辐射生物学效应，导致病变部位局部组织细胞出现形态功能改变，从而达到治疗目的。目前常用的敷贴器：有 ^{90}Sr-^{90}Y 敷贴器，^{32}P 敷贴器。

二、适 应 证

1. 皮肤毛细血管瘤、瘢痕疙瘩、局限性慢性湿疹、鲜红斑痣，局限性神经性皮炎和局限性牛皮癣等。
2. 口腔黏膜和女性外阴白斑。
3. 角膜和结膜非特异性炎症、溃疡、翼状胬肉、角膜移植后新生血管等。

三、禁 忌 证

1. 过敏性皮炎 如日光性皮炎，夏令湿疹等。
2. 广泛性 神经性皮炎、湿疹、牛皮癣等。
3. 各种开放性皮肤损伤与感染。

四、治疗剂量与疗程

辐射剂量要根据患者年龄、病变部位，病损情况以及个体对射线敏感性来确定。一般采取分次疗法，一周 1 次，8～10 次为一个疗程。如一个疗程未愈或有复发，2～3 个月后再进行下一个疗程治疗。

五、治 疗 反 应

一般无不良反应，少数患者可出现敷贴治疗部位皮肤发红、脱毛、色素沉着、表皮脱落等表现，一般可不处理，随时间延长，这些症状可减轻甚至消失。还有部分血管瘤患者，有可能出现难以恢复的色素改变，极少数可出现局部水疱、红肿、溃疡、表皮脱落等，此时应终止治疗，并进行相应的对症处理和密切观察。

除上述治疗方法以外，核素治疗还有许多。诸如：^{131}I-MIBG 治疗肾上腺能肿瘤；^{32}P 治疗血液病（真性红细胞增多症、原发血小板增多症）；放射性核素介入治疗癌性胸腹水、粒子植入治疗实体肿瘤；放射免疫导向治疗；受体介入治疗；基因靶向治疗等，可以根据患者的情况适时选择。

（陈雪红）

【参考文献】

1. 李少林，王荣福. 核医学. 第7版. 北京：人民卫生出版社，2008.
2. 王伯岑，林伟，刘影. 核医学（案例版）. 北京：科学出版社，2007.
3. 王伯岑，袁卫红. 核医学. 北京：科学出版社，2007.
4. 中华医学会. 临床技术操作规范（核医学分册）. 北京：人民军队出版社，2004.
5. 王伯岑，周国祥. 核医学. 北京：科学出版社，2007.

第六篇 病 理 学

第一章

肺和纵隔

第一节 支气管、肺疾病

一、支气管、肺的解剖、组织学概述

肺表面被覆浆膜（胸膜脏层），分实质与间质两部分。间质包括结缔组织及血管、淋巴管、神经等；实质由支气管树及其终末大量肺泡构成。左、右主支气管由肺门处入肺以后分支为叶支气管（左 2、右 3），并再继续分为左右各 10 条段支气管，后者再逐次分支为小支气管、细支气管（直径小于 1mm）、终末细支气管和有肺泡开口的呼吸性细支气管，最终依次分为肺泡管、肺泡囊和肺泡。每一细支气管及其分支和分支末端的肺泡构成肺小叶。肺小叶呈大小不等的锥形，其尖端朝向肺门，尖端中心为细支气管，是肺的基本功能单位。

支气管组织结构随其逐渐分支而发生不同变化。支气管上皮为假复层纤毛柱状上皮，其内含有杯状细胞；黏膜下层见较多混合腺；外膜可见不规则状软骨及平滑肌纤维。随着小支气管的不断分支，管径变小，上皮逐渐变薄，细胞核层数及杯状细胞亦减少。黏膜下层腺体数目及外膜软骨亦逐渐减少；而平滑肌细胞数目则逐渐增多并环绕管壁形成连续的环形层。至终末细支气管，腺体与软骨完全消失，黏膜上皮变为无杯状细胞的单层纤毛柱状上皮，电镜下上皮细胞可分为纤毛细胞和 Clara 细胞，Clara 细胞无纤毛，含丰富的分泌颗粒，在小支气管即已出现，可能为细支气管肺泡细胞癌的来源细胞。

肺泡为直径约 200μm 的半球形小囊，开口于肺泡囊、肺泡管或呼吸性细支气管，是肺进行气体交换的部位。相邻肺泡之间的组织为肺泡隔，其中含有密集的毛细血管网和丰富的弹力纤维。肺泡表面有两种类型的上皮细胞，即Ⅰ型和Ⅱ型肺泡上皮细胞，Ⅰ型肺泡上皮细胞扁平菲薄，与气体交换有关；Ⅱ型肺泡上皮细胞呈立方或低立方形，核略偏位，胞浆丰富、内含空泡，其分泌的表面活性物质有降低肺泡表面张力，维持肺泡大小稳定的作用。在新生儿及成人呼吸窘迫综合征时可因Ⅱ型肺泡上皮细胞发育不良或损伤而引起肺萎陷，肺泡透明膜形成等病变并导致呼吸困难；Ⅱ型肺泡上皮细胞还可作为干细胞修复受损的肺泡上皮；受各种因素刺激时，亦可增生。Ⅱ型肺泡上皮细胞可能为肺泡细胞癌的来源细胞。肺泡中的尘细胞、肺尘埃沉着症时的粉尘细胞和慢性肺淤血时出现的心衰细胞均属于肺泡巨噬

细胞，已证实此类巨噬细胞来源于肺间质的单核细胞。肺慢性感染及长期吸烟患者的痰涂片中常可见到多量成堆巨噬细胞，切勿误诊为癌细胞。

二、先天性发育异常疾病

包括先天性肺囊肿、先天性肺淋巴管扩张症、家族性纤维囊性肺发育不良、肺血管畸形、气管食管瘘、支气管肺隔离症等。

三、炎性疾病及肉芽肿

活体肺组织时刻与外界进行气体交换，因而易受到多种理化及生物因素的损害，从而发生多种病理改变，如细菌感染引起的肺炎（大叶性肺炎、军团菌肺炎等）以及卡氏肺囊虫性肺炎，嗜酸性肺炎，巨细胞间质性肺炎，脂性肺炎，机化性肺炎以及吸入性肺炎等。小气道（直径小于 2mm 的细支气管）亦可发生滤泡性细支气管炎、富于细胞性细支气管炎、弥漫性细支气管炎、呼吸性细支气管炎、缩窄闭塞性细支气管炎、非特异性慢性细支气管炎等疾病。

此外，肺脏可发生多种不同病因的肉芽肿性炎，包括肺结核、肺非结核性分枝杆菌感染、肺真菌病、结节病、铍沉积症、韦格纳肉芽肿病、嗜酸性肉芽肿病等。

外科切除的肺组织中，以下疾病较为常见：

（一）支气管扩张症

是以支气管呈不同程度扩张为特征的慢性呼吸道疾病。可发生于任何年龄，主要症状为慢性咳嗽，咳痰，多为脓痰，有时伴血痰及咯血，常借助支气管造影确诊。

支气管壁完整性遭破坏在支气管扩张症发生过程中起重要作用。支气管壁的炎症破坏，支气管肺炎后纤维化瘢痕的牵引，支气管发育不全以及遗传缺陷（黏液 - 纤毛功能障碍、α1- 抗胰蛋白酶缺乏）均可引起支气管扩张。病变范围大小因病因而异，多发生于一侧肺（左肺多于右肺），下叶多见。

【肉眼】 分为两型：①圆柱型：或称管状型，较多见。多发生于中、小支气管。切面可见受累及的支气管呈圆柱状扩张，管壁增厚，黏膜面呈紫红色颗粒状，腔内充满脓液，扩张支气管周围的肺组织因炎性纤维化而呈灰白色实变。②囊型：多因较细的支气管壁遭到破坏所致。病变多发生于肺外围部，局限性或较弥漫，严重者或呈蜂窝状，多为豌豆至核桃大小，囊壁很薄，腔内充满黏液脓性物。如继发腐败菌感染，常有恶臭。

【镜下】 扩张支气管的管壁黏膜被覆柱状上皮，可伴鳞状上皮化生，常有坏死或溃疡形成（图 6-1-1）；黏膜下大量淋巴细胞、浆细胞和中性粒细胞浸润，常见淋巴滤泡形成（图 6-1-2）。严重者，管壁内的弹力纤维、平滑肌甚至软骨均遭破坏而代之以肉芽组织和纤维化。晚期支气管周围肺组织可发生间质性肺炎及肺纤维化。单个的非多发性的较大囊状支气管扩张，肉眼易误诊为慢性纤维空洞性肺结核。但镜检不见结核性病变。

（二）肺气肿

是指呼吸细支气管、肺泡管、肺泡囊和肺泡等呈持续性扩张并伴有肺泡间隔的破坏、肺组织呈持续性容积增大的病理状态。

【肉眼】 肺脏体积显著膨大，边缘钝圆，灰白色，表面常可见肋骨压迹。肺组织柔软但弹性差，触压时有捻发音，压迹不易消退。按病变部位不同分为：小叶中心性肺气肿，全小叶性肺气肿，小叶周围性肺气肿，不规则性肺气肿，肺大疱及间质性肺气肿。其中小叶中心

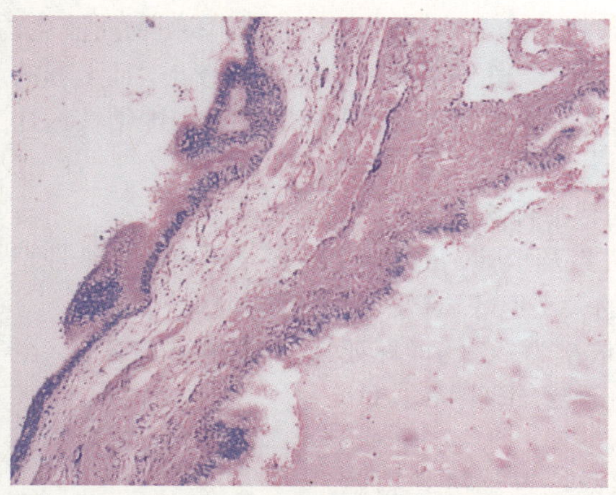

图 6-1-1　支气管管腔扩张，腔内见分泌物潴留，支气管管壁水肿

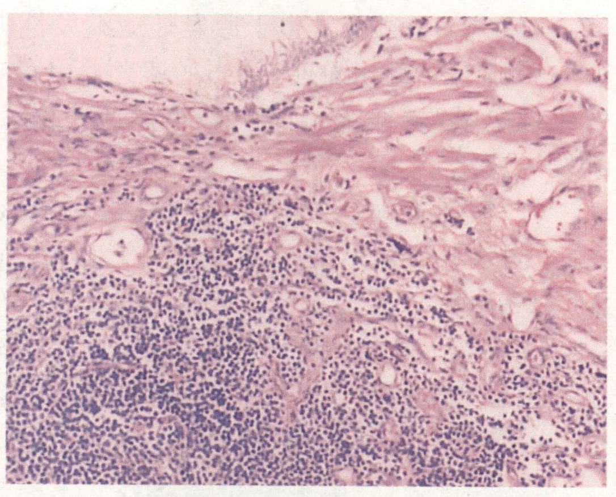

图 6-1-2　支气管黏膜下大量淋巴细胞及浆细胞浸润

性和全小叶性肺气肿占肺气肿的大部。

【镜下】 肺泡扩张、融合，间隔变窄甚至断裂，肺毛细血管床明显减少。肺小动脉内膜呈纤维性增厚，小支气管、细支气管可见慢性炎症。肺大疱病变是指局限性肺泡遭破坏，小叶间隔亦被累及，形成直径超 2cm 的大囊泡，常为孤立性，在脏层胸膜下。

（三）肺脓肿

是由化脓菌感染引起的肺局限性化脓。

1. 急性肺脓肿　多为单个、边界模糊的灰黄色结节。

镜下见肺泡结构破坏，代之以大量变性、坏死的中性粒细胞、菌群和坏死的肺组织，液化后形成脓腔，其边缘部围以由薄层肉芽组织构成的脓肿壁（无明显胶原纤维形成）。脓肿周围的肺组织常有较多中性粒细胞浸润。

2. 慢性肺脓肿　镜下见厚壁脓肿，脓肿壁自腔内至腔外依次由坏死组织与脓性渗出物、肉芽组织、厚层致密胶原纤维构成。脓肿周围肺组织呈现广泛慢性炎症，肺泡萎陷，小气管上皮增生。毗邻脓肿的胸膜增厚、纤维性粘连。

（四）肺结核病

结核病是由结核分枝杆菌引起的一种慢性传染病，目前已成为全球最为关注的重大公共卫生问题之一。肺结核病在结核病中最常见。在外科手术切成标本中常遇到的肺结核病有两种，即肺结核球（又称为结核瘤）和肺结核空洞。

1. 肺结核球　是与周围肺组织境界分明的球形干酪样坏死灶。目前普遍认为结核瘤是结核病变由浸润型向增生静止型过渡的一种病变形式。临床常见的肺结核瘤标本大多因疑为肺肿瘤而手术切除送检。

【肉眼】 病灶多位于肺上叶外周近胸膜处，右肺居多，常为单发。一般为圆形或卵圆形，界清，直径 2～5cm，超过 5cm 者少见。

【镜下】 中心常为干酪样坏死灶，可伴钙化，周围团聚类上皮细胞、可见到朗罕巨细胞，最外层有增生的纤维组织包绕。有时，干酪样坏死物和纤维结缔组织反复进行包裹，也可形成同心圆状层状结核瘤。

2. 肺结核空洞　是成人慢性肺结核的常见类型，分急性空洞和慢性空洞两种。

(1) 急性空洞: 发生于原发灶或继发性肺结核的肺尖病灶，其中干酪样坏死物质液化，并与引流支气管相通连，通过咳嗽将坏死物排出而遗留下空洞。急性空洞较小，且无厚的纤维性包膜(薄壁空洞)。因空洞壁薄药物易进入而容易治愈，形成陈旧性纤维性结核病灶并发生钙化。

(2) 慢性空洞: 为慢性纤维空洞型肺结核的特征性病变。

【肉眼】 此类空洞多发生在肺上叶，可同时累及双肺，常为一个或多个厚壁的纤维性空洞(厚壁空洞); 于肺下叶常可见沿支气管分布的大小不等、新旧不一的结核病灶。

【镜下】 厚的洞壁可分为三层，由内而外依次为: 干酪样坏死物、结核性肉芽组织(主由类上皮细胞构成、朗罕巨细胞可见)、增生的纤维组织(图 6-1-3)。

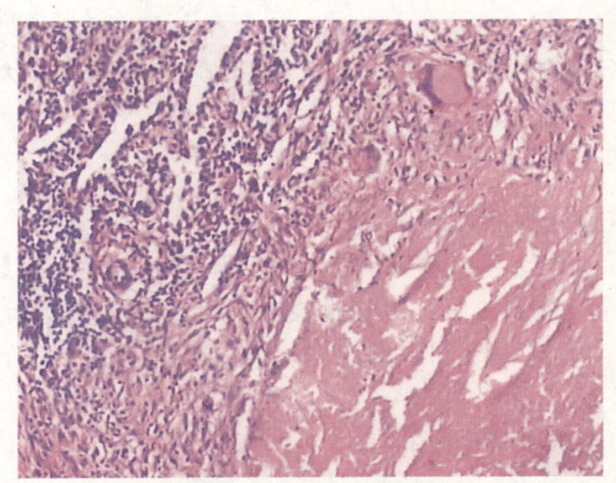

图 6-1-3 慢性纤维空洞型肺结核空洞壁，由内而外依次为: 干酪样坏死物、结核性肉芽组织、增生的纤维组织，淋巴细胞可见

(五) 肺结节病

结节病属非坏死性上皮样细胞肉芽肿病变，是一类病因尚未明确的全身性疾病，累及多个系统与器官，淋巴结、肺、皮肤为较常受累的部位。

肺结节病常发生于 20～50 岁的成人，女多于男，根据 X 线特征，常将肺结节病分为三期: 1 期，肺门淋巴结肿大，肺实质无改变; 2 期，肺门淋巴结肿大合并肺浸润; 3 期，肺浸润直至纤维化。患者早期除肺门淋巴结肿大外皮肤还可出现结节性红斑。约半数患者一年内自发消退; 余者病程迁延，有 20%～30% 患者因肺实质病变，出现肺功能障碍。

【镜下】 早期表现为非特异性肺泡炎，有淋巴细胞、单核细胞浸润及少数散在的小肉芽肿形成。中期则有较多非干酪样坏死性肉芽肿形成。肉芽肿主要位于支气管及血管周围间质中，表现为无干酪样坏死的类上皮细胞结节，结节中可见到多核巨细胞。类上皮细胞与结核结节中相似，多核巨细胞包含朗罕巨细胞型及异物巨细胞型，巨细胞胞浆内可见到两种包涵体，分别为强嗜酸性的星形小体和呈双折光性的层状小体。晚期见肉芽肿纤维化并有不同程度肺间质纤维化，可伴玻璃样变性。最终病变处纤维瘢痕形成、收缩，可发生蜂窝肺及肺大疱等病变。

【鉴别诊断】 诊断肺结节病时首先应该病理和临床检查相结合排外增殖型结核。增殖型结核组织形态虽与结节病相似，但其结节常大小不一，并有融合结节形成; 且朗罕巨细胞胞浆内不易见到包涵体。抗酸染色、TB-DNA检测常有助于诊断。

（六）嗜酸性肉芽肿

此病亦称作肺朗格罕斯细胞组织细胞增生症、肺组织细胞增生症X、肺朗格罕斯细胞肉芽肿病等。是朗格罕斯细胞组织细胞增生症患者肺部受累后表现，多伴有其他系统病变。患者常有咳嗽、哮喘、呼吸困难、胸痛、发热、咯血以及消瘦等，也可无明显症状。X线显示早期两侧肺野呈现多个边界模糊的小结节影，有囊性变；晚期结节影消失代之为壁厚薄不均的囊性变。

镜下见肺泡壁、血管及支气管周围可见到由大量朗格罕斯细胞（朗格罕斯细胞在光镜下边界不清，胞浆较丰富、呈毛玻璃状，胞核具有核沟，呈咖啡豆样；电镜下可见该细胞胞浆中有特殊的Birbeck颗粒；免疫组织化学染色时，该细胞呈现S-100蛋白阳性和CD1α阳性）、嗜酸性粒细胞、淋巴细胞、浆细胞和少量中性粒细胞组成的肉芽肿改变。病变进一步发展，病变部位朗格罕斯细胞数量减少，间质和肺泡内纤维化并伴肺泡上皮增生、慢性炎症细胞浸润。至后期，肉芽肿消失，代之以肺间质纤维化，纤维化区以外，有肺气肿、肺大疱甚至蜂窝肺形成。总之，形态学改变是一个从早期富于细胞病变→增生病变→纤维化病变的演变过程，在同一患者肺活检中，可同时出现以上三种病变。

（七）韦格纳肉芽肿病

是全身系统性疾病，常累及上呼吸道、肺和肾脏，中年男性多见。患者可出现发热、身体不适、体重减轻、咳嗽、胸痛和咯血等症状，血清ANCA特别是C-ANCA常为阳性。X线显示多个结节致密影，常伴空洞。

镜下见典型韦格纳肉芽肿病常表现为坏死性肉芽肿伴坏死性血管炎，肉芽肿中心区常为嗜碱性不规则状坏死，周围见中性、淋巴细胞、浆细胞、巨噬细胞等多种炎细胞浸润，可见到多核巨细胞。嗜酸性粒细胞少见。小血管壁可见纤维素样坏死。

四、肺良性肿瘤及瘤样病变

（一）良性上皮性肿瘤

少见。包括鳞状细胞乳头状瘤、腺性乳头状瘤、混合性乳头状瘤、乳头状腺瘤、肺泡性腺瘤、多形性腺瘤等。

（二）间叶来源肿瘤

包括炎性肌纤维母细胞瘤、淋巴管平滑肌瘤病等。

炎性肌纤维母细胞肿瘤，亦称为炎性假瘤、浆细胞肉芽肿、假瘤性肺炎。是一种由肌纤维母细胞、多种炎症细胞构成的肿瘤，约占肺肿瘤的1%或更少。复发及转移率小于5%。患者以年轻人居多，男女均可发生。在X线片上表现为孤立的圆形或卵圆形肿块。

【肉眼】 肿瘤为实性结节，多位于肺外周部实质内，可扩展至纵隔、胸内筋膜或横膈，直径常在2～4cm之间。肿物质地、颜色依各类细胞成分比例不同而不同。

【镜下】 炎性肌纤维母细胞肿瘤组织形态多种多样，其共同特征是，都有大量肌纤维细胞增生和炎细胞浸润，炎细胞以淋巴细胞、浆细胞为主。还可见巨噬细胞（黄色瘤细胞）、肥大细胞等炎症细胞。肿瘤可伴发黏液变性、纤维化、透明变性、含铁血黄素沉积等（图6-1-4）。

（三）混杂性肿瘤

包括错构瘤、硬化性血管瘤、肺内胸腺瘤等。

1. 错构瘤　常发生于成年男性，患者通常无症状，大多在体检时偶然发现。肿物多为

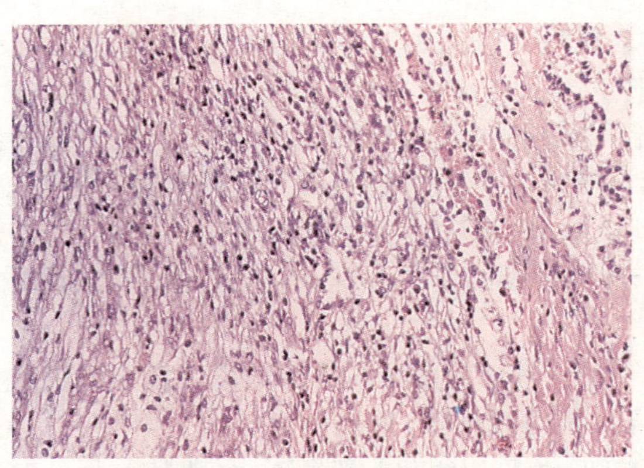

图 6-1-4 肿瘤组织中肌纤维细胞增生伴大量炎细胞浸润，以淋巴细胞、浆细胞为主

发生于胸膜下肺实质内的单发结节，呈球形或分叶状，切面多呈灰白或黄白色，常有明显纤维性包膜，质软；亦可见于大支气管内，呈息肉状突出于腔内。肿物由多种间叶成分构成，可见到脂肪、纤维组织和不同成熟阶段的软骨混杂在一起。软骨常呈岛状分布，可发生钙化。

2．硬化性血管瘤 此肿瘤虽含血管瘤成分，但并非血管源性肿瘤，组织发生尚未确定，故有学者称之为所谓硬化性血管瘤。多见于青年及中年妇女，右肺较左肺常见，尤以中叶和下叶为多。肿瘤位于肺外周部，在X线胸片上表现为一个孤立结节。通常无明显症状。

【肉眼】 为边界清楚圆形结节，直径2～5cm，色泽质地不等，可为海绵状出血性病变，亦可为较实性的褐色或黄白色，常伴出血的结节，质地柔软或如象皮样。

【镜下】 此瘤与肺组织分界较清，无包膜，组织形态的多样性是其突出特点，包括：①肺间质内可见由大小、形态较一致的上皮样瘤细胞构成的实性细胞区，其间常见肥大细胞散在分布；②肺泡壁毛细血管增生、延长，呈乳头状深入肺泡腔内，其表面被覆立方形肺泡上皮，形成乳头状增生区；③血液湖形成，即扩大的腔隙中充满红细胞，类似海绵状血管瘤，但内衬为立方状肺泡上皮；④间质内血管增生，管壁玻璃样变性。在增生的血管周围和肺泡上皮之间见单核细胞、泡沫细胞聚集。晚期，增生乳头状血管纤维硬化，或继发骨化、钙化，以致管腔闭塞（图6-1-5）。免疫组化和电镜观察提示，部分硬化性血管瘤系来自肺神经内分泌细胞的良性肿瘤。

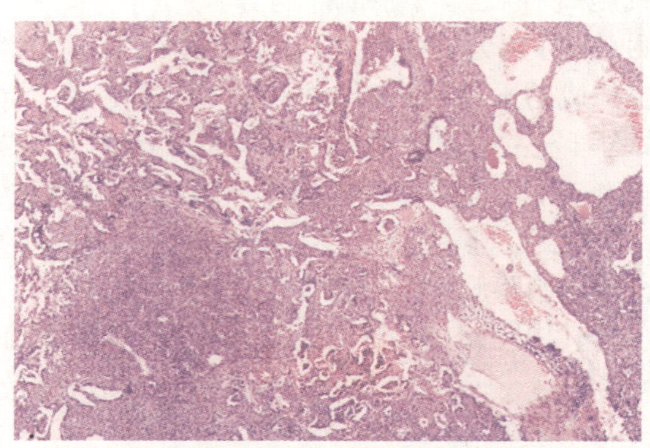

图 6-1-5 肿瘤组织形态的多样性，包括上皮样实性区、乳头区、海绵状血管瘤样区

五、恶性肿瘤

（一）鳞状细胞癌

经由支气管上皮鳞状化生、非典型增生、癌变发展而来。是肺癌中最多见的一种，约占肺癌的40%，男性居多（80%）。其发生与吸烟密切相关。生长缓慢，转移较晚。

【肉眼】 肺鳞癌大多数为肺门型，发生在次段支气管以上的大支气管。肿物呈灰白色，质硬，较大的肿瘤可有坏死和空洞形成。少部分鳞癌可在支气管腔内生长，呈菜花样，并沿管腔扩展，因阻塞支气管腔而发生肺萎陷。少数肺鳞癌可发生在肺的外周，呈结节状。

【镜下】 根据癌细胞的分化程度，可将肺鳞癌分为三种类型：①高分化型：癌巢分散，其间为结缔组织。癌巢内形成角化珠（角化型鳞癌）。癌细胞异型较明显，常见单细胞角化，或见细胞间桥。②中分化型：癌巢大而不规则，可呈较大的片块。细胞异型明显，排列紊乱，不见角化珠（非角化型鳞癌），或很少角化珠。可见细胞间桥（图6-1-6）。③低分化型：癌细胞显著异型、多形，呈片块聚集。癌细胞排列紊乱，核染色质粗块状。只见少数或不见单细胞角化和细胞间桥。

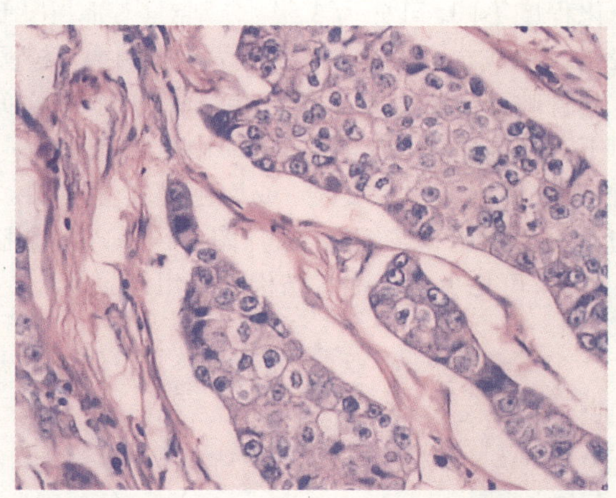

图6-1-6 肿瘤组织呈巢团状排列，细胞异型明显，排列紊乱，不见角化珠

免疫组化染色：鳞状细胞癌表达高分子量角蛋白（34βE12）、细胞角蛋白CK5/6，极少表达TTF-1。

几种变异型鳞癌：

1. 乳头状鳞癌 癌组织呈明显的乳头状结构，多表现为外生性生长或支气管内生长。

2. 透明细胞癌 癌组织主要或完全由透明细胞构成，可见少量有鳞癌分化的癌组织。此癌需与肺的透明细胞癌相鉴别，后者呈实性团块，分化差，透明细胞核的异型性较显著，无鳞癌分化特征，免疫组织化学染色有助鉴别。

3. 小细胞型鳞癌 癌细胞较小，核浆比增大，胞浆较少，核染色质呈粗颗粒状或泡状，部分癌细胞可见明显核仁。此癌需与肺小细胞癌鉴别，前者癌巢与周围纤维性间质分界清楚，癌巢中心可见鳞状细胞分化灶，坏死不常见。免疫组化染色有助鉴别，肺小细胞癌神经内分泌标记阳性。

4. 基底样型鳞癌 癌组织具有基底样癌特征，癌巢周边细胞呈明显栅状排列，胞质较少，核深染，而位于癌巢中心的细胞则具有较丰富的胞质，并有明显角化。

（二）腺癌

通常发生于较小支气管的黏膜上皮和混合腺上皮，外周型多见。约占肺癌的 20%，其发生亦与吸烟有关。大多数腺癌在手术切除时已累及脏层胸膜。有时小的隐匿性腺癌可伴广泛转移，或累及胸膜形成包块。腺癌也可为中央型，或甚至位于支气管内。

【肉眼】 腺癌多为结节型、境界清楚的包块，常位于胸膜下，其对应胸膜常纤维化增厚或呈皱纹状。肿物体积悬殊，可从直径 1cm 至占据一整叶。其中直径大于 4cm 者常伴转移。切面灰白、质硬，出血、坏死常见，有时呈分叶状，中央常有瘢痕形成，并有炭末沉积，可称之为“瘢痕癌”；部分癌细胞分泌大量黏液，肿物质软呈黏液样；部分间质纤维化明显，肿瘤质地较硬。体积大者常伴坏死，但极少形成空洞。侵破胸膜者引起广泛胸膜扩散。

【镜下】 腺癌的诊断建立在确认腺样分化的基础上，腺样分化特征包括：①分化成熟的异常腺体形成；②癌细胞有形成黏液的能力（但黏液不一定见到）；③有柱状细胞内衬的乳头状结构。根据组织结构及癌细胞特征，腺癌可分为以下五型：

1．腺泡性腺癌 癌组织呈大小不等、形状不一的腺泡状或管状，由单层立方状或柱状上皮细胞构成。根据分化程度不同，可分为 3 级，分别对应高、中、低分化。高分化者由大小不等的腺泡状或管状结构构成，上皮细胞常为立方状或柱状，核圆形或卵圆形，较均一，可见小核仁及分裂象。腺管腔内可见黏液或蛋白性分泌物，腺管之间有数量不等的纤维性间质，可见少量淋巴细胞浸润。中分化者呈腺管状，由立方状细胞构成，胞浆嗜酸，核中度异型，核仁明显；部分腺上皮细胞增多呈复层；或增生呈实性巢团，仅见一个或多个小腔，间质纤细，富于血管，可见淋巴细胞和浆细胞浸润（图 6-1-7）。低分化者主要由实性巢构成，其中可伴有含黏液的癌细胞，可见少量腺泡状结构的癌组织。

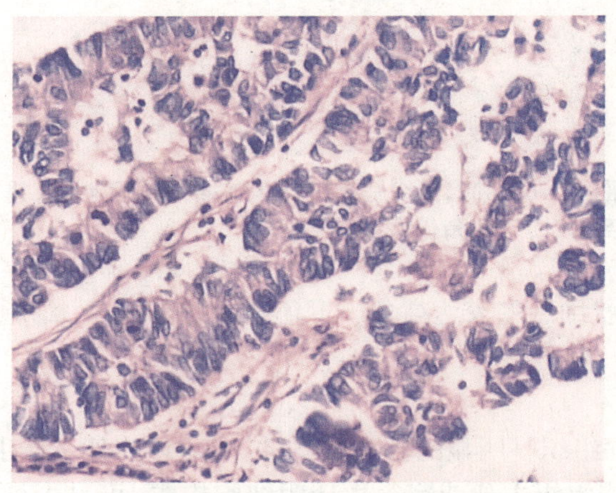

图 6-1-7 中分化腺泡性腺癌，瘤细胞排列成腺管状，细胞呈立方状，胞浆嗜酸，核中度异型，核仁明显，部分腺上皮细胞增生呈复层

2．乳头状腺癌 癌组织分化较好，由较大的形状不规则的腺管构成，腺管内常有大小不等的真假乳头形成，乳头可为二级或三级乳头，表面被覆上皮可为单层或假复层立方状或柱状上皮，胞核较大呈泡状，含明显核仁。间质常有淋巴细胞浸润。

3．细支气管肺泡癌 在我国较为常见，约占肺癌的 20%。在 WHO 分类中归为腺癌的一种亚型，定义为肿瘤细胞沿着尚存的肺泡结构生长，无间质、血管及胸膜侵袭的证据，即原位癌概念。此癌男性多见，发病高峰年龄为40～60岁，约2/3为孤立性外周结节，其余为多发结节型。

细支气管肺泡癌起源复杂，包括细支气管Clara细胞，Ⅱ型肺泡上皮、化生的黏液细胞（杯状细胞）。其镜下特征为：①肿瘤细胞生长于原有肺泡壁上，肺泡结构基本保持，或呈乳头状，突入肺泡腔内；②癌细胞大多分化好，呈立方状或柱状，大小、形状一致，多呈单层，如钉突或灯泡样挂在肺泡壁上，核分裂象少见；③与腺癌纤维间质增厚不同，肺泡壁增厚不明显。

根据起源细胞不同，细支气管肺泡癌可分为Clara细胞型、Ⅱ型肺泡细胞型、黏液细胞型、混合型四类。

4. 实性黏液细胞腺癌（即WHO分类中的实性腺癌伴黏液形成） 癌组织由分化程度不等的黏液细胞构成，形成较大的实性团块或癌巢，很少或几乎不形成腺管，与肺组织分界清楚。

5. 混合性腺癌 指由两种或两种以上上述腺癌成分构成的肿瘤，在外检工作中较常见。如某种肿瘤组织成分占总体70%以上时，以此种成分命名；如几种成分构成比例相近，则可称之为混合性腺癌。

免疫组化染色：肺腺癌细胞表达上皮性标记如AE1/AE3、CAM5.2、CEA等，TTF-1经常表达。

（三）腺鳞癌

指肿瘤内有明确的腺癌与鳞癌成分并存，其中一种成分最少占整个肿瘤的10%。常位于外周部，伴瘢痕形成。

（四）小细胞癌（小细胞神经内分泌癌）

约占肺癌的10%～20%，中老年人好发，男性多见，与吸烟密切相关。肿物常为中央巨块型，坏死常见。肿瘤恶性度高、生长迅速，早期即可发生转移，对放、化疗十分敏感，预后极差。

【镜下】 癌细胞常弥漫分布，或呈实性片状、条索状，坏死常见；细胞较小，呈圆形、卵圆形、梭形或燕麦形，胞浆稀少，核染色质呈细颗粒状，深染，核仁不明显，核分裂象多见。在纤维支气管镜活检中，肿瘤组织常受挤压明显。组织易受挤压、坏死明显、坏死区内血管壁见嗜碱性物沉积是其显著特点，免疫组化染色NSE、CgA、Syn及Leu7常呈阳性反应，角蛋白亦可示阳性表达（图6-1-8）。

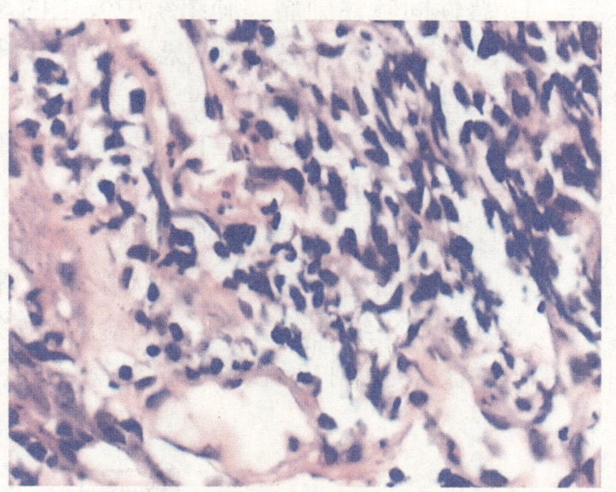

图6-1-8 纤支镜钳取组织中肺小细胞癌细胞受挤压明显，细胞较小，呈圆形、卵圆形、梭形或燕麦形，胞浆稀少

（五）大细胞癌（大细胞未分化癌）

占肺癌的15%左右，约半数发生在大支气管，直径常大于3cm。镜下见癌组织常呈实团状或片状，伴大片坏死；癌细胞较大，胞浆丰富、淡红染或透亮，核呈多形性，核分裂象易见；间质较少。包含巨细胞癌、透明细胞癌、淋巴上皮样癌等多种变异型。

大细胞神经内分泌癌在WHO分类中从属于大细胞癌。此癌老年男性多见，多有长期吸烟史。常为中央型肿物。癌组织呈巢状或小梁状，可见菊形团样结构、栅状结构，坏死明显；癌细胞较大，常呈多角形，胞浆呈嗜酸性颗粒状，核呈多形性，染色质粗或呈泡状，核仁常见，核浆比降低，核分裂象常见；免疫组化染色Syn、CgA、Leu7常呈阳性表达，多为局灶性。

（六）类癌

是由神经内分泌细胞发生的一种肺癌，占肺癌1%～2%，根据发生部位及特点，分为中央型类癌、外周型类癌、微瘤型类癌三类，其中以中央型最为常见，现概述如下：

中央型类癌为低度恶性肿瘤，预后较好，常发生于成年人，30～40岁常见，偶见于儿童，无明显性别差异，可伴类癌综合征。肿瘤发生于大气管内，呈息肉状突入腔内，亦可侵及支气管壁。直径大多为2～4cm。典型类癌细胞较小，大小、形态一致，立方或多角形，核呈圆形或卵圆形、居中、染色质较细腻，核分裂象罕见，胞浆中等量，透明或略呈嗜酸性颗粒状。癌细胞常镶嵌排列，形成巢团状、条索状、小梁状、腺管状或菊形团样排列。间质富于血管，常伴透明变性，钙化、骨化偶见。免疫组化染色NSE、CgA、Syn常呈阳性反应，许多肽类激素如生长抑素、促胃液素、胰多肽等在部分肿瘤中亦可表达。

（七）唾液腺型癌

是从支气管壁内腺体发生的癌，其组织结构与唾液腺腺体发生的癌类似，故称为肺的唾液腺型癌，主要包含腺样囊性癌、黏液表皮样癌、上皮肌上皮癌等。其描述见相关章节。

（八）其他少见或罕见的恶性上皮性肿瘤

包括癌肉瘤、肺母细胞瘤、复合癌等。

（九）恶性非上皮性肿瘤

肺的原发性恶性非上皮性肿瘤发生率较低，包括恶性间叶性肿瘤和恶性淋巴瘤两大类。

1．恶性间叶性肿瘤　肺组织中发生的恶性间叶性肿瘤包括平滑肌肉瘤、滑膜肉瘤、血管肉瘤、恶性血管外皮细胞瘤、恶性纤维组织细胞瘤等。

2．恶性淋巴瘤　肺的恶性淋巴瘤与肺的淋巴瘤样病变同属于淋巴增生性疾病范畴，常见的肺恶性淋巴瘤包括MALT型边缘区B细胞淋巴瘤、弥漫性大B细胞淋巴瘤等。

（十）转移性肿瘤

全身肿瘤均可能转移至肺，其转移相对频率由高到低排列依次为：乳腺、结肠、胃、胰腺、肾、黑色素瘤、前列腺、肝、甲状腺、肾上腺、男性生殖器官、女性生殖器官。

常规胸部X线检查是最有效的检出肺肿瘤的方法，免疫组织化学染色是区分原发性和继发性肺肿瘤及提示肿瘤组织来源的有效手段，PET扫描、全身CT等检查有助于确定原发灶。

第二节　纵隔疾病

一、概　　述

纵隔介于两侧胸膜腔之间，前界为胸骨，后为脊柱，上界为胸腔入口，下为横膈。纵隔中存在多种器官及组织结构，故发生的疾病也复杂多样。

通常以胸骨角平面将纵隔分为上纵隔与下纵隔。下纵隔以心包为界分为前纵隔、中纵隔、后纵隔三部分。大部分纵隔囊肿和肿瘤都有一定的好发部位，其中：①上纵隔好发胸腺瘤，还可发生胸腺囊肿、甲状腺病变、恶性淋巴瘤和甲状旁腺腺瘤等；②前纵隔可发生生殖细胞肿瘤（以畸胎瘤最常见），胸腺瘤和囊肿、甲状旁腺腺瘤、甲状腺病变、恶性淋巴瘤、淋巴管瘤、副节瘤、血管瘤、脂肪瘤等；③中纵隔常发生心包囊肿、恶性淋巴瘤、支气管源性囊肿等；④后纵隔多发生神经源性肿瘤，如神经鞘瘤、神经纤维瘤、神经节细胞瘤、节细胞神经母细胞瘤、恶性神经鞘瘤、神经母细胞瘤、副节瘤等，还可发生胃肠源性囊肿。

二、纵隔囊肿（非胸腺源性）

1. 支气管源性囊肿　来源于气管支气管芽，是最常见的纵隔囊肿。多位于中纵隔，囊肿内多含有水样透明液体，有时为胶冻样物质，囊内衬覆假纤毛柱状上皮，亦可为鳞状上皮，囊壁中可见支气管腺、平滑肌及透明软骨。

2. 食管囊肿　多位于上纵隔后方，发生于食管壁内或近食管处，系食管胚胎发育异常引起的组织残留，囊内衬覆鳞状上皮、纤毛上皮、柱状上皮或混合性上皮。与支气管囊肿鉴别困难。

3. 胃、肠型囊肿　多见于后纵隔脊柱旁，附于食管壁，患者多伴发脊柱畸形。囊内衬覆胃或小肠黏膜，或两者皆可见到，囊壁内含平滑肌且无软骨。

气管、支气管、食管、胃、肠均来源于胚胎期前肠，故上述三型囊肿均属前肠囊肿范畴，其一般不与气管支气管或食管相通，很少发生恶变。

4. 心包囊肿　脏层心包包绕出入心脏的大血管形成分隔而又相通的多个腔隙，如其中一个腔隙不能与其他腔隙相通则可形成囊肿，因此又称之为体腔开放障碍性囊肿。多发生于右心膈角处，囊内含清亮液体，衬覆单层扁平上皮。

三、胸腺疾病

胸腺是T细胞发育的中枢器官，青春期后胸腺大部分被脂肪组织替代。胸腺部分位于上纵隔前部，小部分深入前纵隔，分为左右两叶，被膜组织伸入实质将胸腺分为若干小叶，小叶周边为皮质，中央为髓质。皮质色深，以胸腺上皮细胞为支架，间隙含大量胸腺细胞和其他基质细胞，皮质浅层胸腺淋巴细胞大而幼稚，逐渐分化成熟为位于皮质深层的小淋巴细胞；髓质含较多胸腺上皮细胞，少量初始T细胞和巨噬细胞，特异性结构是胸腺小体，小体由胸腺上皮细胞呈同心圆状排列而成，中心发生角化。

在胸腺发生的疾病和病理改变包括先天发育异常、胸腺囊肿、胸腺增生和退化、胸腺瘤、胸腺脂肪瘤、胸腺类癌等，本节重点讨论胸腺囊肿和胸腺瘤。

1. 胸腺囊肿　起源于第三咽囊上皮芽性胸腺始基，大多发生于纵隔胸腺处。囊壁中含胸腺组织是其特征性标志，囊内衬覆鳞状上皮或单层柱状上皮，囊壁中可见胆固醇性肉芽肿。

2. 胸腺瘤　是起源于胸腺上皮的肿瘤，不论淋巴细胞是否存在。常发生于成人，前上纵隔多见。约30%患者常并发重症肌无力。胸腺瘤中肿瘤性上皮细胞与非肿瘤性淋巴细胞比例不一，上皮细胞形态并不相同，根据两种细胞构成比及其形态，将胸腺瘤分为以下5型：

（1）A型：被认为起源于正常胸腺髓质上皮细胞。又名梭形细胞性胸腺瘤、髓质性胸腺瘤。占全部胸腺瘤的10%左右。大体境界清楚、包膜完整，切面灰白，质地均匀，无明显分叶或小叶比较大，小叶间白色纤维带不明显。镜下瘤细胞呈梭形和（或）卵圆形，形态温和，排列成实性片状，可呈车辐样结构、血管外皮瘤样结构、腺样结构、肾小球样结构、菊形团结构、可形成大小不一的囊肿。肿瘤细胞不同分子量CK显示不同程度阳性，CD20局灶阳性。肿瘤中很少或没有淋巴细胞。淋巴细胞多为成熟的T细胞，TDT阴性（图6-1-9）。

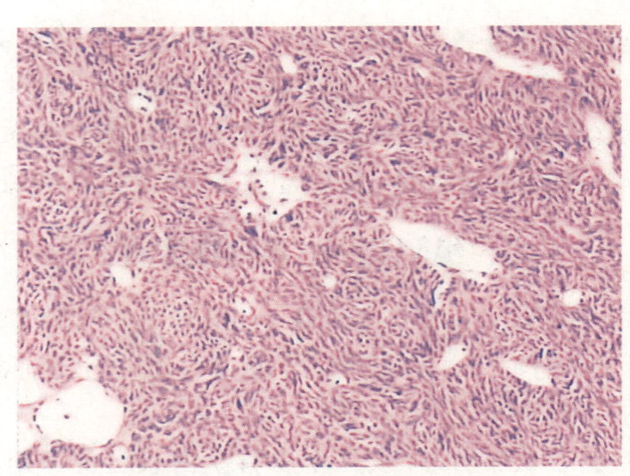

图 6-1-9　A 型胸腺瘤，肿瘤细胞呈梭形和（或）卵圆形，瘤细胞排列成实片状

（2）AB 型：由 A 型胸腺瘤和 B 型胸腺瘤成分混合形成。大体包膜完整，切面呈大小不等的结节状，结节由纤维组织分割。镜下 A 型和 B 型两种成分形成不连续的分隔结节，或者相互混合。两种成分的比例有很大变化，特别是 A 型区有时极其缺乏，几乎见不到。A 型胸腺瘤可形成极其长的成纤维细胞样的梭形细胞束。B 型胸腺瘤样成分中的肿瘤细胞主要由小多角样的上皮细胞构成核小圆形、卵圆形，核仁不明显。细胞较 B1、B2、B3 型胸腺瘤小。淋巴细胞数量较 B1 型胸腺瘤少。

（3）B1 型：也称皮质成分为主型胸腺瘤。大体境界清楚、包膜完整。切面可见大小不一的分叶状结构，由纤维组织间隔。组织学表现与正常胸腺难于区分。由类似胸腺皮质的上皮细胞组成，肿瘤细胞小而少，免疫组化存在纤细的细胞角蛋白网。周围围绕多量未成熟淋巴细胞（非肿瘤成分），免疫组化 CD1a +、TdT +、CD99 +，可出现胸腺髓质分化的区域，髓质岛区域淋巴细胞 CD3 +、CD5 +、CD1a−、CD99−、TdT−，可伴有胸腺小体（图 6-1-10）。

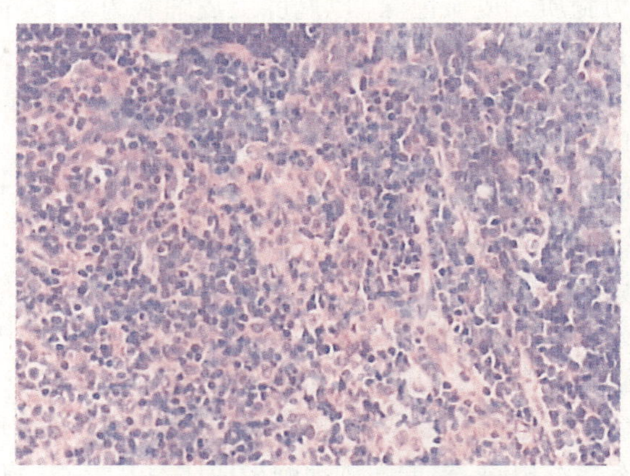

图 6-1-10　B1 型胸腺瘤，小淋巴细胞密集排列，肿瘤性上皮细胞少见

（4）B2 型：包膜完整，或界限不清。肿瘤可侵犯邻近器官或纵隔脂肪。切面可见粗大小叶。镜下肿瘤性上皮细胞形成疏松网状结构，大多角形肿瘤细胞组成，组织排列呈松散网状结构，核大、呈泡状，明显的大核仁。围绕血管周围间隙或沿着间隔呈栅栏状排列。未成熟 T 淋巴细胞背景总是存在，数量常常超过肿瘤性上皮细胞（图 6-1-11）。

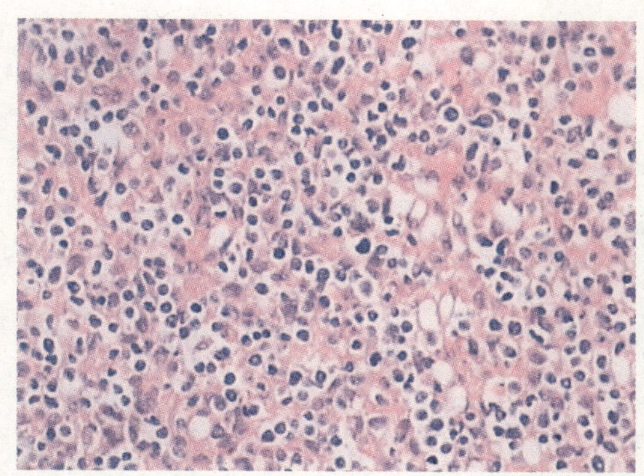

图 6-1-11 B2 型胸腺瘤，肿瘤性上皮细胞形成疏松网状结构，小淋巴数量常常超过肿瘤性上皮细胞

（5）B3 型：也称上皮性胸腺瘤。通常无包膜，但边缘浸润不明显，可侵犯纵隔脂肪或邻近器官。切面有小叶结构，可见纤维分隔。上皮内淋巴细胞稀少，肿瘤细胞形成模糊的实性片状或表皮样结构。瘤细胞围绕着血管周围间隙或间隔呈显著的栅栏状排列。肿瘤细胞较 B2 型胸腺瘤小。细胞为多角形、中等大小，核圆形或伸长，核仁不突出，常有核沟或折叠。上皮内有少量未成熟淋巴细胞。

（6）胸腺癌：一种原发于胸腺上皮的恶性肿瘤，表现为浸润性生长、恶性细胞学形态，缺乏器官样分化特征，其中胸腺鳞癌最多见。大体常无包膜，呈浸润性生长。镜下具有明显细胞异型性呈巢或条索状排列的大上皮细胞，核空泡状或深染，核仁明显，胞质嗜伊红。核分裂数目不等。可出现角化和间桥。瘤细胞 CD5 +、CD117 +，增生性的纤维间质内可以有不等量的炎细胞浸润。

（李晓鸣 段国兰）

【参考文献】

1. 武忠弼，杨光华. 中华外科病理学. 北京：人民卫生出版社，2002.

2. 刘彤华. 诊断病理学. 北京：人民卫生出版社，2006.

3. 金木兰，刘鸿瑞. 结节病与结核病. 中华病理学杂志，2007.

4. 李霁，刘鸿瑞. 坏死性结节病样肉芽肿病一例. 中华病理学杂志，2006.

5. 姜支农，朱涛，金梅，等. 肺硬化性血管瘤伴淋巴结转移一例. 中华病理学杂志，2007.

6. 陈柯，潘美华，胡闻，等. 所谓肺硬化性血管瘤的临床病理及超微结构观察. 临床与实验病理学杂志，2004.

7. 周炜洵，刘鸿瑞. 肺硬化性血管瘤的本质与组织来源. 中华病理学杂志，2004.

8. 谈万联，张元庆，胡慧娣. 肺硬化性血管瘤的组织学及免疫组织化学观察. 中华病理学杂志，2002.

9. 黄文斌. 肺癌的癌前病变. 中华病理学杂志，2009，38（1）：70.

10. 林兴，黄云超. 肺癌癌前病变的研究进展. 中国肺癌杂志，2005.

11. 印洪林，周晓军，孟奎，等. 胸腺癌与 B3 型胸腺瘤的临床病理研究. 临床与实验病理学杂志，2004.

12. 朱燕，印洪林，周晓军，等. A/AB 型胸腺瘤的临床病理研究. 中华病理学杂志，2003.

第二章 消化系统

第一节 食 管

一、组织学提要

成人食管长约 24～30cm。上起源于咽部，下与胃贲门相连。食管鳞状上皮基底层比皮肤鳞状上皮增生分裂活跃，常可见分裂象。食管上皮内可见嗜银细胞或神经内分泌细胞、朗格汉细胞以及黑色素细胞，后者在基底层，正常食管黏膜有少量淋巴细胞及浆细胞浸润，个别尚可见淋巴滤泡形成。

食管肌层较厚，特别是远侧段更厚。上 1/3 段肌层主要为横纹肌，下 1/3 为平滑肌，中 1/3 由横纹肌和平滑肌混合组成。食管有纤维结缔组织组成的外膜，但无浆膜，远段末端 1～2cm 段可能有浆膜。食管黏膜层及肌层均可见神经丛。

二、食 管 炎

（一）慢性非特异性食管炎

一般无症状，少数有轻微吞咽隐痛。极少数人可有吞咽困难。

【病理变化】 一般分三度：①轻度慢性食管炎：表现为基底细胞增生超过上皮全层的 1/6，乳头高度达 2/3 以上，上皮层内或乳头内有少量淋巴细胞浸润，乳头充血、水肿。但有时浸润细胞较多，不及乳头的 2/3 以上时，也可诊断。②中度慢性食管炎：除上述条件外，上皮层内或乳头内有较多炎细胞浸润。固有膜内有成片炎细胞浸润。③重度慢性食管炎：上皮层内有很多炎细胞浸润。固有膜内有纤维化及大量炎细胞浸润，主要为淋巴细胞及浆细胞，甚至有淋巴滤泡形成。

慢性食管炎，尤其重度食管炎是食管鳞状上皮癌变的基础。因此，抗炎治疗是必要的。极少数慢性食管炎，可有溃疡形成，状似食管癌，临床可有咽痛及吞咽障碍，此种情况可手术切除。

（二）反流性食管炎

反流性食管炎，即胃的内容物（包括胃酸及胃蛋白酶），甚至十二指肠液（包括胆汁及胰液）经贲门倒流入食管，导致食管炎的发生，临床可有反酸、胃灼热、胸骨后疼痛，甚至有吞咽困难等。

【病理变化】

1. 早期反流性食管炎的病理改变是鳞状上皮增生，上皮内有嗜酸性或中性粒细胞浸润，固有膜乳头变长。

2. 后期则食管下段形成消化性溃疡，甚至发生柱状上皮化生，形成Barrett食管。此时基底细胞增厚，病变可累及黏膜下层，导致纤维组织增生。黏膜表面可呈息肉状改变，由于纤维组织增生，可导致食管狭窄、短缩，甚至引起食管裂孔疝。这也是食管下段腺癌的发病基础，也可称为食管腺癌的癌前病变之一。

（三）Barrett食管

1950年Barrett首先报道，称为Barrett食管，它所发生的溃疡，称为食管消化性溃疡。中年人较多。国外报道内镜检出率为1%～4%，国内较少。临床可有反胃、胃灼热、胸骨后疼痛，可形成Barrett溃疡，因而偶有吞咽困难。

【病理变化】 其本质为食管下段的复层鳞状上皮被单层柱状上皮所代替，表现为食管黏膜的胃化生或肠化生。病理组织学一般分三种类型。①胃底上皮型（完全胃化生）：整体形态与胃底黏膜上皮类似，包括胃底的上皮细胞、胃小凹、主细胞、壁细胞；②交界上皮型（不完全胃化生）：只有胃的柱状上皮，无主细胞、也无壁细胞；③特殊型柱状上皮型（不完全肠化生）：病变处可见绒毛状结构，绒毛内腺体紧邻着黏膜肌板。绒毛上皮为高柱状的黏液分泌细胞，其间夹着杯状细胞，潘氏细胞等（图6-2-1）。

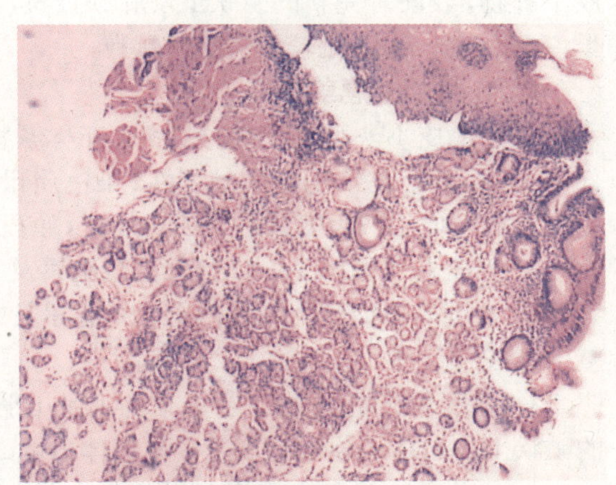

图6-2-1 食管下段的复层鳞状上皮被单层柱状上皮代替，上皮下方腺体与正常胃黏膜相似

Barrett食管可造成三种结果：① Barrett溃疡：其长轴与食管纵轴一致，溃疡可达肌层，甚至穿入纵隔；② Barrett食管狭窄：常在慢性炎症基础上局部纤维组织增生，甚至纤维化达食管壁肌层，导致局部食管狭窄；③ Barrett食管癌变：其发生率各家报道差异很大，平均Barrett食管的癌变率为13.6%，是食管下段腺癌的最主要来源。

尤其活检标本，应注意与下列情况鉴别：①取自食管下段的真正的胃贲门或胃底黏膜；②食管黏膜胚胎时纤毛细胞残存；③气管支气管胚胎残留所致的食管狭窄；④食管的胃黏膜异位症。

三、食管肿瘤

（一）良性肿瘤

食管的良性上皮性肿瘤并不多见。

1. 鳞状上皮乳头状瘤　人食管的乳头状瘤罕见，多数因其他原因解剖被发现。少数患者由于食管远端狭窄或反流性食管炎而于手术中发现，极少有临床症状。诊断食管乳头状瘤时，一定要同各种疾患所导致的乳头状突起鉴别，后者均有一定的组织学特点。

【肉眼】 肿瘤乳头状或菜花状，呈灰白色，直径0.5～1.5cm，有一宽蒂或偶尔为细长蒂突向食管腔。

【光镜】 肿瘤表面被覆以增厚的鳞状上皮，轴心为纤维血管，细胞无异型性，也无角化。它属于癌前病变之一。

2. 食管腺瘤 很罕见，可单发或多发，多在 Barrett 食管手术标本中发现。有人认为它来自 Barrett 食管被覆的柱状上皮。病变多在固定膜以内，很少累及黏膜下层。

3. 非上皮性良性肿瘤

(1) 平滑肌瘤：多为单发，少数为多发，呈圆形或卵圆形，少数呈鹿角样，占食管软组织肿瘤第一位。

(2) 食管间质瘤：形态似胃肠间质瘤，与平滑肌瘤相比，较为少见。

(3) 血管瘤：在食管少见，约占良性肿瘤的 2.1%。

(4) 脂肪瘤：有完整包膜，多有蒂，呈息肉状，约占食管良性肿瘤的 1.6%。

(5) 神经源性肿瘤：包括神经纤维瘤和神经鞘瘤均很罕见，约占食管良性肿瘤的 0.9%。

(6) 颗粒细胞肿瘤：消化道发生的颗粒细胞肿瘤以食管最多见，肿瘤为单发或多发的黏膜下肿物，表面有完整的鳞状上皮黏膜被覆，上皮可呈假上皮瘤样增生，瘤细胞排列成索或巢，胞浆丰富，内可见较多嗜酸性颗粒。

（二）食管的癌前病变

食管上皮不典型增生及原位癌，亦称鳞状上皮内瘤变，食管非典型增生的标准与其他部位类似，即上皮细胞核的异型性、染色质粗、核形不规则、分裂象多、极性消失等。轻度、中度不典型增生归为低级别上皮内瘤变，重度不典型增生及原位癌归为高级别上皮内瘤变。

1. 轻度非典型增生 异型上皮细胞累及上皮全层的下 1/3，DNA 分析未见异倍体。

2. 中度非典型增生 异型上皮细胞累及中层，即累及上皮全层的 2/3，DNA 分析主要为整倍体或二倍体。

3. 重度非典型增生 异型上皮细胞几乎累及全层，即 2/3 以上，但表层仍有薄的成熟的鳞状上皮，DNA 分析有相当多异倍体出现，最高可达 21.8%，但仍以整倍体为主。

4. 原位癌 异型上皮细胞累及鳞状上皮的全层，但基底膜完整，DNA 分析也主要为整倍体，异倍体最低可达 17%，有时比重度非典型增生还低。

（三）恶性肿瘤

1. 上皮性恶性肿瘤

(1) 鳞状细胞癌：约占食管癌 90.6%。

1) 早期食管鳞状细胞癌：癌组织局限于黏膜下层以内，未累及肌层，更无淋巴结转移，其中包括原位癌、黏膜内癌及黏膜下癌。通常症状是食管内有异物感、烧灼感、轻微吞咽不畅、背痛和胸骨后疼痛。少数患者有呃逆、上腹痛、腹胀、胃灼热等。

① 肉眼分型：

A. 糜烂型：病变处食管黏膜凹陷，边缘不规则，呈地图样，在凹陷糜烂区内，偶见残存正常鳞状上皮“小岛”。糜烂区内可有渗出物，切面局部黏膜缺损，壁薄。

B. 斑块型：病变处食管黏膜肿胀高起，表面粗糙不平。固定后呈苍白色，酷似牛皮癣样改变。有时病变范围很大，切面局部黏膜增厚。

C. 乳头型：病变处黏膜高起呈乳头状或息肉状，通常直径 1～3cm，突向食管腔内。

D. 隐伏型：病变处黏膜既不高起，也不下凹。标本未固定时，病变处黏膜略呈粉红色，黏膜毛细血管充血。标本固定后，则很难找到病变所在。必须通过组织检查才能确诊。

② 组织学分型：

A. 原位癌：又称上皮内癌、浸润前癌。主要表现为异型上皮累及食管上皮的全部、极性消失。病变区癌组织可增厚或变薄。细胞可大，呈大细胞原位癌；也可变小，呈小细胞或梭形细胞原位癌，但基底膜完整。原位癌也可累及食管腺体。

B. 黏膜内癌：又称最早期浸润癌，在食管原位癌的基础上，有少数癌细胞穿破基底膜，呈条索状或雨滴状侵及黏膜固有膜内或黏膜肌板，但未进入黏膜下层。

C. 黏膜下癌：又称早期浸润癌，食管原位癌穿破黏膜肌板，累及黏膜下层，但未累及肌层。

2）中晚期食管鳞状细胞癌：又称进展型食管癌，患者进行性吞咽困难、胸骨后疼痛，后期只能进软食或流质。病变晚期，患者消瘦、脱水，甚至恶病质，更晚期可有声音嘶哑，甚至食管癌穿孔，导致各种并发症。

食管癌以中年男性居多，41～60 岁者占 76.6%。在我国，中段癌占 63.33%，下段癌占 24.95%，上段癌占 11.72%。

① 肉眼分型：

A. 髓质型：癌组织主要向食管壁内扩展，食管壁明显增厚，癌的上下呈坡状隆起，表面带有深浅不一的溃疡。病变多累及食管全周或大部，癌多穿透食管壁。

B. 蕈伞型：癌组织呈卵圆形突入食管腔内，边缘高起、外翻，表面多有浅溃疡，病变多累及食管壁的一部分或大部分，切面多已穿透食管壁。

C. 溃疡型：癌多累及食管壁的一部分，癌组织薄，溃疡较深，边缘略高起，溃疡底部常有较多的炎性渗出物。

D. 缩窄型：病变处癌组织呈明显管状狭窄与梗阻，局部食管壁缩短，病变多累及食管全周，表面一般无溃疡或只有糜烂，只有局部呈放射状皱缩，上段食管常扩张。

E. 腔内型：肿物呈巨大息肉状或肿块向食管腔内，呈圆形或卵圆形、无蒂、宽基底，表面可有糜烂，肿瘤多浸透肌层。

② 组织学分型：

A. 高分化鳞癌：癌细胞体积大，胞浆丰富，有明显角化及细胞间桥，核分裂不多。

B. 中分化鳞癌：癌细胞分化中等，少量角化，细胞呈圆形、卵圆形或多角形，大小较一致。

C. 低分化鳞癌：癌细胞较小，呈圆形、卵圆形、梭形或不规则形，体积小、胞浆不多，易见核分裂，不见角化或细胞间桥。

（2）腺癌：比较少见，常来自食管的胃黏膜异位症。在食管下段、主要来自 Barrett 食管。在我国，食管腺癌的诊断标准是：①肿瘤来自食管黏膜或腺体；②必须在贲门柱状上皮与食管鳞状上皮交界线以上；③分化差时必须用特殊染色证明确实分泌黏液；④应同腺棘癌与腺鳞癌区别开来。腺癌主要由柱状或立方细胞组成，多分泌黏液，常形成管状结构，它占食管癌的 6.1% 左右。

根据腺体形成状态及细胞分化程度，通常也分成高分化、中分化及低分化腺癌三种。

（3）食管腺棘癌与食管腺鳞癌：腺棘癌，腺癌为真正的恶性，而鳞状上皮为良性；腺鳞癌则为同时包含鳞癌腺癌两种成分。

（4）食管黏液表皮样癌：癌组织由两种类型的细胞组成，一种为表皮样细胞，癌细胞呈基底细胞样，细胞较小，大小比较一致，核深染，分裂象少，也可为多角形的鳞状细胞；另一种为分化的高柱状上皮细胞，胞浆丰富透明，细胞体积大，核圆，位于细胞基底部。细胞黏液分泌旺盛。

（5）食管腺样囊性癌：又称圆柱瘤、腺样囊性上皮癌、囊性腺样上皮癌、筛状癌或腺样基底细胞癌等。光镜下瘤组织由两种细胞组成，一种为导管上皮细胞，胞浆略嗜酸性，核呈空泡状，核仁明显；另一种为肌上皮细胞，体积较导管上皮细胞大，胞浆呈空泡状，核深染。癌细胞排列多种多样，因而也有多种类型表现，如筛状、管状、实性及混合型。

(6) 食管基底细胞样鳞癌：癌细胞主要由基底细胞样细胞所组成，细胞呈立方形，胞浆稀少、嗜碱性。核圆或卵圆，与细胞长轴平行。大小形状不一致，核染色深，分裂象较多，癌组织构成巢状或条索状，癌巢周围呈栅栏状排列，巢内有时见假腺样结构。

(7) 食管疣状癌：罕见，肉眼及镜检均相似于其他部位的疣状癌。①肉眼病变：呈疣状，菜花状或乳头状突起。可见于食管的任何部位。②光镜病变：恶性乳头状肿瘤，为一种高分化的鳞状细胞癌。疣状癌生长缓慢，以局部浸润为主，转移率不高。

(8) 食管梭形细胞鳞癌（肉瘤样癌）：肿瘤多呈息肉状突向食管腔内，梭形细胞往往分化较成熟，但在这些成分之间有巢状的癌细胞。在光镜下可见梭形细胞与巢状细胞有过渡现象。

(9) 食管小细胞癌：细胞以小圆细胞、燕麦细胞型为多，瘤组织呈巢状、片块状或条索状，有时可有少许假菊花结构或假腺样结构。属恶性 APUD 瘤之一种。EMA、Keratin、NSE 及 S-100 等蛋白免疫组化染色阳性，波形蛋白阴性。此瘤高度恶性，生长快，预后差。

2. 非上皮性恶性肿瘤

(1) 平滑肌肉瘤：在食管比较少见，大体呈息肉型及浸润型。

(2) 卡波西肉瘤：多为继发性，尤其见于 AIDS 病患者，其基本病变为灶性血管内皮细胞增生，以及伴有血管外皮细胞，成纤维细胞及平滑肌样细胞等各种细胞的增生。

(3) 其他：如纤维肉瘤，恶性食管间质瘤等，更为罕见。

3. 其他恶性肿瘤

(1) 癌肉瘤：①碰撞瘤：两种不同类型恶性肿瘤，相互碰撞，而不相互混杂存在，如鳞癌与平滑肌肉瘤的碰撞瘤；②肉瘤样癌：即梭形细胞，为鳞癌细胞的变异，梭形细胞本身也是癌细胞；③真正的癌肉瘤：多为息肉状，其中梭形细胞成分主要为纤维肉瘤、平滑肌肉瘤及软骨肉瘤等成分。它与鳞癌（极少为腺癌）混杂在一起无移行状态。总之，真正的癌肉瘤少见，诊断要十分小心。

(2) 恶性黑色素瘤：原发于食管的恶性黑色素瘤罕见，多为息肉状，瘤细胞呈多样性，均有黑色素颗粒，呈浸润性生长，瘤旁的鳞状上皮多有不同程度的上皮增生，而且基底层多有含色素细胞出现。

(3) 恶性淋巴瘤：原发性与继发性食管恶性淋巴瘤均极为罕见，肿瘤往往弥漫性生长，食管壁明显增厚，切面灰白，累及食管黏膜，致食管皱襞增粗或有糜烂，但无溃疡形成。

(4) 食管转移瘤：食管转移瘤中有胃癌、肺癌、宫颈癌及恶性淋巴瘤。这些病例，多有全身广泛转移。

第二节 胃

一、胃 炎

（一）急性胃炎

急性胃炎时胃黏膜红肿，表面被以厚层黏稠的黏液，有散在小的出血性糜烂灶。光镜可见固有膜充血水肿，大量中性粒细胞浸润，白细胞侵入腺上皮进入腺腔，有灶性出血。病变严重时黏膜坏死脱落形成浅溃疡，常伴有黏膜下层不同程度的纤维化。

（二）慢性胃炎

慢性胃炎很常见，好发部位为胃小弯和胃窦，一些温度高的液体、咬嚼不碎的食物，刺激性佐料等易刺激胃通道而造成胃炎。慢性乙醇中毒和营养不良亦为慢性胃炎常见的病因之一。近年多数研究结果认为幽门螺杆菌与慢性胃炎的发生有密切关系。

1. 慢性浅表性胃炎　病变黏膜充血、发红、水肿，有时并有点状出血或糜烂。黏膜厚度正常。炎症仅限于黏膜浅层即腺窝（小凹）水平的固有膜内。固有膜充血水肿，有较多的淋巴细胞、浆细胞甚至中性粒细胞浸润，表面上皮和腺窝上皮显示不同程度的变性，修复和再生。此型胃炎可完全恢复或长期反复发作而成慢性萎缩性胃炎。

2. 慢性萎缩性胃炎　胃黏膜变薄、平滑、皱襞少或消失。慢性萎缩性胃炎的组织学诊断标准为：①胃黏膜固有腺体（胃体胃底腺、幽门腺和贲门腺）不同程度的萎缩或消失；②肠上皮化生或假幽门腺化生；③固有膜弥漫性淋巴细胞、浆细胞浸润和淋巴滤泡形成；④黏膜肌层增厚。根据胃固有腺体萎缩的程度，慢性萎缩性胃炎可分为轻、中、重三级。轻度是指固有腺体的1/3萎缩，如2/3以上固有腺体萎缩则为重度，中度介于轻度和重度之间。如胃的固有腺完全萎缩，代之以广泛化生的腺体，固有膜炎症很轻或无，这种胃黏膜显著变薄，称为胃萎缩。化生程度一般与固有腺萎缩程度呈正相关即固有腺萎缩越重，化生腺体亦越多。有些萎缩性胃炎由于化生上皮的增生而使黏膜增厚呈乳头状，称为萎缩性肥厚性胃炎。

二、胃 溃 疡

（一）急性胃溃疡

一般来说引起急性胃炎的物理、化学和生物因子都可能引起胃的急性溃疡。

【病理变化】 急性胃溃疡常多发，可发生在胃的任何部位。溃疡一般较表浅，界限清楚；周围黏膜水肿。溃疡底无肉芽组织和瘢痕组织，仅有散在的淋巴细胞和中性粒细胞浸润，由于急性溃疡底部无肉芽组织和瘢痕组织，所以容易引起胃穿孔。致病因子消除后溃疡能很快愈合。

（二）慢性胃溃疡

为胃的常见病之一，慢性消化性溃疡的好发部位以发生率高低排序依次为：十二指肠、胃、食管、胃空肠吻合口的边缘、含异位胃黏膜的梅克尔憩室。98%～99%发生在十二指肠球部和胃小弯以及胃窦。

【肉眼】 大多数胃的消化性溃疡发生在小弯和胃窦部。男性老年人多见。多数为单发，仅5%为多发。典型的溃疡呈圆形或卵圆形，直径0.5～5cm，多数为1～2cm。边缘呈凿状或轻度潜行。小溃疡常呈漏斗状，稍大的溃疡其贲门端边缘陡峭而幽门端边缘呈坡状。底部复以白苔，溃疡边缘皱襞呈放射状向溃疡中心集中。消化性溃疡亦可呈线状或巨大。

【镜下】 溃疡底由四层构成，由表面向深部为炎性渗出物、坏死组织、肉芽组织和瘢痕组织。慢性消化性溃疡一般较深，底部肌层完全破坏为瘢痕组织代替；溃疡边缘处可见黏膜肌层和肌层融合，溃疡周围的黏膜显不同程度的炎症、肠上皮化生或假幽门腺化生。

三、胃上皮增生

胃上皮增生的分类：

(1) 无不典型增生：①正常；②反应性隐窝增生；③肠化生。

(2) 不能确定的不典型增生：①隐窝高度增生；②高度增生性肠化生。

(3) 非浸润性肿瘤(扁平或隆起性腺瘤)：为由不典型增生的上皮形成的病变。

不典型增生的组织学分级可分为3级(轻，中，重度不典型增生)。轻度、中度不典型增生归为低级别上皮内瘤变，重度不典型增生及原位癌归为高级别上皮内瘤变。

四、胃肿瘤及瘤样病变

(一) 胃腺瘤和息肉

1. 胃腺瘤(肿瘤性息肉) 多数位于胃窦，体积较大，单个、广基底或有蒂、来自肠上皮化生的腺上皮。

光镜见腺瘤上皮显示不同程度的不典型增生，上皮内有散在的神经内分泌细胞。腺瘤可癌变，特别是伴重度不典型增生和直径>2cm者易发生癌变。

2. 增生性(再生性)息肉 来自增生的腺窝上皮，体积一般较小，直径1cm左右，常为多发，有蒂或广基底。表面光滑，略呈分叶状。多发的增生性息肉常集中于胃体胃窦交界处。

光镜见息肉表面为增生肥大的腺窝上皮构成的大型腺管，中心部为增生的幽门腺，夹杂血管纤维平滑肌组织，增生的腺体上皮无不典型性。

3. 混合型息肉 即腺瘤和增生性息肉的混合型。

4. 胃底腺息肉 胃底胃体黏膜形成多发性广基底息肉状隆起，直径一般<5mm。息肉由胃底腺上皮构成，即含有壁细胞和主细胞两种细胞。

5. 炎性纤维样息肉 又名嗜酸细胞肉芽肿性息肉。少见，好发于胃窦部，直径很少超过2cm。表面被覆胃黏膜并可有溃疡形成。息肉内许多小血管和成纤维细胞呈漩涡状生长，间质可见较多嗜酸性粒细胞浸润。

6. 其他类型息肉 有幼年型息肉、黑斑息肉综合征之息肉和息肉病等。

(二) 胃癌

胃癌是常见的恶性肿瘤之一，在消化道癌中占第一位。我国胃癌发病率很高，主要高发区在西北、沿海各省以及东北等局部地区。从东到西和从北到南有逐渐降低的趋势。

1. 早期胃癌 胃癌仅限于黏膜层或黏膜下层而不论有无淋巴结转移。

早期胃癌的大体分型：

Ⅰ型(隆起型)：突入胃腔内的外生性病变。

Ⅱ型(表浅型)：

Ⅱa型表浅隆起型：隆起的病变不超过邻近黏膜的厚度。

Ⅱb型表浅平坦型：平坦的病变。

Ⅱc型表浅凹陷型：糜烂样、但不是深溃疡样的凹陷性病变。

Ⅲ型(凹陷型)：溃疡可能扩展到固有肌层，而癌本身局限于黏膜和黏膜下层。

混合型：由上述形态的两种或两种以上共存于一个病变中。其中主要的类型列在最前面。

2. 进展期胃癌 胃癌男性多见，胃的任何部位都能发生，好发部位依次为胃窦(包括幽门前区)、小弯、贲门、胃底和胃体。

可将胃癌分成Ⅰ～Ⅳ型：

Ⅰ型：肿瘤主要向腔内突起形成巨块、息肉或结节，表面可有糜烂。癌呈膨胀性生长，切面与周围胃壁界限清楚。

Ⅱ型：肿瘤向胃壁内生长，中心形成大溃疡，溃疡边缘隆起呈火山口状，呈膨胀性生长，切面与周围胃壁界限清楚。

Ⅲ型：形态与Ⅱ型相似但癌的底盘较溃疡大，呈浸润性生长，切面与周围胃壁界限不清楚。

Ⅳ型：肿瘤在胃壁内弥漫浸润性生长，切面与周围胃壁界限不清，表面可有糜烂或浅溃疡。此型如累及胃的大部或全部者即为皮革胃。

胃癌绝大部分为腺癌。胃癌的组织学分类种类繁多，主要根据腺体分化程度，间质的量和性质以及分泌黏液的量将胃腺癌分成许多种类型。国内常用的组织学分类：乳头状腺癌、管状腺癌（高分化（图 6-2-2）、中分化、低分化（图 6-2-3））、黏液腺癌、印戒细胞癌（图 6-2-4）、硬癌（间质有多量纤维组织）和未分化癌。

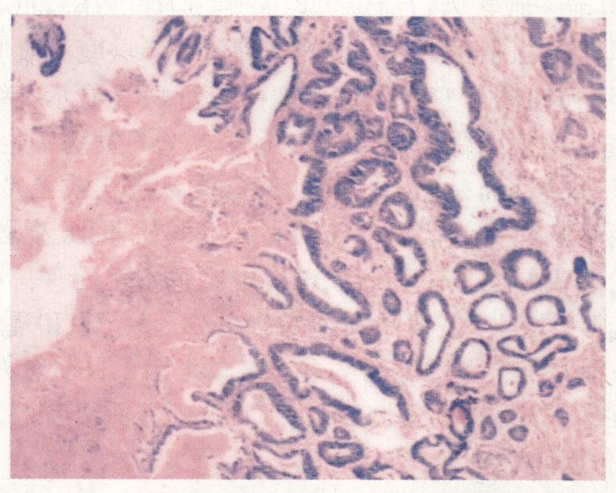

图 6-2-2　高分化管状腺癌组织中瘤细胞形成大小不一的管腔，瘤细胞呈柱状或立方状，增生呈复层，细胞异型程度低

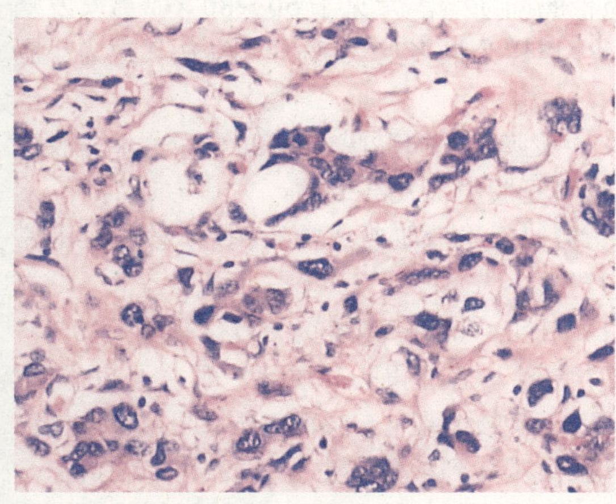

图 6-2-3　低分化腺癌，瘤细胞大小不一、异型性明显，管状结构不明显

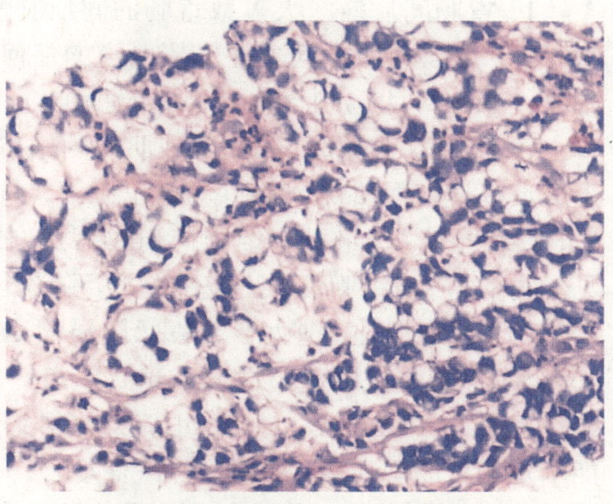

图 6-2-4　印戒细胞癌，瘤细胞弥漫分布，细胞内充满黏液，将核挤向一侧，形似印戒

少见类型的胃癌：

（1）鳞癌和腺鳞癌。

（2）腺癌伴神经内分泌细胞分化。

（3）肝细胞样腺癌：这种癌含腺癌和肝细胞样分化的癌细胞。

（4）壁细胞癌：癌细胞有丰富的嗜酸性颗粒状胞浆。

（5）胃绒癌：胃原发性绒癌多见于老年男性，文献报道的胃绒癌中半数为纯绒癌。

3．与胃癌有关的癌前状态和癌前病变　癌前状态是指某种临床状态伴有很高的发生癌的危险性，如恶性贫血、残胃等。癌前病变是指一些很易发生癌的组织病理学异常如萎缩性胃炎伴肠化、胃黏膜上皮不典型增生等。也有人将溃疡病称为癌前疾病。

（1）残胃：因良性病变作胃部分切除后5年以上的患者发生残胃癌的危险性要比一般人群高2～6倍，手术后到发生癌的间隔约20～30年。大多数癌发生在吻合口附近，亦可发生在残胃的其他部分。

（2）慢性胃溃疡：目前一致认为胃溃疡可以癌变，但癌变率较低，不超过5%。

（3）胃腺瘤：少数直径>2cm的广基底腺瘤，特别是伴重度不典型增生者可癌变。

（4）萎缩性胃炎：作为癌前病变的依据主要是流行病学显示萎缩性胃炎与胃癌关系密切。国内外流行病学资料均表明胃癌高发区萎缩性胃炎的发病率也高，胃癌低发区萎缩性胃炎的发病率也低。长期被认为是癌前病变的肠上皮化生实质上是一种生理现象，因为胃黏膜肠化随年龄增长而增多。目前认为含硫酸黏液的肠化即Ⅱb型肠化与胃癌的关系密切，不过到底是这型肠化发展成癌还是在癌形成过程中发生肠化还有待进一步证实。

（5）胃黏膜上皮不典型增生：上皮不典型增生可分为轻、中和重度三级。国内外资料均表明胃癌形成的潜力与细胞不典型增生的严重程度成正比。目前有人认为，重度不典型增生与原位癌是同类性质的病变。两者要做同样处理，而且主张只要黏膜剥脱或局部切除即可。

（三）胃的神经内分泌肿瘤

胃类癌很少见，仅占消化道类癌的5%。可单发或多发，位于黏膜或黏膜下层，无包膜。瘤细胞大小一致，立方或低柱状，排列成巢、索、花带、腺样或菊形团样。免疫组化显示神经内分泌标记。

（四）胃间叶组织肿瘤

1．胃肠间质瘤　大多数胃肠的间质肿瘤为胃肠间质瘤。常见于50～80岁，男女发病率相似。胃肠间质瘤可发生在胃肠道的任何部位，以胃为最多见（60%～70%），其次为小肠（20%～30%），大肠和食管较少（共约10%）。

（1）肉眼：为浆膜、黏膜下或肌层的结节，突向浆膜或突向黏膜。约20%～30%黏膜可形成溃疡。切面质实、褐色、常有出血。恶性者常可见腹膜多发结节。

（2）光镜：梭形肿瘤细胞排列成束状、栅状，类似于平滑肌瘤或神经鞘瘤，核周空泡常见。约1/3肿瘤细胞可为上皮细胞样，称为上皮样型。

（3）免疫组化：绝大多数胃肠间质瘤CD117阳性，70%～80%为CD34阳性，30%～40% SMA局灶或弥漫阳性，desmin、S-100一般为阴性。恶性胃肠间质瘤一般大于5cm，核分裂大于5/50HPF或达到5/10HPF。当肿瘤大于5cm，核分裂<5/50HPF时，应视为恶性潜能未定的胃肠间质瘤。然而，当肿瘤大于10cm，虽很难找到核分裂也可复发甚至转移。

2．胃神经源性肿瘤　胃内可发生神经鞘瘤和神经纤维瘤，有时为全身神经纤维瘤的一部分。

3. 胃淋巴瘤 淋巴瘤可原发于胃或为全身淋巴瘤的一部分。胃淋巴瘤的好发部位为胃窦和胃体，其次为贲门、小弯、幽门和全胃。大体上分巨块型、溃疡型和形成脑回状巨大皱襞的弥漫浸润型。大小直径2～18cm，多数在5～10cm之间。组织学形态与淋巴瘤相同。

第三节 小 肠

一、炎 症

（一）十二指肠炎和慢性十二指肠溃疡

在十二指肠炎的基础上加上酸的侵袭而发展成溃疡。近年对幽门螺杆菌的研究结果认为幽门螺杆菌与十二指肠炎有一定关系。正常十二指肠黏膜无幽门螺杆菌，此菌只在胃黏膜化生的十二指肠黏膜上繁殖，在有胃黏膜化生处常可见幽门螺杆菌和中性粒细胞浸润。十二指肠溃疡多见于球部，前壁较后壁多见，亦可发生在十二指肠第二段。直径一般1cm左右。主要并发症为穿孔和幽门梗阻。十二指肠溃疡无癌变倾向。

（二）肠结核

【肉眼】 可分溃疡型和增殖型：①溃疡型肠结核：病变起始于黏膜淋巴小结，使之坏死形成溃疡。因肠壁淋巴管围绕肠管走行，所以结核性溃疡为环形，溃疡底的浆膜面可见白色粟粒状结核结节，肠系膜淋巴结肿大，有干酪样坏死。②增殖期肠结核：肠壁纤维组织增生而增厚。黏膜面有多数炎性息肉形成，亦可伴大小不等的黏膜溃疡，疾病后期由于肠壁增生的纤维组织收缩可形成肠狭窄。狭窄呈环形，可单发或多发。

【镜下】 肠壁各层均可见有干酪样坏死或无干酪样坏死的结核结节。肠壁各层纤维组织增生，瘢痕形成。

（三）克罗恩病

克罗恩病，可发生在任何年龄组，有两个年龄高峰：20～40岁和60～70岁。男女发病率相近。克罗恩病为反复发作的慢性进行性炎症。

【肉眼】 克罗恩病为非连续性节段性病变：①黏膜溃疡：多数为匐行溃疡，另一种为纵行溃疡；②肠狭窄：狭窄区长短不一，单个或多发；③黏膜鹅卵石样改变，这是由于黏膜裂缝和裂隙之间的黏膜下层高度充血水肿而使黏膜隆起所致；④炎性息肉：形态与慢性增殖性肠结核和溃疡性结肠炎的炎性息肉相同；⑤肿块形成：克罗恩病肠的浆膜和肠系膜都有炎症和纤维组织增生，常引起肠袢之间和与邻近脏器粘连，增厚的肠袢因粘连扭曲而形成"肿块"。

【镜下】 特点为不连续的全壁炎、裂隙状溃疡、黏膜下层高度增宽、淋巴细胞聚集和结节病样肉芽肿（即非干酪样坏死性肉芽肿，肉芽肿体积小而孤立、周围淋巴细胞套薄而不显，巨细胞胞浆内常可找到Sckaumann小体）。小肠和大肠克罗恩病肉芽肿少而直肠肛门克罗恩病肉芽肿较多；病程长者肉芽肿少，因此肉芽肿是克罗恩病的早期改变。

二、肿瘤和瘤样病变

小肠各种类型的肿瘤均少见。

（一）腺瘤和息肉

小肠的腺瘤和息肉均少见。

1. 十二指肠腺腺瘤 好发于十二指肠第一和第二段交界处的十二指肠后壁。单发，直径 0.5～6cm。

光镜下为大量增生而分化成熟的 Brunner 腺，其间有平滑肌纤维，使腺瘤成小叶状结构。腺上皮无异型性。Brunner 腺瘤男性多见，各种年龄都能发生。

2．炎性纤维样息肉　息肉直径 2～13cm，广基底，镜下形态与胃内相应息肉相同。

3．Peutz-Jeghers 息肉（P-J 息肉）　Peutz-Jeghers 综合征包括三个部分：①多发的胃肠道 P-J 息肉；②常染色体显性遗传；③皮肤黏膜黑色素沉着。镜下息肉轴心的平滑肌树状分支是诊断要点。

一般认为 P-J 息肉是一种错构瘤，但有少数报道 P-J 息肉发生癌变并转移至局部淋巴结。

4．腺瘤　小肠腺瘤可单发或多发、十二指肠和空肠较回肠多见，腺瘤的癌变率与腺瘤大小、类型和上皮不典型增生的程度有关。大腺瘤、绒毛状腺瘤和伴重度不典型增生者易癌变，十二指肠和壶腹区腺瘤易癌变。

（二）小肠癌

小肠癌的发病率在消化道癌中不足 1%。小肠癌的好发部位为十二指肠、上段空肠和下段回肠。这些部位的癌与腺瘤恶变、乳糜泻和克罗恩病可能有关。

【肉眼】 小肠癌常长成环形引起肠腔狭窄，少数可长成乳头、息肉或结节状。组织学类型绝大多数为不同分化程度的腺癌。5 年存活率约 20%。

（三）神经内分泌肿瘤

1．小肠类癌　多见于老年人，年龄高峰 60～70 岁。好发部位为回肠下段，梅克尔憩室亦能发生类癌。肿瘤多数为单发，偶尔可多发。生长缓慢，确诊时常常已转移至局部淋巴结和肝。

【肉眼】 类癌体积一般较小。位于黏膜深部或黏膜下层向肠壁深部生长，或形成有蒂息肉突向肠腔，表面黏膜坏死而形成溃疡。

【镜下】 典型的类癌为大小一致的多角形细胞或柱状细胞。细胞排列成实性巢或条索，亦可成管状或腺泡样，细胞巢边缘的细胞为柱状，呈栅栏状排列形如基底细胞癌。

2．十二指肠类癌　好发部位依次为十二指肠第二段、第一段、第三段。年龄 22～84 岁，平均 55 岁。男女发病率差别不大。

【肉眼】 形态与空肠回肠类癌相似，但肿瘤为灰白色而不是亮黄色。

【镜下】 瘤细胞主要排列成花带状或腺样。壶腹区的类癌常有砂粒体形成。

3．其他神经内分泌肿瘤　小肠还可发生胃泌素瘤，生长抑素瘤，VIP 瘤和分泌胰高血糖素的高血糖素瘤，甚至罕见的胰岛素瘤。

神经内分泌肿瘤很难单从形态上判断其良恶性，主要依靠有无转移来决定。恶性类癌可经腹膜扩散到腹腔，经血行转移到肝，偶尔可转移至肺、皮肤和骨等。

第四节　阑　尾

一、阑　尾　炎

（一）急性阑尾炎

1．单纯性阑尾炎　阑尾表面充血，浆膜稍混浊，黏膜糜烂或形成浅溃疡，腔内有中性粒细胞渗出。肠壁各层有中性粒细胞浸润，如浆膜外有白细胞和纤维素渗出即为阑尾周围炎。

2. 化脓性阑尾炎 阑尾表面有灰白色脓性渗出物、腔内充满中性粒细胞。各层有大量中性粒细胞浸润及充血水肿。肌层可破坏而导致穿孔和局限性或弥漫性腹膜炎。

3. 坏疽性阑尾炎 常为化脓性阑尾炎继续发展的结果。由于系膜炎症使阑尾静脉血栓形成，从而引起阑尾广泛出血梗死。

（二）亚急性阑尾炎

急性单纯性阑尾炎可转为亚急性。特点是阑尾各层特别是肌层内有嗜酸性粒细胞浸润。

（三）慢性阑尾炎

主要病变为阑尾各层不同程度纤维化和淋巴细胞、浆细胞浸润。

急性阑尾炎可自然愈合或反复发作形成慢性，阑尾周围炎愈合时亦可形成纤维带，使周围脏器组织粘连或引起肠梗阻。阑尾近端如发生堵塞，阑尾内容物不能排入盲肠，则可引起阑尾积脓、阑尾积液和黏液囊肿。

二、肿瘤和瘤样病变

（一）阑尾黏液囊肿和腹膜假黏液瘤

阑尾黏液囊肿是指阑尾腔内充满积存的黏液，使阑尾显著增粗。黏液囊肿可由炎症、肠石等堵塞近端阑尾腔后远端管腔扩张而形成的单纯性黏液囊肿，或由阑尾黏液性囊腺瘤或黏液性囊腺癌引起。单纯性黏液囊肿黏膜萎缩，黏膜上皮扁平，无增生或不典型增生。阑尾黏液囊肿可破裂、黏液溢入腹腔形成腹膜假黏液瘤。腹膜假黏液瘤亦可来自卵巢黏液性囊腺瘤或囊腺癌破裂。

（二）神经内分泌肿瘤

阑尾是类癌的好发部位，阑尾类癌占阑尾肿瘤的85%。多见于年轻人，20～30岁。男女发病率无差别。最常见的部位是在阑尾的盲端或其邻近。常常是在因阑尾炎切除的阑尾中偶然发现。多数呈局限的结节，70%直径<1cm。

【镜下】 瘤细胞主要排列成实心细胞巢，少数可呈花带、腺样或菊形团样。类癌可侵入肌层，少数可弥漫浸润阑尾壁达浆膜。

阑尾可发生杯状细胞类癌（腺类癌、黏液类癌）。在成小簇或条索的杯状细胞内夹杂有神经内分泌细胞。这种双向分化的类癌免疫组化显示CEA阳性，神经内分泌细胞标记亦是阳性。

（三）腺癌

除盲肠癌累及阑尾或阑尾原发性黏液性囊腺癌外，阑尾原发的腺癌很罕见。

第五节 大肠和肛门

一、炎 症

（一）溃疡性结肠炎

溃疡性结肠炎是一种反复发作和缓解的炎症，与克罗恩病一起统称为炎性肠病。

溃疡性结肠炎的发病以北美和欧洲为高，但全世界均有散发，年龄高峰为20～40岁。成人患者中女性多于男性。

【光镜】 溃疡性结肠炎的病变特点为连续性弥漫性黏膜和黏膜下层炎症。很少累及肌层和浆膜。炎症为渗出性和出血性，一般不形成肉芽和瘢痕组织。

（二）克罗恩病

结肠克罗恩病形态与小肠克罗恩病相同。

（三）非特异性细菌性结肠炎

黏膜有散在匐行溃疡，表面有黏液脓性渗出物。黏膜及黏膜下层水肿、充血和急性炎反应。溃疡一般较浅，很少引起肠穿孔。

（四）过敏性结肠直肠炎

这是由于食物过敏特别是牛奶过敏引起的肠炎。婴幼儿多见，主要症状为腹泻和直肠出血。

【镜下】 肠壁特别是上皮和固有膜内有大量嗜酸性粒细胞浸润。

二、憩室、憩室病和憩室炎

大肠先天性憩室很少见。

后天性大肠憩室多见于50岁以上老人。左半结肠特别是乙状结肠多见，但大肠各段均能发生。后天性憩室主要是一种推出性憩室。憩室壁只含黏膜层，外包以薄层外纵肌、浆膜和脂肪组织。憩室呈球状，与肠腔交通处为一狭窄的颈。后天性憩室很少单发，多数为多发性即憩室病。憩室病80%发生在乙状结肠，其次为降结肠、升结肠和盲肠，偶尔整个结肠均为憩室病。

憩室病的主要并发症是憩室炎、穿孔、出血、肠梗阻和膀胱-结肠瘘等。

三、肿瘤和瘤样病变

（一）肠道息肉

1．非肿瘤性息肉

（1）增生性（化生性）息肉：呈广基底，表面光滑，少数有蒂，直径多在5mm以下，组织学可见隐窝变长呈锯齿状，表面被覆增大的杯状细胞。一般无临床症状。

（2）幼年性息肉：以往称为潴留性息肉或先天性息肉。为错构瘤性质，70%为单发，30%为多发，主要在结肠，好发于2～7岁的儿童。息肉直径多为0.5～1cm，组织学检查主要为肉芽组织，被覆分化成熟的上皮，邻近腺体扩张，充满黏液，间质丰富，纤维组织增生，其中可有大量的淋巴细胞浸润，恶变率极低。

（3）炎性息肉：是一种结肠黏膜损伤后黏膜上皮增生及有肉芽形成的增生性病变，常见于溃疡性结肠炎、阿米巴性结肠炎、肠血吸虫病、克罗恩病等。有两种类型，即真性纤维性息肉和炎性假性息肉。大体可见结肠黏膜多发性指状突起或呈地毯状，镜下可见腺体囊性扩张，间质有不同程度的慢性炎细胞浸润。

（4）Peutz-Jeghers息肉（P-J息肉）：Peutz-Jeghers综合征包括三个部分：①多发的胃肠道P-J息肉；②常染色体显性遗传；③皮肤黏膜黑色素沉着。镜下息肉轴心的平滑肌树状分支是诊断要点。

2．肿瘤性息肉

（1）管状腺瘤：为结肠上皮的良性肿瘤，以增生的腺体为主构成。息肉一般在1cm以下，呈圆形或卵圆形，镜下肿瘤由致密排列的腺管构成，腺上皮呈复层，核较大，有不典型增生。男性较多。

（2）绒毛状腺瘤：腺瘤呈绒毛状，菜花状突出于黏膜表面，肿物直径可为 0.3～20cm 不等，平均直径 3.4cm。临床大多有出血，少数无症状，切除后易复发，其恶变率因肿瘤数量及大小而异。光镜为指状突起被覆不典型增生的上皮，但其早期癌变的诊断，除了有重度不典型增生以外，更重要的依据是浸润，特别是蒂的浸润是恶变的重要依据之一。

一般说来，大肠癌发生率低的国家，大肠息肉的发生率低。腺瘤与大肠癌的发生部位一致，大肠癌是以结肠远端为多。尸检发现，小的腺瘤分布于整个大肠，而大的腺瘤则多见于乙状结肠。

腺瘤恶变的发生率，与组织学类型有密切关系，腺瘤伴有重度不典型增生时，其腺瘤的癌变率分别为：管状腺瘤为 27%，管状绒毛状腺瘤为 34%，而绒毛状腺瘤为 50%。

（3）管状绒毛状腺瘤：为腺瘤的混合型或称中间型，可有蒂或无蒂，表面光滑或不规则。

大肠肿瘤性息肉（或称腺瘤）其发生部位也不同。在右半结肠占 11%，横结肠 12%，降结肠 24%，乙状结肠 48%，直肠仅仅 5%。

（二）大肠癌

我国大肠癌居消化道癌的第三位。

大肠癌的发生可能与饮食和社会经济状况有关。病因因素有食物中脂肪含量高、肥胖、家族性腺瘤病、腺瘤和溃疡性结肠炎等。年龄高峰我国为 30～50 岁，结肠癌女性较多见，而直肠癌男性较多见。

发病部位以直肠最多，向近端逐渐减少，到盲肠又稍增多。1/2 的大肠癌发生在直肠和乙状结肠区。乙状结肠癌占 1/4，其余 1/4 分布在盲肠、升结肠、降结肠和横结肠，2.8%～8% 大肠癌为多发性。

【肉眼】 大体形态分为：①溃疡型；②巨块息肉型；③浸润型。

【镜下】 80% 为管状腺癌，多数分化较好（图 6-2-5），10%～15% 为黏液腺癌。纯印戒细胞癌和未分化癌少见。

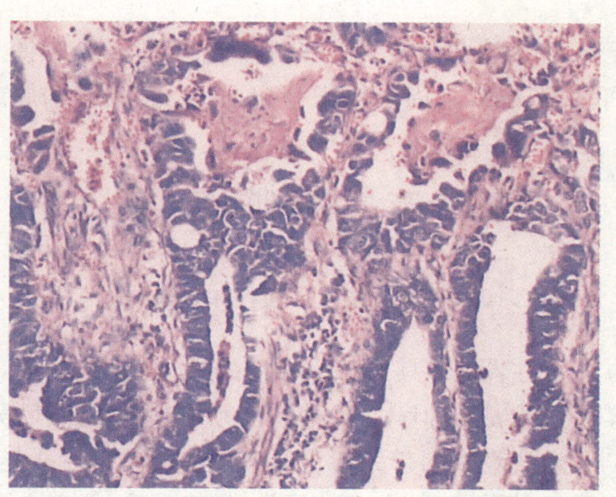

图 6-2-5 肠高分化腺癌，瘤细胞形成大小不一的腺腔，腔内见坏死物，瘤细胞呈柱状，核深染、核浆比增大

（三）神经内分泌肿瘤

直肠是消化道神经内分泌肿瘤好发部位之一，但很少发生类癌综合征。大体上有两种形态：①小而硬的黏膜下结节，直径＜1cm。无症状，常常肛管内诊时发现。②直径＞1cm，可形成溃疡、息肉或蕈样肿物，形如直肠癌。光镜下由小的低柱状细胞排列成花带状、条索状或腺样，有时可形成实性细胞巢。细胞核圆而规则，无或很少核分裂。间质含平滑肌纤维。肿瘤浸润黏膜和周围的黏膜下层，很少浸润至肠壁深层。

（四）胃肠道间质瘤及平滑肌肿瘤

大肠真正的平滑肌肿瘤较少见。目前认为多半是胃肠道间质瘤，形态与胃和小肠的胃肠道间质瘤相同。

（五）淋巴瘤

大肠淋巴瘤较小肠淋巴瘤少见。好发部位为盲肠，其次为直肠。

（六）恶性黑色素瘤

多数黑色素瘤发生在肛管的上部，半数肿瘤内可找到黑色素。无黑色素或黑色素少的肿瘤可作免疫组织化学染色，S-100和HMB45呈明显阳性反应。

（七）肛门区癌

1. 肛门区鳞癌及一穴肛（泄殖腔）原癌

（1）肛门缘鳞癌：在不发达国家较多见，几乎和阴茎癌、外阴癌和宫颈癌一样多见。多见于50岁以上的老年人。男性与女性比例为4∶1。即生长慢的角化型鳞癌。

（2）一穴肛（泄殖腔）原癌：老年人多见。男女比例为2∶3。

光镜下主要有两种形态：即非角化的大细胞鳞癌和基底细胞样癌，亦称非角化小细胞鳞癌。位于肛管和上部。

2. 疣状癌　发生于肛周皮肤，呈广基底疣状肿物。

【光镜】 为粗大外生性乳头状瘤样肿瘤，乳头中心无结缔组织核心。鳞状上皮分化好。

3. 肛管上皮内肿瘤和肛周皮肤上皮内肿瘤　其形态和分级与CIN和VIN相同。

四、其他病变

痔是肛门和肛周静脉丛静脉曲张。为常见病，光镜显示形态像海绵状血管瘤，腔内可有血栓形成，有的血管平滑肌较多。周围组织有出血、表面黏膜增厚或鳞状上皮化生。

第六节　肝脏疾病

一、肝脏解剖、组织学概述

肝脏是人体最大的实质性器官，具有极其复杂的生物化学功能，除直接参与糖、脂类、激素、药物等的代谢外，肝脏合成的胆汁、多种蛋白质和其他物质可分别参与脂类食物消化和体内多种代谢过程。肝脏以镰状韧带为界分为左、右两叶，表面大部分区域被覆浆膜，浆膜下的薄层结缔组织在肝门处随门静脉、肝动脉、肝静脉和肝管的分支伸入肝实质并将其分为无数肝小叶，正常人体肝脏小叶间结缔组织很少，小叶境界不明显；相邻小叶之间为门管区，含小叶间胆管、小叶间动脉、小叶间静脉和淋巴管。

肝小叶是肝脏的基本功能结构单位，内有网状纤维架构，形成肝细胞索和肝窦内皮细胞支架。病理情况下，如只有少量肝细胞坏死而网状支架未受损害，再生肝细胞沿此支架进行修复，小叶结构如常；但若网状纤维支架遭破坏，则虽有肝细胞再生，小叶结构无法恢复。小叶中央见中央静脉走行，肝索和肝血窦以中央静脉为中心向周围呈放射状排列，位于小叶周边的肝细胞构成小叶的环状界板。肝窦内壁衬覆一层扁平内皮细胞，窦内定居肝巨噬细胞（Kupffer 细胞）。肝细胞索与肝窦内皮细胞之间存在窦周隙，内有储脂细胞，此细胞生理功能是储存维生素 A 和产生细胞外基质，病理情况下产生过多胶原纤维，参与肝硬化过程。

二、病毒性肝炎

是由肝炎病毒感染引起的肝细胞弥漫性变性、坏死为主的变质性炎症。目前将肝炎病毒分为甲、乙、丙、丁、戊、庚六类，六类肝炎病毒生物学特性各异，故各自引起的病毒性肝炎传染方式、临床表现及预后转归各不相同，但其病理变化则较为相似。依据病变和病程的特点，可将病毒性肝炎分为急性普通型肝炎、急性重型肝炎、亚急性重型肝炎、慢性肝炎、慢性重型肝炎、无症状病毒携带者六类，现分述如下：

（一）急性普通型肝炎

是病毒性肝炎最常见的类型，由于病因不同，可分为散发性和流行性两种。患者可出现全身症状，血中转氨酶升高、肝脏增大有压痛，根据是否出现黄疸，可分为急性黄疸型和急性无黄疸型肝炎两类。根据组织学表现，可分为急性轻型肝炎和伴发桥接坏死的急性肝炎。

1. 急性轻型肝炎　基本病变包括：①全小叶弥漫性肝细胞变性，以肝细胞水肿为主，严重水肿时肝细胞膨胀呈球形，胞浆透亮，称为气球样变，细胞过度膨胀可发生溶解性坏死。少量肝细胞胞浆呈强嗜酸性，核出现固缩样改变，称为嗜酸性变。②肝细胞点状坏死或灶性坏死，尤以小叶中央区为著。嗜酸性变的肝细胞发生凝固性坏死，胞核固缩或碎裂，胞核完全消失时便形成嗜酸性小体。③小叶内淋巴、单核细胞呈弥散或灶状浸润，中性粒细胞偶见。可见 Kupffer 细胞活跃增生。④肝细胞再生：再生肝细胞核增大，可呈双核；因网状支架完整，后期小叶结构可恢复。⑤淤胆：变性肝细胞和 Kupffer 细胞胞浆内可见胆色素颗粒，肝索内胆小管和小叶间胆管内有胆栓形成。急性黄疸型肝炎病变较无黄疸型重，淤胆及肝细胞变性坏死明显，门管区炎性反应亦较重。

各型肝炎病毒所致急性肝炎除上述基本病变外，各有其特有的形态特点：

急性甲型肝炎小叶内病变较轻，炎细胞浸润较少；门管区小叶周边炎细胞浸润明显（小叶周边炎），以浆细胞为主，并越过界板向小叶内浸润。急性戊型肝炎病变与甲型肝炎相似。

急性乙型肝炎小叶内病变明显，常见淋巴细胞包围变性、坏死的肝细胞，门管区炎症常不显著。

急性丙型肝炎病变有以下特点：①门管区炎：门管区见大量单核细胞和淋巴细胞浸润，可见典型淋巴滤泡形成，浆细胞少见；②小叶间胆管炎；③肝窦内见较多淋巴细胞和星状细胞增生；④肝细胞内见大个脂肪空泡；⑤可见 Mallroy 小体。上述病变中以①和②最具特征性。

2. 伴发桥接坏死的急性肝炎　病变与急性轻型肝炎相同，只是呈现肝小叶中央带状坏死，此型预后较好，很少转为慢性。

（二）急性重型肝炎

又称暴发性病毒性肝炎，少见。患者发生黄疸和肝性脑病，存活率低。肝脏显著缩小、柔软，包膜皱缩，边缘较锐利。镜下见肝细胞弥漫大片坏死（坏死面积不小于肝实质 2/3）或亚大片坏死（坏死面积不超过肝实质 50%），肝细胞重度水肿，不见肝细胞再生。

（三）亚急性重型肝炎

肝脏显著缩小，肝表面部分皱缩、塌陷、质软，部分隆起较硬。镜下见肝细胞呈现新旧不等的亚大片坏死，并出现肝细胞再生结节和小胆管增生，淤胆严重。

（四）慢性重型肝炎

镜下见慢性肝炎或肝硬化背景上出现新鲜的大片坏死或亚大片坏死。

（五）慢性病毒性肝炎

传统上将慢性肝炎分为慢性迁延性肝炎、慢性活动性肝炎和慢性小叶性肝炎三类。其中慢性迁延性肝炎（CPH）以炎症局限于门管区为其特征，无明显碎片坏死和小叶炎症，肝细胞损害轻，在乙型和丙型肝炎后发生，可进展为慢性活动性肝炎。慢性活动性肝炎（CAH）以碎屑坏死为其组织学特征，即界板肝细胞发生坏死并伴有淋巴细胞和浆细胞浸润；重度CAH发生桥接坏死，即部分碎屑坏死向小叶中央或另一门管区扩展，是坏死区呈现从门管区至中央或门管区向门管区形成桥接状态；门管区纤维组织增生，大量淋巴细胞浸润，形成中央静脉之间或门管区之间或中央静脉与门管区之间的纤维条索，致使肝小叶结构紊乱。慢性小叶性肝炎病理改变似急性病毒性肝炎，小叶内点状或灶性炎症伴轻微门管区炎为其组织学特点。

CPH与CAH可相互转化，其组织学病变程度是由病原、病毒复制状态、机体免疫应答状态、是否重叠感染等多种因素共同决定的。我国于1995年制订了慢性肝炎新的分级、分期标准，并将其分为轻、中、重三度。

（六）无症状病毒携带者（ASC）

指持续性肝炎病毒血症达6个月以上，但临床无症状、血清转氨酶水平正常者。肝活检特征为肝细胞毛玻璃样变，呈弥漫或局灶性分布。除乙型肝炎病毒感染发生ASC外，丙型、戊型肝炎也可存在ASC。

三、非肝炎病毒性肝炎

包括慢性药物性肝炎、乙醇性肝炎、自身免疫性肝炎、肉芽肿性肝炎（肝结核病、肝结节病、肝梅毒等）、非特异性反应性肝炎、新生儿肝炎、细菌性肝脓肿、艾滋病性肝病等。

四、寄 生 虫 病

包括阿米巴性肝脓肿、棘球蚴病、血吸虫病、黑热病、华支睾吸虫病等，现描述本地常见的棘球蚴病。

棘球蚴病：因感染棘球绦虫的幼虫（细粒棘球蚴和泡状棘球蚴）所致。在我国常为细粒棘球蚴感染，多见于内蒙古、甘肃、新疆牧区或农牧区。成虫寄生于狗的小肠内，排出的卵被人误食后在小肠孵出六钩蚴并由肠壁入血运行致肝、肺等处，发育为包虫囊。

包虫囊为边界清楚的囊性肿物。囊壁分为两层：内层由白色胶样半透明角质膜和被覆于其内表面的一层生发上皮所构成。生发上皮向内形成生发囊，脱落后形成子囊。生发囊和子囊内均含有许多头节。头节破入囊液中，成为包虫砂。外层为纤维肉芽组织，常有嗜酸性粒细胞浸润，可见类上皮细胞和由其形成的异物肉芽肿。

五、肝 硬 化

肝硬化是多种病因导致肝损害的晚期表现，组织学特点为假小叶形成（图6-2-6），是由

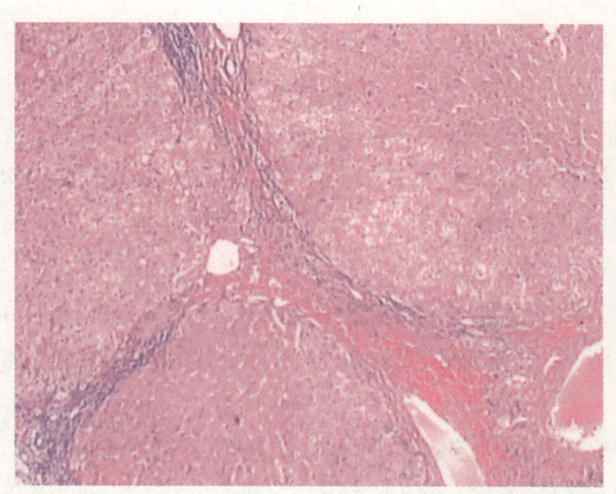

图 6-2-6 肝硬化假小叶形成，纤维间隔中见较多淋巴细胞浸润

于弥漫性肝小叶结构破坏，肝细胞结节状再生和纤维组织弥漫增生所致。硬变肝脏体积缩小、质硬、表面呈结节状。肝硬化可有多种分类方法，本节介绍常用的肉眼形态学分类和病因学分类：

（一）肉眼形态学分类

根据再生结节大小，将肝硬化分为小结节型、大结节型和混合型三类：

1. 小结节型肝硬化　结节大小较一致，直径一般小于 3mm，结节内门管区或中央静脉少见，结节间纤维组织间隔常小于 2mm 且宽度较一致。

2. 大结节型肝硬化　结节大小不一，直径多大于 3mm，有时可达 2～3cm，结节内常含有一个或几个门管区和中央静脉，纤维间隔厚度不均一。

3. 混合型肝硬化　大结节和小结节的数量大致相等。

（二）病因学分类

肝硬化按其病因可分为：病毒性肝炎性肝硬化、乙醇性肝硬化、营养缺乏性肝硬化、胆汁性肝硬化、淤血性肝硬化、血吸虫性肝硬化、色素性肝硬化、肝豆状核变性等。

六、肝脏肿瘤和瘤样病变

（一）良性肿瘤

1. 良性上皮性肿瘤

（1）肝细胞腺瘤：大多见于年轻妇女，常与口服避孕药有关，偶见慢性乙醇中毒和长期服用雄激素的男性，肝功能一般正常，较大肿瘤有破裂或出血的危险，与口服避孕药和雄激素有关的肝细胞腺瘤停药后可能消退。

【肉眼】 肿瘤多位于肝右叶被膜下，多为单发，包膜多完整，与周围分界较清，大小不等，切面呈杂色（瘤组织呈棕褐色、坏死区呈黄色、梗死区呈白色），出血坏死明显。

【镜下】 瘤细胞分化良好，体积常较正常肝细胞大，核小而圆，大小较一致，染色质细腻，无核仁，核分裂象少见，胞浆多嗜酸，排列成含 2～3 层瘤细胞的小梁，小梁外周围以血窦。肿瘤内门管区及中央静脉不易见到，纤维间隔中不含胆管。

鉴别诊断，需与高分化肝细胞癌鉴别，后者小梁构成细胞超出 3 层，肿瘤细胞的核异型性明显，核浆比升高，核分裂象多见。

(2) 肝内胆管腺瘤：少见，多见于男性，常单发，肿物多位于肝包膜下，为灰白色实性结节，边界较清，无包膜，直径多小于 0.5cm。肿物由增生密集的小胆管构成，胆管排列成网状，管腔小或无。瘤细胞呈立方或低柱状，异型不明显，胞浆丰富，无胆色素，肿瘤内可有门管区，但不见肝细胞。肿瘤毗邻肝组织内可呈现无干酪样坏死的小肉芽肿。

(3) 肝内胆管囊腺瘤：多见于成年人，可能与胆道先天畸形有关。为单发囊性肿物，边界清楚，有包膜，切面常呈多房，囊内多含黏液，囊内壁光滑，形成乳头时应注意排除恶变。

镜下见囊内衬覆扁平细胞或立方状黏液细胞，被覆于乳头表面的瘤细胞为高柱上皮，呈假复层排列，囊壁内可见含脂褐素或含铁血黄素的巨噬细胞、泡沫细胞、胆固醇结晶或灶性钙化。

2. 良性间叶性肿瘤　肝脏良性间叶性肿瘤包括海绵状血管瘤、肝紫癜症、婴儿型血管内皮瘤、良性脂肪性肿瘤（脂肪瘤、骨髓脂肪瘤、血管平滑肌脂肪瘤等）、平滑肌瘤等。其中以海绵状血管瘤最为常见。

海绵状血管瘤：是肝脏最常见的间叶性肿瘤，可发生于任何年龄，女性多见，雌激素可刺激其生长。多于体检时发现。

【肉眼】 多为单发性，位于肝包膜下或深部，呈紫红色，质软，边界较清，无包膜，切面呈海绵状，富含血液。

【镜下】 肿瘤由较多大小不一的扩张血管构成，管腔内衬扁平内皮细胞，腔内有或无红细胞，可有血栓形成，可伴血栓机化或钙化，肿瘤间质常伴黏液变性，偶可继发脓肿（图 6-2-7）。

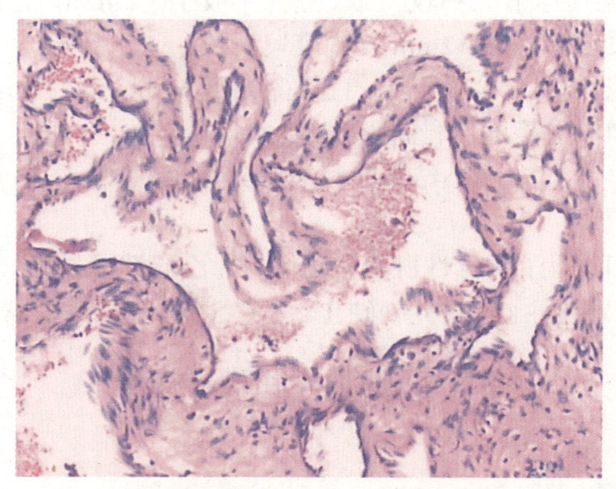

图 6-2-7　肿瘤由较多大小一的扩张血管构成，管腔内衬扁平内皮细胞，腔内见红细胞

（二）恶性肿瘤

1. 恶性上皮性肿瘤　包括肝细胞性肝癌、肝内胆管癌、肝内胆管囊腺癌、肝细胞和胆管细胞混合癌、肝母细胞瘤、类癌等。以下着重介绍肝细胞性肝癌与肝内胆管癌。

(1) 肝细胞性肝癌（HCC）：占肝脏恶性肿瘤的绝大多数，男性多发，预后较差。在我国，HBV 感染、食物黄曲霉毒素污染、饮水中亚硝酸盐污染和藻类毒素污染是发生肝细胞性肝癌的最重要因素。HCC 患者中 70% 伴肝硬化，70%～80% AFP 升高。

肝细胞癌可通过侵犯门静脉及其分支造成肝内转移；也可通过侵犯肝静脉分支经下腔静脉转移至肺和全身脏器；还可直接侵犯邻近器官。有学者统计我国肝细胞癌最常见的转移部位有肺、淋巴结、骨骼。

【肉眼】 分为三型：①巨块型，直径多大于10cm，常见于肝右叶；②结节型，约占HCC 2/3，呈现多发性瘤结节，最大直径小于5cm；③弥漫型，较少见，无数直径小于1cm的小瘤结节均匀、弥漫地分布全肝。肿瘤质软，呈灰褐色或灰绿色，出血、坏死常见。单个结节或两相邻肿瘤结节直径之和小于3cm时称小肝癌，手术切除后预后较好。

【镜下】 根据癌细胞形态及组织结构可将肝细胞性肝癌分为以下类型：

① 根据细胞形态，将肝细胞性肝癌分为肝细胞样型、多形细胞型、透明细胞型、梭形细胞（肉瘤样）型、巨细胞型、小细胞型。

肝细胞样型最为常见，分化好的肝癌细胞在形态上与正常肝细胞相似，癌细胞具有分泌胆汁的功能；分化差的肝癌细胞胞质嗜碱性，少见胆汁，核异型性明显，核浆比增大，核分裂象多见（图6-2-8）。

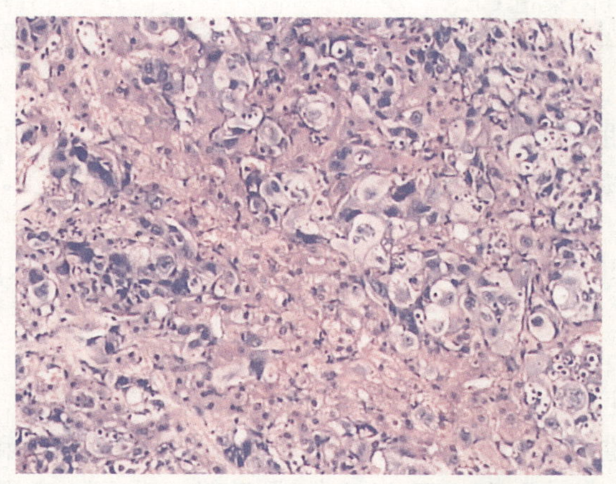

图6-2-8 分化差肝细胞样肝癌，癌细胞胞质嗜碱性，核异型性明显，核浆比增大，核分裂象多见

② 根据组织结构，将肝细胞性肝癌分为梁索型、腺泡型（假腺管型）、团片型（致密型）、硬化型、纤维板层型。

分化好的肝细胞癌常排列成梁索状，小梁可由1～3层细胞构成，也可由十数层细胞构成，小梁之间为血窦性间质，衬有扁平内皮细胞，但缺乏Kupffer细胞。分化差的肝细胞癌还可出现其他类型组织结构。

腺泡型肝细胞癌组织中癌细胞围绕扩张的毛细胆管排列成腺泡样结构，癌细胞胞质中可含有胆色素颗粒，扩张的腺样管腔内可含有胆汁。此型需与肝内胆管癌鉴别，前者肿瘤组织中可见梁索状结构，假腺管间间质成分极少。

③ 肝细胞癌分化程度的分级：

Ⅰ级：癌细胞呈多边形，梁索状排列，胞质丰富、嗜酸性，核圆形规则，与正常肝细胞相似。

Ⅱ级：癌细胞轻度异型，胞质略嗜碱，核浆比略增大，核分裂象增多。

Ⅲ级：癌细胞异型明显，胞质呈嗜碱性，核浆比明显增大，核形不规则，染色质增粗，核深染，核分裂象多见，可见瘤巨细胞。

Ⅳ级：癌细胞形状怪异，可见到梭形细胞和瘤巨细胞，胞质少，核分裂明显，癌细胞排列不规则。

肝细胞癌病理分级与肝癌恶性程度不能简单等同，分化程度相同的肝癌其恶性程度和预后可能不同，而分化程度不同的肝癌其生物学行为可能相同。

(2) 肝内胆管癌：指起源于肝内胆管上皮的腺癌，好发于60～70岁，预后差。周围肝组织一般不伴肝硬化。目前认为患硬化性胆管炎、慢性溃疡性结肠炎、肝囊肿、华支睾吸虫等腹腔慢性炎症患者易发生肝内胆管癌。根据起源部位，可分为外周型胆管癌（起源于肝内小胆管）和肝门型胆管癌（起源于肝内大胆管）。

【肉眼】 大体分型与肝细胞癌相同，以巨块型最为常见，呈单个、灰白色、质硬韧、边界不清的肿物。

【镜下】 绝大部分为腺癌，以管状腺癌最为常见，乳头状腺癌、黏液腺癌和印戒细胞癌亦可见到。瘤细胞亦可排列成梁索状，但癌巢周围见较多结缔组织包绕，血窦与小胆管均不存在。瘤细胞免疫组化染色CEA。

2．恶性间叶性肿瘤　包括血管肉瘤、上皮样血管内皮瘤、脂肪肉瘤、横纹肌肉瘤、恶性间叶瘤、纤维肉瘤等。

（三）其他原发性肝肿瘤

包括畸胎瘤、癌肉瘤、原发性恶性淋巴瘤、组织细胞增生症X等。

（四）转移性肿瘤

肝脏转移性肿瘤30%～50%来自腹腔恶性肿瘤，其中胃癌与大肠癌最常见；其次为乳腺癌和肺癌的肝转移。肾、肾上腺、子宫和眼球的恶性肿瘤也可发生肝脏转移。

（五）瘤样病变

包括局灶性结节性增生、结节性再生性增生、炎性假瘤、肝囊肿、错构瘤等。

其中局灶性结节性增生与结节性再生性增生需与肝细胞腺瘤和高分化肝细胞癌相鉴别。局灶性结节性增生多见于20～50岁妇女，肝功能一般正常，为孤立、无包膜、与周围分界清楚的灰白色肿物。直径一般小于5cm，结节中央可见纤维性瘢痕，结节中可见门管区和中央静脉；纤维间隔中可见胆管，可伴淋巴细胞浸润。结节性再生性增生常为累及整个肝脏的弥漫病变，无纤维间隔或中央瘢痕，临床伴多种肝外异常。

第七节　胆 囊 疾 病

一、胆囊解剖、组织学概述

胆囊位于肝右叶下方的胆囊窝中，呈梨形，分底、体、颈三部分。胆囊壁分黏膜、肌层、外膜三层，黏膜有许多较高有分支的皱襞突入腔内，黏膜表面被覆单层柱状上皮，胞浆嗜酸性，核椭圆、位于基底，固有层较薄，富含血管，仅在胆囊颈部含黏液腺，黏膜皱襞之间的表面上皮常向下陷入固有膜内，形成许多窦状隐窝，称为黏膜窦或R-A窦；肌层在各部分薄厚不均，肌束间含较多弹性纤维；外膜较厚，成于疏松结缔组织，含脂肪，大部分被覆浆膜。

二、胆囊发育异常

包括胆囊形态异常（胆囊憩室、胆囊发育不全）、胆囊数量异常（重复胆囊）、胆囊异位、游走性胆囊等。

三、胆固醇沉着症

胆囊胆固醇沉着症见于10%～25%的胆囊切除标本中，成年女性多见，可伴发胆固醇性结石或胆固醇性息肉。可能与胆汁中胆固醇浓度增高相关。肉眼见胆囊黏膜表面有许多黄色小斑点，弥漫分布形似草莓（故又称之为"草莓胆囊"）。镜下见黏膜皱襞增大，固有膜中见成簇泡沫细胞聚集。可伴黏膜内神经纤维瘤样增生。

四、胆 囊 炎

（一）急性胆囊炎

急性胆囊炎绝大多数伴胆囊结石，常因胆石嵌顿于胆囊颈部引起胆道阻塞，胆囊压力增高、黏膜缺血、坏死并继发急性细菌感染所致。无胆囊结石亦可发生急性胆囊炎，常见于50岁以上的男性。如合并穿孔，则引起弥漫性胆汁性腹膜炎、胆囊周围脓肿、或胆囊-肠管瘘。

【肉眼】 胆囊扩张、增大，浆膜面被覆炎性渗出物。胆囊腔内常积存脓液和血性液，囊壁水肿、增厚，黏膜面可有溃疡形成。

【镜下】 胆囊黏膜上皮变性、坏死，可见糜烂、溃疡或非典型增生；囊壁充血、水肿甚至出血，大量炎症细胞弥漫浸润，以中性粒细胞为主。如囊壁广泛坏死，则称之为坏疽性胆囊炎。

（二）慢性胆囊炎

临床上最为常见，几乎均伴有胆石症，胆石的长期化学性和机械性刺激是慢性胆囊炎的主要原因，也可由急性胆囊炎迁延所致。男性发病率高于女性。可合并胆囊癌。

【肉眼】 胆囊体积较小，浆膜面可见粘连肝组织，囊腔缩小，黏膜粗糙，囊壁增厚变硬。

【镜下】 黏膜皱襞变平，黏膜上皮可见糜烂、溃疡形成，囊壁纤维组织增生，基层增厚，伴大量慢性炎症细胞浸润，可见淋巴滤泡形成。

黏膜层的R-A窦常伸入肌层甚至达浆膜下层。有很多R-A窦伸入囊壁深层时称为腺性增生性胆囊炎。R-A窦外平滑肌束增生，肥大，囊壁局灶性增厚称之为胆囊腺肌瘤。多个胆囊腺肌瘤共存于胆囊壁则称之为胆囊腺肌瘤病。如囊壁内见成团泡沫细胞、大量淋巴细胞与增生成纤维细胞形成肉芽肿性病变时，称为黄色肉芽肿性胆囊炎。胆囊壁因广泛纤维化和钙化使胆囊呈瓷白色、葫芦状或花瓶状时，称为瓷器胆囊。

附：胆石症

胆汁中的某些有机成分或无机盐类，在一定因素作用下由溶解状态析出、沉积，在胆囊和（或）胆管中形成的固形物质称为胆结石。患胆石症的主要危险因素有老龄、女性、多产妇女和肥胖。胆石症常不引起临床症状，但也可因为胆囊、胆管和肝脏的炎性变化导致胆绞痛、右上腹疼痛、肝功能受损、黄疸、发热等各种临床表现。根据组成成分不同，胆结石可分为胆红素钙石、胆固醇结石和混合性结石三类。

五、胆囊肿瘤和瘤样病变

（一）胆囊上皮单纯性增生和化生

包括胆囊上皮单纯性增生（绒毛状增生及少见的海绵状增生）和胆囊上皮化生（胃上皮化生、肠上皮化生和鳞状上皮化生）。

（二）息肉

1. 胆固醇性息肉　息肉较小，直径4～15mm，呈分叶状，可呈多发，常为黄色、质软、带蒂。息肉内含有大量吞噬胆固醇的泡沫细胞。

2. 增生性息肉　有蒂或无蒂，常多发，直径多小于5mm。息肉表面上皮呈乳头状增生，息肉内含数量不等的假幽门腺。

3. 炎性息肉　一般无蒂，单发或多发。息肉表面被覆柱状上皮，上皮之下为慢性炎性肉芽组织和增生的纤维组织，并包含表面上皮下陷形成的腺体。

（三）腺瘤

多单发，蒂短，呈红棕色，表面光滑或呈颗粒状菜花状。根据组织特点可分为单纯性腺瘤、管状腺瘤、乳头状腺瘤、管状-乳头状腺瘤。

（四）胆囊癌

是胆囊最常见的恶性肿瘤，老年女性多见。好发于胆囊底部，其次为体部和颈部。胆囊癌可来源于胆囊上皮细胞单纯性增生或其化生经非典型增生进而恶变；或者胆囊腺瘤，尤其是乳头状腺瘤经非典型增生进而恶变为乳头状腺癌。胆囊癌恶性程度高，转移较早，预后较差。包括：

1. 腺癌　高分化腺癌最常见。由不同异型程度的瘤细胞形成较规则的腺样结构。可出现肠型腺癌（腺体较大，瘤细胞主要为高柱状吸收上皮，夹杂有杯状细胞、潘氏细胞）、乳头状腺癌、黏液性腺癌。

2. 鳞状细胞癌　单纯鳞状细胞癌少见，多为鳞癌与腺癌同时出现的腺鳞癌。

3. 未分化癌　较少见，瘤细胞异型显著，呈多形性、梭形或巨细胞形，免疫组化染色瘤细胞CK、CEA呈阳性表达，有助于同肉瘤鉴别。

4. 神经内分泌癌　组织学形态与抗原特性同肺小细胞癌。

5. 类癌　常为胆囊壁单发性、黄白色小结节，组织学特性与其他部位发生的类癌相同。

6. 类癌腺癌混合性癌　肿瘤兼类癌与腺癌两种成分。

7. 其他原发性恶性肿瘤　包括平滑肌肉瘤、横纹肌肉瘤、癌肉瘤、黑色素瘤等，均少见。

第八节　胰 腺 疾 病

一、胰腺解剖、组织学概述

胰腺位于腹膜后胃下方，分头、体、尾三部分，表面的薄层纤维外膜伸入实质将胰腺分隔成多个小叶。胰腺外分泌部包括浆液性腺泡和导管，分泌胰液，内含消化蛋白质、脂肪、淀粉的酶；内分泌部包括胰岛和散在于外分泌部的内分泌细胞。

二、胰 腺 炎

分急性胰腺炎和慢性胰腺炎两种。

1. 急性胰腺炎　各种原因引起的胆汁、肠液和胰液向胰实质内反流，导致胰腺自身消化，引起胰腺急性炎症，最常见的是急性出血坏死性胰腺炎。患者骤然发病、可猝死。

胰腺早期充血水肿，进而出血、坏死，因脂肪坏死继发钙化，可出现大量白色斑块。镜下见胰腺出血、坏死明显，有较多中性粒细胞浸润，脂肪组织坏死，可见钙化。

2. 慢性胰腺炎 多数患者继发于反复发作的急性胰腺炎，少数患者继发于慢性胆囊炎、胆石症或消化性溃疡。胰腺广泛纤维化，体积缩小，呈结节状，腺泡和胰岛均有不同程度萎缩。小叶间隔增宽，淋巴细胞、单核细胞、浆细胞浸润，可见假性囊肿、导管内结石形成。患者可出现消化不良和(或)糖尿病。

三、囊 肿

1. 先天性囊肿 多见于小儿，因胰腺导管、腺泡发育异常所致。囊肿为单房或多房，囊内充满淡黄色清亮液体，内衬单层柱状或立方状上皮。囊周胰腺组织无炎性反应或粘连。

2. 后天性囊肿 包括假性囊肿、潴留性囊肿、寄生虫囊肿和肿瘤性囊肿。其中假性囊肿较为常见，因炎症或创伤致局部坏死后，液化坏死组织、溢出的胰液未被吸收而由增生的纤维组织包裹时，便形成假性囊肿。囊肿为单房，囊壁中可见吞噬含铁血黄素的巨噬细胞和胆固醇结晶，囊内壁无上皮衬覆，囊周胰腺组织见慢性炎症细胞浸润。

四、胰腺外分泌性肿瘤

胰腺外分泌肿瘤包括实性-假乳头状瘤、浆液性囊腺瘤、胰腺癌、腺泡细胞癌等。以下着重讨论临床常见的胰腺癌。

胰腺癌：好发于胰头部，40～60岁多见，男性多于女性，患者常出现消化道症状，因肿物压迫胆总管而出现进行性梗阻性黄疸，体、尾部肿物较早侵犯神经，以疼痛症状为主。大多来自于导管上皮，少数来自腺上皮。淋巴道转移最常见，血道转移最常见于肝脏(经门静脉)。

1. 导管腺癌 在胰腺癌中最为常见，较早发生淋巴道和血道转移，病程很短，约半数不超过3个月。肿瘤多为单发椭圆形结节，边界不清，灰白色，质硬，切面黄色，常见坏死，如含黏液丰富，切面呈胶冻样。

根据肿瘤组织形态，导管腺癌可分为：腺癌(导管细胞腺癌)、囊腺癌和乳头状囊腺癌、黏液腺癌、腺鳞癌、嗜酸性细胞癌、单纯癌、未分化癌等。其中腺癌最为常见。

2. 腺泡细胞癌 来源于胰腺腺泡上皮，常见于男性，任何年龄均可发生。瘤细胞可分泌多种消化酶，致使部分患者伴发多关节病、无菌性血栓性心内膜炎及皮下、骨髓、腹部多灶性脂肪坏死。约50%患者病程为半年左右。肿瘤与周围分界较清，切面实性、灰白色、质细腻，出血、坏死明显。

镜下可见分化好的腺泡细胞癌瘤细胞呈分叶状排列，与正常胰腺小叶相似，但无小叶内导管和胰岛；瘤细胞与胰腺腺泡上皮类似，核较大、深染，异型不明显，胞浆中含嗜酸性酶原颗粒(PAS染色阳性)。分化差的瘤细胞排列紊乱，呈小梁状、巢状、条索状或弥漫片状，瘤细胞索间无血窦结构，胞浆中亦可见酶原颗粒。

五、胰腺内分泌肿瘤和瘤样病变

胰腺内分泌细胞主要集中在胰岛，胰腺腺泡细胞之间和各级导管上皮之间也散在一些内分泌细胞。人体胰岛细胞至少包括四种细胞：A细胞，分泌胰高血糖素，占15%～25%；B细胞，分泌胰岛素，占60%～70%；D细胞，分泌生长抑素，占5%～10%；PP细胞，分泌胰多肽，占2%。散在内分泌细胞包括促胃液素细胞、肠嗜铬细胞和血管活性肠肽细胞。

胰岛细胞瘤是最常见的胰腺内分泌肿瘤，大部分肿瘤具有功能性，患者临床表现取决于激素表达的类型，如胰岛素瘤伴发低血糖症，胰高血糖素瘤伴有坏死性游走性红斑，轻度糖尿病，贫血等。肿瘤好发于胰尾部，呈境界清楚的褐色至粉色实性肿块，通常带包膜，常见出血。镜下见细胞呈小圆形，较均匀，胞浆少，胞核染色质细腻；瘤细胞排列呈小梁状、腺泡状及实团状，富含血管。血管浸润和（或）浸润邻近器官是唯一的恶性胰岛细胞瘤诊断标准。应用特异性抗体进行免疫组化染色并结合实验室检查及临床症状，有助于诊断胰岛细胞瘤的类型。

（李晓鸣　段国兰）

【参考文献】

1. 武忠弼，杨光华. 中华外科病理学. 北京：人民卫生出版社，2002.

2. 刘彤华. 诊断病理学. 北京：人民卫生出版社，2006.

3. 成令忠. 组织学彩色图鉴. 北京：人民卫生出版社，2000.

4. 王鲁平，丁华野，虞积耀. 胃上皮异型增生和相关病变病理诊断的进展. 中华病理学杂志，2000.

5. 中国胃肠道间质瘤病理专家组. 中国胃肠道间质瘤病理共识意见. 中华病理学杂志，2007.

6. 史恩溢，侯英勇，谭云山，等. 局限性胃肠道间质瘤危险程度分级标准的应用与评价. 中华病理学杂志，2007.

7. 程烽涛，刘玲. 胃肠道间质瘤病理及CD117和CD34表达与意义. 中国病理生理杂志，2006.

8. 丛文铭，Sydney D. Finkelstein，吴孟超. 胆管癌基因变异与临床病理学特征的关系. 中华病理学杂志，2001.

第三章

女性生殖道

第一节　外阴疾病

一、外阴组织学概述

外阴包括大阴唇、小阴唇、阴道前庭、阴阜、阴蒂等。大阴唇为一对纵行的皮肤皱襞，富含毛囊、皮脂腺和大汗腺，皮下为脂肪和平滑肌。小阴唇被覆复层鳞状上皮，其下为大量血管、平滑肌和结缔组织，皮脂腺较多，无毛囊和汗腺。阴道前庭部被覆复层鳞状上皮，有尿道外口和前庭大腺（巴氏腺）。前庭大腺由腺泡和反复分支的腺管组成，腺泡成于分泌黏液的立方或低柱状细胞。导管由小而大相继被覆立方、锥状、柱状上皮和移行上皮，主导管开口处被覆复层鳞状上皮。尿道长4～5cm，被覆移行上皮，外口处（位于前庭部）被覆复层鳞状上皮。腺管走行迂曲，易窝藏细菌，并可因此形成脓肿。管腔若被阻塞则可形成囊肿。

二、外阴炎症

毛囊炎、神经性皮炎、湿疹等皮肤炎症皆可发生于外阴。此外，还可发生下列炎性疾病：

1. 外阴炎　病变呈白色，易误为白斑。

镜下观察：常有表皮角化过度，棘层增生肥厚或萎缩变薄，真皮内见不同程度的慢性炎细胞浸润。

2. 梅毒　由梅毒螺旋体引起。发生于外阴者常为一期梅毒病变，称为软性下疳，以阴唇、会阴、肛门等处最常见，表现为无痛单发性丘疹或结节，表面有糜烂或溃疡。常伴有单侧或双侧腹股沟淋巴结肿大。外阴二期梅毒时形成扁平湿疣（或梅毒湿疣），表现为多发性不规则片状或扁平乳头。三期梅毒时形成树胶肿，很少累及外阴。

镜下观察：一期梅毒呈现非特异性炎症，伴发糜烂或溃疡。具有提示梅毒可能性的病变是：①浆细胞明显地多于一般的慢性炎症；②呈现小血管内膜炎（内皮细胞增生、肿胀、管腔闭塞等）和小血管周围炎（以浆细胞浸润为主，管壁可增厚。）在浸银染色切片中检见螺旋体有助于确诊梅毒，诊断梅毒应注意参考有关的临床资料。

二期梅毒镜下病变似一期梅毒。

三期梅毒除有大量浆细胞浸润和血管内膜炎、血管周围炎外，还形成肉芽肿病变。梅毒性肉芽肿的中央区域呈现凝固性坏死，其外围以上皮样细胞、多核巨细胞，并有淋巴细胞、浆细胞浸润和成纤维细胞增生继发明显的纤维化。

3．尖锐湿疣 是由人类乳头状瘤病毒6型和11型感染引起的性传播疾病，也可为非性接触的间接感染，最常发生于会阴、肛门周围，也可累及外阴、阴道、前庭、大小阴唇、宫颈等处。

（1）肉眼：多发性疣状病变，有蒂或无蒂，在临床观察中按其表现不同分为：①乳头状瘤型：与鳞状上皮乳头状瘤的区别是无蒂和多灶分布；②扁平型：宫颈多见；③尖刺样型；由于表面角化和鳞状上皮乳头状增生所致；④瘤块型：肉眼所见和真性肿瘤难以区别，需镜下观察确诊；⑤红色丘疹样型：多见于宫颈；⑥巨大尖锐湿疣，现认为是疣状癌。湿疣可能伴有下生殖道鳞状上皮的癌前病变或浸润性鳞癌。

（2）镜下：表面被覆复层鳞状上皮呈疣状或乳头状增生，上皮脚（钉突）下延、增宽，可呈假上皮瘤样增生，表层角化过度和角化不全，棘层明显增生肥厚；于增生棘层内出现具有诊断意义的挖空细胞。挖空细胞的特点是：①位于表皮中、上层，多群集，也可散在；②核形不规则，有异型；③核周胞浆空淡，细胞边缘尚可见少量残存胞浆（图6-3-1）；④电镜下，核周浆稀疏、细胞器稀少。挖空细胞与空泡变性表皮细胞的区别在于后者多见于表皮浅层且核无异型。真皮层血管扩张、上移，伴有数量不等的慢性炎细胞浸润。尖锐湿疣可伴发上皮非典型增生甚至灶性癌变，形似鲍温病或呈浸润性鳞癌。

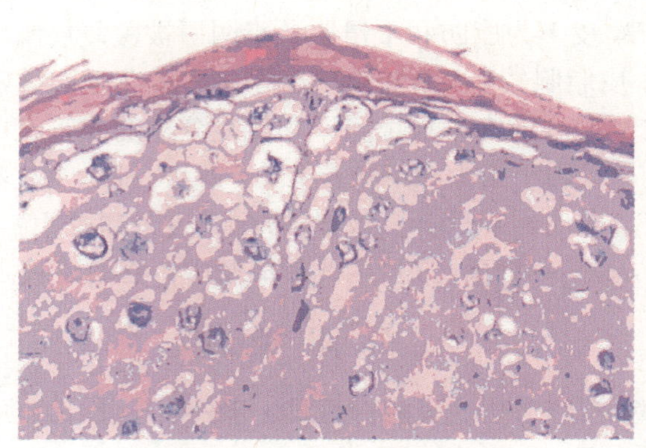

图6-3-1 尖锐湿疣

“挖空”细胞核增大、深染、异型，有核周空晕

诊断尖锐湿疣应注意参考有关临床资料。检见特征性的挖空细胞有助于诊断尖锐湿疣，未见挖空细胞也不能除外尖锐湿疣。应用核酸分子原位杂交技术或免疫组织化学染色，在病变中检测出6型或11型HPV时，可以明确诊断。

（3）鉴别诊断：

1）疣状外阴上皮内肿瘤形成和疣状浸润性鳞状细胞癌：这些病变与典型的湿疣不同，具有明显的核的非典型性和核分裂象，常常有异常核分裂象，可以见于中层和上层。疣状浸润性鳞状细胞癌尚可见到浸润的现象。

2）疣状癌：肿瘤通常较大，为发生于老年妇女的孤立性肿块，它缺乏湿疣具有的细的分支状乳头和挖空细胞形成。疣状癌的深部边缘为宽的球状上皮脚。

3）假性湿疣：一般无症状，在妊娠时受激素影响局部表现明显，有砂粒感，分娩后可消退。多发生在两侧小阴唇内面，呈对称性鱼子样病灶。镜下见表面有乳头状结构，但不融合，为游离的乳头断面，上皮层次薄，基底细胞不增生，无诊断性挖空细胞，有的见细胞内水肿，胞核小，偏心。

三、外阴非肿瘤性增生性疾病

1. 女阴硬化性苔藓　是女性外阴最常见的皮肤病，见于各年龄组，好发于育龄和老年妇女。病因尚不清楚，现认为是由多种因素致病的。

患者主要症状是严重瘙痒、外阴烧灼感。病变部位可以是大阴唇内侧、小阴唇内外侧、阴蒂以及肛周。

(1) 肉眼：早期可表现为不规则的乳白色或淡红色小斑片，随病情发展，斑片不断扩大，同时累及外阴和肛周，病变对称，形成独特的 8 字形白斑。外阴皮肤发亮、变硬，成象牙白色。由于瘙痒，患者常搔抓，引起皲裂或溃疡。

(2) 镜下：特征性改变是表皮下出现硬化，表面细胞空泡变及真皮内炎细胞浸润。典型的组织学表现为：表皮萎缩，表皮下有一条窄的透明样变的硬化带，即表皮下胶原纤维均质变及淋巴细胞浸润带（图 6-3-2）。病理变化与病程有关，病程越早，真皮慢性炎细胞浸润越表浅，随着水肿及均质变纤维带的增宽，炎细胞浸润带下移，达真皮中部。炎细胞浸润也可较少。表皮的变化主要是角化过度，并伴有毛囊角质栓形成，皮突消失或不规则增生。硬化性苔藓可伴有增生或不典型增生，甚至癌变。

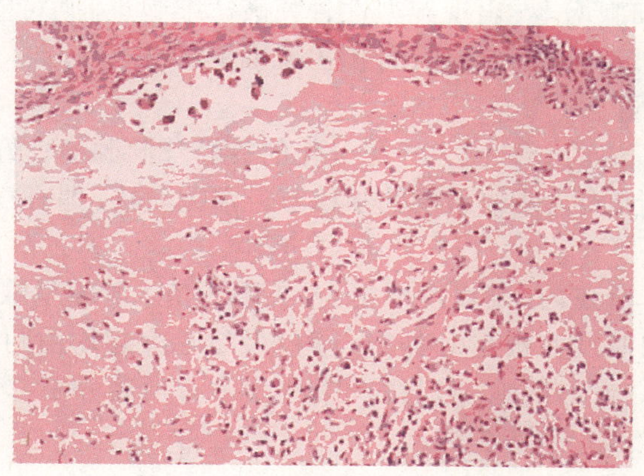

图 6-3-2　女阴硬化性苔藓

表皮下胶原纤维均质变，其下慢性炎细胞浸润

2. 鳞状上皮细胞增生症　是由非特异性病因引起的鳞状上皮增生，过去称之为增生性营养不良。临床上以瘙痒为主要症状。

(1) 肉眼：通常表现为界限清楚的白色、散在性斑片状病损，有的表皮增生、角化明显，故病变高出皮面，易误诊为恶性肿瘤。

(2) 镜下：表现为鳞状上皮细胞增生，表皮角化明显和角化不全，棘层肥厚，上皮脚延伸，但增生上皮无异型性，真皮浅层血管周围少量淋巴细胞、浆细胞浸润。

四、外阴良性肿瘤

(一) 鳞状上皮乳头状瘤

在外阴很少见。它通常发生于老年妇女的大阴唇，常与外阴萎缩性疾病伴发，生长缓慢，偶有恶变。

【肉眼】 常单发，大小不等，一般呈乳头状，可有蒂。

【镜下】 增生的乳头向外生长，表面被覆明显角化的复层鳞状上皮，其棘细胞层增生、肥厚，细胞无明显异型，乳头中央的间质为纤维血管束。

【鉴别诊断】 主要与尖锐湿疣和纤维上皮瘤样息肉鉴别。与尖锐湿疣的主要区别是乳头状瘤没有 HPV 感染的迹象，没有挖空细胞。与纤维上皮瘤样息肉的主要区别是乳头状瘤上皮成分多于间质。

（二）雀斑样痣

是外阴最常见的色素沉着性病变，损害为圆形棕色或黑色斑点，直径 1～5mm，多见于小阴唇及阴道口周围。

【镜下】 表皮突向真皮内，似指样延伸。基底层黑色素细胞及黑色素明显增多。真皮乳头层有轻度炎细胞浸润，有多少不等的嗜黑色素细胞。

（三）黑素细胞痣

为外阴常见的黑色素细胞良性肿瘤，包括皮内痣、交界痣、混合痣。外阴的黑痣常为交界痣，外观皮损色黑，表面平坦或隆起，界限清楚。

【镜下】 交界痣的痣细胞团位于表皮基底层和真皮乳头层交界处，巢团内的痣细胞以立方形为主，偶见梭形，胞浆内可见多少不等的黑色素颗粒。真皮浅层可见嗜黑色素细胞及单核细胞。如果痣细胞增多、出现异型性且突破痣细胞巢，则可能发生恶变。临床表现为痣突然增大、发炎、破溃、结痂、出血，外围出现卫星状小点等。

（四）乳头状汗腺瘤

是外阴皮肤附件发生的一种向大汗腺分化的良性汗腺腺瘤。好发于大阴唇、唇间沟、小阴唇侧面及会阴等处，多为皮内质硬的小结节。常无症状，偶有疼痛，通常为单发，直径一般小于 2cm。

【镜下】 肿瘤位于真皮内，与表皮不相连，界限清楚。肿瘤呈腺管和囊状结构，囊壁有乳头向腔内突起，有的似绒毛状互相吻合。囊壁及绒毛突起均由两层上皮细胞组成，向囊腔的一层为高柱状或立方形细胞，胞浆弱嗜酸性，常有顶浆分泌；较外一层细胞呈小立方形，为未成熟的肌上皮细胞（图 6-3-3）。

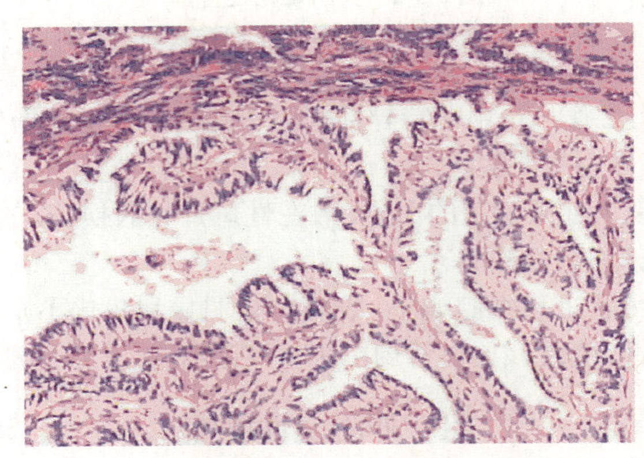

图 6-3-3 乳头状汗腺瘤

瘤内管状和囊状结构，囊腔内有乳头状突起

五、外阴恶性肿瘤

（一）鲍温病

病程缓慢，平均4～6年。

【肉眼】 于外阴、会阴或肛门处呈现单发或多发、大小不等、不规则形、界限清楚的灰黑或红褐色粗糙斑块，可有溃疡或结疤。

【镜下】 为表皮内鳞状细胞癌，是皮肤原位鳞癌的一个亚型。癌细胞大小不等、奇形怪状，可见单核或多核瘤巨细胞及胞浆红染的角化不良细胞。有些癌细胞的胞浆空淡，形似佩吉特病时的派杰细胞。易见核分裂，可见病理性核分裂。异型细胞并非都累及表皮全层。基底膜完整。

（二）佩吉特病

多见于中年以后妇女的大阴唇、会阴、肛周，常伴有持续性瘙痒和疼痛。

【肉眼】 为多灶性、边界清楚、红斑样或湿疹样斑块。

【镜下】 在外阴表皮内及皮肤附件中有成群或单个散在的派杰细胞，其特点为细胞体积大，圆形，胞浆丰富，空泡状，淡染，核圆形或卵圆形，有些可呈印戒样细胞，核仁明显，核分裂少见（图6-3-4）。

外阴佩吉特病可伴有皮下汗腺导管癌或巴氏腺癌。

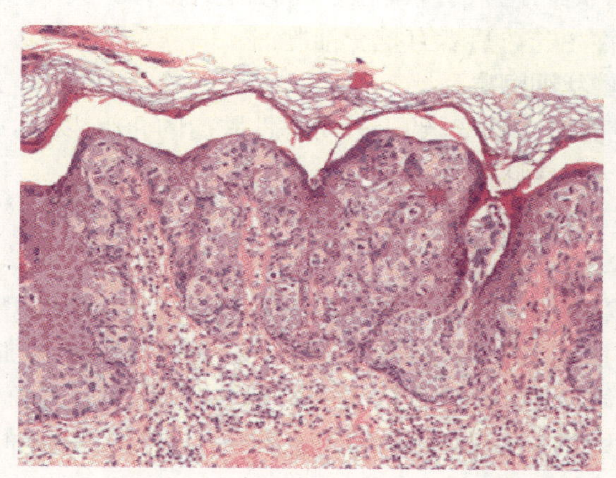

图6-3-4 外阴佩吉特病

表皮内成群分布的派杰细胞，细胞大而圆，胞质丰富、淡染

（三）外阴鳞状细胞原位癌

为局限于外阴表皮内的早期癌，基底膜完整、无浸润。

【肉眼】 常呈分散而较少的多发性病灶，局部皮肤增厚，微隆起，粗糙、灰白色。

【镜下】 表皮高度角化，上皮全层正常层次消失，细胞增大，核异型、深染，上皮脚伸长，但基底膜完整（图6-3-5）。

（四）疣状癌

疣状癌多见于年纪较大的妇女，尤其常见于绝经后妇女。肿瘤生长缓慢，病程较长，往往瘤体较大，表面为菜花状或乳头状、蕈状，常有溃疡形成。肿块呈粉红色、灰白色或黄白色。最常发生于大阴唇。

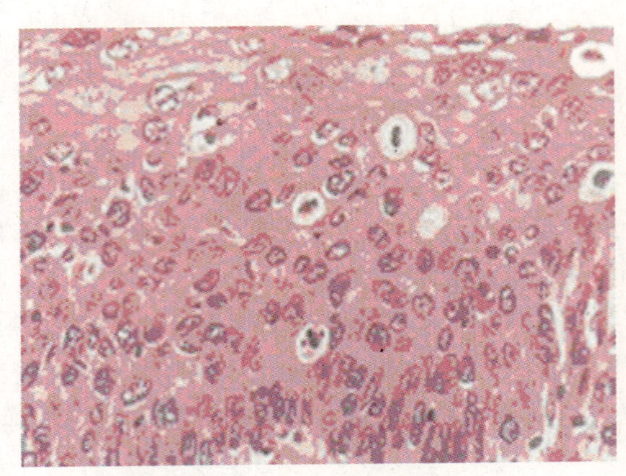

图 6-3-5 外阴原位癌
异型细胞大小不一，核多形性，核分裂象多见

【镜下】 分化良好的鳞状上皮呈乳头状生长，乳头无中心柱间质，乳头表面覆盖过度角化及角化不全的上皮，细胞大，多边形，上皮钉突钝圆形伸入间质或压迫间质，呈推移性生长，肿瘤的基底部与间质分界清楚，平整规则，核分裂少见，间质内有大量淋巴细胞、浆细胞浸润。此癌的特点是生长缓慢，局部浸润，易复发。

疣状癌与湿疣样鳞状细胞癌的区别在于后者的上皮钉脚尖，形成不规则癌巢，呈浸润性生长，而前者为推移性生长。后者有挖空细胞。

（五）外阴浸润性鳞状细胞癌

鳞癌是外阴最常见的恶性肿瘤，约占外阴恶性肿瘤的 90% 以上，近 30 年来其发病率有上升的趋势。常发生于中、老年妇女。

【肉眼】 外阴病变区颜色可呈白色、粉红或灰红色，多为单发，约半数以上肿瘤在诊断时呈溃疡状或呈乳头状。

【镜下】 外阴鳞状细胞癌的组织学类型包括：角化型鳞状细胞癌、非角化型鳞状细胞癌、基底细胞样鳞状细胞癌、湿疣样鳞状细胞癌等。①角化型鳞状细胞癌：此癌占大多数，癌细胞分化良好，细胞体积大，呈多边形，排列成巢状，显示有较多角化珠形成，可见细胞间桥，核异型性较小，有少数核分裂。此型相当于高分化或Ⅰ级鳞癌，但侵袭性强（图 6-3-6）。

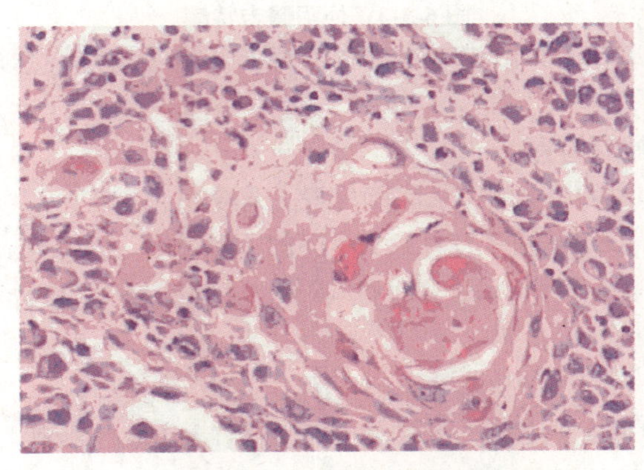

图 6-3-6 角化型鳞状细胞癌
癌细胞分化好，可见角化珠形成

②非角化型鳞状细胞癌：癌组织由多边形大细胞组成。癌细胞呈片状排列，层次不清，核增大，核异型性较明显，核染色深浅不一，核分裂增多，癌细胞巢中角化较少，无角化珠形成。此型多相当于中等分化或Ⅱ级鳞癌（图 6-3-7）。③基底细胞样鳞状细胞癌：肿瘤由类似鳞状上皮的基底层细胞组成。癌细胞排列成片、索状或成簇状分布，细胞体积小，胞质少，分化差，核异型性明显、深染，核分裂易见，癌细胞角化少见或无角化。此型多相当于低分化或Ⅲ级鳞癌。④湿疣样鳞状细胞癌：此型鳞癌常合并 HPV 感染，多见于年轻妇女，肿瘤成乳头状结构，表面覆以过度角化的上皮，乳头有纤维血管的中心轴，具有特征性的是在鳞状细胞癌中出现明显的挖空细胞，挖空细胞表现为核周空晕，核大、深染、皱缩，可见多核、巨核等，在癌组织周围可找到 VIN 病变（图 6-3-8）。

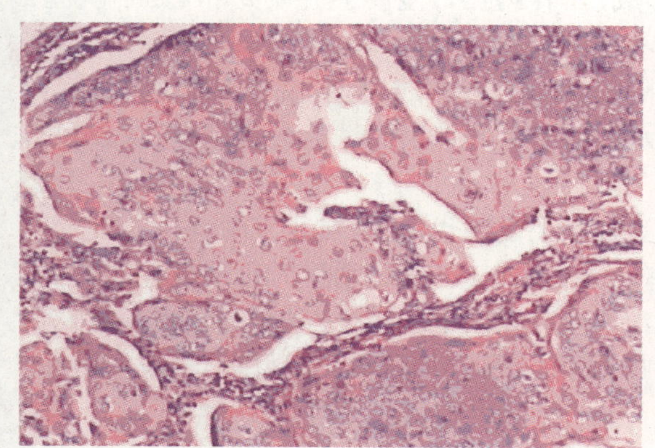

图 6-3-7　非角化型鳞状细胞癌
癌细胞异型性较明显，角化较少

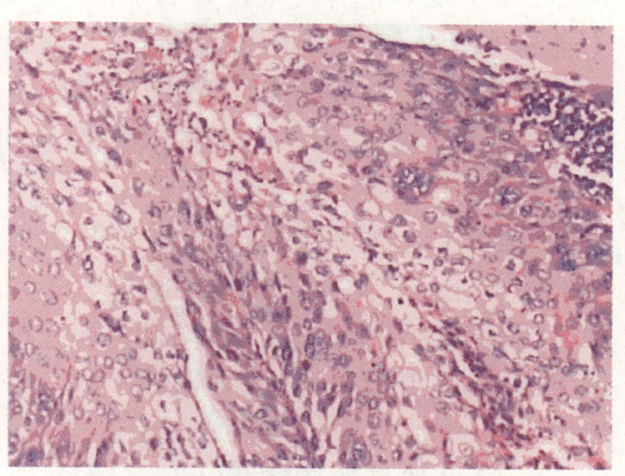

图 6-3-8　湿疣样鳞状细胞癌
癌组织呈乳头状结构，分化较好，癌巢内见明显“挖空”细胞

外阴浸润性鳞癌一般扩散较早，可以直接扩散到邻接组织，也可经淋巴道转移至腹股沟、股部和盆腔淋巴结。

第二节　子宫颈疾病

一、子宫颈组织学概述

子宫颈突入阴道部分由非角化性复层鳞状上皮所覆盖，在生殖年龄大约每 4～6 天更新 1 次，上皮的成熟被雌激素促进，被孕激素抑制。成熟的复层鳞状上皮与阴道的复层鳞状上皮相似，但无钉突，可分为 5 个层次。第一层次为基底细胞层，是紧贴基底膜的最下面一层，为一排低柱状细胞，胞浆较少，核较大，卵圆形，染色质较深。第二层次为基底旁细胞层，由 2～3 层多边形细胞组成，有细胞间桥，胞浆较基底细胞多，核圆形。第三层次为中间细胞层，又称浅棘细胞层，该层次约有 5 层细胞，细胞体积比基底旁细胞大，呈多边形。第四层次又称致密层，该层厚度不一，由紧密堆砌的含角质透明颗粒的多边形或舟形细胞组成，无细胞间桥。第五层次为浅表层，是最上面的也是分化最成熟的细胞。该层次的细胞呈长扁平形，核固缩且深染，胞浆量多红染，代表了角质化。内宫颈和宫颈管内膜衬以柱状上皮，上皮下的间质中有分支状腺体，与表面上皮相连续。子宫颈的柱状上皮呈高柱状，单层排列，柱状细胞的核圆或卵圆形，位于细胞的下 1/3，在妊娠和排卵等分泌活跃时，核可在细胞中部或基底。有 2 型柱状细胞：无纤毛分泌细胞和动纤毛细胞。纤毛细胞的核圆或卵圆形，染色质细。子宫颈的上皮下间质主要由弹力纤维组织和少量平滑肌组成，间质中有发育很好的毛细血管网及淋巴管和神经等。由于神经多分布于宫颈间质深部，因此子宫颈对痛觉不甚敏感。

二、子宫颈炎症

（一）慢性子宫颈炎

常与局部感染、分娩损伤、激素紊乱以及阴道酸性环境改变等因素有关。常见于子宫颈外口，呈现非特异性炎症，可有淋巴滤泡形成，常伴鳞化。慢性子宫颈炎常见三种类型：①子宫颈糜烂；②子宫颈腺囊肿；③子宫颈肥大。

【肉眼】 子宫颈外口周围的黏膜充血、水肿，呈鲜红色。于早期，黏膜表面尚光滑；当慢性糜烂时，黏膜表皮和腺体均增生，充血、水肿的子宫颈口表面呈乳头状、颗粒状或凹凸不平。

【镜下】 子宫颈阴道部表被的鳞状上皮被柱状上皮替代，后者可再发生鳞化。表皮下方的间质充血、水肿和慢性炎细胞浸润，可有淋巴滤泡形成，腺体增生时可形成许多乳头，腺体也可鳞化（鳞化累及腺体）。由于纤维组织增生和表面上皮鳞化，常引起子宫颈内膜腺体引流不畅，甚至阻塞，使得腺腔扩大，形成纳氏囊肿。腺体鳞化时，呈现鳞状上皮细胞岛，形似鳞癌的癌巢，应注意鉴别。

（二）人乳头状瘤病毒（HPV）感染

HPV 的类型很多，不少妇女可感染不止一型的 HPV。子宫颈 HPV 感染最常见的表现有两种：尖锐湿疣和稍高起但不外突的扁平斑块，后者更多见，一般不发展为尖锐湿疣样病变，且经过若干月后可消退。组织学改变与外阴 HPV 感染类似，其标志为挖空细胞。挖空细胞大而圆或多边形，胞浆明显空淡，核增大、深染、异型，可位于鳞状上皮各层，一般不常见于基底和基底旁细胞层。这是 HPV 感染引起的鳞状细胞特殊改变，在鳞状上皮中见到这种细胞即可诊断 HPV 感染。HPV 感染引起的其他改变有角化不全、单个细胞角化、基底细胞增生、间质慢性炎细胞浸润和血管增多、充血等。

（三）结核

女性生殖道结核患者中约 1/4 有子宫颈结核，子宫颈的结核几乎全为输卵管和子宫内膜结核扩散而来。

【肉眼】 子宫颈增大，色红而质较脆，表面颗粒状或有溃疡形成，触之易出血。

【镜下】 为由干酪样坏死、类上皮细胞和朗罕巨细胞形成的结核性肉芽肿，外围有淋巴细胞，典型的结核结节较少见。有溃疡形成的病例中，可有宫颈上皮增生，或乳头形成。

三、子宫颈瘤样病变

子宫颈瘤样病变包括子宫颈息肉、潴留囊肿、表皮样囊肿、中肾管囊肿、子宫颈子宫内膜异位症等。

子宫颈息肉：是子宫颈管黏膜及其下间质局限性增生所形成的单个或多个突向子宫颈管或子宫颈外口的带蒂新生物。红色，肉赘样，直径由几毫米至 2～3cm。常见，多与慢性宫颈炎伴发，一般不恶变。

镜下见息肉表面被覆柱状或鳞状上皮，其下的间质呈现急性、慢性炎症，可有腺体增生并常鳞化。

四、子宫颈鳞状上皮内瘤变

子宫颈鳞状上皮内瘤变（CIN）好发于子宫颈鳞 - 柱状上皮交界处，常累及子宫颈内膜腺体和表面上皮，也可发生于子宫颈阴道部的鳞状上皮。属癌前期病变。

CIN 通常分为 3 个级别，CINⅠ、CINⅡ和 CINⅢ。CINⅠ和 CINⅡ分别大致相当于轻度异型增生和中度异型增生，CINⅢ则把重度异型增生和原位癌都包括在内，这样就可以用同一疾病过程概括这类上皮病变，把异型增生和原位癌都理解为是同一疾病过程的不同而又连续的部分。

【镜下】 各级别上皮内瘤变的组织学特征：

1. 上皮内瘤变Ⅰ级（轻度异型增生，CINⅠ）　鳞状上皮的上 2/3 均成熟，上皮层下 1/3 细胞核有轻度异型性，可见核分裂存在。目前有主张把上皮上 1/3 有明确空穴化细胞，而上皮的下 1/3 细胞无核异型性也归入轻度异型增生（图 6-3-9）。

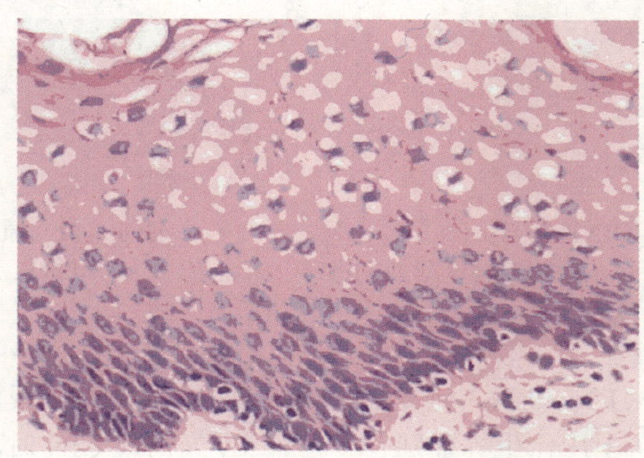

图 6-3-9　CINⅠ

上皮层下 1/3 细胞增生，核异型；上皮中上部细胞空穴化改变

2. 上皮内瘤变Ⅱ级（中度异型增生，CINⅡ）　鳞状上皮的上 1/2 成熟，鳞状上皮下 1/2 细胞核异型性，但表层细胞也可有核异型；有核分裂存在，一般限于上皮的下 2/3，并见异常核分裂（图 6-3-10）。

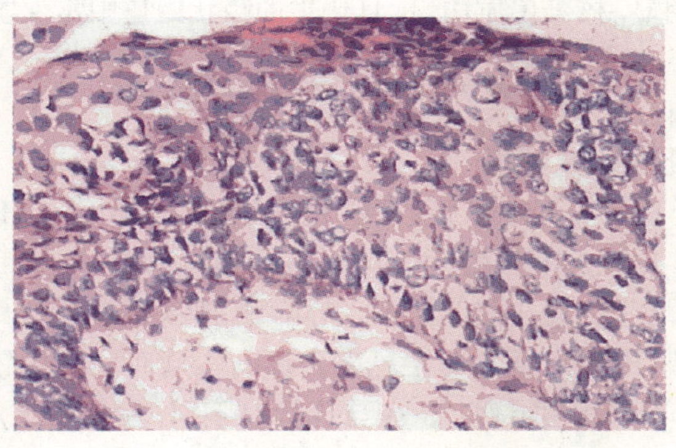

图 6-3-10　CINⅡ

上皮层下 1/2 细胞排列极向紊乱，核异型

3．上皮内瘤变Ⅲ级（重度异型增生和原位癌，CINⅢ） CINⅢ将重度异型增生和原位癌都包括在内，且对两者不加区分，但在异型增生—原位癌系统则需区别开两者。重度异型增生：上皮的成熟仅限于表层1/3，核异型性显著的细胞从基底开始，超出中1/3进入上1/3，核分裂多，异常核分裂易见；有人将上皮下和中1/3的细胞有显著的核异型性者，也归入重度异型增生（图6-3-11）。原位癌：上皮完全或几乎完全不成熟，上皮的全层显示显著的核异型性，上皮各层核分裂及异常核分裂均多见。CIN不仅累及表面上皮，也可累及腺体，仍属原位癌，它的组织学特征为柱状上皮部分或完全为原位癌细胞取代，但基底膜仍保留，因而癌灶边缘整齐，呈圆形、半圆形或弧形突向间质，而且癌巢内无角化倾向（图6-3-12）。

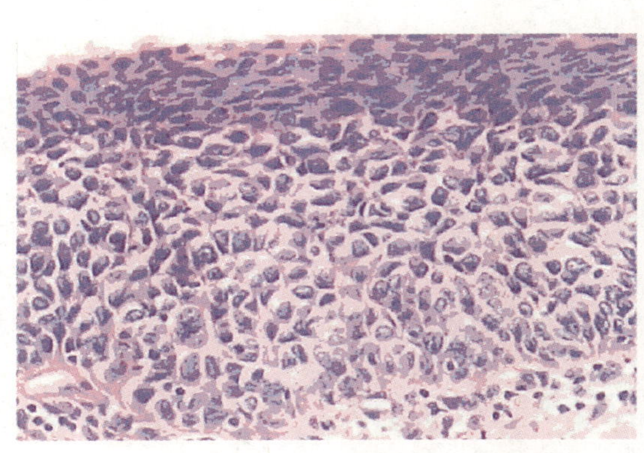

图6-3-11 CINⅢ

上皮除表面数层细胞成熟外，其余细胞异型性明显，排列极向紊乱，核增大、深染

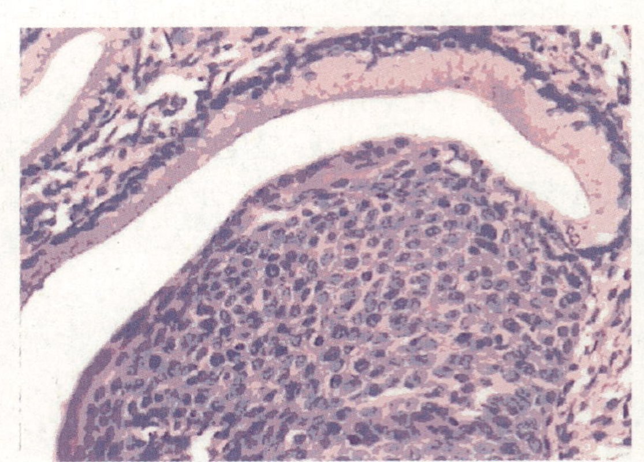

图6-3-12 原位癌累及腺体

癌组织累及部分腺体

【免疫组化】 Ki-67、P16和P63免疫标记物的应用，在CIN与反应性鳞状上皮增生、基底细胞增生、不成熟鳞状上皮化生等鉴别有一定意义，当出现CIN时，上述标记物的表达与其级别呈正相关。

【鉴别诊断】 CIN常需与反应性鳞状上皮增生、基底细胞增生、不成熟鳞状上皮化生等鉴别。反应性鳞状上皮增生通常发生在炎症背景下，细胞极向好，核浆比例正常，核形态一致，异型性不明显，染色质均匀。基底细胞增生时其细胞形态、极向正常，仅表现细胞增大、细胞层次增多。不成熟鳞状上皮化生为生理性改变，表现为储备细胞增生，细胞核圆形，大小、形态比较一致，异型性不明显，核染色质均匀，且化生的鳞状上皮中常保留有宫颈黏液柱状上皮。

五、子宫颈良性肿瘤

（一）子宫颈鳞状细胞乳头状瘤

少见。多发生于子宫颈阴道端黏膜的鳞、柱状上皮交界处，与HPV感染无关。单发或多发，米粒或黄豆大小，质软，灰红色，蒂较宽。

【镜下】 乳头表被增生的复层鳞状上皮，无异型，乳头的中轴为纤维血管束。该束内含有大量纤维组织时，有时称为纤维上皮性息肉。诊断本瘤时应与尖锐湿疣鉴别。乳头状瘤的鳞状上皮增生活跃伴不同程度异型时，应与疣状癌鉴别，后者的上皮脚肥大呈球形。

子宫颈鳞状上皮乳头状瘤有时可恶变。妊娠时，肿瘤可生长较快，有的病例于分娩后自行消失。

（二）子宫颈内膜腺瘤

多位于子宫颈阴道端黏膜下或鳞-柱状上皮交界处，成于增生的宫颈腺体，单发或多发。

【镜下】 腺体增生密集，大小不等，形态不规则，腺上皮低立方形，胞核无异型，胞浆含有黏液，腺腔内常见黏液分泌物，间质少。

六、子宫颈恶性肿瘤

（一）鳞状细胞癌

占子宫颈恶性肿瘤的95%，好发于50岁左右的妇女。子宫颈癌的发生和发展一般经由正常上皮→良性增生→非典型增生→原位癌→早期浸润癌→浸润癌的过程。

1. 原位癌　子宫颈鳞状上皮全层（可不包括浅表处的角化层或薄层枯萎的细胞）显著异型（恶变）。这种恶变的鳞状上皮可累及相邻的子宫颈腺体，腺上皮部分或全部被癌细胞替代，但腺体的基底膜完整，尚未侵犯间质，又称黏膜内癌。原位癌好发于子宫颈外口的鳞-柱上皮交界处，其次为子宫颈管黏膜和子宫颈阴道部。患者多无症状或仅白带增多，少数可有接触性出血。原位癌的发病年龄一般较浸润癌者早10年。有的原位癌未经治疗可自行消退或保持多年不进展。多数原位癌是浸润癌的前驱病变。原位癌累及腺体需与腺体的鳞状上皮化生或子宫颈鳞化累及腺体鉴别。于后者，腺体内的鳞状上皮细胞无异型，并呈现正常的层次分化和极向排列。

2. 微小浸润癌　宫颈微小浸润性鳞状细胞癌是指浸润间质最大深度≤5mm，最大水平扩散为7mm的浸润性鳞癌，又称为表浅浸润癌。一般无临床症状或仅有接触性出血。病变多在宫颈前唇外口周围，肉眼观察无明显异常。若癌灶局限于子宫颈内，常发生在CIN的部位，是由原位癌发展而来，属于Ⅰ期癌，并可再分为Ⅰa、Ⅰb和Ⅰc。多不见血管内癌栓，无淋巴结转移。

镜下见：来自原位癌的癌细胞穿越基底膜向下呈小芽状、舌状、泪滴状和锯齿状浸润间质，或呈分散性浸润，浸润灶周围的间质中常发生明显的炎性反应（图6-3-13）。网状纤维染色或PAS染色有助于判断基底膜是否完整。

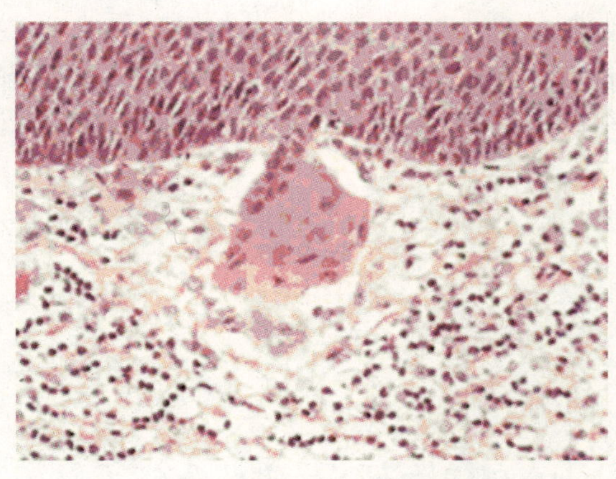

图6-3-13　微小浸润癌

癌组织突破基底膜，呈泪滴状伸出，浸润间质

3. 浸润癌　包括了Ⅱ期以上的所有进展期鳞状细胞癌。

（1）肉眼：①糜烂型：肿瘤初发于宫颈外口，黏膜呈现红而粗糙的颗粒状，质较脆，易出血；②外生菜花型：肿瘤主要向子宫颈表面和阴道部呈乳头状或菜花状生长，色灰白，质脆，继发出血、坏死、感染；③内生性浸润型：肿瘤主要向子宫颈深部浸润，使宫颈前后唇肥大或呈结节状突起，晚期可形成较大的溃疡和空洞，肿瘤切面呈灰白色结节状，质脆，易出血。

（2）镜下：按照鳞癌是否发生角化和癌细胞的大小，可将其分为三个亚型：①大细胞角化型鳞癌：癌细胞大，多角形，胞浆丰富、嗜酸性，核大深染，染色质粗，核分裂象少见，可形成明显角化珠，细胞间桥清楚（图 6-3-14）。②大细胞非角化型鳞癌：多见，是预后差的亚型。癌细胞异型性明显，片状排列，无角化或仅有个别癌细胞角化，核分裂多见（图 6-3-15）；有时成于胞浆丰富的透明细胞（需要与实性型的透明细胞腺癌鉴别）。③小细胞非角化型鳞癌：少见，是预后最差的亚型。癌细胞小，胞浆稀少，核较大、染色质多，易见核分裂，无明显的完全性角化（图 6-3-16），但可见向鳞状细胞癌分化的迹象和单个细胞角化。小细胞鳞癌不同于小细胞未分化癌，后者在光镜下不呈鳞状上皮分化。

鳞癌癌巢中央发生坏死、液化时，可形成腺样或腺泡样结构，但尚见鳞癌特征，如巢团结构、细胞间桥等。

（3）免疫组化：CK 和外皮蛋白（involucrin）为鳞状细胞分化的免疫标志物，CEA 和宫颈癌肿瘤相关抗原 TA-4 在鳞状细胞癌中可有局灶性阳性表达，EMA 在不同分化中有不同程度的表达，Ki-67 增生指数应用较为普遍。

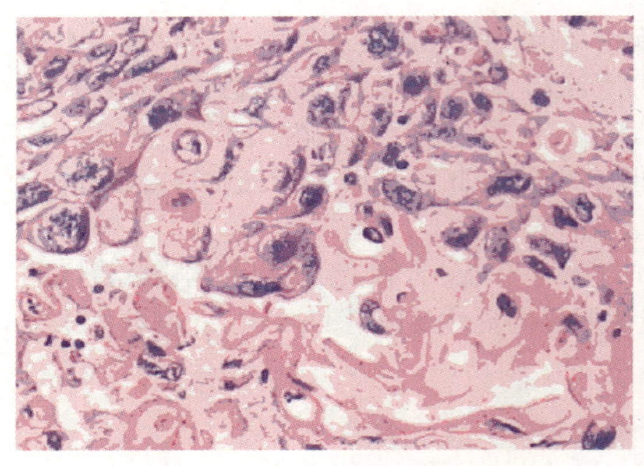

图 6-3-14 大细胞角化型鳞癌

癌巢中见明显角化，癌细胞大，核异型显著

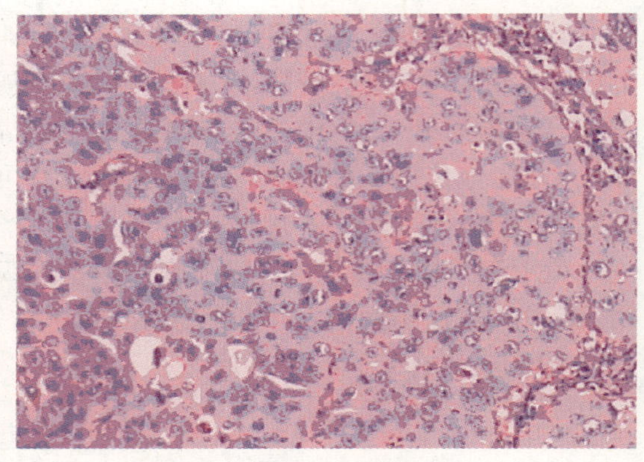

图 6-3-15 大细胞非角化型鳞癌

癌细胞多边形，胞浆丰富，癌巢无角化珠

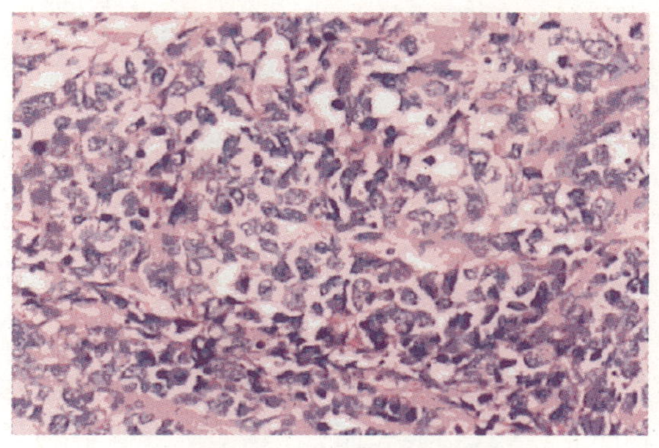

图 6-3-16 小细胞非角化型鳞癌

癌细胞小，胞浆稀少，核深染，无单个细胞角化

（4）鉴别诊断：需与一些良性病变、上皮样平滑肌肉瘤及透明细胞癌鉴别。分化好的鳞癌有浸润性生长方式和细胞核异型性，可与良性鳞状上皮病变区别。上皮样平滑肌肉瘤常有多量梭形瘤细胞，应用免疫组织化学染色 Vimentin、HHF-35、actin、Desmin 等阳性表达，而 CK 阴性表达，可与鳞癌区别。透明细胞癌除有实性细胞巢团外，可有透明细胞、鞋钉样细胞及乳头状、小梁状、腺囊性结构等与鳞癌区别。

（二）腺癌

源于子宫颈管表被的柱状上皮或子宫颈腺体上皮，好发于子宫颈管，偶见于子宫颈外口，约占子宫颈癌的 1%～5%。平均发病年龄 40～50 岁。幼女的子宫颈癌绝大多数为腺癌。近年来，子宫颈腺癌趋于增多。子宫颈腺癌的肉眼形态与鳞癌者相同，预后较鳞癌者差，其Ⅰ、Ⅱ和Ⅲ期的 5 年存活率分别为 84%、50% 和 9%。

1. 原位腺癌　是一种不常见的子宫颈病变，WHO 分类中原位腺癌的概念为“具有恶性细胞学特征的腺体位于正常腺体的位置”。原位腺癌一般呈高分化状态，基本上仍保持着子宫颈内膜上皮及子宫腺的形态特征，但腺体也可异常，有内折、外突、向腺腔内增生呈乳头状和筛状结构，腺体有基底膜围绕，细胞核增大，异型，染色质较深，核仁较明显，可见核分裂。与腺体异型增生一样也常伴鳞状上皮异常。

2. 浸润性腺癌　早期多无症状，妇科检查常不被发现。肿瘤发生位于宫颈外口者，其外观与鳞癌相似，可呈结节状、菜花状或溃疡状。

（1）宫颈腺癌的组织学类型包括黏液腺癌、宫内膜样腺癌、透明细胞癌、浆液性乳头状腺癌、中肾腺癌等。

1）宫颈黏液腺癌：这型腺癌产生黏液，其中又分为一些不同的亚型：

① 宫颈内膜型腺癌：是最常见和典型的宫颈腺癌类型，约占宫颈腺癌的 70% 以上。肿瘤以中分化和高分化为主，由中等大小的腺体构成，有密集的、不规则的复杂分支，有乳头形成并突入腺腔，可有筛状结构，腺体衬单层或假复层柱状细胞，胞浆内有较多黏液，胞核圆形、卵圆形，核深染，排列紧密，极向紊乱，异型性明显，易见核分裂，间质中可以出现黏液，或形成黏液湖（图 6-3-17）。

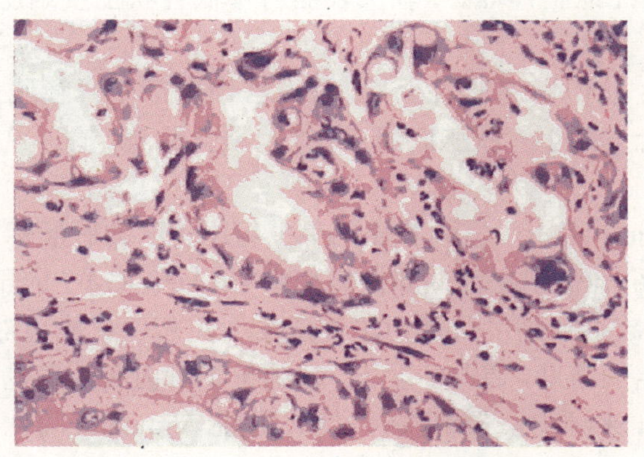

图 6-3-17　宫颈内膜型黏液腺癌

腺癌细胞核大深染、异型，胞浆含较多黏液

② 肠型腺癌：此型黏液腺癌似结肠腺癌，具有腺样结构，常有杯状细胞，偶有神经内分泌细胞。在极少情况下也可为印戒细胞癌，此时要首先排除消化道转移性印戒细胞癌。

③ 绒毛状腺性乳头状腺癌：类似于结肠的绒毛状腺癌，一般呈绒毛状结构，分化较好，瘤细胞呈柱状，单层或复层，部分胞浆含有黏液，乳头有纤维性轴心。肿瘤浸润和淋巴结转移少见，故该亚型预后好（图 6-3-18）。

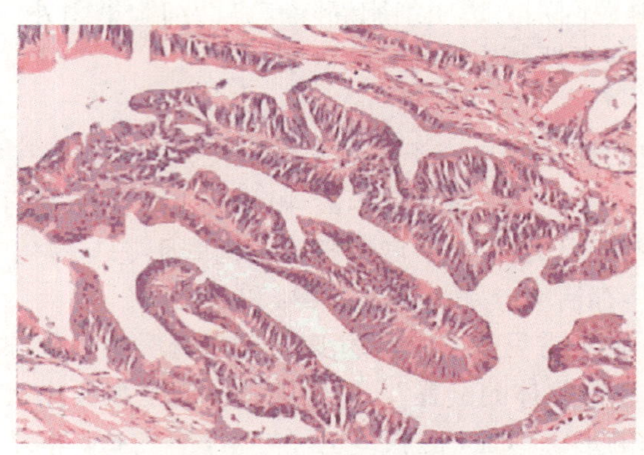

图 6-3-18 绒毛状腺性乳头状腺癌

绒毛状结构，癌细胞分化好

2）宫颈子宫内膜样腺癌：此型腺癌的组织学形态改变与子宫发生的内膜样腺癌类似。肿瘤常紧密排列成腺性、乳头状、筛状结构，内膜样型腺体大小形态不一，细胞呈柱状，单层或复层排列，核位于基底部，呈圆形、卵圆形，深染，可见核分裂。胞浆内无黏液。间质少，部分区域肿瘤组织成实片状。由于这型腺癌很像子宫内膜样腺癌，故诊断时要首先排除子宫内膜腺癌。

3）宫颈透明细胞腺癌：这型腺癌少见，多发生于年轻女性，与女性生殖道其他部位发生的透明细胞腺癌一样，肿瘤由透明细胞或鞋钉样细胞构成，成实性、管状、乳头状、囊性结构，或多种结构混合而成。

4）宫颈浆液性乳头状腺癌：这是一型少见的向输卵管上皮分化的宫颈腺癌，其组织形态学表现与发生在子宫、卵巢、输卵管的浆液性乳头状腺癌相同。由分支复杂的乳头状结构构成，乳头有狭窄的纤维血管轴心，乳头表面衬覆低柱状上皮细胞，细胞异型性明显，常见砂粒体。

5）宫颈中肾腺癌：此型腺癌非常少见，系由宫颈深部中肾管残余发生的中肾样腺癌。肿瘤由许多被覆立方上皮的小管状腺腔组成，细胞不含黏液，核有异型，腺腔内有嗜酸性红染的分泌物。

（2）免疫组化：目前常用于子宫颈腺癌的免疫组织化学的肿瘤标记，有 CEA、CA125 和 CA19-9、Vimentin、Ki-67、ER。在宫颈腺性病变中 CEA 和 Ki-67 应用较普遍，通常 CEA 阳性，并伴 Ki-67 增生指数中到高度可疑为恶性病变。免疫组化染色对确定腺癌是起源于宫颈还是子宫内膜有一定的帮助，通常情况下，起源于子宫内膜的腺癌 ER 阳性，Vimentin 阳性，而 CEA 阴性；相反，来源于宫颈的腺癌常 ER 阴性，Vimentin 阴性，而 CEA 阳性。

（3）鉴别诊断：

1）微腺型腺病和中肾管增生：微腺型腺病常发生在服口服避孕药和妊娠的年轻女性，为息肉状病变，不扩展到正常子宫颈水平以下，细胞异型性不明显，核分裂极少。中肾管增生一般不扩展到子宫颈表面，管腔内有嗜酸性物质，腺管围绕有基底膜，细胞核异型性，核分裂不明显。

2）宫体腺癌：宫体腺癌可扩散到宫颈，此时常伴肌层浸润，肿瘤体积巨大，但不累及宫颈表面黏膜。子宫颈腺癌多为宫颈内膜型黏液腺癌，而宫体腺癌中黏液腺癌很少。必要时可行诊刮除外子宫内膜腺癌。

七、WHO 子宫颈肿瘤组织学分类（2003年）

上皮性肿瘤	
鳞状上皮性肿瘤及其癌前病变	印戒细胞型
鳞状细胞癌，非特异性	微偏型
角化型	绒毛腺型
非角化型	子宫内膜样腺癌
基底细胞样	透明细胞腺癌
疣状	浆液性腺癌
湿疣状	中肾性腺癌
乳头状	早期浸润性腺癌
淋巴上皮瘤样	原位腺癌
鳞状上皮移行细胞癌	宫颈腺体异型增生
微小浸润性鳞状细胞癌	良性腺体病变
鳞状上皮内病变	**其他上皮性肿瘤**
良性鳞状上皮病变	腺鳞癌
腺上皮肿瘤及其癌前病变	腺样囊性癌
腺癌	腺样基底细胞癌
黏液腺癌	神经内分泌癌
宫颈内膜型	未分化癌
肠型	

第三节　子宫内膜疾病

一、子宫内膜组织学概述

子宫内膜正常分层为基底层、功能层：基底层紧接于子宫肌层之上，位于子宫内膜的下 1/5，对卵巢激素反应不敏感，周期性变化不明显，月经期也不剥脱，是内膜脱落后再生的基础。腺体不规则，腺腔较小，上皮低矮，间质较致密。功能层位于子宫内膜的上 4/5，对卵巢激素反应良好，有周期性变化，月经期大部分脱落。分泌期的功能层又分为两层，表面为致密层，其下为海绵层。致密层的腺体稍小，间质较致密；海绵层腺体多，有腔隙，间质较少。

二、生育期子宫内膜变化

生育期妇女的卵巢大约每月依序经历一次卵泡成熟、排卵、黄体生成和衰变（形成白体）的过程，称为月经周期。子宫内膜的这种周期性变化一般按 28 天计算。排卵正值周期的中间，即第 14 天。于排卵前的半周期（周期的前 14 天），卵泡逐渐成熟、分泌雌激素，子宫内膜呈增殖期形态（增殖期子宫内膜）；于排卵后的后半周期（周期的后14天），由卵泡膜细胞演化而来的黄体生成、分泌孕激素和雌激素，子宫内膜呈分泌期形态（分泌期子宫内膜）。

（一）增殖期子宫内膜

与卵泡发育及雌激素分泌有关。

1. 早期增殖期（周期的第4～7天） 腺体少，小直管形，横切面呈现稀疏的小腺体，腔小而圆，成于单层低柱状上皮，胞核小、长圆形、居于细胞下2/3，核仁不明显，核分裂少；间质细胞呈小梭形，排列致密，胞核细长、大小一致、深染。

2. 中期增殖期（周期的第8～10天） 腺体较多，稍大、略弯曲，成于致密的高柱状上皮，胞核大、卵圆形、核仁小，核分裂较多；间质水肿，间质细胞核呈卵圆或梭形。

3. 晚期增殖期（周期的第11～14天） 腺体较大、弯曲，成于致密、假复层排列的高柱状上皮，胞核下方的胞浆内可出现少量空泡；先前水肿的间质变致密，间质细胞增生、增大，核仁明显，易见核分裂，螺旋小动脉稀少、壁薄。

（二）分泌期子宫内膜

受黄体形成、发育和退变的影响。黄体分泌孕激素和少量雌激素，两者的协同作用使内膜呈现分泌期形态。由于排卵（第14天）后的黄体成熟需1～2天，因此周期第15天前后的子宫内膜一般仍为增殖期形态，形态上的分泌期是从16天开始的。在分泌期的14天中，第一周时腺体改变明显，第二周时间质改变明显。

1. 早期分泌期（周期的第16～19天） 腺上皮由假复层回复为单层，腺体扩张、弯曲，腺上皮胞浆丰富，出现特征性的核下空泡。由于晚期增殖期的腺上皮可有少量核下空泡，因此，只有当核下空泡出现于半数以上腺体，并且在腺体相邻上皮细胞胞浆内成排出现，而一致地将胞核推至细胞中部或顶部时，才能诊断为早期分泌期子宫内膜。第18天时，部分腺上皮的胞核回复到底部。第19天时，腺上皮的核下空泡消失，胞浆因糖原增多而显空淡，出现核上空泡（移向细胞腔缘的糖原），腺体弯曲度增加。

2. 晚期分泌期（周期的第20～21天） 腺上皮的糖原分泌最为旺盛，腺体更弯曲。腺上皮的胞核特征地变圆、回复至细胞底部，积聚于核上部的胞浆内糖原使胞浆呈舌状突起；而后，腺上皮以顶浆分泌的方式将糖原排入腺腔，腺体的上皮因而高低不一，致使腔缘呈不整齐的锯齿状，腔内充满糖原性分泌物。

于分泌期第二周主要是内膜间质的变化。内膜的功能层分为位于上面（近子宫腔）的致密层和其下方的海绵层。

第21～22天时，腺体和表层细胞较前无明显变化，间质呈现水肿（雌激素的分泌于此时达到第二个高峰）。

第23～24天时，螺旋小动脉达到致密层，并受孕激素作用而呈螺旋状弯曲、壁增厚，内皮细胞肿胀。位于螺旋小动脉周围的间质细胞因受血中孕激素的影响演变为前蜕膜细胞，即蜕膜样变。前蜕膜细胞增大，多边形、椭圆形或不规则形，胞浆丰富、淡红染。另一些间质细胞的胞浆含有红染颗粒，称为颗粒细胞或称K细胞（胞核略分叶或呈肾形），形似中性粒细胞，勿误为急性炎症。颗粒细胞分泌松弛素。

第25～26天时，蜕膜样细胞从螺旋小动脉周围扩展至内膜表层。致密层内出现大量血窦样扩张的毛细血管，此时，若无受精卵形成，黄体便开始退化。

第27～28天时，黄体退变，血液中的孕激素和雌激素水平皆下降（“撤退”），内膜腺体开始萎缩，腺腔小而弯曲，腺上皮变成立方形，胞核圆形，间质内颗粒细胞增多，逐渐释放松弛素，间质开始解离。

（三）月经期子宫内膜（周期的第 1～3 天）

因孕激素、雌激素同时减少所致。

第 1 天时，致密层内血窦扩张、出血，腺体萎缩，腺上皮低柱状或立方形，胞核固缩、深染，蜕膜样细胞解离。间质内中性粒细胞浸润，内膜散在性剥脱。

第 2～3 天时，内膜的功能层已完全剥脱，基底层也有部分剥脱。退变的子宫内膜有时因未充分解离而呈大片剥脱排出（称膜样月经）。

（四）更年期及绝经后（老年性）子宫内膜变化

1. 更年期子宫内膜　由于卵巢趋于萎缩致雌激素水平增高，孕激素水平相对低下，使内膜腺体呈现不规则增生或分泌不充分，也可兼有增殖期形态和分泌期形态的混合性内膜。

2. 绝经后（老年性）子宫内膜　由于卵巢功能衰退，不再排卵，子宫内膜处于无周期性变化的静止状态，并逐渐萎缩。绝经后子宫内膜分为单纯性萎缩和囊性萎缩。单纯性萎缩时内膜变薄，腺体稀少，小而且直，偶尔轻度扩张，表面上皮和腺上皮单层排列，呈低柱状或立方形，胞核细长、深染。囊性萎缩内膜呈现不规则囊性扩张的腺体，衬覆扁平的腺上皮。

绝经后萎缩的子宫内膜偶尔再呈分泌期形态，并引发月经样子宫出血。

绝经后子宫内膜再受卵巢异常分泌大量雌激素的影响可呈现退行性增生、简单型增生和复杂型增生。

三、子宫内膜炎

分为急性子宫内膜炎、慢性子宫内膜炎、妊娠后和流产后子宫内膜炎、老年性子宫内膜炎、感染性子宫内膜炎及异物性子宫内膜炎等，以慢性子宫内膜炎最为常见。

慢性子宫内膜炎：多见。见于自然流产、吸宫后感染、胎盘组织残留、慢性盆腔炎、子宫内膜息肉、黏膜下肌瘤和宫内避孕器等异物的刺激。

【镜下】 子宫内膜间质内淋巴细胞和浆细胞弥漫性或局灶性浸润，可有淋巴滤泡形成，也可见嗜酸性粒细胞浸润，由于组织细胞增生常伴肉芽组织形成及纤维化。增生的组织细胞胞浆内可见含铁血黄素和脂泡（形成泡沫细胞）。内膜腺体对卵巢激素的反应低下，常呈增殖期形态；分泌期时，腺体不规则成熟，分泌不足。腺体可发生鳞化、嗜酸性细胞变等。子宫内膜可呈现局灶性崩解。长期的慢性炎症可致内膜萎缩。

在上述病变背景中，浆细胞的浸润是诊断慢性子宫内膜炎的重要指标。仅有单纯的淋巴细胞浸润不足以诊断为慢性子宫内膜炎。

四、子宫内膜瘤样病变

包括子宫内膜息肉、子宫内膜囊肿、子宫内膜淋巴瘤样病变、子宫内膜钙化等，其中以子宫内膜息肉最为常见。

子宫内膜息肉：是子宫内膜的良性结节性隆起，好发生 40 岁和 50 岁年龄组。息肉大小不等，有蒂或无蒂，灰红色，质软，顶部常有糜烂、出血，可经子宫颈外口长入阴道内。

【镜下】 息肉由增生的内膜腺体和间质构成，绝大部分有表面上皮包被，腺体多处于静止状态，可较正常内膜腺体迂曲、扩张，一般无周期性变化，偶尔呈现分泌和化生；间质致密，伴不同程度纤维化，含有厚壁血管（图 6-3-19）。

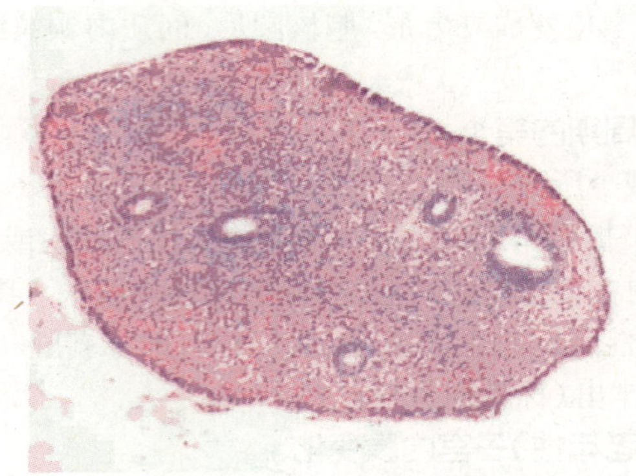

图 6-3-19 子宫内膜息肉
息肉表面有上皮包被，间质腺体呈静止状态

五、子宫内膜增生

又称子宫内膜增生过长或增殖症，很常见。一般认为系子宫内膜受到持续不间断的雌激素刺激所致，多发生于绝经期和绝经前后的妇女；临床表现主要为阴道不规则流血。组织学类型包括简单型增生、复杂型增生和非典型增生，其中的非典型增生是子宫内膜样腺癌的癌前病变。

（一）子宫内膜简单型增生

内膜呈增殖期改变，腺体和间质成分均增生。增生的腺体多为圆形，大小不一，密集，有些腺体可明显扩张呈囊状，腺上皮为高柱状细胞，胞浆无分泌，核增大，染色质较深，呈假复层或复层排列，可见核分裂象。间质细胞增生呈梭形，致密（图 6-3-20）。

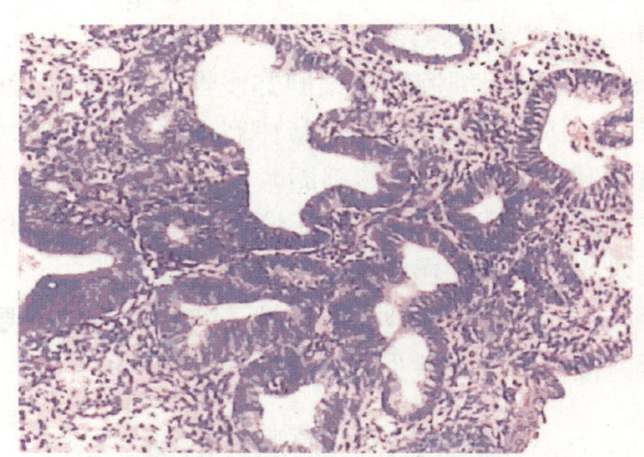

图 6-3-20 子宫内膜简单型增生
增生腺体大小不等，腺体间为正常宫内膜间质

（二）子宫内膜复杂型增生

腺体和间质成分均明显增生，腺体高度增殖，大小、形状不一，密度增加，有出芽现象，腺上皮呈复层或假复层排列，核增大，深染，可见核分裂。间质细胞形态略呈梭形，无坏死和纤维化（图 6-3-21）。

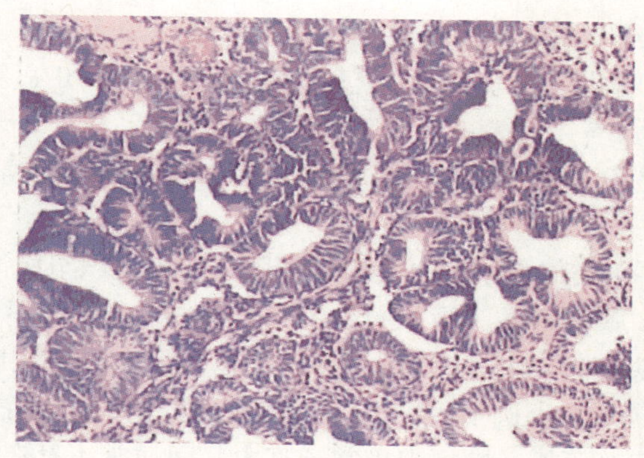

图 6-3-21 子宫内膜复杂型增生

增生腺体排列拥挤，出现“背靠背”现象，间质相对减少

（三）子宫内膜非典型增生

不论简单型增生或复杂型增生，只要部分或全部腺上皮细胞出现异型性，就称为非典型增生。表现为核增大、变圆，深染，大小不一，核膜增厚，核仁明显，极性紊乱，核分裂增多，腺体排列紧密，出现“背靠背”现象，腺腔内有乳头状突起和“搭桥”(图 6-3-22)。非典型增生属癌前病变，如不及时治疗可进展为腺癌。常需与子宫内膜腺癌鉴别，非典型增生时，增生腺体无真正筛状结构和腺体融合。

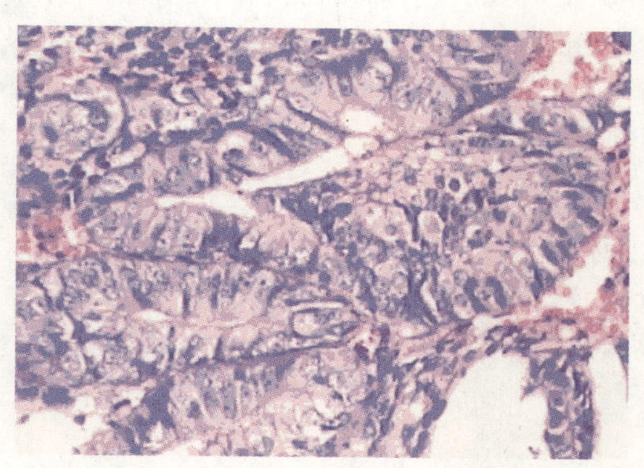

图 6-3-22 子宫内膜非典型增生

增生腺体上皮细胞核异型，核增大、变圆，空泡状

六、子宫内膜癌

子宫内膜癌是宫体最常见的恶性肿瘤，其中 90% 以上为腺癌，在子宫发生的恶性肿瘤中仅次于宫颈癌，多见于老年妇女，也发生于未婚少女，近年来发病率有升高趋势。本病的发生和持续过多的雌激素有关，患者常有不育、排卵障碍、月经不调、绝经期延后、患分泌雌激素的卵巢肿瘤或使用外源性雌激素等情况；不规则阴道流血是最常见的临床表现，绝经后妇女发生子宫出血时要警惕子宫内膜癌的可能性。

癌肿多发生于宫底和后壁，少数在侧壁及宫角处。局部生长占多数，弥漫生长时呈多灶性。子宫增大，内膜增厚，呈菜花状、息肉状、结节状。切面肿瘤与肌层分界不清，当浸润肌层后，在肌层内形成结节状病灶，继发出血、坏死和溃疡。

子宫内膜癌的组织学类型很多，其中子宫内膜样腺癌约占90%。

（一）子宫内膜样腺癌

子宫内膜样腺癌是最常见的子宫内膜腺癌，生长较缓慢，转移较晚，预后一般好于子宫颈癌。

【镜下】 肿瘤主要由类似于子宫内膜增生期腺体的瘤组织组成。肿瘤性的腺体一般较小，大小、形态较一致，腺体密集、“背靠背”，有乳头形成，但也可不规则，腺腔呈筛状及裂隙状，腺腔有融合、乳头突起，或呈实性团块。瘤细胞呈柱状，胞浆中等量，嗜酸性或嗜双染性，核单层或复层，呈圆形和卵圆形，深染，或核异型，大小不一，形态不规则，核分裂多见，腺腔内可含少量黏液或核碎屑。肿瘤中正常子宫内膜间质常不存在，腺体间的间质代之以纤维化，间质内常见泡沫细胞，也可见中性粒细胞浸润。肿瘤的分级主要取决于腺体成分和实性细胞团在瘤组织中所占的比例：①高分化：非鳞化的实性细胞团或片占5%；②中分化：非鳞化的实性细胞团或片占6%～50%；③低分化：非鳞化的实性细胞团或片超过50%。

1．高分化宫内膜样腺癌（Ⅰ级） 瘤细胞形态近似正常子宫内膜的腺上皮，大多数为腺管状排列，腺体大小不等，也可呈筛状排列或呈致密的细长乳头状排列，核大小较一致，可见核分裂象，间质稀少，一般只侵及浅肌层（图6-3-23）。子宫内膜间质内是否有瘤细胞浸润是高分化腺癌与腺体非典型增生的一个鉴别要点。诊断高分化腺癌浸润肌层时，应将其与肌层子宫内膜异位或子宫肌腺瘤内异位内膜腺体的非典型增生进行鉴别。

2．中分化宫内膜样腺癌（Ⅱ级） 肿瘤结构和瘤细胞核的异型程度介于高、低分化腺癌之间，部分瘤细胞呈腺管、乳头状排列，部分形成实性团块（图6-3-24）。

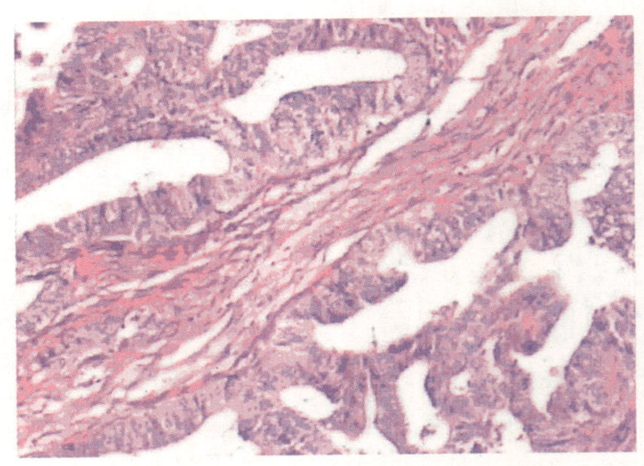

图6-3-23 子宫内膜样高分化腺癌
癌性腺体密集，癌组织间质纤维增生、纤维化

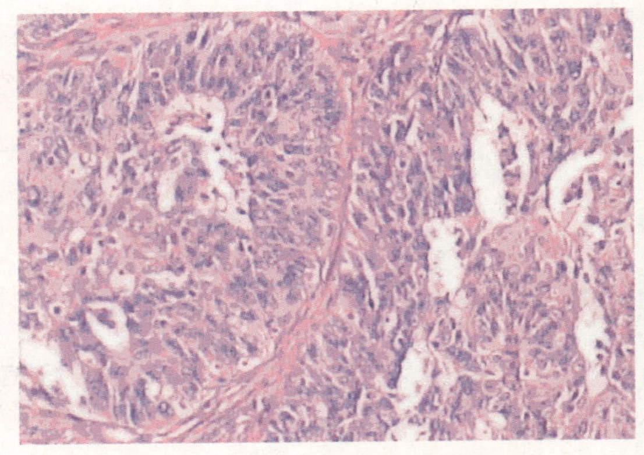

图6-3-24 子宫内膜样中分化腺癌
癌性腺体增生呈筛状结构，部分腺体实变

3．低分化宫内膜样腺癌（Ⅲ级） 瘤细胞多呈条索或实性团块，但仍见子宫内膜样癌的典型构形（管状、筛状和乳头状结构等）。胞核异型显著，核分裂象易见，有时见多核瘤巨细胞，常继发出血、坏死（图6-3-25）。

高分化宫内膜样腺癌预后较好，中、低分化腺癌易转移。

子宫内膜样腺癌伴鳞状分化：在子宫内膜样腺癌中出现团状鳞状上皮化生，若鳞化成分分化好，细胞无异型，称为腺棘皮癌；若分化差，组织学恶性，称为腺鳞癌。

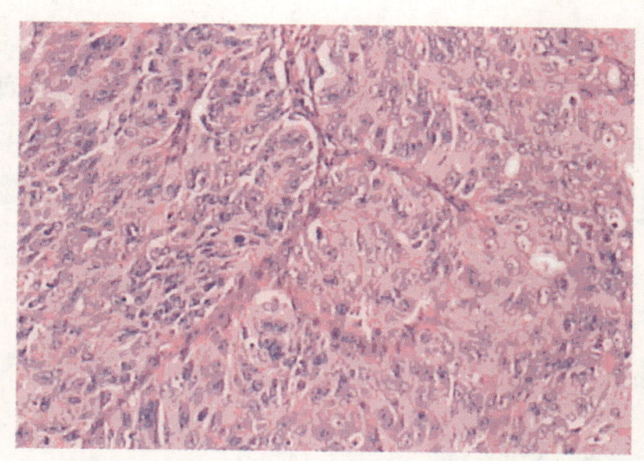

图 6-3-25　子宫内膜样低分化腺癌

癌组织实变明显，但仍见腺体结构

4. 子宫内膜样腺癌变异型

(1) 乳头或绒毛腺型：该型腺癌分化好，有绒毛状乳头形成，乳头较短，与腺体紧挨，形如结肠绒毛管状腺瘤，乳头被覆和腺体衬覆的为分化好的内膜样腺癌细胞，呈复层排列，核大小较一致，异型性不明显，无出芽、坏死和砂粒体等（图 6-3-26）。

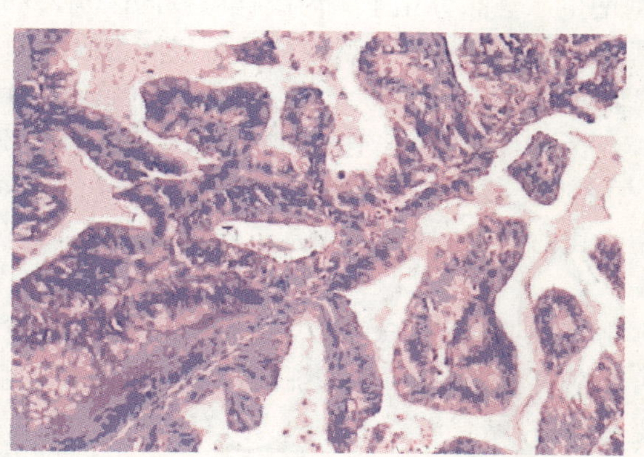

图 6-3-26　子宫内膜样腺癌，绒毛腺型

腺癌分化好，乳头较短，与腺管紧挨

(2) 分泌型腺癌：腺癌分化好，腺体排列紧密、"背靠背"，癌细胞异型性不明显，核呈单层和假复层，有大量核上、核下空泡，类似于分化好的早、中分泌期子宫内膜腺上皮，但核分裂增多。

（二）浆液性腺癌

少见。癌组织形成复杂分支的乳头和实性的细胞枝芽，无囊腔结构，常有砂粒体形成，形似卵巢浆液性乳头状腺癌。乳头有宽的纤维血管轴心，被覆不规则的复层细胞，细胞分化较差，核有高度异型性，核分裂易见，常伴坏死，常浸润肌层血管、淋巴管，致广泛播散。

（三）透明细胞癌

肿瘤成于胞浆丰富透明的透明细胞和胞浆少而核深染、异型性明显的鞋钉样细胞，瘤细胞排列成腺管、小囊状，可呈乳头状突向囊腔，形成肾小球样结构，瘤细胞可聚集成片，形似肾透明细胞癌。

（四）黏液性腺癌

此型腺癌大多分化较好，类似子宫颈黏液腺癌，由大量分泌黏液的细胞组成，癌细胞呈高柱状，核位于基底，异型性明显。重要的是在诊断原发性子宫内膜黏液腺癌时，先要排除子宫颈黏液腺癌扩散到子宫内膜的可能性。

（五）鳞状细胞癌

子宫内膜原发性鳞癌十分少见，多由子宫颈鳞癌蔓延而来。

（六）混合性癌

除子宫内膜腺鳞癌外，肿瘤由一种类型以上的癌组成，其中每种类型的癌不得少于肿瘤的10%。

【免疫组化】

许多子宫内膜癌病例可同时表达CK和Vimentin，这对区别子宫颈癌有帮助，因为子宫颈癌不表达Vimentin。此外，在区别子宫内膜癌与其他转移性腺癌时也有帮助，因为转移性腺癌也常不表达Vimentin。除CK外，EMA、CEA在许多内膜癌中也阳性表达。有报告称MSN-1阳性有助于区别内膜样腺癌与浆液性腺癌，但无助于区别内膜样腺癌与子宫颈腺癌。ER和PR对预测内膜癌的预后有一定价值，ER、PR阳性者预后较好。

【鉴别诊断】

1．子宫内膜非典型增生　与高分化子宫内膜样腺癌的区别，这是妇科病理诊断工作中的难题之一。鉴别的基本要点是增生的异型腺体是否浸润内膜的固有间质，癌性增生的间质浸润性病变表现为腺体筛状融合、乳头状增生和间质纤维组织增生。

2．月经期子宫内膜　为碎片状，由于退变和崩解腺体可与间质分离，腺体可堆积，并与出血和坏死碎屑相混，加之腺上皮因脱水而核染色变深，有时会给人一种恶性外观的假象。因此在刮宫标本中诊断分化的内膜腺癌，必须基于保存完好的有恶性组织学和细胞学特征的腺体。

3．妊娠时子宫内膜腺体A-S反应　妊娠时内膜腺体A-S反应除腺上皮胞核异型外，还表现为多灶性分布于分泌期内膜之中，不形成孤立的实性片块，可见蜕膜组织，不呈现癌性增生的间质浸润性病变。此外，结合患者年龄和病史有助于鉴别。

4．分泌期子宫内膜　早期分泌期内膜，由于腺细胞由假复层拉成单层，致使腺腔扩大，相互间距离靠近，可以出现“背靠背”现象，再加上腺体有核下空泡，胞质透亮，需与分泌型腺癌区别。但前者细胞无增生，核无异形，无恶性特征。中期分泌期内膜腺体弯曲呈锯齿状，胞质红，也需与分泌型腺癌区别。

5．子宫内膜的上皮性化生改变　子宫内膜的息肉、增生、炎症、非特异性崩解都可发生鳞状上皮化生和嗜酸性细胞变，有时难以与分化好的子宫内膜样腺癌伴鳞状化生区别，但前者的化生多发生于良性子宫内膜病变中，因此缺乏间质消失、间质纤维化和间质坏死等改变，而且腺体的结构和腺上皮异型性常不显著。

七、子宫内膜间质肿瘤

（一）低度恶性子宫内膜间质肉瘤

为一少见的子宫肿瘤，由类似于正常内膜间质细胞的瘤细胞组成的肉瘤。常发生于中年女性，主要临床表现为异常子宫出血。肿瘤常浸润子宫肌层和血管，可有局部复发倾向。

【肉眼】 子宫呈球形增大，肌层纤维增粗，有多发性的颗粒样小团突起，质柔韧，有弹性，有些可似虫样生长，扩展进子宫内和子宫外淋巴管及血管中。

【镜下】 主要的表现是增生的内膜间质细胞侵入肌层的肌束间，呈实性肿块状生长和淋巴管、血管内生长。瘤细胞大小、形态一致，异型性不明显，似增生期内膜间质细胞（图6-3-27），胞质少，核染色均匀，核分裂少见。肿瘤组织中有很多厚壁的小动脉血管，像内膜的螺旋小动脉。肿瘤组织向周围组织膨胀性生长，也可呈浸润性生长。肿瘤坏死、出血少见。此外，瘤组织中可有性索样结构和呈良性形态的内膜腺体。

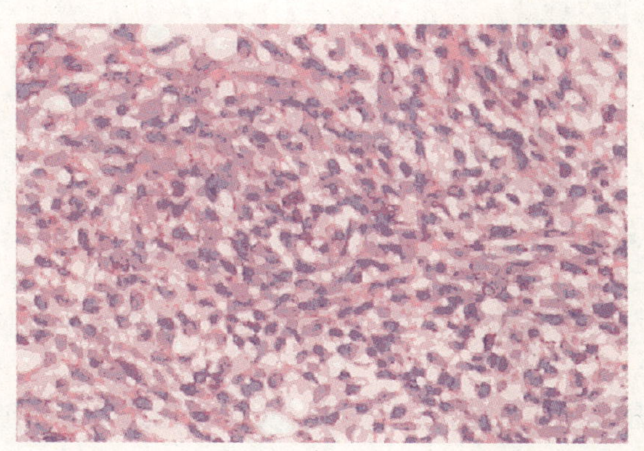

图 6-3-27 低度恶性子宫内膜间质肉瘤

瘤细胞形态较一致，核无明显异型，似增生期子宫内膜间质细胞

【鉴别诊断】

1. 子宫内膜间质结节 与低度恶性子宫内膜间质肉瘤的鉴别要点是后者呈浸润性生长，并可侵犯血管、淋巴管。

2. 静脉内平滑肌瘤病 是一种以在血管内生长的平滑肌肿瘤，子宫或子宫外静脉内的瘤细胞呈长梭形，胞浆丰富红染、嗜酸性，似平滑肌细胞。

3. 平滑肌肉瘤 瘤细胞呈梭形，有丰富的嗜酸性胞浆，多排列呈漩涡状或纵横交错束状，核分裂增多，肿瘤常见坏死，间质血管不似螺旋动脉。

4. 类似卵巢性索肿瘤的子宫肿瘤 低度恶性间质肉瘤中性索样分化成分突出时需与该瘤区别，其特点是肿瘤的主要成分为类似粒层细胞的细胞巢和小梁状结构或由支持细胞的实性管和空管等性索样成分构成。

（二）高度恶性子宫内膜间质肉瘤

这是一种少见的分化差的内膜间质肉瘤，多发生于老年妇女。肿瘤恶性程度高，侵袭性强，患者多在3年内死亡。临床表现为患者常有异常子宫出血及子宫增大，大多数患者早期即有肿瘤浸润肌层和血管。

【肉眼】 肿瘤来自内膜间质，在宫底部生长，呈息肉状或形成浸润性肿块，切面灰黄色，鱼肉状，出血、坏死常见。

【镜下】 组织学特征与子宫内膜间质结节和低度恶性子宫内膜间质肉瘤不同，瘤细胞形态与内膜间质细胞不相类似。瘤细胞丰富，核异型性显著，深染，核分裂多，超过10/10HPF，常见坏死（图6-3-28）。

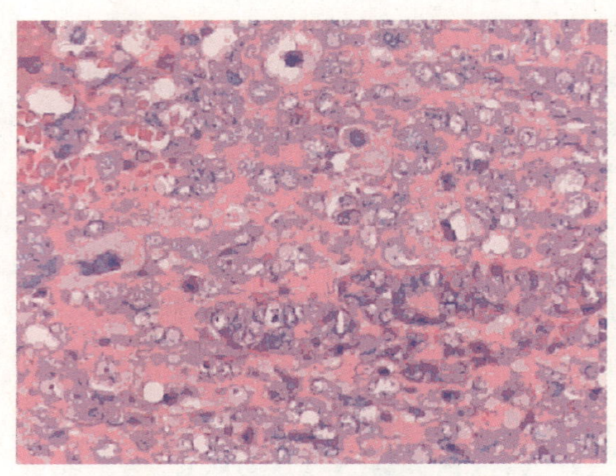

图 6-3-28 高度恶性子宫内膜间质肉瘤
瘤细胞核异型性显著，病理性核分裂多见

【鉴别诊断】

1. 低度恶性子宫内膜间质肉瘤　瘤细胞似正常的内膜间质细胞，异型性不明显，核分裂少见，很少发生坏死。

2. 平滑肌肉瘤　瘤细胞有平滑肌细胞分化，免疫组化具平滑肌细胞免疫组化特征。

第四节　子宫体疾病

一、子宫体瘤样病变

1. 子宫体子宫内膜异位症　又称子宫腺肌病。子宫内膜组织深入于子宫肌层内，刺激肌层增生、肥厚，多见于经产妇。根据异位的子宫内膜含有腺体及其间质的不同可分为：①子宫体宫内膜异位症（肌层内同时含有子宫内膜的腺体和间质）；②子宫体腺性内膜异位症；③子宫体间质性子宫内膜异位症（很少见）。

（1）肉眼：子宫呈轻度或中度弥漫性增大，近于球形，质硬，浆膜面光滑，切面，肌层不对称性增厚，常以后壁显著，呈漩涡或编织状；肌层内特征性地散在一些因陈旧性出血所致的暗红色或紫蓝色小囊。

（2）镜下：子宫肌层内散在大小不等的不规则片状或岛屿状的子宫内膜组织，形态上无异型，腺体常呈基底层或增殖期形态。异位的子宫内膜可随月经周期发生形态变化。妊娠时，异位子宫内膜的间质细胞可发生蜕膜样变，腺体呈裂隙状，腺上皮变扁。子宫内膜发生腺囊性增生时，异位的子宫内膜也可呈现同样的增生，异位子宫内膜周围的平滑肌细胞增生。

2. 子宫腺肌瘤　病变与子宫内膜异位症相似，但是异位内膜局限于子宫肌层的一处，形成境界清楚的肿块，位于黏膜下、肌间或浆膜下。这可能是由于子宫内膜组织或其腺体长入平滑肌瘤内，或是子宫内膜异位与平滑肌瘤并发。腺肌瘤在肉眼上形似平滑肌瘤。

二、子宫体良性肿瘤

子宫体可发生平滑肌瘤、间皮瘤、血管瘤等良性病变，其中以平滑肌瘤最常见。

平滑肌瘤：是女性最常见的子宫体肿瘤，主要发生于育龄期。较大的子宫平滑肌瘤可引起下腹痛、子宫出血、月经过多、月经紊乱，或不孕。

【肉眼】 发生于子宫任何部位，多位于子宫体，少见于子宫颈，可为黏膜下肌瘤、肌间肌瘤或浆膜下肌瘤，单发或多发，大小不等，结节状，质韧，黏膜下（有时浆膜下）肌瘤可有蒂。切面：灰白或灰红色，边界清楚（无明显的真包膜），呈编织状或漩涡状。

肿瘤可继发感染和出血（黏膜下肌瘤时可子宫出血），还可发生红色变性、液化、透明变性、水肿、黏液变性、囊性变、脂肪变性、脂肪浸润和钙化等，黏膜下肌瘤可发生扭转和梗死。

【镜下】

1. 普通型平滑肌瘤　瘤细胞分化良好，形似正常平滑肌细胞，长梭形，胞核杆状、两端钝圆，呈束状、多向走行，形成编织状排列，核分裂象＜4/10HPF。瘤细胞间有多少不等的结缔组织，血管很少（图 6-3-29）。

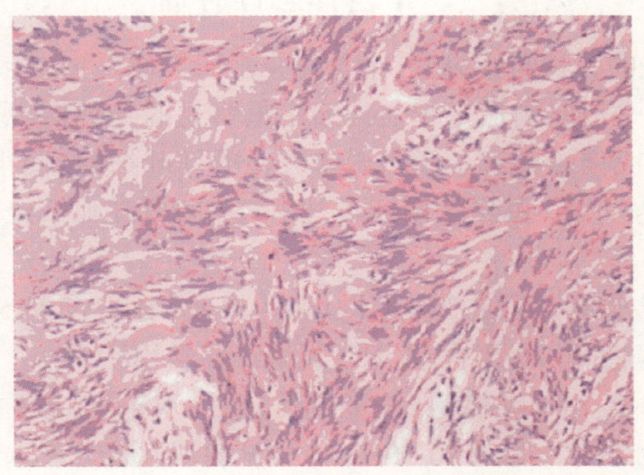

图 6-3-29　普通型平滑肌瘤

瘤细胞呈长梭形，束状、漩涡状排列

2. 富于细胞性平滑肌瘤　瘤细胞丰富、密集、较肥大，形状大小较一致；胞核较大，但无明显异型，束状排列不明显，核分裂很少（＜5/10HPF）或不见核分裂（图 6-3-30）。间质中血管多为厚壁的大血管。肿瘤无凝固性坏死。诊断富于细胞性平滑肌瘤时，应注意与平滑

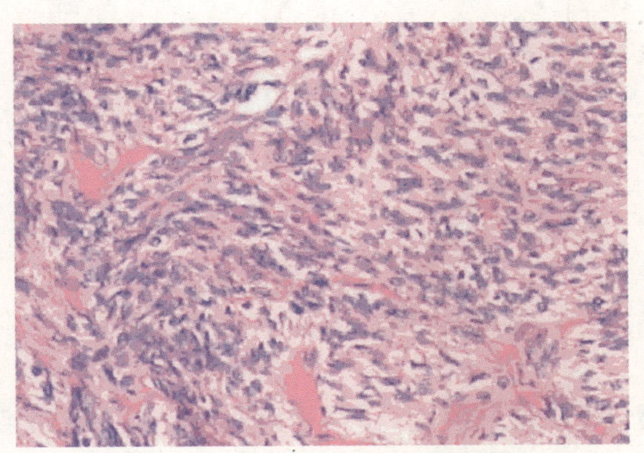

图 6-3-30　富于细胞性平滑肌瘤

瘤细胞丰富，排列紧密，细胞无明显异型

肌肉瘤鉴别，为此，需要在肿瘤的不同部位多取材、制备切片进行观察，并计数核分裂象；瘤细胞胞核异型虽不明显但核分裂象≥10/10HPF时，诊断为平滑肌肉瘤。

3. 奇异形平滑肌瘤　瘤细胞奇形怪状，胞浆嗜酸性，胞核巨大、深染、核仁明显。怪异性瘤细胞单个散在或呈片状分布，可有淋巴细胞、浆细胞浸润。不见或极少见核分裂(<5/10HPF，一般为0～1/10HPF)。

4. 上皮样平滑肌瘤　大多数肿瘤位于肌层，有较典型平滑肌分化的区域，瘤细胞呈圆形或多角形，胞浆丰富、红染、边界清楚；有些瘤细胞的核周胞浆透明，胞核圆或卵圆形，核居中，核膜明显，有小核仁；有些瘤细胞呈上皮样并形成丛状结构。

5. 核分裂活跃的平滑肌瘤　这是指在其他方面均典型良性的平滑肌瘤或富于细胞的平滑肌瘤中，核分裂达5～15/10HPF。多发生于生殖年龄，临床经过为良性。

6. 脂肪平滑肌瘤　平滑肌瘤中有成熟的脂肪细胞。最常见于绝经后妇女。

三、子宫体恶性肿瘤

主要来源于子宫壁的各种间叶成分，最常为平滑肌肉瘤。

平滑肌肉瘤：子宫平滑肌肉瘤是子宫肉瘤中最常见的一种，占所有子宫体恶性肿瘤的1%多。一般认为平滑肌肉瘤起源于子宫内未分化的间叶细胞，而很少由良性平滑肌瘤恶变而来。好发年龄50岁左右，临床主要症状是阴道不规则流血或绝经后流血；若子宫肌瘤迅速增大应疑及本瘤。

【肉眼】 可位于子宫体肌层的任何部位，常为单发，体积较大。切面质软、匀细，鱼肉样，常有出血、坏死和囊性变，边界不清，无明显编织样结构。

【镜下】 瘤细胞丰富、密集，核增大，多形性，可见双核、多核瘤巨细胞，核深染，核仁明显，核分裂增多，核分裂象一般>10/10HPF，易见病理性核分裂象。肿瘤浸润周围肌层，侵犯血管，常有凝固性坏死和透明性坏死(图6-3-31)。

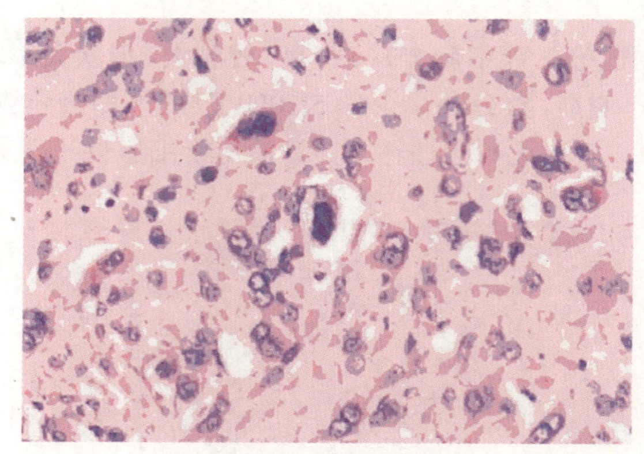

图6-3-31　平滑肌肉瘤

瘤细胞异型明显，病理性核分裂象增多

【鉴别诊断】 主要与平滑肌瘤鉴别，子宫平滑肌瘤好发于育龄期妇女，肿瘤界限清楚，切面呈编织状或漩涡状，质韧；瘤细胞丰富，核分裂少见(<5/10HPF，一般为0～1/10HPF)，无凝固性坏死。

第五节 输卵管疾病

一、输卵管解剖、组织学概述

输卵管左右各一条，一端与同侧子宫角相连，另一端位于同侧卵巢附近，开口于腹腔，长9～11cm，直径0.4～0.8cm。输卵管分为四部分：间质部（埋于子宫角肌壁内的部分），峡部（自子宫角伸出的细长部分，占全长的1/3），壶腹部（居于中部，占全长的大部分）和伞端（开口于腹腔的部分，形似喇叭）。输卵管管壁从内而外分为三层：黏膜层（上皮层和固有膜）、肌层（内环外纵）和浆膜层。黏膜层沿输卵管的长轴在腔面形成许多纵形皱襞，其表被覆三种上皮细胞：①纤毛柱状上皮（胞核居中）；②无纤毛的分泌细胞（核大，位于基底）；③插入细胞（或钉细胞，常单个、间断地夹于①、②两种细胞之间，核大、深染、棒状伸长）；①、②两种细胞交替地单行排列。

二、炎 症

（一）慢性输卵管炎

【肉眼】 输卵管增粗，管壁增厚，伞端部分性或全部闭锁并与周围组织粘连。

【镜下】 输卵管全层，尤其是黏膜皱襞间质内，有大量淋巴细胞、浆细胞浸润。黏膜的上皮层呈反应性增生或化生。长期慢性炎症时，管壁内纤维组织及平滑肌纤维增生。

（二）结核性输卵管炎

常由肺、肾、淋巴结等处结核病经血行播散所致，或由盆腔、腹腔结核病直接蔓延而来。输卵管结核可向下蔓延至子宫、子宫颈、阴道或外阴。好发于15～40岁，是不孕症的重要原因之一。

【肉眼】 常为双侧输卵管受累及。病灶多起自输卵管的远端，伞端开放或闭锁。输卵管的浆膜面及其附近腹膜可见弥漫分布的粟粒大黄色小结节。

【镜下】 输卵管管壁内呈现结核结节和干酪样坏死。早期病变限于黏膜层，而后相继累及肌层、浆膜层。输卵管结核病时，其黏膜皱襞的上皮细胞可活跃增生、相互搭连，成为密集的腺样结构，形似腺瘤样增生，并嵌入肌层，这些上皮细胞及腺样结构无明显异型，其周围常为肌纤维组织并呈现显著的炎症和结核病变；若嵌入肌层的这种腺样结构呈现一定异型时，可将结核性病变掩盖，并可形似输卵管腺癌，应注意鉴别。

三、输卵管子宫内膜异位症

异位的子宫内膜可发生于输卵管的各层，以浆膜面多见，可与盆腔或卵巢的子宫内膜异位症伴发。

【肉眼】 输卵管壁内呈现许多散在的蓝黑色小结节或小囊（直径数毫米至3cm），可与周围组织粘连。

【镜下】 于输卵管壁内检见子宫内膜的腺体和间质，伴陈旧性或新鲜出血，并形成出血坏死性结节或胆固醇性肉芽肿。输卵管系膜内子宫内膜异位时，常因伴发平滑肌增生而形成腺肌瘤样结节。

四、输卵管异位妊娠

孕卵种植于子宫内膜以外部位并在其中发育时，称为异位妊娠。异位妊娠最常发生于输卵管，也可发生于卵巢、子宫颈和腹腔等处。输卵管妊娠常继发管壁破裂、出血。

【肉眼】 输卵管外2/3部分常不规则膨大，表面暗红，有时见破口，伞端通畅或粘连闭锁。切面，腔内见新鲜或陈旧性血块，可见含有胚胎的胚囊或只见胎盘绒毛。

【镜下】 于较新鲜的病灶，在输卵管的腔内或壁内检见滋养叶细胞和胎盘绒毛，输卵管黏膜可呈现蜕膜反应，有时可检见胚胎。输卵管内的胎盘绒毛可明显水肿，不见血管，滋养叶细胞增生较活跃并可在静脉内发现滋养叶细胞栓子，应注意与水泡状胎块或绒癌鉴别。

输卵管异位妊娠时，刮取的子宫内膜可见蜕膜组织和腺体A-S反应，但不见滋养叶细胞和胎盘绒毛。

五、输卵管良性肿瘤和瘤样病变

（一）腺瘤样瘤

腺瘤样瘤是一少见的良性上皮性病变，被认为是一种特殊的间皮瘤。输卵管内的腺瘤样瘤往往局限于黏膜，更常见位于输卵管周围。

【肉眼】 肿瘤由界限清楚、无包膜的实性圆形或卵圆形结节组成，直径0.5～3cm，切面光滑、质均，灰白色。

【镜下】 肿瘤由紧密排列的腺样、小管状、囊样及血管样的结构组成，被覆扁平、立方状或柱状上皮，胞浆红染，无核分裂象。间质有丰富的网织、胶原和弹力纤维，其间散在一些成纤维细胞、平滑肌细胞和淋巴细胞浸润。

（二）Walthard细胞巢

Walthard细胞巢系一种胚胎性剩件。最多见于输卵管和子宫韧带中。婴幼儿和成年人均可发生。

【肉眼】 于输卵管的浆膜面和系膜常可见一个或多个白色的结节或囊肿，直径为数个毫米，偶尔误认为转移癌。

【镜下】 结节和囊肿界限清楚或呈散在的斑块，由移行上皮细胞巢构成，细胞形态良好，核染色质均匀，有核沟和核仁，无核分裂，有时细胞表现为非角化的鳞状上皮。囊肿可有移行细胞或扁平上皮内衬，囊腔内可见红染分泌物。

六、输卵管恶性肿瘤

输卵管原发性恶性肿瘤远较转移瘤少见，而输卵管原发性恶性肿瘤中又以腺癌最常见。

原发性输卵管腺癌：肿瘤源于输卵管内膜。多发生于绝经后妇女，临床主要表现为：阴道不规则出血、排液；下腹疼痛；盆腔包块。输卵管腺癌多为单侧发生，可累及输卵管的各部分，但以输卵管中段黏膜最多见。

【肉眼】 肿块大小不一，为结节状、乳头状、浸润性或巨大实性包块，受累输卵管外观呈现弥漫性肿胀，管腔积液，似慢性输卵管炎或输卵管积水；切面肿块呈灰白、灰红色，质软，出血、坏死也常见。

【镜下】 输卵管腺癌以浆液性腺癌为主，并突出形成乳头状结构，与卵巢浆液性腺癌的组织学很相似。可分为3级：①Ⅰ级即乳头型：肿瘤组织自输卵管壁呈乳头状向管腔内生长。肿瘤分化好，呈分支乳头状，乳头覆以单层或多层柱状、立方状上皮，细胞大小不等，核深染，核分裂象少见；乳头轴心为纤维血管组织。可见到正常黏膜上皮和癌组织过渡形态，较少侵犯输卵管肌层（图 6-3-32）。②Ⅱ级即乳头 - 腺型：癌组织形成乳头和腺管状结构，部分融合成片状，癌细胞异型明显，核分裂象增多，常侵犯输卵管壁。有砂粒体形成。③Ⅲ级即腺泡状髓样癌：为分化程度最差的一型癌。癌细胞排列成实性条索或片块状，部分区域呈现腺泡状结构。癌细胞异型性明显，可出现瘤巨细胞，核分裂象多见，易见病理性核分裂象。输卵管壁明显浸润。常侵犯淋巴管。预后差。

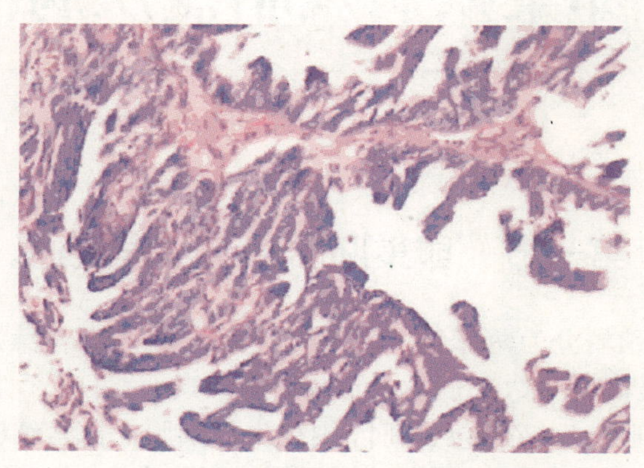

图 6-3-32　输卵管浆液性腺癌，Ⅰ级

癌组织呈分支乳头状结构，　癌细胞核深染，核分裂少见

【鉴别诊断】

1．输卵管黏膜上皮增生　输卵管炎症致黏膜上皮增生，可呈乳头状或腺瘤样，与分化好的乳头状腺癌混淆。但增生细胞分化良好，无异型，无核分裂象。如为结核性炎症，可检见特殊的结核性病变。

2．输卵管转移性癌　转移癌主要位于浆膜层、肌层或输卵管系膜内，黏膜上皮基本完整；而原发癌病灶多存在于输卵管腔内，可见到正常黏膜上皮到癌组织的移行过渡形态，亦可见到乳头状结构；转移癌多由卵巢、宫内膜、胃肠道等处肿瘤扩散而来，癌组织形态结构与原发部位癌组织结构相似。

（史　平）

【参考文献】

1．谭郁彬，张乃鑫．外科诊断病理学．天津：天津科技出版社，2000．

2．陈乐真．妇产科诊断病理学．北京：人民军医出版社，2002．

3．田扬顺．妇科肿瘤临床病理学．北京：人民卫生出版社，2001．

4．吴秉铨，刘彦仿．免疫组织化学病理诊断．北京：北京科学技术出版社，2007．

第四章

卵巢疾病及胎盘疾病

第一节　卵巢胚胎和组织学概述

胚胎第五周，尿生殖嵴分为两部分，其内侧部分为生殖嵴。至第六周时表面上皮（生殖上皮）增生并向生殖嵴深部伸入，在间质内形成细胞条索，称性索。性索内有一些由卵黄囊迁移而来的原始生殖细胞。约在第八周时，围绕生殖细胞的性索细胞分化成为颗粒细胞，生殖嵴内的间质细胞分化成为卵泡膜细胞，从而形成了作为女性性腺的卵巢。

卵巢：为一对椭圆形器官，位于子宫两侧，借卵巢系膜与子宫阔韧带相连。系膜内有经卵巢门部出入的血管、淋巴管和神经。幼年的卵巢表面光滑，青春期后因陆续排卵而变得凹凸不平。成年人卵巢的体积约 3.5cm × 2cm × 1cm，重 3～4g。绝经期后的卵巢逐渐萎缩，几乎全部被结缔组织替代。

卵巢表面被覆盖单层生发上皮。幼年时的生发上皮为立方状，以后渐变扁平。生发上皮的下方为一层致密结缔组织，称为白膜。卵巢的实质成于皮质和髓质。育龄妇女的卵巢皮质约占 2/3，成于特殊的间质细胞和多量卵泡。儿童和少年时的卵泡为初级卵泡。自青春期起，大致每月有一个初级卵泡发育成熟，并由卵巢排出（排卵）。卵巢的髓质为疏松结缔组织，内含血管、淋巴管和神经。卵巢门部含有一些被覆扁平上皮的裂隙样小管（称为卵巢网），以及少量平滑肌细胞和门细胞。门细胞呈圆形或多边形，与睾丸的间质细胞相似。

第二节　囊性黄体和黄体囊肿

黄体形成时，可因进入黄体内的卵泡膜血管破裂而形成黄体血肿。出血量多时，黄体可因较多液体潴留而呈囊性。囊的直径介于 1.5～2.5cm 时称为囊性黄体，大于 2.5cm 以上时称为黄体囊肿。

【肉眼】 黄体囊肿多为单发，直径 2.5～10cm，多数不超过 4cm。囊肿可向卵巢表面突起。切面：囊壁呈黄色，外缘呈花环状，囊内含黄色或褐色液体。

【镜下】 囊壁内由黄体细胞组成。细胞呈多边形，胞浆丰富、含脂质。后期，黄体细胞退变并渐被纤维组织代替。黄体囊肿多无临床症状，部分可因内分泌紊乱引起子宫不规则出血，如囊肿破裂可引起急腹症。

第三节　肿　　瘤

一、上皮性肿瘤

是卵巢肿瘤中最常见的一组，约占 60%；恶性者占卵巢恶性肿瘤的 90%。这组肿瘤的特点是：①瘤细胞来源于卵巢表面的生发上皮。卵巢生发上皮和苗勒管均来自体腔上皮，因此由生发上皮起源的肿瘤，可向苗勒管方向分化，呈现输卵管上皮、宫颈管上皮、子宫内膜上皮的形态，从而形成浆液性、黏液性或子宫内膜样肿瘤。②肿瘤的分类主要依据细胞形态和生长方式，可分为良性，交界性，恶性三类。③肿瘤可呈囊性、半囊半实性和实性。囊性者常为良性，后两者多为交界性或恶性。④视肿瘤内间质成分的多少，可分成单纯上皮性和纤维上皮性。⑤肿瘤可产生激素，引起相应的临床症状。

（一）浆液性上皮肿瘤

占卵巢肿瘤的 20%～50%，其中 70% 为良性，交界性者占 5%～10%，恶性者占 20%～25%。这组肿瘤细胞的形态特点类似输卵管上皮，产生浆液，并可出现砂粒体。

1. 浆液性囊腺瘤　占卵巢肿瘤 23.25%，好发于 40 岁左右（介于 14～72 岁），多为单侧，双侧者为 10%。囊壁内形成乳头者称为浆液性乳头状囊腺瘤。

（1）肉眼：多为圆形或卵圆形囊肿，囊内充满稀薄、清亮的浆液，体积大小不一，小者直径仅数厘米，大者可达儿头大或更大，表面光滑，多为单房性，少数可为多房性。囊内壁光滑为单纯性浆液性囊腺瘤；部分伴有乳头状突起，称为乳头状浆液性囊腺瘤。

（2）镜下：囊壁和乳头间质均由含血管的纤维结缔组织构成，被覆上皮呈单层低立方状、柱状、纤毛柱状或钉状，核多位于中央，染色质纤细，核仁阙如或不明显，无病理性核分裂象（图 6-4-1）。有时在囊壁和乳头间质内可见圆形钙化小体（砂粒体），瘤细胞的游离缘呈 PAS、AB、黏液卡红染色阳性，可形成单纯的或分支性乳头。乳头内的间质多少不等，常有水肿和透明变性，也可见到黄素化细胞。若肿瘤的囊内液压增高，上皮可萎缩变扁，甚至消失，此时可称为单纯性囊肿。

（3）鉴别诊断：

1）浆液性囊腺瘤应与交界性浆液性囊腺瘤、囊性纤维瘤鉴别。

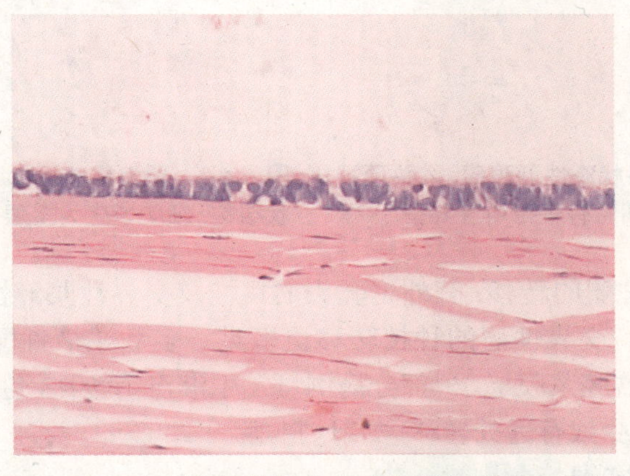

图 6-4-1　卵巢浆液性囊腺瘤，被覆囊壁的瘤细胞呈立方形或柱状、可见纤毛，分泌浆液

2）本瘤（尤其是乳头状者）可恶变，并较黏液性囊腺瘤易于恶变。

2. 交界性浆液性囊腺瘤　属于低度恶性肿瘤，占浆液性肿瘤的5%～10%，好发于20～40岁。其特点是肿瘤细胞增生活跃、有异型，但无间质侵犯。有人将形态上良性、但有种植的浆液性囊性肿瘤也归入此类。

（1）肉眼：与良性浆液性乳头状囊腺瘤相似，但乳头状突起往往比良性者丰富而广泛，常布满整个囊内表面，双侧发生率较高。

（2）镜下：主要表现为囊壁和乳头被覆的上皮似输卵管上皮，乳头上皮呈2～3层，乳头分支较稠密或有微乳头状突起，核异形和核分裂象可见（每高倍视野不超过1～2个），乳头顶端的细胞堆积成实性片状。细胞有轻至中度异型，乳头分支增多，有时彼此搭连成腺状或管状，间质多少不等，可见钙化和砂粒体，无间质浸润但可有腹腔种植（图6-4-2）。

3. 浆液性乳头状囊腺癌　是常见的卵巢恶性肿瘤，占卵巢恶性肿瘤的30%～40%，好发于40～60岁老年妇女。

（1）肉眼：大多数为多囊性，部分或大部囊内或囊外有乳头状突起，囊内多含混浊液体，乳头状物多为实性菜花状，常侵犯包膜并有出血坏死。肿瘤直径为5～30cm，其中半数以上直径大于15cm。约1/2病例累及双侧卵巢。

（2）镜下：乳头分支多或呈实心团块，上皮细胞增生多呈3层以上，细胞有明显异型性，核分裂象常见，包膜和间质均有浸润，砂粒体较多见。根据乳头状结构的分化程度可将其分为高分化、中分化和低分化3型：①高分化型，多数乳头覆以不典型上皮，呈假复层，有一定的纤细间质；②中分化型，乳头结构仍可见，上皮细胞分化不良，呈多层，核分裂象增多；③低分化型，乳头很少，瘤细胞呈实心片块或条索，偶尔形成腺样结构，瘤细胞有明显异型性，包膜和间质浸润明显（图6-4-3）。

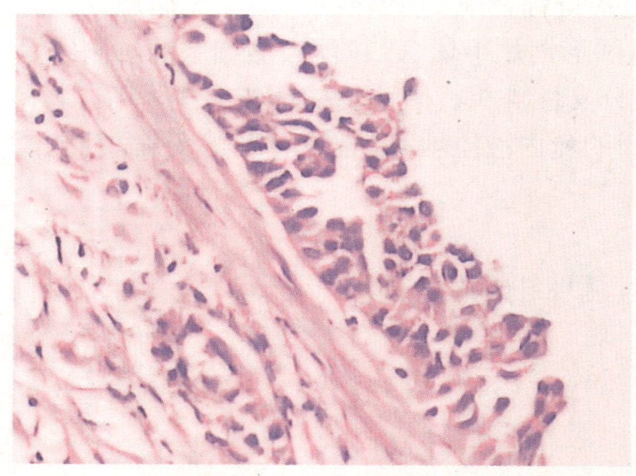

图6-4-2　卵巢交界性乳头状液性囊腺瘤，乳头顶端的细胞堆积成实性片状，细胞有轻至中度异型

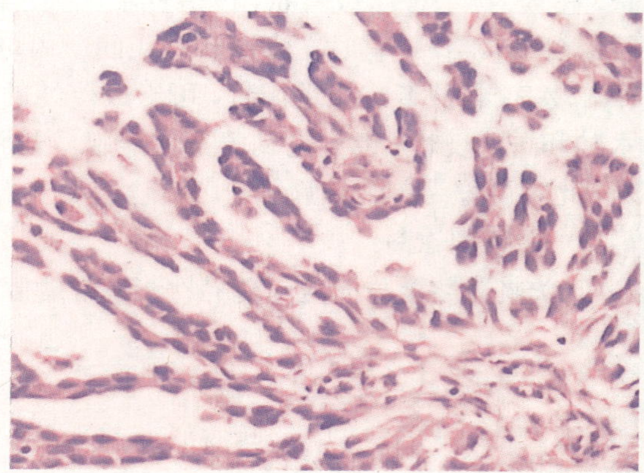

图6-4-3　卵巢浆液性囊腺癌，癌细胞排列呈细乳头状结构，细胞增生为多层、异型明显

卵巢浆液性上皮肿瘤的转移：有外生乳头的良性及交界性浆液性上皮肿瘤都可以有盆腔或腹腔腹膜的种植。交界性瘤的种植转移更多见。多数浆液性囊腺癌在就诊时已有转移，转移部位为腹腔、盆腔浆膜层，一部分病例可发生淋巴结转移，包括盆腔、肠系膜淋巴结及锁骨上淋巴结等，极少数有远处转移，如肝、肺等。

（二）黏液性上皮肿瘤

也是卵巢肿瘤的常见类型，占卵巢肿瘤的15%～25%。其形态特点是肿瘤细胞似宫颈管粘上皮或肠黏膜上皮，常产生黏液。多认为本肿瘤来自卵巢生发上皮。

1．黏液性囊腺瘤（mucinous cystadenoma） 是上皮性肿瘤中较常见的一种肿瘤。主要来源于卵巢表面上皮，向宫颈内膜上皮分化；另一来源是良性囊性畸胎瘤的单胚叶生长，其上皮和肠上皮相似，并可见杯状细胞。多发生于30～50岁妇女，多数为单侧，很少为双侧。

（1）肉眼：囊性肿块大小不一，一般直径15～30cm，甚至50cm以上，小者直径仅1cm。圆或卵圆形，表面光滑，常为多房性，内含黏稠黏液。囊内壁光滑，很少有乳头。

（2）镜下：被覆于囊壁的肿瘤细胞无异型，有两种形态：一种瘤细胞形似宫颈管上皮，呈高柱状，单层排列，胞浆丰富、淡染、核圆形、位于细胞基底部；另一种瘤细胞形似小肠腺上皮，上皮为单层高柱状黏液上皮，胞浆含清亮黏液，核位于基底部，大小形状比较一致，染色质纤细，无明显核仁，亦无核分裂象（图6-4-4）。

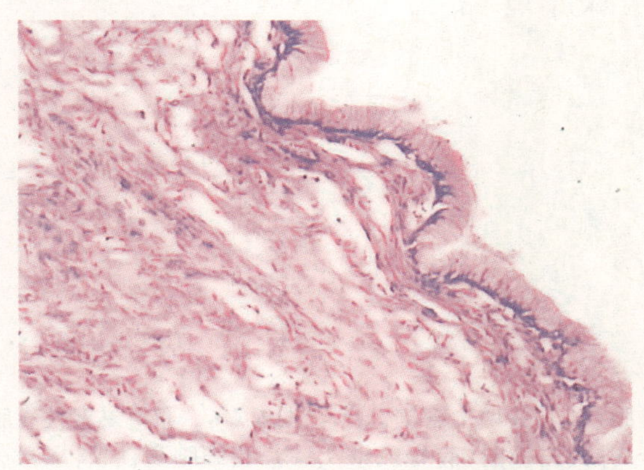

图6-4-4 卵巢黏液性囊腺瘤，囊壁被覆的瘤细胞呈高柱状，核位于基底部，胞浆含大量黏液

2．交界性黏液性囊腺瘤（borderline mucinous cystadenoma） 亦为低度恶性癌，形态结构介于良、恶性黏液性囊腺瘤之间。五年存活率为95%～98%。本瘤根据瘤细胞的形态分为两个亚型：子宫颈管样型和肠型。

（1）肉眼：肉眼观与良性黏液性囊腺瘤无明显区别，但半数病例囊内壁可见乳头和包膜增厚，乳头或为简单分支，但多为生长活跃有复杂纤细分支的乳头肿瘤多为囊性，子宫颈管样型者多为单房或有2～3个囊腔，有乳头生长。肠型者常为多房，无乳头。部分肿瘤的囊壁呈局部增厚，形成实性区，可见出血、坏死。5%～10%的病例双侧卵巢受累及，多为子宫颈管样型者。

（2）镜下：上皮高柱状，增生成2～3层，并失去极向，有轻或中度异型性，核分裂象可见。间质少，核直径小于间质细胞的3倍。瘤细胞常排列为2～3层，可形成腺样、乳头状结构，腺腔内或乳头的顶端常有急性炎细胞浸润（图6-4-5）。肠型者，于柱状的瘤细胞之间呈现杯状细胞、嗜银细胞和（或）潘氏细胞。但无间质浸润。

良性及交界性黏液性囊腺瘤偶尔可自行穿破，使黏液性上皮种植在腹膜上继续生长并分泌黏液，形成腹膜假黏液瘤（pseudomyxoma peritonei）。

3．黏液性囊腺癌（mucinous cystadenocarcinoma） 大部分患者年龄在40～60岁是常见的卵巢恶性肿瘤。

（1）肉眼：肿瘤体积常较大，直径常大于10cm，可达50cm，囊性或囊实性，表面光滑，常与周围器官粘连。20% 为双侧性。多为多房性伴有实性区域，实性区为灰白色或质松脆的乳头状物，常伴出血坏死。

（2）镜下：腺体密集，形状不规则，腺体上皮多超过 3 层，上皮细胞明显异型性，核仁明显，病理核分裂象易见（图 6-4-6）。间质较少，可见包膜及间质浸润。根据上皮的分化程度可分为高分化、中分化和低分化 3 型：①高分化：瘤细胞高柱状，形成明显的腺样和乳头状结构，胞浆含较多黏液并可形成黏液湖；②中分化：瘤细胞柱状或低柱状，形成不规则腺样结构，核分裂象多，胞浆含少量黏液；③低分化：瘤细胞异型明显，常呈弥漫性片块分布或形成少量不规则腺样结构，核分裂象多，胞浆内的黏液很少。

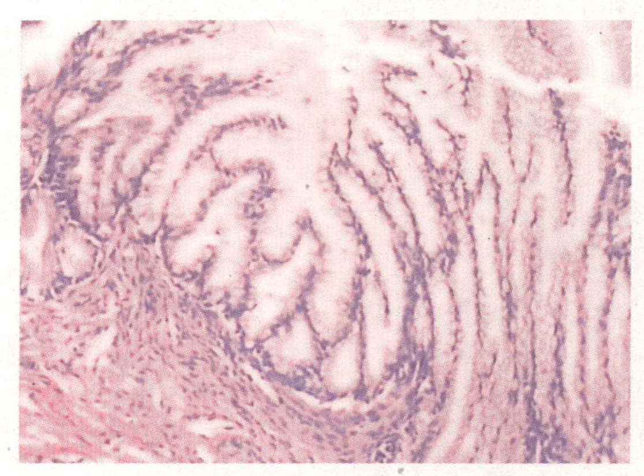

图 6-4-5 交界性黏液性囊腺瘤，乳头增生密集，上皮高柱状，增生成 2～3 层，并失去极向，有轻或中度异型性

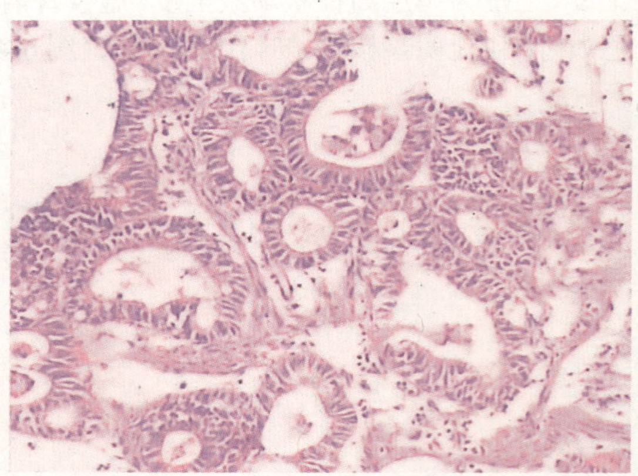

图 6-4-6 卵巢黏液性囊腺癌，瘤细胞排列呈腺样结构，癌细胞高柱状，多层，异型性明显，核分裂象易见，仅少量黏液空泡形成

（三）子宫内膜样癌

约占卵巢恶性肿瘤的 15%。发病年龄为 28～84 岁，平均 53.2 岁。

【肉眼】 肿瘤直径 3～20cm，表面光滑。切面呈半囊半实性。囊性区呈单房或多房，内含清亮或黏稠液体，也可为血性液体；囊壁上有乳头或结节形成。实性区为灰白色，质软，可有出血、坏死。

【镜下】 瘤细胞呈柱状，核圆性或卵圆形、全于细胞中央或基底部，核分裂象较多见。细胞表面和核上区常含较多糖蛋白（偶见于核下，似早期分泌子宫内膜图像），称“分泌性癌”。瘤细胞呈单层或复层排列，形成腺样或乳头状结构。乳头较粗大，分支少（图 6-4-7）。约 1/4～1/2 的肿瘤内可见灶性鳞状细胞化生，构成腺棘皮癌和腺鳞癌。此外，也可见少许透明细胞和鞋钉样细胞。肿瘤间质疏松水肿，间质细胞可有黄素化。少数宫内膜样癌呈现由柱状或立方形细胞形成的小腺管，或宽窄不一的实性条索，间质内见较多明显黄素化的卵巢间质细胞，形似卵巢性索间质细胞肿瘤，应注意鉴别。本瘤可

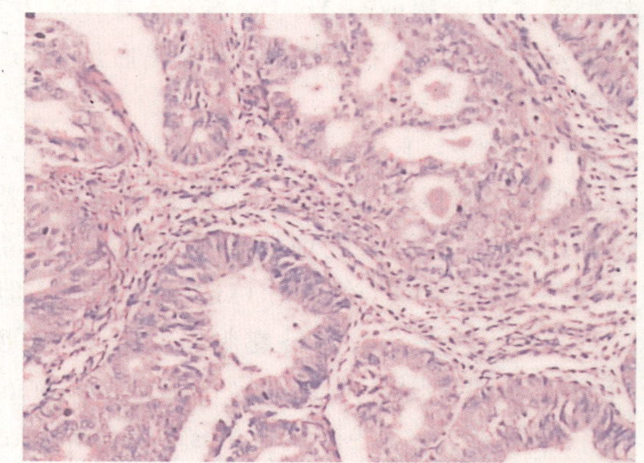

图 6-4-7 子宫内膜样癌，癌细胞呈单层或复层排列，形成腺样、乳头状或筛状结构

伴有其他上皮性肿瘤成分。

卵巢子宫内膜样癌常合并子宫体的子宫内膜癌，有时较难明确何者为原发性。若伴发的子宫体癌直径＜2cm、分化好并仅侵及子宫浅肌层时，可诊断两处均为原发性；否则应考虑子宫内膜癌为原发性，发生于卵巢的子宫内膜样癌为转移性。

二、卵巢性索间质肿瘤

本组肿瘤系来源于原始性腺中的性索及间质组织，包括粒层细胞瘤、泡膜细胞瘤、纤维瘤、支持细胞——间质细胞瘤、两性母细胞瘤及伴有环状小管的性索瘤等，大多数能产生性激素，引起相应的临床表现。最常见的是粒层细胞瘤和泡膜细胞瘤。

（一）粒层细胞瘤

粒层细胞瘤（granulosa cell tumor）约占卵巢肿瘤的1%～9%，好发年龄为45～55岁，少数也可发生于青春期前或幼女。肿瘤常产生雌激素，在青春期前表现性早熟、乳房增大、出现阴毛和初潮提前等；在青春期后则由于引起子宫内膜增生症而出现月经紊乱。

【肉眼】 肿瘤呈圆形、卵圆形或分叶状，大小不等，多数小于15cm，表面光滑，常有完整的包膜。切面多为实性，质地稍硬，肿瘤呈黄白色，有些可呈囊性变，常有坏死出血区。多为单侧性。

【镜下】 瘤细胞多呈小圆形或多角形，胞浆少。核圆、椭圆或梭形，核膜清楚，核内常可见纵沟，核染色质细，可见1～2个核仁，核分裂象较少见（图6-4-8）。组织学类型有以下几种：分化较好的瘤细胞常排列成小卵泡型，呈菊形团或小腺泡状，中央为粉染蛋白液或退化的细胞核，称Call-Exner小体；有的排列呈大卵泡型、梁柱型或岛状等；分化较差的瘤细胞常排列呈弥漫型或波纹状、脑回状或肉瘤样构型。

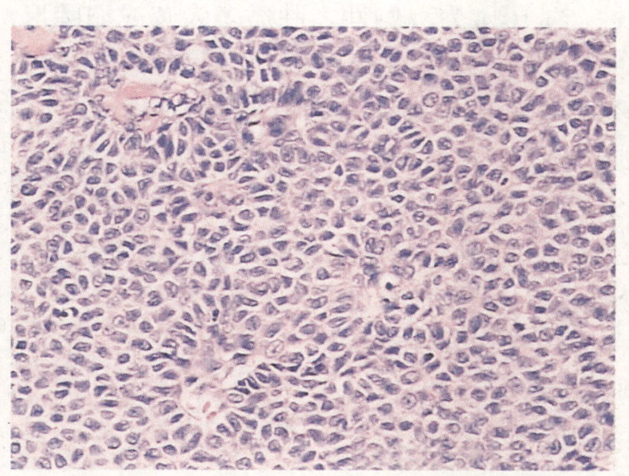

图6-4-8　粒层细胞瘤，瘤细胞排列成小卵泡型，部分细胞核呈现核沟

粒层细胞瘤为低度恶性肿瘤，预后尚好，晚期复发是该瘤的特点。5年存活率为80%～90%，10年存活率为70%左右。转移和复发多发生在腹腔内，远处转移很少。若浸润包膜或破裂，肿瘤可侵及邻近器官或对侧卵巢。

（二）泡膜细胞瘤

卵巢泡膜细胞瘤（theca cell tumor）比粒层细胞瘤少见，其发病率仅为粒层细胞瘤的1/3，占所有卵巢肿瘤的0.5%～1%。也有分泌雌激素的功能，常和粒层细胞瘤混合存在。发病年龄较晚，多数为绝经后妇女，发生在青春期前很少，不到1%。

【肉眼】 绝大多数为单侧，中等大小，与残留的卵巢组织界限清楚，但无包膜，质硬。切面实性，可有小囊，也有多房者。瘤组织因含脂质而呈浅黄色，间有灰白色纤维组织或类似纤维瘤的漩涡状结构。

【镜下】 瘤细胞形态与正常泡膜细胞相似，胞体形态肥胖呈梭形，胞浆丰富淡染。细胞核卵圆形，无核分裂象。瘤细胞排列紧密，形成宽阔的束带状，呈不规则交错分布或漩涡状排列，其间被大小不等的间质结缔组织条索所分隔。用特殊染色法可见泡膜细胞内含有丰富的类脂质物质，可与纤维瘤鉴别；用银染色法可见网状纤维围绕每个细胞，此与粒层细胞瘤时出现于整个细胞团周围者不同。

泡膜细胞瘤基本为良性肿瘤，仅有个别复发者，但由于泡漠细胞瘤比粒层细胞瘤分泌更多的雌激素，所以并发子宫内膜癌的机会比粒层细胞瘤高，因此，术前诊断性刮宫以排除宫内膜病变是必要的。

三、生殖细胞肿瘤

居于卵巢肿瘤的第二位，占全部卵巢肿瘤的30%，其中最多见的是良性畸胎瘤。恶性生殖细胞肿瘤中卵巢恶性肿瘤占卵巢恶性肿瘤的3%，恶性程度高，预后差。由于原始生殖细胞具有多方向分化潜能，约有10%的恶性生殖细胞肿瘤为混合性。

（一）无性细胞瘤（dysgerminoma）

较少见，约占卵巢恶性肿瘤的1%～2%，多见于10～25岁年轻妇女，与睾丸的精原细胞形态相同。Meyer（1937年）认为本瘤来自原始生殖细胞并失去向男性或女性分化的能力，属于“中性”或“无性”细胞，因而得名。

【肉眼】 常为单侧性，约10%为双侧性。肿瘤多为圆或卵圆形，表面光滑，质韧。切面多为实性，有不同程度的出血坏死或囊性变，色灰红、暗红及棕黄色。

【镜下】 与典型的睾丸精原细胞瘤非常相似，瘤细胞体积大而圆，比较一致，胞浆因含糖原而透明。核大，圆或卵圆形，大小形态一致，小泡状，核仁明显，核分裂象常见。瘤细胞排列成片块、巢状或条索。瘤细胞间常有不等量的淋巴细胞浸润及多少不等的纤维组织。由于肿瘤细胞形态和组织化学特性与未分性别的原始生殖细胞极为相似，故命名为无性细胞瘤。约5%的瘤细胞核异型显著，核分裂象超过30个/10HPF，称为间变型无性细胞瘤。约10%的无性细胞瘤混有卵黄囊瘤、畸胎瘤、绒毛膜癌或性腺细胞肿瘤成分，属于混合型生殖细胞肿瘤（图6-4-9）。

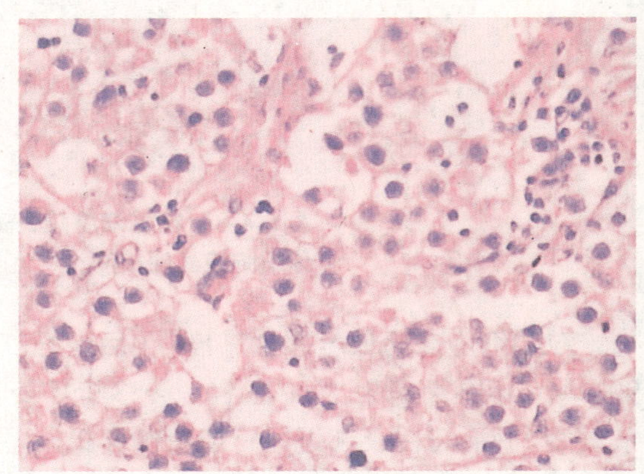

图6-4-9 无性细胞瘤，瘤细胞核大、圆形、大小形态一致，核小泡状、核仁明显，细胞间常有不等量的淋巴细胞浸润及多少不等的纤维组织

【鉴别诊断】 无性细胞瘤与恶性淋巴瘤的鉴别在于后者细胞较小，胞浆内不含糖原，细胞间无纤维分隔，免疫组化染色呈LCA阳性。

本瘤预后较好，对放射线敏感，5年生存率90%～95%。约5%患者对侧卵巢在显微镜下才能发现肿瘤，因此手术时必须进行冷冻切片检查。

肿瘤可直接蔓延扩散至盆腔附近器官及通过淋巴系播散到腹膜后及主动脉旁淋巴结等，晚期也可经血行播散到肺及肝等。

（二）绒毛膜癌

或称绒毛膜上皮癌，简称绒癌。卵巢绒癌分为两类，即原发性和继发性。卵巢的原发性非妊娠性绒毛膜癌罕见，可发生于儿童和青年妇女。

【肉眼】 肿瘤多为单侧，实性，切面见明显出血、坏死。

【镜下】 同子宫绒毛膜癌，可分为：①单纯性：仅有绒癌成分，如发生在生育期妇女则很难与转移性或妊娠性绒癌区别；②混合性：即同时伴发其他生殖细胞肿瘤（畸胎瘤、无性细胞瘤、卵巢囊瘤等）。

卵巢绒毛膜癌高度恶性，合并卵黄囊瘤时预后更差。

（三）畸胎瘤

来源于卵巢多能的生殖细胞，其良恶性程度主要取决于瘤组织的成熟度，因此将畸胎瘤分为成熟型和未成熟型两大类。

1．成熟型畸胎瘤（teratoma，mature type） 又称囊性畸胎瘤，属良性，大多为单侧性。在卵巢生殖细胞瘤中最多见，占卵巢畸胎瘤的97%～99%，占所有卵巢肿瘤的20%。多发生于生育期妇女。

（1）肉眼：肿瘤多为囊性、中等大小，表面光滑，直径多小于15cm，囊内含毛发团及皮脂样物。囊壁较厚，内侧常有一处突起的结节或称头节，表面被覆鳞状上皮，结节内常有毛发、牙或骨质等，应在该处多取材镜检。

（2）镜下：可见到三胚层各种类型的成熟组织，其中外胚层的组织有皮肤、皮脂腺、汗腺、毛囊及脂肪最多见；其次为中胚层的组织软骨、神经胶质、神经细胞、骨及来自内胚层的组织常为呼吸上皮；其他如甲状腺、胃肠上皮及牙等较少见。肿瘤组织内偶可并发血管瘤、神经鞘瘤、色素痣和唾液腺多形性腺瘤等，成熟型囊性畸胎瘤科发生蒂扭转，继发感染，也可恶变，肿瘤发生破裂时会引起异物反应（图6-4-10）。

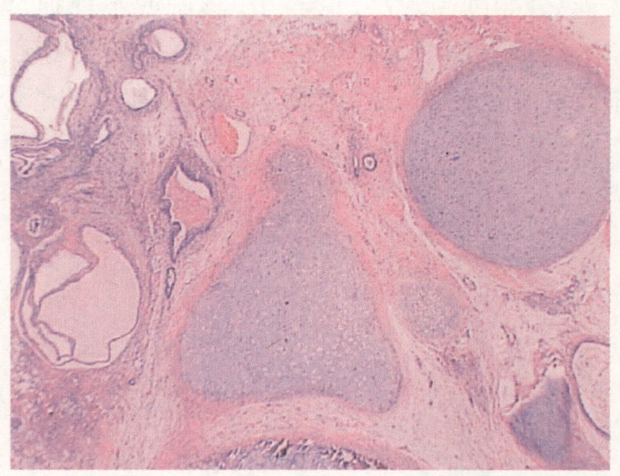

图6-4-10 成熟型畸胎瘤，可见多胚层各种类型的成熟组织，有软骨、消化腺、甲状腺

2．未成熟型畸胎瘤（teratoma，immature type） 此型较少见，仅占卵巢畸胎瘤的1%～3%，占卵巢恶性肿瘤的1%。好发于儿童、青少年、平均年龄小于20岁，因此，对年轻患者的畸胎瘤标本应仔细检查是否含有未成熟组织，以免漏诊。患者表现为生长迅速的腹部肿物，消瘦，腹痛和腹水。

（1）肉眼：肿瘤多为单侧性，体积一般较大，直径 9～20cm 结节状，包膜完整或见瘤组织穿破包膜向表面生长，切面多为实性，夹杂有单个或多个大小不等的囊性部分。实性部分常为杂色，灰白、棕色或黄色，质软而脆，常有出血坏死。

（2）镜下：镜检可见由三胚层分化而来的未成熟和成熟组织混合组成。常见的未成熟组织为神经组织，如原始神经上皮和室管膜等结构及各种胚胎性组织，如胚胎性骨、软骨及肌肉等。皮肤组织较成熟型少见。其中可混杂一些各胚层的成熟组织。原始神经组织细胞较小且大小基本一致，胞浆少，核圆形、卵圆形、深染。瘤细胞排列呈片块状，可见菊形团状结构，形似神经母细胞瘤，未成熟畸胎瘤患者的腹膜有时发生成熟的神经胶质种植，称腹膜胶质瘤病。

根据肿瘤内未成熟组织的含量，可将本瘤分为三级。Ⅰ级：每张肿瘤切片内的原始神经组织少于 1 个低倍（40 倍）视野；Ⅱ级：每张切片内的原始神经组织不超过 3 个低倍（40 倍）视野；Ⅲ级：含多量未成熟组织，每张切片内的原始神经组织超过 3 个低倍（40 倍）视野，核分裂象多。

四、转 移 瘤

卵巢的转移瘤常来自子宫、胃肠道、乳腺，较少见的原发瘤部位有子宫颈、肺、甲状腺、肾、胆囊、胰腺等。转移瘤多累及双侧卵巢。约有 5%～13% 的子宫内膜腺癌发生卵巢转移，需与卵巢原发生子宫内膜样癌鉴别。

Krukenberg 瘤：是卵巢的转移性印戒细胞癌，其原发灶多是胃癌，其次为乳腺癌和肠癌。患者多为 30～50 岁，有腹部肿块、腹痛、腹水和消化道症状（胃痛、呕吐、柏油便等）。

【肉眼】 肿瘤多累及双侧卵巢，直径一般 10cm 左右。卵巢的外形常保持，表面光滑，偶呈分叶状或结节状，质硬。切面实性、灰白或灰红色，可见小囊腔，内含黏液。

【镜下】 瘤细胞圆形、胞浆丰富、含多量黏液（黏液染色阳性），核被胞浆黏液挤至一侧而呈印戒样（图 6-4-11）。部分瘤细胞较小，胞浆少，核圆或不规则、深染。瘤细胞呈弥漫性浸润，也可排列成条索和腺泡状。瘤细胞间为反应性增生的纤维组织。有时，卵巢的间质细胞增生显著、排列密集并可见核分裂象，呈“肉瘤”样形态；卵巢的部分间质细胞可呈黄素化。

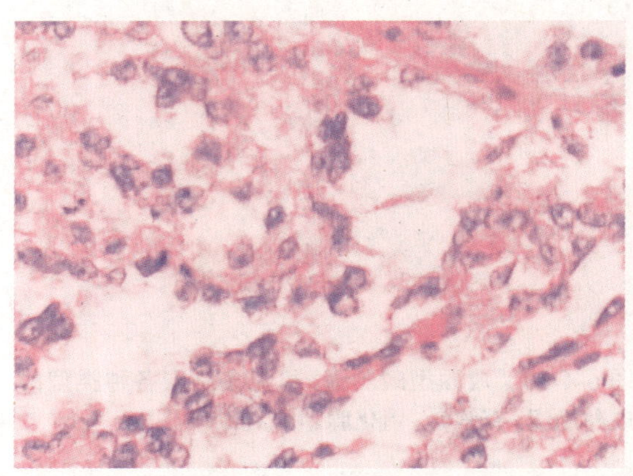

图 6-4-11 Krukenberg 瘤，瘤细胞圆形、胞浆丰富、含多量黏液（黏液染色阳性），**核被胞浆黏液挤至一侧而呈印戒样**

Krukenberg瘤需与卵巢硬化性间质瘤鉴别。本瘤预后差，术后平均存活3～10个月。

第四节 胎盘疾病

滋养层细胞肿瘤和瘤样病变

胎盘肿瘤以滋养层细胞来源者最常见。其中主要为葡萄胎、浸润性葡萄胎和绒毛膜（上皮）癌。这三者间在发生学上有着一定的关系，即葡萄胎可演变为浸润葡萄胎，进而再演变为绒毛膜癌。滋养层细胞肿瘤可发生于足月产和流产之后。

（一）葡萄胎

葡萄胎亦称水泡状胎块（hydatidiform mole），其病因及本质尚未完全阐明。目前多数学者认为葡萄胎是一种良性滋养层细胞肿瘤，但仍有少数学者认为葡萄胎是一种病理性妊娠，可能是胚胎缺陷或胚胎早期死亡后绒毛产生继发性退变的结果，是最常见的滋养层细胞良性肿瘤。亚洲地区发病率较高，500～800例妊娠中即有1例，发病年龄高峰在30岁左右。

1. 完全性葡萄胎　胎盘绒毛皆呈水泡样，胚胎消失，较常见。

2. 部分性葡萄胎　胎盘绒毛呈水泡样，尚见胚胎、胚囊或脐带，或是部分胎盘绒毛呈水泡样而其余绒毛发育正常。

（1）肉眼：典型的葡萄胎形状极似葡萄。由于大部或全部胎盘绒毛间质水肿而显著肿胀，形成薄壁透明囊性葡萄样物，内含清液。大小不一，直径0.5～3cm，它们之间由细蒂相连，形如葡萄串，多数病例（约70%）所有绒毛都形成葡萄状，没有胎儿或其附属物，称完全性葡萄胎（complete mole）；较少数病例（约30%）部分绒毛形成葡萄状，仍有部分正常绒毛，且常伴有或不伴有胎儿或其附属物，称部分性葡萄胎（partial mole），水泡不侵入肌层，也不发生转移。

（2）镜下：葡萄胎镜检有3个特点：①绒毛间质高度水肿，并有空泡形成；②绒毛间质血管稀少或消失；③绒毛滋养层细胞增生，并具有一定异型性，在这些特点中以滋养层细胞增生最重要（图6-4-12）。增生的滋养层细胞可为合体细胞或细胞滋养层细胞，大多两者混合并存，并具有一定的异型性，完全性葡萄胎往往增生明显。部分性葡萄胎常为局限性、轻

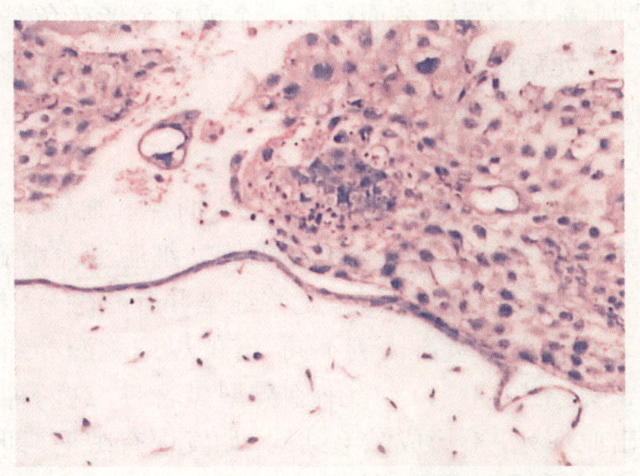

图6-4-12　葡萄胎，绒毛间质高度水肿，间质血管稀少或消失。绒毛滋养层细胞增生

度增生。近年来，有不少学者企图根据滋养层细胞的增生及分化程度来分级，以预测葡萄胎患者的预后，有的作者认为根据滋养层细胞增生及分化程度可以预测恶变的机会，但也有人持否定态度，根据滋养层细胞增生的程度可分为三级：①轻度增生：大多数绒毛被覆的滋养层细胞为双层，绒毛间可见小片滋养层细胞团，无或仅有轻度异型性；②中度增生：绒毛间可见较大片增生的滋养层细胞团，相当于葡萄状绒毛的面积，滋养细胞轻至中度异型性；③重度增生：增生的滋养层细胞团面积常超过整个葡萄状绒毛的面积，细胞轻度至高度异型性，可见瘤巨细胞或畸形核，核分裂象较易检见。

（二）浸润性葡萄胎

又称恶性葡萄胎（malignant mole），浸润性葡萄胎多数继发于葡萄胎之后，大约 15%～30% 的完全性葡萄胎患者可发展为浸润性葡萄胎，浸润性葡萄胎与良性葡萄胎的不同之处是前者水泡状绒毛侵入子宫肌层，且往往侵入肌层深层，引起组织破坏，甚至穿破肌壁引起大出血，并可转移至邻近或远处器官。此外，滋养层细胞增生及异型程度亦往往较良性葡萄胎显著，又称侵袭性或恶性葡萄胎，临床主要症状是葡萄胎排出之后，仍有阴道不规则出血，并可因肿瘤侵入肌层而虽经多次刮宫处理后阴道出血仍不见好转。

浸润性葡萄胎的病理学特点是：①葡萄状绒毛呈侵蚀性生长，常侵入子宫肌壁，并可穿破子宫壁进而侵入宫旁组织；肿瘤可侵入血管转移至阴道、肺、脑等器官，其中以肺转移最多见；②肉眼上表现为出血、坏死性结节；③镜下，见葡萄状绒毛和局部组织出血、坏死，滋养层细胞增生，并具有一定的异型性。基于上述病变特点，往往难以在刮宫送检标本中确诊浸润性葡萄胎。如为子宫切除标本，应做多数平行的薄切面，仔细检查有无侵入肌层的葡萄样水泡，微小的水泡需待镜下观察后再予诊断。

临床表现主要为在葡萄胎排出后，血或尿妊娠试验持续不正常；阴道持续或间断不规则流血；胸片示肺内往往有转移灶；有时阴道可出现紫蓝色结节，破溃时可发生反复大出血。近年来由于化学疗法的进展，治疗侵蚀性葡萄胎有很好的疗效。

（三）绒毛膜癌

绒毛膜癌（choriocarcinoma）简称绒癌，是滋养层细胞的高度恶性肿瘤。约 50% 继发于葡萄胎，25% 继发于自然流产，20% 以上发生于正常妊娠，5% 以下发生于早产或异位妊娠等。主要临床表现是在葡萄胎、流产或足月产后阴道持续不规则流血，血及尿中 HCG 浓度显著升高。

【肉眼】 子宫不规则增大，柔软，表面可见一个或多个紫蓝色结节，肿瘤的特点是呈暗红色、质脆而软的出血、坏死病灶。出血坏死的肿块充塞宫腔或为多数结节浸润子宫肌层，常达浆膜，使子宫体积显著增大，或呈弥漫息肉状布满子宫内膜面，或在内膜和肌层内有小出血灶，甚至穿破浆膜。

【镜下】 成片增生及分化不良的滋养层细胞侵入肌层和血管。瘤组织由分化不良的两种滋养层细胞组成，即细胞滋养细胞和合体滋养细胞。细胞滋养细胞胞浆丰富、淡染，细胞境界清楚，核空泡状。合体滋养细胞体积大、胞浆红染并互相融合，核椭圆形。这两种细胞排列紊乱，不同肿瘤中这两种细胞所占比例不同，有的以细胞滋养细胞为主，有的以合体滋养细胞为主，核分裂象常见（图 6-4-13）。瘤细胞异型显著时，这两种瘤细胞不易区别，绒癌组织无间质，常呈广泛出血坏死，不形成绒毛结构，如发现有绒毛，即使是退化的绒毛，也应诊断为侵蚀性葡萄胎。肿瘤本身常无明显间质。

绒癌易侵入血管，故主要为血行转移，最多见转移至肺，其次为阴道、脑、肝、脾、肾、肠等。自应用化疗后，绒癌的死亡率已显著下降，淋巴道转移者极为少见。绒癌恶性度高，但化疗效果较好，单纯手术切除的治愈率不满意，绒癌致死的主要原因是脑转移和恶病质。

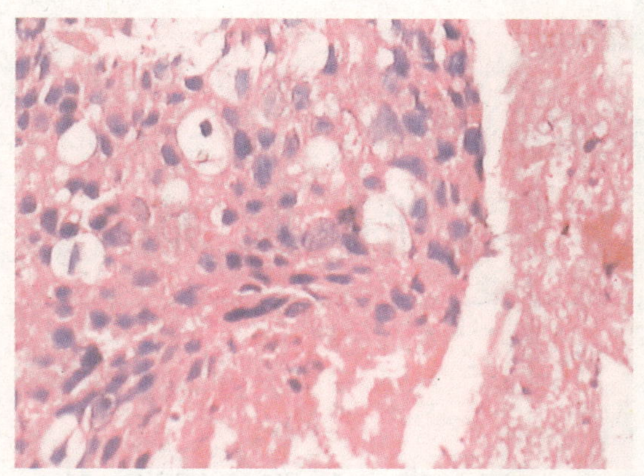

图 6-4-13 绒毛膜癌，癌组织无血管无间质，核怪异、深染

（董 驰）

【参考文献】

1. 武忠弼，杨光华. 中华外科病理学. 北京：人民卫生出版社，2002.

2. 孙燕，周际昌. 临床肿瘤内科手册. 第3版. 北京：人民卫生出版社，2007.

3. 陈虹，戴林，郭双平，等. 乳腺及女性生殖器官肿瘤病理学和遗传学. 北京：人民卫生出版社，2006.

第五章

乳腺疾病

第一节　乳腺组织学

乳腺为复管泡状腺，与汗腺同源，其基本结构称为终末导管小叶单位成于腺泡和小叶内终末导管，后者汇入小叶外导管。若干条小叶外导管汇集成输乳管。每个乳腺叶具有一条输乳管。共有15～25条输乳管汇总于集合管，开口于乳头。乳腺的各级导管成于位于腔缘的腺上皮和位于腺上皮与基底膜之间的肌上皮（梭形或卵圆形，胞浆可较空淡），形成腺上皮-肌上皮双层结构（较大导管尤为明显）。小叶内导管和小叶外导管被覆单层立方或柱状腺上皮，叶间导管和输乳管被覆复层柱状腺上皮。输乳管末端扩张成输乳窦（贮存乳汁），于该处，腺上皮移行为复层鳞状上皮。输乳窦的壁可有不规则折皱，在未经窦腔的切面上可呈现假乳头结构，易被误为导管内乳头状瘤之类的病变。乳头周围皮肤称为乳晕，该处表皮的基底细胞内含有大量色素，表皮的底层偶见透明细胞（可能是乳腺佩吉特病的前身细胞）。乳晕的皮肤含有汗腺、皮脂腺、毛囊和平滑肌；皮脂腺与输乳管共同组成突出于乳晕的小结（10～20个）称为乳晕腺。约1/5的乳晕内含有副乳腺（成于乳腺小叶）。

每个乳腺小叶含有10～100个小管（腺泡和小导管）和疏松、黏液样纤维组织间质，小管和小叶间质随卵巢内分泌功能状态而发生变化。

乳腺的大多数病变（腺病、囊性增生症、导管上皮增生和小叶癌、导管癌等）起源于末梢导管小叶单位，由大导管发生的病变很少（例如乳管扩张症、导管内乳头状瘤和癌等）。

在诊断乳腺恶性病变时，应先除外其是否良性病变。鉴别乳腺良、恶性病变的基本形态指标是观察小叶结构是否存在（低倍观）和导管是否具有连续的腺上皮-肌上皮双层结构（高倍观）。一般说来，呈现这两种结构或其中一种结构的病变有可能为良性。导管基底膜是否完整有助于乳腺原位癌与浸润癌的鉴别。免疫组织化学染色时，肌上皮细胞呈现蛋白等阳性，基底膜呈阳性。

第二节　乳腺结构不良

乳腺结构不良（mammary dysplasia）又称乳腺纤维囊性病（fibrocystic disease of breast）或乳腺病（mastopathy）等，是妇女最常见的乳腺疾病，可发生于青春期后任何年龄，35～40岁为其发病年龄高峰。其病因一般认为是由于卵巢内分泌失调使性激素不平衡，主要是黄体酮减少而雌激素分泌过多，刺激乳腺组织过多增生所致。依其增生变化的形式，可分以下3种类型。

一、腺 病

腺病是最常见的一种乳腺良性增生性病变，呈现多种类型，多发于30岁左右妇女，单发或多发性肿块，中等硬度，边界不清楚，稍活动，常伴发周期性疼痛。乳腺小叶上皮和间质不同程度地增生。于早期，小叶结构基本存在，晚期则大部分消失。

诊断乳腺腺病时，应注意下列是有关乳腺疾病之间的鉴别：纤维腺病与纤维腺瘤，纤维腺病与纤维性病，硬化性腺病与硬癌，伴微囊形成的腺病与囊性增生症，腺泡型腺病与小叶原位癌，伴导管乳头状增生的腺病与管内乳头状瘤等。

【肉眼】 直径常为1～4cm，无包膜；切面灰白色，其间混杂灶性颗粒状灰黄色区域，偶伴针头大微囊形成。肿物周边可有少许脂肪纤维组织。

【镜下】 腺病呈现由轻而重的演变过程，因此形态多样并可同时存在。较重病变可与其他类型的乳腺结构不良伴发，也有可能向恶性演变。

1. 小叶增生 主要表现为小叶的数目及小叶内腺泡数目略增多（图6-5-1），属于腺病的早期阶段，因而小叶增大，上皮细胞没有明显改变或可呈双层、多层，小叶内导管可稍扩张。小叶内的疏松结缔组织稍增多，有散在性淋巴细胞浸润。

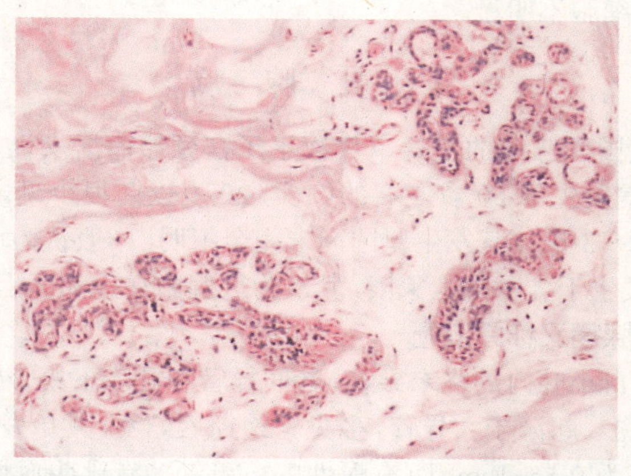

图6-5-1 乳腺小叶增生，表现为小叶的数目及小叶内腺泡数目略增多

2. 纤维腺病 一般由小叶增生型发展而来。主要特点是小叶内除末梢导管和腺泡增生外，间质结缔组织也有较明显增生。早期由于腺泡继续增生而使小叶增大；后期由于小叶内结缔组织明显增多，致使腺泡分散、变形，甚至萎缩。有的区域增生的肌上皮细胞没有基底膜，而是直接与胶原纤维接触，这可能说明肌上皮细胞有产生胶原纤维的可能，这时称之为硬化性腺病（sclerosing adenosis），硬化性腺病有时与乳腺硬癌不易鉴别，但前者可见小叶轮廓、细胞无异型性、核分裂象罕见，是与乳腺癌的主要鉴别点，有时呈现形成纤维腺瘤或腺纤维瘤的趋势。

3. 小叶纤维化型 是腺病的晚期表现，一般为纤维腺病继续发展的结果。主要特点为小叶内间质纤维化和腺泡萎缩。小叶的轮廓有时存在，但也可消失，仅残存一些萎缩的导管。有时也可看到末梢导管扩张。

二、囊性增生症

囊性增生症曾有许多命名，例如囊肿病、纤维囊性病、纤维囊性变、慢性囊性乳腺炎和乳腺囊性小叶增生症等。多发于40岁左右（晚于腺病），可累及双侧乳腺，外上象限者居多。患者乳腺周期性胀痛，可伴发月经失调，功能性子宫出血等，偶见乳头溢液。

【肉眼】 乳腺单发或多发性囊性肿块，边界不清，质韧、稍固定。切面灰白色，呈现不规则的条索和囊肿。囊肿直径多为2～3mm，有的只能镜检时发现（微囊）。直径达数厘米、顶部外观呈蓝色者，称为蓝顶囊肿，囊内含有淡黄或褐色（陈旧性出血）液体。

【镜下】 囊内衬立方或柱状上皮及肌上皮细胞，在早期尚可见两层细胞结构，以后，部分或全部呈萎缩状态；有时在上皮萎缩消失处可见溃疡或肉芽组织形成；有的囊肿上皮则可增生，上皮细胞呈柱状，体积增大，有时增生的上皮构成筛状；或呈多发性乳头状瘤样增生，当若干扩张的导管和囊肿内均有乳头状增生时，则称为乳头状瘤病。此外，往往可见上皮呈大汗腺化生，细胞体积大、胞浆丰富、嗜酸性，PAS反应阳性。这种大汗腺化生往往是良性的标志，不要误诊为癌。

三、小叶非典型增生

小叶非典型增生：表现为小叶增大，末梢导管或腺泡多变粗、腔变小，上皮细胞层次增多并出现异型，肌上皮细胞不明显。

四、乳 腺 癌

乳腺癌很常见，我国乳腺癌的发病率仅次于子宫颈癌而居女性癌瘤的第二位，近年来有不断增加的趋势。常发生于50岁左右的妇女，20岁以前很少见。患者女性亲属中乳腺癌的发病率高于常人2～3倍。其发生原因尚未完全阐明，一般认为可能与雌激素长期作用有关。本癌半数以上发生于乳腺外上象限，其次为乳腺中央区和区上象限。

（一）非浸润型乳腺癌又称原位癌

又称原位癌，可来自小叶内的终末导管、叶间导管和乳晕下集合管。

1. 导管内乳头状癌　起源于大导管，多见于绝经后妇女，常单发。早期，于乳晕不可触及活动性肿块，直径多为0.5～1cm，可有囊性感。患者多有乳头血性或浆液性溢液。肿瘤生长缓慢，低度恶性，切除后预后较好。

（1）肉眼：多发生于乳头下乳晕周围，近半数患者在局部可扪及大小不等的肿块或境界不清的肥厚组织。肿块与皮肤无粘连。部分患者表现乳头溢液。由于癌在导管内生长并充满导管腔，致使导管扩张，因而在切面上可见导管为条索状（纵切）或小结节状（横切），灰白色或黄灰色，挤压之可从导管中挤出蠕虫样的半固体性物质，伴有出血。

（2）镜下：癌细胞位于扩张的导管内，基底膜完好。癌细胞大小形状不一，细胞分化程度不等，分化较高者，核分裂象少见；分化较低的病例，细胞异型性明显，核分裂象多见。其组织结构多样，癌细胞可在扩张的导管内排列成实心团块、乳头状、筛状、小管状，乳头表面被覆单层或多层腺上皮，不见腺上皮-肌上皮双层结构或很不明显，部分病例在管内实体细胞团中央可发生大片坏死，称粉刺性管内癌（图6-5-2），高分化导管内乳头状癌与导管内乳头状瘤常难鉴别。

2. 小叶原位癌　一般发生于绝经前妇女，临床上一般摸不到肿块，也无症状。标本肉

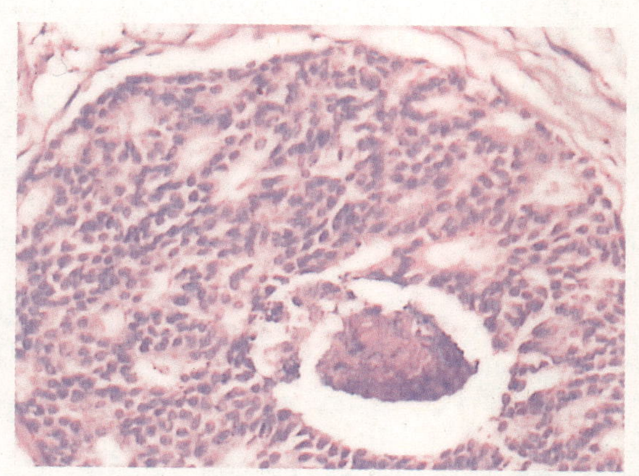

图 6-5-2 乳腺导管内癌，癌细胞位于扩张的导管内，基底膜完好，细胞团中央可发生片状坏死

眼观与一般小叶增生不易区别。镜检，癌变小叶体积增大，但小叶轮廓尚保存，小管高度扩张，其中充满单一松散排列的癌细胞。癌细胞呈圆形，大小形状较为一致，核圆形及卵圆形，核分裂象很少。基底膜完整。小叶原位癌经过一定时间可发展为浸润性小叶癌。

（二）浸润性乳腺癌

由导管内癌发展而来，为乳腺癌中最常见的类型，占乳腺癌的50%～80%，以40～60岁妇女多见，首先分为普通型（最常见）和特殊型两大类。普通型者又分为浸润性导管癌（包括单纯癌、硬癌、非典型髓样癌、一般型腺癌）和浸润性小叶癌。特殊型者包括了浸润性导管癌和浸润性小叶癌以外很多类型的浸润性乳腺癌。

肿块一般较小，直径多为2～3cm，质硬，边缘不整，常可见到灰白色癌组织呈放射状侵入邻接纤维脂肪组织内。如果癌瘤位置浅，则可侵犯皮肤，与皮肤粘连并导致皮肤出现不规则浅表微小凹陷，呈橘皮样外观；如累及乳头，可出现乳头回缩、下陷现象。

1. 浸润性导管癌　组织形态多样，癌细胞组成实体团块或腺样结构，两者常混合存在。早期，在导管内癌的背景中，一些癌巢的基底膜模糊不清，癌巢边缘的瘤细胞向间质内离散或呈细小枝芽样浸润，癌巢周围常有较多淋巴细胞，晚期多数病例主要由实体癌细胞团组成，称为实体癌。一般根据实体癌的癌实质与纤维组织间质比例的不同，又将其分为单纯癌（simple carcinoma），实质与间质量大致相等；硬癌（scirrhous carcinoma），癌实质少而间质多；和不典型髓样癌（atypical medullary carcinoma），癌实质多而间质少，间质内常无淋巴细胞浸润，癌细胞常呈多形性，核异型性明显，核分裂象易见（图 6-5-3）。

2. 浸润性小叶癌　患者发病前可有小叶原位癌病史，由小叶原位癌突破小管或末梢导管基底膜向间质浸润所致。在大体上很像硬癌，肿块不规则盘状，与周围乳腺组织的边界不清。镜检的特征是癌细胞排列松散，呈条索状；有时为分散的单个癌细胞浸润于成束的纤维组织之间，这些细胞并无组成小叶的痕迹。癌细胞小或中等大小，多呈圆形、椭圆形或梭形，细胞的大小及染色较一致。有时可见从小叶原位癌向浸润性小叶癌过渡的形态。

3. 典型髓样癌　较少见。肿块体积常较大，直径4～6cm或更大，边界较清楚，质松软，灰白色，常杂以灰黄色或暗红色坏死出血区。镜下，癌实质多，间质少。癌细胞较大，圆形、卵圆形，胞浆嗜碱性，核大，染色质丰富，核仁不明显，分裂象较多。间质纤维组织稀少，其中常有淋巴细胞浸润。

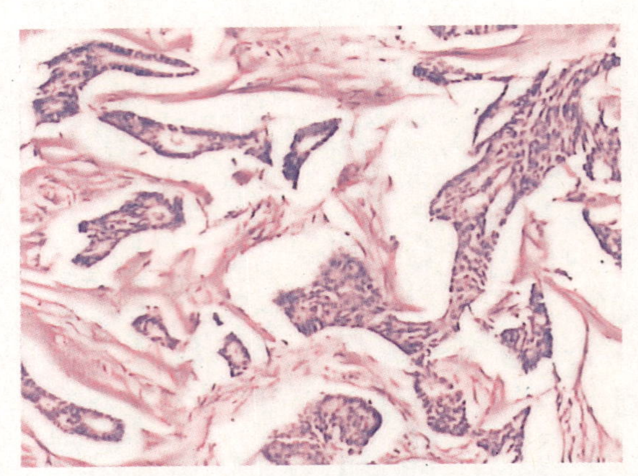

图 6-5-3 浸润性导管癌癌组织突破基底膜浸润到间质，呈实体团块或腺样结构

本癌一般生长较慢，腋窝淋巴结的转移较少也较晚。预后比浸润性乳腺癌为佳，根治术后5年存活率近70%。

（三）乳腺癌的蔓延和转移

1. 直接蔓延　乳腺原位癌可在导管内蔓延（并非浸润），例如佩吉特病的大导管蔓延，导管内癌蔓延至小叶终末导管和小叶原位癌蔓延至小叶间导管等。原位癌侵破基底膜后，便向其周围的间质内扩散，形成浸润性癌；浸润性癌可沿周围结缔组织和筋膜侵及脂肪及组织、胸肌（较少见），也可沿导管周围和神经周围的淋巴管扩散到皮肤浅层淋巴管并使其阻塞，有可能引起炎性乳癌。

2. 淋巴道转移　最为常见。某些高度恶性乳腺癌（例如单纯癌、硬癌等）在原发灶很小时便可发生腋下淋巴结转移。

（董　驰）

【参考文献】

1. 陈虹，戴林，郭双平，等. 乳腺及女性生殖器官肿瘤病理学和遗传学. 北京：人民卫生出版社，2007.

2. 武忠弼，杨光华. 中华外科病理学. 北京：人民卫生出版社，2002.